医药高等职业教育创新示范教材

U0741623

中成药应用技术

ZHONGCHENGYAO YINGYONG JISHU

（第2版）

主 编 张俊生 孙 楠

中国医药科技出版社

内 容 提 要

　　本教材分为十章，第一章介绍中成药的基础知识，第二章至第十章按功效分类介绍各类中成药。其下的中成药按照"中成药名、处方来源、类别、处方组成、方解、功能与主治、临床应用、功效特点、剂型规格、性状、用法与用量、使用注意、方歌、生产厂家"的形式介绍，部分中成药还列有"不良反应、禁忌、附注、附方"等内容。书后附有"中成药问病荐药索引"，便于学生在中成药问病荐药实训中查找，并通过对照中成药功效特点完成实训。

　　本教材适用于高职高专院校药学类专业师生使用，还可作为从事药学工作的执业药师和在岗职工培训的教材，以提高在岗职工的业务素质，及向具备一定水平的医务人员介绍中成药的功能和临床运用知识。

图书在版编目（CIP）数据

　　中成药应用技术/张俊生，孙楠主编 . —2 版 . —北京：中国医药科技出版社，2016. 8

　　医药高等职业教育创新示范教材

　　ISBN 978-7-5067-8602-7

　　Ⅰ . ①中⋯　　Ⅱ . ①张⋯　　②孙⋯　　Ⅲ . ①中成药 - 高等职业教育 - 教材

　　Ⅳ . ①R286

　　中国版本图书馆 CIP 数据核字（2016）第 171422 号

美术编辑　陈君杞

版式设计　郭小平

出版　中国医药科技出版社

地址　北京市海淀区文慧园北路甲 22 号

邮编　100082

电话　发行：010-62227427　　邮购：010-62236938

网址　www. cmstp. com

规格　710×1000mm $\frac{1}{16}$

印张　30

字数　442 千字

初版　2013 年 1 月第 1 版

版次　2016 年 8 月第 2 版

印次　2024 年 1 月第 2 次印刷

印刷　大厂回族自治县彩虹印刷有限公司

经销　全国各地新华书店

书号　ISBN 978-7-5067-8602-7

定价　59. 00 元

编委会

前言

    中成药应用技术是从事医药经营、中药购销和调剂人员必备的技能。现在临床使用的中成药品种繁多，近年来，有关中成药知识的书籍也日益增多，但使用中成药存在着明显的地方习惯用药特点。本教材由多年从事医药职业教育工作的教师、相关知名企业的专家和生产、经营一线的能工巧匠参与，以《中国药典》（2015 年版）《中药调剂员国家职业标准》《中药购销员国家职业标准》等为依据编写。通过走访天津市各大医院、医药批发商和药店，与天津市公安医院、天津中新药业集团股份有限公司健民大药房、天津市中医研究院附属医院、天津市第三中心医院、天津黄河医院、天津市宝一堂津东大药房连锁有限公司等多家企业的合作，根据京、津和华北地区的用药习惯，在上版《中成药应用技术》的基础上，结合市场中成药品种变化情况，选择了目前临床常用的中成药 360 种，附方 35 个。针对高等职业教育和高职学生的特点，以职业活动为导向，以职业技能为核心，采用项目、模块式编写方法，突出职业活动中的技能要求，以强化素质教育和技能训练为主，着力培养学生中成药"问病荐药"技能，以适应中药事业的发展和教学工作的需要。本书还可作为从事药学工作的执业药师和在岗职工培训的教材，以提高在职职工的业务素质，及向具备一定水平的医务人员介绍中成药的功能及临床运用知识，即所谓一书多用。

    本教材内容分为十章，下设三十二个节。重点介绍中成药基础知识和同类中成药的功效区别，书后附有"中成药问病荐药索引"，按内科、妇科、男科、儿科、外科、骨伤科、眼科、耳鼻喉科分类，涉及 82 种常见病，列出相应的治疗药物。通过查阅索引和对应中成药的"功效特点"，有利于提高读者的问病荐药技能。

    每种中成药分别介绍品名、处方来源、类别、处方组成、方解、功能与主治、临床应用、功效特点、剂型规格、性状、用法与用量、使用注意、方歌（附注）、生产厂家等项。在每个项目后附小结，内容是将本项目所列中成药提纲挈领地予以综合、对比。其中类别、功能与主治、临床应用、功效特点、剂型规格、用法与用量、使用注意和生产厂家是学生在实训过程中需要重点考虑的因素。

本教材为校企合作开发教材，参加本教材编写的有张俊生、孙楠、郭丽丽、张伟、张亦含、刘燕、陈松竹、林建新等，麻树文等对全书进行了审定。

由于编者水平所限，在某些中成药的分类上未必妥当，内容可能也存在不少缺点，为进一步提高本教材的编写质量，有利于教学和正确使用中成药，我们殷切希望同道志士及广大读者进行检验，并批评指教。片言之赠，皆为吾师。

编者

2016 年 3 月

目 录
Contents

▶ ▶ ▶ ▶ ▶

第一章　中成药基础知识

第一节　中成药的概念及处方来源

中成药学与方剂学是中医药学重要的组成部分，方剂是指在中医药理论指导下，在辨证审因，确定治法之后，选择合适的药物，按照一定的组成原则和剂量比例配伍而成，作为中医防治疾病的工具之一。方剂学是研究和阐明治法与方剂配伍规律及其临床应用知识的一门学科。随着科学技术的发展，社会生活节奏的加快，服用方便、疗效可靠的中成药不断涌现。目前在中药应用中，中成药销售量占中药销售总量的比重越来越大，而对中成药研究的不断深入和多学科的介入，对中成药的质量控制、剂型改进、制备工艺的完善和现代化管理、科学经营正日臻完善。中成药学是研究中成药的基本理论、分类、药物组成、制备工艺、质量要求与检验、功能主治、临床应用及贮藏养护知识的一门学科，又是方剂学的一部分。中成药是指在中医药理论指导下，按药品监督管理部门批准的处方，采用经加工炮制合格的中药材为原料，大量生产一定的剂型，以供临床辨证应用或由患者根据用药经验和中成药说明书自行判断使用的药品。作为特殊商品进入流通领域的中成药，具有特定的名称、适当的包装，在标签和说明书上标有批准文号、品名、规格、成分、含量、功效主治、临床应用、用法用量、禁忌与注意事项、生产批号等内容。患者可不经医生处方而直接购买使用中成药。我们学习中成药学主要是结合中药行业特点，以介绍常用中成药为主，为研究中成药新品种和正确运用中成药打好基础。

一、中成药的发展概要

中成药学的发展经历了2000多年的历史，据文献记载，仅从晋、唐至今现存的方书近2000种，与中成药有关的医籍就更多。这些书籍的相继问世，反映着中成药学不断发展的轨迹，有助于了解中成药学发展的概要过程，熟悉历史上具有代表性的重要方书的特点及其价值，对于学好这门主要课程并对今后的继续深入学习和运用好中成药十分重要。

早在远古时期，我们的祖先在长期的生活和生产实践中，经过世世代代、日积月累的口尝身受，逐步积累了药物知识。从有意识利用药物解除病痛，到自然涉及药物的选择、配伍和调剂，逐渐产生了方剂。可见，方剂是中药应用的基本形式。最初只是用单味药治疗简单的疾病，这样就出现了方剂中的单方，经过长期的经验积累，认识到有些复杂的疾病使用单方难以治愈，在积累了一定药学知识的基础上研究用几味药配合治病，于是便形成了复合方剂。复合方剂可以增强治疗作用、提高疗效，并减轻不良反应和毒性，这无疑是古代医药学发展过程中的巨大进步。《周礼》中已有关于"和药""和齐"的记载，还有"疡医掌肿疡、溃疡、金疡、折疡之祝，药、刮、杀之齐""食医掌和王之六食、六饮、六膳、百馐、百酱、八珍之齐"等内容。《史记》中还提到："战国时扁鹊治虢太子之暴厥，曾用八减之齐。"上述所称的"齐"，即后世之"剂"，显然是指和合、调配不同的药物组成方剂加以应用。西汉初年，淳于意的《诊籍》中，提到"火之汤"等四个方剂，惜于年代久远，其具体组成药物已无从考证。1977 年，在安徽阜阳出土汉初残简 130 余片，名曰《万物》，其中有用商陆、羊头治膨胀，理石、茱萸治劳损，这是迄今通过考古获得的最早的复方文献资料。由此不难看出，方剂产生的上限年代已无法确定，而复方的出现，最迟应在春秋战国时期。中成药是方剂学形成后的产物，且随着方剂学的日益发展而逐步完善。由于医疗的需要，中成药的使用越来越广泛。历代积累的有效中成药也越来越多。通过临床实践认识到：功能显著又不能久服汤剂的药物，如麝香、苏合香、安息香等芳香走窜性的药，只能做成散剂或丸剂服用，才能发挥它们应有的疗效。于是把这些疗效显著又应用广泛的方剂，逐渐用一定的剂型固定下来，以适应各种病证的需要，这就形成了中成药。

1973 年在湖南长沙马王堆汉墓中出土的"五十二病方"成书于战国晚期，堪称现存最古老的医方书。原书未见书名，整理者根据该书目录后题有"凡五十二"字样，命名为"五十二病方"。全书记载 52 种疾病，载医方 283 首，其中除汤剂外，还记有丸、散、饮等剂型。

《黄帝内经》是我国现存第一部医学经典著作，初步总结了中医的治则和治法，并提出了对组方的基本结构要求，从而初步奠定了方剂学的理论基础。在治则和治法方面，较全面系统地总结了"谨察阴阳，以平为期""治病必求于本""治求其属"，以及整体治疗、标本缓急、三因制宜等有关治则的理论。书中总结的大量治法内容无一不是后世立法组方的理论基础；在制方的基本结构方面，提出了"君、臣、佐、使"的组方理论，并对君药、臣药、佐使药的含义作了概括性的界定，提出"主病之谓君，佐君之谓臣，应臣之为使"。此书虽是专门阐述中医基本理论的经典之作，但亦载有生铁落饮等13首方剂。所附方剂数目虽少，但其中记载了9种成药，包括丸、散、膏、丹、药酒等不同剂型，给药途径也有特色，所用药物对炮制、制剂、用法的要求十分讲究。

汉代，张仲景"勤求古训，博采众方"，并以《内经》理论为基础，结合自己的独到经验，完成了当代最高水平的临床巨著《伤寒杂病论》，后经晋·王叔和及宋·林亿等先后整理编辑为《伤寒论》和《金匮要略》，使之广为流传。此书创造性地融理、法、方、药于一体。全书共收载方剂314首，其中大多数方剂组织严谨，用药精当，药味不多、主次分明、变化巧妙，疗效卓著，被后世誉为"医家之圣，方书之祖"，对方剂学的发展具有深远的影响，如麻黄汤、麻黄杏仁甘草石膏汤、四逆汤、茵陈蒿汤、桂枝汤、五苓散、大承气汤、白虎汤、当归芍药散等基础方剂，经久不衰，至今常用。此书收载了丸、散、膏、丹、栓剂、灌肠剂、洗剂、烟熏剂等多种剂型，数十种中成药，奠定了中成药制药的基础。其中所载的部分中成药因疗效显著而沿用至今，如治虚寒腹痛泄泻的理中丸、治肾虚水肿的肾气丸、治蛔厥证的乌梅丸、治小便不利的五苓散等。

晋代葛洪收集价廉、易得、有效的民间单方、验方编成《肘后备急方》。其所收方剂，多以治疗中风、昏厥、溺水、外伤、中毒等突发急症为主。该书共收单方510首、复方494首，论述文字十分简要，载录之药方及用法，并在配方、制作上有新的发展，其中记载有铅硬膏、干硬膏、蜡丸、浓缩丸、锭剂、灸剂、栓剂、饼剂等剂型。如羊肝丸，采用动物脏器羊肝配伍黄连治疗目疾，是最早应用脏器疗法的实例。

唐代孙思邈集唐以前医药文献，结合个人经验，编撰《备急千金要方》和《千金翼方》，前者载方5300余首，后者载方2000余首，首列"妇人方"三卷，"少小婴孺方"一卷，表现出作者对妇幼疾病的防治特别重视；治疗无子方分男女之殊，极有见地；对温病的治疗，孙氏更加注意对清热解毒药的应用，其治失血多用犀角、地黄、侧柏、蒲黄、黄芩、阿胶、大黄，驱肠虫多用雷丸、芜荑、狼牙、贯众，疗消渴多用枸杞、天花粉、麦冬、知母、黄芪、人参、人乳。用今天的标准来衡量，其选择药物也非常准确，尤其是对于虚损，每将补益药与羊肉、鹿肉、牛髓、兔肝、羊肝、猪肚、核桃、荞麦、胡麻油等同用，并专辑"食治"一卷，强调"能用食平疴、释情遗疾者，可谓良工"，食疗之学、药膳之方，由于本篇的承上启下，得以发扬光大。书中还收录了若干保健、美容的方剂，为后世补虚弱、抗衰老、保健美留下了许多珍贵的方剂和经验。此外，其中的温胆汤、独活寄生汤、苇茎汤、孔圣枕中丹、紫雪等影响深远，至今仍为医家所常用。其后，王焘取数十年搜集视为"秘密枢要"的医方编著《外台秘要》，全书计 40 卷，1104 门，收方 6800 余首。本书的特点是整理并保存了一大批唐代及唐以前的医方，如《小品方》《刘涓子鬼遗方》《广济方》《近效方》等，至今该书仍是研究这些资料的重要文献。

宋代高度的中央集权，结束了五代以来的分裂混战局面。国家统一、经济振兴，中成药也得到了相应的进步，宋太祖赵匡胤本人就留心方药，研习医术，发布了"访求医书诏"，面向全国征集医药资料，并由政府整理和刊行，宋太宗、宋徽宗亲自为方书撰写序言和总论。当时一批文化素养较高的儒臣积极参与医药，也促进了宋代方书的繁盛，并在集贤院设立校正医书局，成为我国最早的国家医书编撰出版机构，再加上印刷术的发明和推广使用，为医药方书的刻印提供了极大的方便。因此，宋代成为本草和方书校刊汇纂的重要时期。官修的《太平圣惠方》共 100 卷，载方 16 834 首。《圣济总录》载方 2 万余首。卷帙浩繁，内容丰富，征集当时民间及医家所献验方和"内府"所藏秘方汇编而成，概有内、外、妇、儿、五官、针灸、正骨各科，是方剂文献的又一次总结。公元 1103 年，制药部分从卖药所分出，成立修合药所，为我国最早的官营制药厂。裴宗元、陈师文等编写《和剂局方》共五卷，后经多次重修与增补，更名为《太平惠民和剂局方》，是宋代官府和剂局的成药配方范本，收载中成药 788 种，详记了处方、制法和应用，颁行全国，并作为生产中成药的依据。此书，是我国历史上第一部由政府刊行的中成药制药规范（成药典）。其中名方颇多，对后世影响很大，至今仍在临床中广泛应用。民间也有众多各具特色的个人著述，如许叔微的《普济本事方》、张锐的《鸡峰普济方》、陈言的《三因极一病证方论》、严用和的《济生方》、王衮的《博济方》、苏东坡及沈括的《苏沈良方》、杨士瀛的《仁斋直指方》、陈自明的《妇人大全良方》等都是实践经验的总结，对后世中成药的发展产生了重要影响。唐慎微的《证类本草》收录了 3000 余个单方，首开本草附列医方的先河，留下许多验方的宝贵资料。

金元时期产生了四个主要的医学流派，即"金元四大家"。刘完素，擅长寒凉泻火，根据《黄帝内经》提出"百病多因火为患"的理论，认为"六气皆从火化""五志过极化火"，因而治病多采用寒凉药，故后人称为"寒凉派"。其创立表里双解法，代表中成药有"防风通圣散"，还有著名的"六一散""益元散"，是治疗夏季热、渴、淋、泻、解暑的良药。寒凉派的理论与临床经验对后世温病学派的形成起了开先河的作用。张从正（字子和），善用汗、吐、下三法。他认为"治病重在驱邪，邪去则正安，不可畏攻而养病"，所以被后世称为"攻邪派"，因其用下法更有心得，故后世又称其为"攻下派"。其著有《儒门事亲》等，创木香槟榔丸，行气导滞；禹功散，攻逐水饮。李杲（字东垣），重视脾胃功能，认为脾胃为后天之本，脾胃亏虚，百病丛生，主张养生、治病首重脾胃。其创立了补脾升阳法和升阳益胃法，被后世称为"补脾派"（或称补土派）。其著有《脾胃论》，创"补中益气汤"（后世制成补中益气丸），益气升阳；又创朱砂安神丸，镇心安神。朱震亨，倡导"阳常有余，阴常不足"，认为人体造成疾病的主要原因是阳气偏盛，阴阳不能保持相对平衡。因创立滋阴降火的治疗方法，而被后世称为"滋阴派"。其著有《丹溪心法》等医籍，创立了滋阴降火的大补丸（现在中成药大补阴丸），治疗阴虚火旺之症，收效甚著，为后人所习用。

明清时期方剂学和本草学的发展，一直是相辅相成的。明代不仅本草学大盛，方剂学同样获得了巨大成功。明代，朱棣（周定王）、滕硕、刘醇等编著的《普济方》，广搜博采，载方 61 739 首，是我国古代最大的方剂大全；吴崑的《医方考》着意于释方训义，为现存第一部方论专著；王肯堂的《证治准绳》收方之广，为医学界所称道，收载了治疗五更泻的四神丸；张介宾的《景岳全书》收载了温补肾阳的"右归丸"，滋补肾阴的"左归丸"等都是至今沿用的有效中成药；《本草纲目》收载了简便而灵验的单方 11 000 多首。此外，吴又可的《温疫论》、虞抟的《医学正传》、龚廷贤的《万病回春》、秦景明的《症因脉治》、绮石的《理虚元鉴》、薛己的《外科发挥》、陈实功的《外科正宗》、武之望的《济阴纲目》等，均对方剂学有特殊贡献，留下了许多传世的新方。如薛己的八珍汤，洪九有的天王补心丹，吴又可的达原饮，陈实功的透脓散、消风散、玉真散、治疗口疮的"冰硼散"和外敷痈肿的"如意金黄散"等，至今仍很常用。

清代，温病学派的崛起，又创立了许多治疗温病的有效方剂，其代表人物吴鞠通著有《温病条辨》，创立了"桑菊饮"（今桑菊感冒片）、"银翘散"（今银翘解毒片）、"安宫牛黄丸"等许多疗效确切、沿用至今的中成药。清代汪昂著的实用性方书《医方集解》将各类正方论述在前，功用相似的附方罗列其后，主次分明，沿革清楚，加减有法，便于触类旁通。诸方以补养、发表、涌吐、攻里、祛风、祛寒、清暑、利湿、润燥、泻火等功用为主，分为21剂。其分类独辟蹊径，以治法、病因并结合专科用方，首开综合分类方剂的先例。汪氏论方，其证候、病源、脉候、脏腑经络、药性、治法，文字通俗流畅，为入门便读方书的佳作，流传极广。

新中国成立后，随着中医药事业的振兴，众多医家研制了许多新的疗效很好的中成药，对民间单方和验方进行了大量发掘和整理，中成药生产、经营、应用都得到了重大发展。有关中成药的科学研究不断取得新成果，有许多专用教材与专著面世，此外利用现代科学技术和方法，对一些中成药进行的临床与实验研究，为中成药的开发、研究开创了新的局面。一些新的速效、高效中成药相继研制成功，并已在临床上广泛应用，如治疗休克的生脉注射液、治高热神昏的清开灵注射液、治冠心病心绞痛的速效救心丸。

综上所述，中成药学是在历代医药学家广泛实践基础上逐步发展成熟的。他们不仅积累了大量行之有效的中成药，而且已经形成了能够指导临床实践的理论体系，成为中医学宝库中的瑰宝之一。因此，学习和研究中成药是继承和发扬中医学遗产的一个重要方面。

二、方剂学与中药学、中成药、治法的关系

（一）方剂学与中药学的关系

方剂学与中药学研究的内容不同，中药学研究的内容是单味中药的来源、产地、鉴别方法、性味、归经、升降浮沉、功能主治、用法用量、使用宜忌等；方剂学主要是研究两味及两味以上中药配伍后产生的特殊疗效，即协同作用和拮抗作用。协同作用是指两味及两味以上作用相同或一致的中药配伍在一起，可以增强疗效，如麻黄汤中麻黄与桂枝配伍，使其发汗作用明显增强；拮抗作用是指两味及两味以上作用不同或不一致的中药配伍在一起，可以消除或减弱其中一方的不良反应，如桂枝汤中桂枝与芍药配伍，使其发汗不伤正。中药是组成方剂的基础，方剂是实现中药治

病目的的手段或方式。

（二）方剂学与中成药的关系

方剂学是中成药学的基础，中成药是随着方剂学的发展逐步发展和完善的。中成药是方剂的一部分，是疗效确切方剂的定型产品。方剂主要包括中成药和汤剂两大部分。汤剂相对于中成药具有可随症加减，辨证用药的优点；而中成药相对于汤剂有便于贮藏、运输、携带、服用，节省药材，可适应人体不同部位给药特点等优势，而有些中药材则必须制成中成药才能更好地发挥疗效。

（三）方剂与治法的关系

方剂是中医学中理、法、方、药的重要组成部分，是在辨证立法的基础上选药配伍组成的，方剂组成后，它的功用、主治必须而且一定是与治法相一致的，治法是组成方剂的依据，方剂是治法的体现，从中医学的形成和发展来看，治法是医生在遣方用药过程中，在积累了一定的医疗经验的基础上总结出来的。当治法由经验上升为理论后，就成为指导遣方用药的基本原则，即所谓"法随症立，方从法出"。

（四）中医常用的治疗大法

中医的治疗大法，简称治法，是针对疾病在辨证的基础上确立的治疗法则。早在《黄帝内经》中就记载有许多治法及其理论依据。《素问·阴阳应象大论》云："形不足者，温之以气，精不足者，补之以味。其高者，因而越之，其下者，引而竭之；中满者，泻之于内。其有邪者，渍形以为汗，其在皮者，汗而发之。"《素问·至真要大论》云："寒者热之，热者寒之，微者逆之，甚者从之，坚者削之，客者除之，劳者温之，结者散之，留者攻之，燥者濡之，急者缓之，散者收之，损者益之，逸者行之，惊者平之，上之下之，摩之浴之，薄之劫之，开之发之。"历代医家在长期医疗实践中又制订了许多治法，以治疗复杂多变的各种疾病。清代程钟龄将诸多治法概括为"八法"，即汗、吐、下、和、温、清、消、补八种常用的治法。现将八法的内容简要介绍如下。

1. 汗法　是通过宣发肺气，调畅营卫，开泄腠理等作用，使在肌表的外感六淫之邪随汗而解的一种治法。适用于外感表证、疹出不透、疮疡初起，以及水肿、泄泻、咳嗽、疟疾伴有恶寒发热、头痛身痛等表证者。由于病情有寒热，邪气有兼夹，体质有强弱，故汗法又有辛温、辛凉的区别及汗法与补法、下法、消法等其他治疗方法的结合运用。使用汗法常用的中成药有银翘解毒片、清瘟解毒丸等。

2. 吐法 是通过涌吐的方法，使停留在咽喉、胸膈、胃脘等部位的痰涎、宿食或毒物从口中吐出的一种治疗方法。痰涎壅塞在咽喉或顽痰蓄积在胸膈或宿食停滞在胃脘或误食毒物尚留在胃中等，都可用吐法使之涌吐而出。吐法虽疗效迅速，但毕竟是劫邪外出的一种治法，易损胃气，故多用于实邪壅塞、病情急剧者，而体虚及孕妇，必须慎用。使用吐法的代表方剂有瓜蒂散等。

3. 下法 是通过泻下通便以去除里实病邪的一种治疗方法。适用于实邪积滞胃肠、大便不通、燥屎内结及痰饮、瘀血、积水等邪正俱实之证。因病情有寒热，正气有虚实，病邪有兼挟，故下法有寒下、温下、润下、逐水及攻补兼施等方法。使用下法常用的中成药有五仁润肠丸、麻仁丸等。

4. 和法 是通过和解与调和的作用，以达到消除病邪的一种治疗方法。适用于邪犯少阳、肝脾不和、寒热错杂、表里同病等。常用的和法有和解少阳、调和肝脾、舒肝和胃、表里双解等。使用和法常用的中成药有小柴胡颗粒、防风通圣散等。

5. 温法 是通过温中散寒、回阳救逆等作用，使在里之寒邪得以消散的一种治疗方法。温法分为温中散寒、回阳救逆等。适用于中焦虚寒、亡阳厥逆、寒凝经脉等。使用温法常用的中成药有附子理中丸、温经丸等。

6. 清法 是通过清热泻火、凉血解毒等作用，使在里之热邪得以解除的一种治疗方法。适用于热证、火证、热甚成毒证。在治疗温热病中更为常用。清法分为清气分热、清营凉血、气血两清、清热解毒等。使用清法常用的中成药有三黄片、清胃黄连丸、龙胆泻肝丸等。

7. 消法 是通过消导和散结的作用，对气、血、痰、食、水、虫等结成的有形之邪渐消缓散的一种治疗方法。适用于饮食停滞、气滞血瘀、癥瘕积聚、水湿内停、痰饮不化及各种积证。消法常与温法、清法、补法配合使用。使用消法常用的中成药有保和丸、木香槟榔丸等。

8. 补法 是通过滋养、补益人体气血阴阳，达到恢复人体正气的一种治疗方法。适用于各种里虚证。补法分补气、补血、补阴、补阳等。使用补法常用的中成药有四君子丸、四物合剂、十全大补丸、六味地黄丸等。

上述治疗八法，在临床应用时一般不孤立使用，因为人体患病多数病情复杂，往往不是单用一法能够治疗的，常需数法结合应用，方能照顾全面。正如《医学心悟》所云："一法之中，八法备焉，八法之中，百法备焉。"故临证处方，必须针对具体病情，灵活运用八法，才能奏效。

三、中成药的处方来源

中成药的处方来源大致归纳为三个方面：历代医药文献记载方、经验方和研制方。

（一）历代医药文献记载方

在中医理论体系形成后，历代医学典籍的文献都记载了大量的临床效验显著的处方，一部分是文献记载为中成药沿用至今，如宋代钱乙《小儿药证直诀》收载的六味地黄丸；一部分是文献记载为汤剂，经改变剂型制成中成药。如李杲《脾胃论》收载的补中益气汤改为补中益气丸；还有一部分是在文献记载为汤剂或成药，处方经加减变化制成中成药。如严用和《济生方》收载的归脾汤减去生姜、大枣、龙眼肉加入党参、香附、陈皮制成人参归脾丸。历代医学文献记载的处方特点是组方严密，用药精良，针对性强，疗效明显。这类处方多为历史上长期流传使用，其组方立意与当时的医疗水平和用药知识有密切联系。

（二）经验方

此类中成药历史文献没有记载，而是广泛流传在民间的有效验方。其内容丰富，世代相传，疗效显著，用药节俭，价格低廉，深受百姓青睐。

（三）研制方

通过研究试制，经国家或地方药政管理部门批准生产的一类中成药。其科技含量高，剂型新颖，疗效显著。多采用现代科技手段制成的提纯制品，是中药现代化的发展方向。

来源于文献记载方和经验方的中成药，都是以中医学理论为指导，其组方原则、功效、主治范围的论述比较统一。研制方有一部分是按中医学理论和方法研制的；有的是在中医和西医两种理论综合指导下研制的；有的完全是按现代医学理论研制并以现代医学术语命名的；还有的品种是中西药并用制剂，以取中药与西药的复合作用。因此，要了解中成药的处方来源并结合具体药物组成及有关临床资料，才能正确指导患者合理用药。

第二节 中成药组成原则及命名方法

一、中成药处方的配伍目的

中医临床的用药治病多数采用复方形式。在辨证审因、确定治法之后，便进入了具体的遣药组方阶段。要组织好一首有效方剂，必须重视两个重要环节：一是严密的组方基本结构；二是熟练的药物配伍技巧。

药物的功用各有所长，也各有所偏，只有通过合理的组织，调其偏性，制其毒性，增强或改变原有功能，消除或缓解其对人体的不良因素，发挥其相辅相成或相反相成的综合作用，使各具特性的群药组合成一个新的有机整体，才能符合辨证论治的要求。这种运用药物的组合过程，中医学称之为"配伍"。"配"，有组织、搭配之义；"伍"，有队伍、序列之义。徐灵胎说："药有个性之专长，方有合群之妙用。"我们知道，大多数单味中药都具有多功用的特点，在治疗疾病时往往需要发挥其中部分功用；况且，药物既有其治疗作用的一面，也有因其药性偏胜而致不同程度毒性反应、副作用的一面。这就要求我们熟悉并把握其药物功用（包括不良反应，发挥方向的控制因素、控制方法及运用技巧。因此，正确、全面地学习和掌握有关配伍知识及技能，掌握历代名方中常用的配伍组合规律，对于理解中成药的功效特点，在问病荐药过程中正确地遣方用药，减少临床用药的随意性、提高动手能力均有重要意义。

运用配伍方法遣药组方，从总体而言，其目的主要是增强药力、产生协同作用、控制多功用单味中药的作用方向、扩大治疗范围以适应复杂病情和控制药物的不良反应。

二、中成药处方的组方原则

每一首方剂，固然要根据病情，在辨证立法的基础上选择合适的药物，妥善配伍而成。在将功效不同的药物配伍在一起时，应当具有严密的组方结构，即"君、臣、佐、使"的组方原则。这样才能做到主次分明，全面兼顾，扬长避短，提高疗效。

关于"君、臣、佐、使"组方基本结构的理论，最早见于《黄帝内经》，《素问·至真要大论》说："主病之为君，佐君之为臣，应臣之为使。"其后，金代张元素有"力大者为君"之说。李东垣说："主病之为君，……兼见何病，则以佐使药分治之，此制方之要也。"又说："君药分量最多，臣药次之，佐使药又次之，不可令臣过于君。君臣有序，相与宣摄，则可以御邪除病矣。"明代何伯斋更进一步说："大抵药之治病，各有所主。主治者，君也。辅治者，臣也。与君药相反而相助者，佐也。引经及治病之药至病所者，使也。"可以看出无论是《内经》，还是张元素、李东垣、何伯斋，虽对君、臣、佐、使的含义作了一定的阐发，但还不够系统和全面。根据各家论述及历代名方的组成规律归纳如下。

君药：是针对主病或主证起主要治疗作用的药物，是中成药组成中不可缺少的主药。

臣药：一是辅助君药治疗主病或主证的药，二是针对兼病或兼证起主要治疗作用的药。

佐药：一是佐助药，辅助君、臣药以加强治疗作用或直接治疗次要症状的药。二是佐制药，用以消除或缓解君臣药的毒性或能抑制其峻烈之性的药物。三是反佐药，因病重邪甚，可能拒药时，配用与君药性味相反而又能在治疗中起相成作用的药物。佐药一般用量较轻。

使药：一是引经药，即能引方中诸药至病所的药物。二是调和药，具有调和方中诸药作用的药。

综上所述，除君药外，臣、佐、使药都各具两种或两种以上含义。在每种中成药中不一定每种意义的臣、佐、使都具备，也不一定每味药只任一职。如病情比较简单，用一两味药即可奏效或君、臣药无毒烈之性，便不需加用佐药。在组方体例上，君药宜少，臣药可多于君药，佐药常多于臣药，而使药则一两味足矣。总之，每种中成药的药味多少，以及臣、佐、使药是否齐备，全视病情及治法的需要，并与所选药物的功用、药性密切相关。为了进一步理解君、臣、佐、使的含义及其具体运用，现以麻黄汤为例分析如下。

麻黄汤出自《伤寒论》，由麻黄三两（9g）、桂枝二两（6g）、苦杏仁七十个（6g）、甘草一两（3g）四味药组成。主治外感风寒表实证，见有恶寒发热、头痛身疼、无汗而喘、苔薄白、脉浮紧等证。其君、臣、佐、使与方义分析如下。

麻黄——君，辛温，发汗散寒，宣肺平喘。

桂枝——臣，辛甘温，助麻黄解表，兼调和营卫。

苦杏仁——佐，利肺平喘，宣利肺气，配合麻黄宣肺散邪。

甘草——使，甘温，润和诸药，防麻黄、桂枝发汗太过。

通过以上对麻黄汤的分析，可知组成中成药，首先是依据辨证、治法的需要，选定恰当的药物，并酌定用量，明确君、臣、佐、使的不同地位及其相互关系，发挥其综合作用。

三、中成药的命名方法

中成药的来源复杂，传统的中成药虽然命名方法多种多样，没有统一规定，但各中成药的名称皆有一定道理。理想的命名，应能对中医辨证论治、理法方药、中成药所含的主要成分、特点、功效、主治病证作最精练的概括和提示，以方便医生和消费者记忆和掌握，有许多中成药的名称确实成为命名的典范。掌握有关命名规律，对于更好地学习和使用中成药有一定的帮助。归纳起来，中成药的命名方法大致有以下类型。

（一）根据中成药的处方来源命名

如万氏牛黄清心丸源于明代万密斋《痘疹世医心法》、济生肾气丸源于严用和《济生方》、局方至宝散源于宋代《太平惠民和剂局方》。其他如金匮肾气丸、普济回生丹等。

（二）根据成方的创始人命名

如冯了性风湿跌打药酒和史国公药酒是用传说中的冯了性和史国公的名字命名的。其他如季德胜蛇药、白敬宇眼药、马应龙眼药水、马应龙麝香痔疮膏、余良卿膏药、王氏保赤丹、王氏三黄丸等。

（三）根据中成药药物组成命名

1. 按组成药物的简称，直书其名　如板蓝根颗粒、良附丸、香连丸、银黄颗粒、双黄连颗粒等。

2. 按处方组成药味数命名　如二冬膏、三黄片、五仁丸等。

3. 按处方组成药味数及其功效命名　如十全大补丸、五子衍宗丸等。

4. 按处方组成药味数和功效比喻命名　六神丸、二妙丸、三才封髓丹等。

5. 按处方组成药味数及主要药物命名　九味羌活丸、五苓散、六味地黄丸等。

6. 按处方组成中主要药物命名　如天麻丸、木香槟榔丸、黄连羊肝丸等。

7. 按处方组成比例命名　如六一散、九一丹等。

（四）根据中成药的产地命名

如天津头痛片、云南白药、镇江膏药、天台乌药散、都梁丸等。

（五）根据中成药的色泽、性状命名

如紫雪、红棉散、赛金化毒散、小金丹、一捻金、红丸药、紫金锭、桃花散等。

（六）根据中成药的功效命名

如补中益气丸、养阴清肺糖浆、清瘟解毒片、通宣理肺片等。

（七）根据所治疾病病名命名

如鼻炎康复片、感冒清、鹭鸶咳丸、白带丸、痔疮栓等。

（八）根据中医术语命名

如导赤片、泻白糖浆、泻青丸、百合固金丸、左归丸、右归丸、戊己丸等。

（九）根据处方中君药的炮制工艺命名

如九制大黄丸、九转黄精丸、七制香附丸等。

（十）根据服用方法命名

如川芎茶调丸、牛黄噙化丸、梅花点舌丹、醒消丸等。

（十一）根据一次服用量命名

如七厘散、九分散、十滴水等。

（十二）根据假借、传说或典故命名

如天王补心丹、青娥丸、铁笛丸、缩泉丸、舟车丸、失笑散等。

现在国家对中成药的命名有了新的规定。新研制的中成药与复方的命名应明确、简短、科学，不容易误解和混同的名称；命名不应与已有的药品名称重复；药品一般不另起商品名，以避免一方多名，影响临床用药。具体规定为：单味制剂（含提取物）一般可采用药材名与剂型名结合。如三七片、益母草膏等。

复方制剂的命名可参照下列几种方式。

1. 采用处方内主要药材的名称缩写并结合剂型命名　如参苓白术散、葛根芩连片等。

2. 采用处方内主要药材名和功能结合并加剂型命名　如龙胆泻肝丸、柏子养心丹等。

3. 采用药味数与主要药材名或药味数与功能结合并加剂型命名　如十五味沉香丸、十全大补丸、六味地黄丸等。

4. 采用处方内药物剂量比例加剂型命名　如六一散等。

5. 采用象形比喻结合剂型命名　如玉屏风散、泰山磐石散等。

6. 采用主要药材和药引结合并加剂型命名　如川芎茶调丸。

7. 采用功能加剂型命名　如补中益气丸、养阴清肺糖浆等。

另外，还要求复方制剂不应采用主药名加剂型名的命名，避免与单方制剂混淆，如苏合香丸、天麻丸均由十味药组成，这些老品种暂保留原名，新制剂应另立名称或加复方×××丸，不应采用人名、代号命名，如××氏××丸、一五三丸。

第三节　中成药的使用

一、中成药的用法

正确的使用中成药，是治疗疾病的一个重要环节。如使用不当，则药亦无功。正如徐大椿《医学源流论》说："病之愈不愈，不但方必中病，方虽中病，而败之不得其法，则非特无功，而反有害，此不可不知也。"

（一）内服法

1. 直接口服法　液体口服中成药制剂（如口服液、水剂、糖浆剂、露剂、药酒、膏滋剂等）均可直接口服，药酒和膏滋剂也可兑入少量温开水服用。如养阴清肺糖浆。

2. 送服法　又称吞服，将固体中成药（如丸剂、片剂、散剂、胶囊剂、锭剂等）用温开水或其他液体（药引或汤剂）送服，体积较大的蜜丸可先嚼碎再吞服。如清瘟解毒片、川芎茶调丸。

3. 冲服法　属于吞服的一种，将固体或半固体中成药（如散剂、颗粒剂、膏滋剂等）用温开水或其他液体（药引或汤剂）冲开服用。如板蓝根颗粒。

4. 调服法　吞服困难的患者或小儿服用丸剂、片剂、散剂时可用温开水将药调成糊状后服用。如安宫牛黄丸。

5. 含服法　治疗咽喉口齿疾患、中暑及心绞痛的中成药，为使其更好地发挥疗效，可将药含于口中，缓缓溶化。如草珊瑚含片、人丹、速效救心丸等。

6. 炖服法　又称烊化，将胶剂、蜡丸用开水或黄酒炖化后服用，黄酒还可矫味，缓腻。如阿胶。

7. 泡服法　茶剂、袋泡剂可用开水浸泡饮汁。如午时茶。

8. 舐服法　直接舐服散剂。如胃活散。

（二）外用法

1. 涂布法　又称涂搽法，先将患处洗净后，再把软膏或油膏、水剂均匀涂搽在患处。如京万红烫伤膏、搽癣药水、风油精等。

2. 调敷法　将外用散剂用水或其他液体辅料调成糊状涂布于患处，垫油纸后用纱布固定。

（1）茶水：如意金黄散用浓茶水调敷，可增强解毒消肿作用。

（2）酒：如九分散用酒调敷，可增强活血止痛作用。

（3）醋：如紫金锭用醋调敷，可增强约束疮毒作用。

（4）花椒油：如四圣散用花椒油调敷，可增强燥湿止痒作用。

（5）麻油：如烫火药用麻油调敷，可增强滋润止痛作用。

3. 撒布法　先将患处洗净后，再把散剂均匀撒布在患处，用于创面脓水较多时，以脓水吸附药粉，再用膏药或纱布固定。如生肌散、云南白药等。

4. 吹布法　用吸管挑起少量散剂，送入腔道，对准患处轻吹至创面上，以脓水吸附药粉。如红棉散、双料喉风散、冰硼散等。

5. 塞入法　将栓剂或外用药片塞入阴道或肛门内。如蛇床子外用片、小儿消炎栓等。

6. 贴敷法　先将患处洗净后，再把膏药或橡皮膏贴于患处。如伤湿祛痛膏。

7. 灸法　用清艾条或药艾条点燃后在局部熏灼，达到活血通络、祛风散寒、除湿止痛的作用。如药艾条。

8. 熨法　用熨剂或熨盒在局部熨烤，达到活血通络、祛风散寒止痛的作用。如坎离砂。

9. 点眼法　用光滑的玻璃棒蘸少量凉开水，再蘸上少量药粉，点在眼角上或用锭剂蘸少量凉开水点眼或合眼夹住片刻，更宜将眼药膏、眼药水点在眼内。如拨云散、瓜子眼药、麝珠明目滴眼液。

10. 熏洗法　是用药物煎汤，趁热在患部熏蒸或淋洗和浸浴的方法。如洁尔阴洗液。

11. 注射法　用中药注射剂，按照临床需要，采用皮下、皮内、肌内、静脉或穴位注射，一般由医护人员按操作规程进行。如小柴胡注射液。

二、中成药的用量

药品所用分量称为剂量。药物剂量不同，机体反应程度也不一样。在一定范围内，剂量越大、药物浓度越高，作用越强。如果药物剂量过小，不能达到阈值，就不会产生任何效应。当剂量加大至达到应有阈值时，药物效应开始出现，这一剂量称为最小有效量（也称为阈值量）。比最小有效量大，并对机体产生明显效应，但不引起毒性反应的剂量，称为有效量或治疗量。其中对 50% 个体的有效量称为中数有效量或半数有效量，用 ED_{50} 表示。大大超过有效量并能引起毒性反应的剂量称为中毒量。其中引起毒性反应的最小剂量称为最小中毒剂量。比中毒量大的剂量，除引起病理现象外，还可能导致死亡，这种剂量称为致死量。能引起 50% 个体死亡的剂量称为中数致死量或半数致死量，用 LD_{50} 表示。

服用中成药时需要注意：含有毒性较大中药材的中成药应酌情减量，并做到"中病即止"；老年人体弱患者及小儿应酌情减量；慢性病患者不应加大一次服用量；常用中成药（不含毒性较大品种）可根据用药酌情加量。

三、中成药的配伍

中成药的配伍应用是指根据病情需要，通过辨证论治选择适当的中成药外，还可配伍其他药物，以期获得更佳疗效。中成药配伍应用的形式主要有四种：中成药与汤剂的配伍应用、中成药与药引的配伍应用、中成药与中成药的配伍应用、中成药与化学药的配伍应用。

（一）中成药与汤剂的配伍应用

中成药与汤剂的配伍，须由医生根据需要处方，然后用汤剂送服中成药，这种方法常用于不适合入汤煎煮的贵重药材和含挥发成分的药。如安宫牛黄丸、十香丹等，也可白天服用中成药，晚上服用汤剂，用中成药作为辅助治疗。在古代医案中，有用中成药混入汤药同时煮的，现在药店的中药饮片柜内仍然准备六一散、益元散、阿胶等中成药。

（二）中成药与药引的配伍应用

有的药引就是用一两味中药，有的是由患者自备的日常生活常见的能引导药物直达病所的入药食品。药引的正确使用对提高中成药的疗效具有十分重要的意义。常用的药引及其作用如下。

1. 生姜 具有散风寒、暖胃肠、止呕逆的作用。用于外感风寒、呕吐、腹泻腹痛等证。常用量 3～5 片，水煎取汤或用生姜汁送服中成药。

2. 芦根 以鲜者为佳，具有清热、生津、止渴的作用。用于外感风热或痘疹初起等。常用量 10～15g，煎汤送服中成药。

3. 黄酒或白酒 具有通行经络、发散风寒的作用。用于风寒湿痹证及跌打损伤等证。常用量 25～50ml，白酒酌减，并根据性别、体质、酒量而定，勿使令醉，宜温送服中成药。

4. 盐 具有引药入肾的作用。用于补肾药。一般用 2g 左右食盐，加水半杯溶化即可，送服中成药。

5. 米汤 富有营养，具有滋养胃阴、保护胃气、防止苦寒药伤胃的作用。用于送服治疗胃肠疾病的药。取煮饭时的汤汁，不拘浓淡和用量，送服中成药。

6. 红糖 具有散寒、活血、补益的作用。常用于血虚、血寒等证。可用红糖水送服中成药。

7. 藕汁或萝卜汁 具有清热、凉血、止血的作用。常用于治疗血瘀、血热等证。鲜品取汁送服中成药。

8. 葱白 具有通阳、解表、散寒的作用。常用于治疗外感风寒等证。取葱白 2～3 段（寸段），顺切成粗丝，放在水杯中，用开水沏泡，盖上杯盖放凉后，取出葱丝后，用葱白水送服中成药。

9. 蜂蜜 具有补中缓急、润肠通便、润肺止咳的作用。常用于肺燥咳嗽、阴虚久咳、习惯性便秘等。

10. 大枣 具有补中益气、养血宁神等作用。常用于脾胃虚弱、中气不足等证。

11. 灯心草、竹叶 具有清心火、利小便、除下焦湿热等作用。常用于心火下移小肠引起的小便淋漓涩痛。

12. 醋 具有散瘀止痛、解毒杀虫的作用。常用于瘀血疼痛、虫积等证。

（三）中成药之间的配伍应用

用两种或两种以上的中成药配合使用，以提高疗效。

1. 用功效近似的中成药配伍，以增强疗效 如治疗胃火牙痛，用牛黄解毒丸配清胃黄连丸；治心火亢盛、心烦尿赤，用牛黄上清丸配导赤片等。

2. 用功效不同的中成药配伍，补充和提高疗效　如外感风热而咳嗽较重的，可用银翘解毒丸配清肺抑火丸；气血不足、月经不调兼消化不良者，用八珍益母丸配香砂枳术丸等。

3. 根据经验用法，扩大中成药的适用范围　如外感风热引起的偏头痛，可用银翘解毒丸加舒肝丸；长期咳嗽；内无火邪者，用麦味地黄丸加越鞠保和丸；用益母草膏防止胸闷憋气等。

（四）中成药与化学药的配伍

中成药与化学药配伍现在临床应用较广泛，但在使用时必须了解中成药和化学药品各自的性能特点，才能充分发挥和提高药物的功效。同时应尽量避免中成药与化学药合用后产生的不良反应或降低药物作用的现象。

1. 中成药与化学药联合应用的相互作用

（1）影响药物的吸收排泄：黄芩、木香、砂仁、陈皮等对肠道有明显的抑制作用，可延长地高辛、维生素 B_{12}、灰黄霉素等在小肠停留时间，使药物吸收增加。

（2）中成药与化学药合用的协同作用：如甘草与氢化可的松，黄柏与四环素、痢特灵有协同作用。

2. 中成药与化学药合用后产生的不良反应

（1）形成难溶性物质，妨碍吸收，降低疗效：含钙离子的中成药与四环素类及异胭肼等抗生素合用，会降低后者的疗效；含鞣质中成药与含钙离子的化学药合用会产生沉淀降低疗效。含钙离子的常用中成药有牛黄解毒片、牛黄上清片、黄连上清片、六一散、木香槟榔丸、槟榔四消丸、蛤蚧定喘丸、利胆排石片等；含鞣质的常用中成药有十灰散；含钙离子的化学药有钙尔奇 D、巨能钙、乳酸钙片、葡萄糖酸钙片等。

（2）产生毒性或增加毒性反应：含朱砂（汞）的中成药不能与溴化物、碘化物、亚铁盐、亚硝酸盐等同用会，产生有毒的溴化汞或碘化汞，引起赤痢样大便，导致药源性肠炎。含朱砂（汞）的中成药有朱砂安神丸、六神丸、冠心苏合丸、苏合香丸、人丹、七厘散、紫雪散、梅花点舌丹。含雄黄（硫化砷）的中成药与硫酸盐、硝酸盐合用，雄黄易被氧化而增加毒性。含雄黄（硫化砷）的中成药有牛黄解毒片、安宫牛黄丸、六神丸、局方至宝散等。含钙离子的中成药与洋地黄类药物合用，可增强洋地黄类药物的作用和毒性。含黄药子、诃子、五倍子、地榆和四季青等对肝脏有一定毒性中药的中成药与有肝毒性的化学药如四环素类、氯丙嗪、利福平、异胭肼、红霉素等合用会导致药源性肝病。

（3）酸碱中和影响疗效：酸性中成药（如大山楂丸、血脂宁丸、脉安颗粒等）与碱性化学药（如氨茶碱、碳酸氢钠等）合用，则两者疗效均降低。

（4）因生物效应产生拮抗作用：鹿胎膏、全鹿丸等含鹿茸的中成药，因鹿茸含糖皮质激素样物质会使血糖升高，如与胰岛素、格列本脲、苯乙双胍、甲苯磺丁脲等降糖药合用会抵消其部分降糖作用。

（5）因酶促作用降低疗效：乙醇为肝药酶诱导剂，能增强肝药酶的活性，含乙醇的中成药（如国公酒）与胰岛素、苯乙双胍、甲苯磺丁脲、苯妥英钠、苯巴比妥等药物合用使其在体内代谢速度加快，半衰期缩短而降低疗效。

四、中成药使用注意事项与禁忌

（一）中成药使用注意事项

中成药除供医生临床选用外，患者常可自行选购使用，为了安全有效地用好中成药，应当注意以下几点。

1. 注意选择合格的中成药　患者自行选购使用的中成药，应在非处方药的范围内，从药品监督管理部门批准的药品经营部门购买，以确保药品的质量。另外，在选购时要根据用药经验，仔细阅读药品说明书或在执业药师的指导下选购，切不可道听途说盲目用药，以免发生意外。处方药必须凭执业医师处方购买使用。

2. 注意服药要求　要按照药品说明书的规定或遵医嘱服用，特别是老人、体弱患者和儿童应当注意药品的用量变化，妇女对某些药物较敏感，尤其在月经期、妊娠期和哺乳期用药应慎重。对服法有特殊要求的中成药必须严格遵守，才能确保疗效。

3. 注意给药时间　一般根据病情的轻重缓急，确定给药时间，充分发挥药物的作用，以减少不良反应为原则。一般口服给药一日服 2～3 次，于早、晚或早、中、晚各服一次。重症患者应及时给药，为使药效持续发挥作用，可在短时间内连续给予大剂量药物，达到抢救目的。对持续高热不退、剧烈腹痛、昏迷、抽搐等危重患者，应在医生指导下选用适合的中成药或采用其他方法治疗，切不可盲目用药，以免延误病情。

（二）中成药用药禁忌与不良反应

1. 配伍禁忌　当病情复杂，使用一种药可能有顾此失彼的情况时，用两种以上的中成药配合应用可达到相辅相成的治疗目的，但不论是中成药之间的配伍，还是中成药与汤剂或药引的配伍，特别是反药同用，在未明确其机制之前，必须注意配伍禁忌。

2. 妊娠禁忌　某些药物具有损害胎儿以致堕胎的副作用，应作为妊娠禁忌药物。根据药物对胎儿损害的程度不同，一般可分为禁用、忌用和慎用。

（1）妊娠禁用药：含马钱子的中成药孕妇禁用，如九分散、黑砂丸、舒筋丸。

（2）妊娠忌用药：毒性较强或药性猛烈易破血伤胎元的中成药孕妇应忌用，如牛黄解毒片、麝香保心丸、丁公藤风湿酒、小金丸、小活络丹、开胸顺气丸、木香槟榔丸、血府逐瘀胶囊、失笑散、七厘散、九气拈痛丸、十香止痛丸、大黄蟅虫丸再造丸、当归龙荟丸、红灵散、苏合香丸、纯阳正气丸、冠心苏合丸、紫雪散、益母草膏、跌打丸、十香暖脐膏、醒消丸、鳖甲煎丸等。

（3）妊娠慎用药：凡具有通经祛瘀、行气破滞及性味辛热的中成药应慎用，如安宫牛黄丸、妇科五淋丸、万氏牛黄清心丸、云南白药、龙胆泻肝丸、三黄片、女金丹、天麻丸、舒肝丸、沉香舒郁丸、清胃黄连丸、清肺抑火丸、栀子金花丸、牛黄上清丸、黄连上清丸、附子理中丸、通关散、复方丹参滴丸、速效救心丸等。凡禁忌药孕妇绝对不能服用，慎用药可遵医嘱服用。

3. 饮食禁忌　患者在用药期间不可同时食用某些食物，俗称"忌口"，也就是说在用药期间不宜吃与药性相反或影响疾病治疗的食物。如脾胃虚寒或因寒凉而引起腹痛、腹泻的患者，在服用温中祛寒的中成药（附子理中丸）时，应忌食生冷寒凉的食物；热性病患者在服用清热泻火解毒的中成药（牛黄解毒片、导赤片）时，应忌食辛辣、温热、油腻等助热的食物；患消化不良、脘腹胀闷的患者，在服用健脾消导的中成药时，不宜吃黏腻、油炸等不易消化的食物；患神经衰弱、心悸失眠的患者，在服用镇静安神药时，不宜吃辛辣食物、饮浓茶或酒等刺激或兴奋中枢神经的食物；服用含人参（人参健脾丸）的中成药时应忌食萝卜；服用含铁（磁朱丸）、钙（清胃黄连丸）的中成药时，不宜喝浓茶水，吃柿子、黑枣等含鞣质较多的食物；患疮疡疹毒等疾病的患者，不宜吃鱼、虾、羊肉等腥膻发性食物。

4. 不良反应　是指正常剂量的药物用于预防、诊断、治疗疾病或调节生理功能时出现的有害的和与用药目的无关的反应。该定义排除有意的或意外的过量用药及用药不当引起的反应。

可分为过敏反应、毒性反应、副作用等。

（1）过敏反应　指少数患者由于体质特异，对某些药物所产生的病理性免疫反应，又称变态反应。轻者表现为药物热、皮疹、血管神经性水肿，重者可引起过敏性休克。据报道，云南白药、六神丸等能引起过敏性休克；服用牛黄解毒片、龙胆泻肝丸也有出现过敏反应的报道。过敏反应与用药剂量无关，不同的药物有时出现相同的过敏反应，故曾发生过敏反应的患者在用药时应慎重，以保证用药安全。

（2）毒性反应　指药物对机体产生的明显损害性反应，中成药中毒多因用药剂量过大或用药时间过长所致。因用药剂量过大而立即发生中毒者称为急性中毒，而因用药时间过长逐渐产生中毒反应者称为慢性中毒。如长期服用含雄黄的中成药，会逐渐出现皮肤角化及色素沉着，属慢性中毒。在治疗过程中必须注意控制用药量和连续用药时间，避免中成药的毒性反应。

（3）副作用　副作用是指药物在使用过程中出现与治疗作用无关的作用。如服用速感宁、感冒清胶囊出现的嗜睡，服用磁朱丸后出现的胃肠道不适感觉。有些患者需要引起注意，如司机在开车时不要服用易引起嗜睡的药物，以防发生危险。

几乎所有的药物都可引起不良反应，只是反应的程度和发生率不同。随着药品种类日益增多，药物不良反应的发生率也逐年增加。药物不良反应有时也可引起药源性疾病，除少数人自服药物外，药物不良反应主要由医生给药引起，所以有些药源性疾病也属医源性疾病。虽然有些药物的不良反应较难避免，但相当一部分是由于临床用药不合理所致。药物不良反应发生的原因有药物因素、用药途径与方法、体质因素等。因此，药物不良反应发生的原因也是复杂的。

药物方面的原因：有些药物在应用一段时间后，由于其药理作用，可导致一些不良反应；有些药物在生产过程中可能混入微量高分子杂质或由于生产或保管不当，使药物污染，常可引起严重反应。有的同一药物剂型不同，由于制造工艺和用药方法的不同，往往影响药物的吸收与血中药物浓度，此外生物利用度不同也会引起不良反应。

机体方面的原因：性别、年龄、种族差别、个体差异、病理状态、血型、营养状态等。

给药方法的影响：自我药疗误用、滥用药物；医生处方配伍不当、用药途径选择不当、用药持续时间过长、联合用药不当、减药或停药等。另外，妇女妊娠后应注意药物可影响胎儿的正常发育，因而孕妇应尽量不用药，特别是妊娠最初三个月，用药时应监护，乙醇、尼古丁、可卡因、二醋吗啡等对孕妇及胎儿也有很大的影响。

第四节　中成药的分类

一、按管理分类

药品分类管理是国际通行的管理办法，是根据药品的安全性、有效性原则，依其品种、规格、适应证、剂量及给药途径等的不同，将药品分类为处方药和非处方药并做出相应的管理规定。处方药与非处方药并不是药品本质的属性，而是一种管理的界定，是国际药品的通行管理办法。

新中国成立以来，我国已先实行了麻醉药品、精神药品、医疗用毒性药品、放射性药品和戒毒药品的分类管理，2000 年 1 月 1 日起施行的《处方药与非处方药分类管理办法》和《处方药和非处方药流通管理暂行规定》是根据药品品种、规格、适应证、剂量及给药途径不同，对药品分别按处方药与非处方药进行管理。处方药是指必须凭执业医师或执业助理医师处方才可调配、购买和使用的药品；非处方药是指由国家食品药品监督管理总局遴选、审批的，不需要凭执业医师或执业助理医师处方即可自行判断、购买和使用的药品，在美国称为"可在柜台上买到的药品"（over the counter，OTC），已成为全球通用的俗称。非处方药应具备的特点是使用安全、疗效确切、质量稳定、标签说明书通俗易懂和应用方便。国家食品药品监督管理总局负责非处方药目录的遴选、审批、发布和调整工作。非处方药的标签和说明书必须经国家食品药品监督管理总局批准，用语应当科学、易懂，便于消费者自行判断、选择和使用，非处方药的包装必须印有国家指定的非处方药专有标志"OTC"。根据药品的安全性，非处方药分为甲、乙两类，甲类的 OTC 标志是红底白字，乙类为绿底白字。

实行药品分类管理的核心是加强处方药的管理，规范非处方药的管理，减少不合理用药的发生，切实保证人民用药的安全有效。安全合理用药应该做到：根据病情、患者体质和药物的全面情况适当选择药物、真正做到"对症下药"，同时以适当的剂量、适当的时间准确用药。注意该药物的禁忌、不良反应、相互作用等，并且还要注意尽量少花钱。这样就可以做到安全、合理、有效、经济地用药。

非处方药本身也是药，总体来说不良反应较少，比较轻，但也不是绝对的。有些非处方在少数人身上也能引起严重的不良反应，有时甚至能引起死亡，所以非处方也要按照药品使用说明书的规定服用，不能随便增加服用次数、改变用药方法或用药途径。药品对于人体是一种外来"异物"，人体生来就有一种对外来"异物"作出反应的能力，这是一种自我保护能力。但这种保护如果超出一定的限制，反而会对身体造成伤害。过敏反应是一种人体对药物超出限度的反应，其本质上属于一类免疫反应。药物过敏反应属于药品不良反应。

从 2006 年 1 月 1 日起，原国家食品药品监督管理局药品分类管理工作要求麻醉药品、放射性药品、一类精神药品、终止妊娠药品、蛋白同化制剂、肽类激素（胰岛素除外）、药品类易制毒化学品、疫苗及我国法律法规规定的其他药品零售企业不得经营的药品，在全国范围内药品零售企业不得经营。注射剂、医疗用毒性药品、二类精神药品、蛋白同化制剂和肽类激素（胰岛素除外）以外其他按兴奋剂管理的药品、精神障碍治疗药（抗精神病、抗焦虑、抗躁狂、抗抑郁药）、抗抑毒药（逆转录酶抑制药和蛋白酶抑制药）、肿瘤治疗药、含麻醉药品的复方口服溶液和曲马多制剂、未列入非处方药目录的抗生素、激素及国家食品药品监督管理总局公布的其他必须凭处方销售的药品，在全国范围内做到凭处方销售。

二、按应用分类

（一）传统的科门分类法

此种分类方法先将中成药按内科、外科、妇科、儿科、五官科、皮肤科、骨伤科等分成若干门，然后在门下按病因、病机、功效或适应证分为风痰、风寒、暑湿、燥火、补益、脾胃、泻痢、气滞、痰咳等若干科，科下再按类别、剂型、用法等分为若干类如滋阴类、助阳类、补气养血类、丸剂类、酒剂类、口服类、外用类等，如《中国商品大辞典·中成药分册》。

此种分类方法以证带药，便于经营（问病给药），但其分类粗略，概念含混，剂型混杂，不便于贮藏养护和药品生产管理。

（二）现代方剂学分类法

此种分类方法按中药功效分为解表剂、泻下剂、清热剂、祛暑剂、温里剂、和解剂、补益剂、安神剂、开窍剂、固涩剂、理气剂、理血剂、祛湿剂、祛痰剂等十几大类，每一大类中又分为若干小类，如清热剂下分清热泻火类、清热解毒类、清脏腑热类、清热凉血类等，如《中成药名方药理与临床》。

此种分类方法也是以证带药，概念清楚，便于理解、掌握和使用，便于教学和经营（问病给药），但其只分功效不分剂型，不便于贮藏养护和药品生产管理。

（三）科门与方剂结合分类法

此种分类方法先将中成药按内科、外科、妇科、儿科、五官科、等分成若干门，然后在门下按中药功效分为解表剂、泻下剂、清热剂、祛暑剂、温里剂、和解剂、补益剂等若干类，如《中国基本中成药》。

此种分类方法综合上两类的优点，便于教学和经营（问病给药），但其只分功效不分剂型，也不便于贮藏养护和药品生产管理。

（四）剂型分类法

此种分类方法按中成药的剂型分为丸剂、片剂、散剂、膏剂、酒剂、栓剂、胶囊剂、注射剂、灸熨剂等，如《中成药制药规范》。

此种分类方法便于贮藏保管、养护和药品生产管理，但由于功效不同，不便于教学和经营。

（五）剂型与传统的科门结合分类法

此种分类方法在每种剂型下分设若干科门，适用于大全性工具书的编写，如《全国中成药产品集》。

此种分类方法剂型清楚，功效明确，便于查阅，但有门类重复、错杂的缺点。

（六）按药名笔画或汉语拼音字头排序

此种方法按中成药药名笔画顺序排列，便于资料查阅，对于教学、经营、贮藏保管和药品生产管理只起辅助作用，如《中华人民共和国药典》和《国家药品标准》。

第五节　中成药的剂型

　　药物剂型是药物存在和引入机体的必要形式，任何一种药物在供临床应用前，都要先制成一定的剂型，剂型就是药物制剂的形态和类别。良好的剂型能最大限度地发挥药物疗效，减少毒性反应和副作用。中成药在我国已有几千年的悠久历史，在我国现存最早的医学典籍《黄帝内经》中就有了汤、丸、散、膏、丹、酒等多种剂型的记载。截至清代及其以前的医药文献所收载的中成药剂型有丸剂、散剂、膏剂、丹剂、胶剂、酒剂、露剂、茶剂、栓剂、曲剂、油剂、锭剂、洗剂、线剂、灸剂、熨剂等四十余种剂型，这些可称为传统剂型。随着现代科技的发展，为了便于患者服用，更好地发挥药物的疗效，药学工作者近几十年来，又开发出片剂、颗粒剂、糖浆剂、橡皮膏剂、胶囊剂、滴丸、注射剂、气雾剂、膜剂等多种新剂型。近年来，我国相继颁布修订了《中华人民共和国药品管理法》和《药品生产质量管理规范》等一系列法律法规，使中成药无论在剂型制备的理论和工艺上、剂型生产的规格和产量上，以及在剂型的数量和质量检测方法上，都有了很大的进步和提高，为数不少的中成药传统产品，通过剂型改革研制成新的剂型，出现了一大批疗效卓著、使用方便、深受患者欢迎的中成药新品种，进一步丰富了中成药剂型内容。

一、中成药剂型与药效的关系

　　剂型因素对药效的发挥多有积极作用，有时甚至起决定作用。因为不同剂型的中成药，服用后在体内起效时间、持续时间、作用特点差异很大，同一药物不同剂型即使其含量相同、给药途径不变，疗效和不良反应也有很大差异。患者的年龄、体质不同，疾病的病因、性质不同，对药物给药途径、作用方式、起效速度和药效维持时间都有不同的要求。这一点早在我国古代医药学著作中就有论述。如《神农本草经》指出"药有宜丸者、宜散者、宜水煎者、宜酒渍者、宜膏煎者、亦有一物兼宜者，亦有不可入汤酒者，并随药性，不得违越。"《本草经集注》有"疾有宜服丸者、宜服散者、宜服汤者、宜服酒者、宜服膏者，亦兼参用所病之源，以为其制耳"的观点，这说明我国古代医药学家已根据药物性质和疾病特点注意选用不同的剂型，并已形成选用剂型的基本原则。李东垣谓"汤者荡也，去大病用之；散者散也，去急病用之；丸者缓也，不能速去病，其用药之舒缓，而治之意也……"这也进一步阐明不同剂型的作用特点，并认识到要根据患者的不同病情，选用不同的药物剂型才能取得较好的疗效，充分肯定了剂型选择对发挥中成药疗效的重要性。

随着药剂学的新分支——生物药剂学的诞生与发展，以及将药动学引入中成药的研究，药学工作者认识到某些药物给药途径不同可较大程度地改变药效。药物是由物质、生物活性、适用性三个要素构成的体系。中成药就是把具有生物活性的物质制成适宜的剂型，具有生物活性的物质进入机体到达作用部位，呈现治疗效应，就是生物有效性。中成药的生物有效性是研究制剂施于机体后，药物的量变规律，以及影响因素，进而阐明药物及其制剂与治疗效应的关系。常通过同种药物不同剂型间或同种药物同剂型不同生产厂家或同一厂家不同生产批号产品间的比较进行。如芸香草，主要有效成分为胡椒酮，为止咳平喘药，如果制成口服制剂，服用量大，显效慢，疗效差，且对胃肠道副作用强，而制成气雾剂，则用量小，显效快，疗效好；再如天花粉口服剂型为清热化痰药，制成注射剂则用于妇女中期妊娠引产，改变了药物作用。可见中成药中的药物含量并不是衡量临床疗效的唯一标准，化学等值而剂型不同不等于生物等值，还要通过血药浓度、尿中药物排泄量、组织药物浓度等生物指标检查，来反映中成药在体内被实际利用的程度，以推断其疗效。

中成药的生物有效性量化的主要表达方式是生物利用度。现代衡量一个制剂的疗效首先要衡量其生物利用度。生物利用度指制剂中的主药被吸收进入血液的程度和速度。如静脉注射剂，是通过静脉注射而直接进入血液，不存在吸收问题，与口服制剂相比，其生物利用度为绝对生物利用度。口服固体制剂，如丸剂、片剂等，药物服用后需要先从剂型中释放出来并溶解在体液中才能被吸收，与吸收快且完全的溶液性剂型比较，由于吸收利用不完全，其生物利用度为相对生物利用度。

生物利用度既可用于比较不同制剂或剂型的吸收程度，又可用于比较它们的吸收速度。一般而言，不同给药途径的药物吸收速度，由高到低排序为：静脉>吸入>肌内>皮下>直肠或舌下>口服>皮肤。但某些药物采用直肠或舌下给药时，其吸收速度仅次于静脉注射和吸入法。由于受不同厂家的技术、工艺水平、所用赋形剂种类及患者个体生理因素等影响，可出现不同的吸收速率。一般口服药物的吸收速度由快到慢排序为：溶液型>混悬型>散剂>胶囊剂>片剂、丸剂>包衣片、包衣丸。

二、中成药的常用剂型及其特点

(一) 丸剂

丸剂系指药材细粉或药材提取物加适宜的黏合剂或辅料制成的球形或类球形制剂。丸剂是中药主要传统剂型之一，自古至今应用甚广，分为蜜丸、水丸、水蜜丸、糊丸、蜡丸、浓缩丸、滴丸、微丸等类型。其中浓缩丸、滴丸、微丸为新剂型。

1. 蜜丸 系指药材细粉以蜂蜜为黏合剂制成的丸剂。其中每丸量在 0.5g 以上的为大蜜丸，每丸重量在 0.5g 以下的为小蜜丸。大多数蜜丸不包衣，有些蜜丸用朱砂或百草霜等包衣。具有味甜、细腻滋润、崩解及吸收较慢、作用缓和等优点，但成本较高，易虫蛀、霉变、发黏或干缩。多用于治疗慢性病及需要滋补的患者，如补中益气丸等。

2. 水丸 又称水泛丸，系指药材细粉以水（或根据需要用黄酒、醋、稀药汁、糖液等）为黏合剂制成的丸剂。大多数水丸不包衣，采用蜡撞光，有些水丸用滑石粉、朱砂或百草霜等包衣。具有体积小、易崩解、吸收较快、药效较迅速、成本低等优点，但易破碎、泛油、虫蛀、霉变。多用于治疗病程短、病位浅的疾病，如栀子金花丸等。

3. 水蜜丸 系指药材细粉以蜂蜜和水按一定比例混合为黏合剂制成的丸剂，有泛制丸和塑制丸两种。具有工艺较简单、易于吞服、作用缓慢且持久、不易霉变等优点。多用于滋补药制剂，如六味地黄丸等。

4. 糊丸 系指药材细粉以米粉或面粉制成糊为黏合剂制成的丸剂。糊丸质地坚硬，崩解比水丸、蜜丸缓慢，内服后既能缓慢释放药效，延长作用时间，又能减少药物对胃肠道的刺激，缓和药物的毒性。多用于中成药成分中含有毒性药物或刺激性较大的药物的制剂，如犀黄丸等。

5. 蜡丸 系指药材细粉以熔化后的蜂蜡为黏合剂制成的丸剂。与其他丸剂相比具有崩解吸收最为缓慢、疗效持久的特点。多用于中成药成分中含有刺激性大或剧毒性药物的制剂，如三黄宝蜡丸等。

6. 浓缩丸 系指药材或部分药材提取的清膏或浸膏，与适宜的辅料或药物细粉，以水、蜂蜜或蜂蜜和水按一定比例混合液为黏合剂制成的丸剂。根据所用的黏合剂不同，分为浓缩水丸、浓缩蜜丸、浓缩水蜜丸。与其他丸剂相比具有体积小、含药浓度高、服用剂量小等优点，但因含清膏或浸膏量大，故其黏性较强，崩解速度较慢，可以看作是水丸和蜜丸的一种改进剂型，如醒脑降压丸等。

7. 滴丸 系指固体或液体药物与基质加热溶化混合后，滴入不相混溶的冷凝液中制成的口服制剂。与其他丸剂相比具有体积小、可遮蔽不良气味、便于服用、起效速度快、生物利用度高、含药量准确、质量稳定且易控制等优点。多用于制作速效药物，如速效救心丸等。

8. 微丸 是指直径在2.5mm以下的各类丸剂。其显著特点是体积小、比表面积增大，有利于崩解和吸收，如六神丸等。

（二）散剂

散剂是一种或多种药材混合制成的粉末状制剂，分为内服散剂、外用散剂和煮散剂。散剂也是中药主要传统剂型之一，由于散剂有较大的比表面积，服用后仅受到胃肠液的浸润、溶出速度的限制，故生物利用度高于胶囊剂、片剂和丸剂，奏效迅速，且对胃黏膜有机械性保护作用。另外，散剂还有制作简单、剂量易控制、易伸缩、适用于小儿服用、携带方便等优点。在古代中成药剂型中尚无注射剂时，散剂可预制济急，故有"散者散也，去急病用之"的用药经验。也正是因为散剂粉碎细度增加，药物比表面积相应增大，其嗅味、刺激性及化学活性也随之增加，造成口感不良、易引起呛咳、易吸湿、挥发性成分易散失等缺点。所以，一些腐蚀性强和容易吸潮变质的药物均不宜制成散剂。现多将散剂制成胶囊剂，克服了上述缺点。

一般内服散剂要求一定细度，如六一散等；外用散剂，特别是眼用散剂必须是细粉，如碧云散等；煮散是用以煎服的中药散剂，药材多粉碎成粗粉，用水煎煮后服用。煮散与汤剂相比具有节省药材，缩短煎煮时间，有利于煎出有效成分等优点，在金元时期煮散广为流行，近代很少应用。

（三）膏剂

膏剂根据医疗要求和制法不同，可分为煎膏剂、药膏和膏药三种。

1. 煎膏剂 为内服膏剂，多具有滋补强壮作用，又称膏滋剂。系将药材用水煎煮、去渣浓缩后，加入一定量的蜂蜜或糖制成的稠厚半流体制剂。具有含药量高、药性平和、口感好、易吸收易于贮藏等优点，尤其适合于儿童、老年人及需长期服药的慢性病患者。常用于慢性病的防治，如滋补剂、活血通络和抗衰老药剂的制备。如润肺止咳的养阴清肺膏、活血化瘀的益母草膏等。

2. 药膏 为外用膏剂，又称软膏或油膏。系以植物油、动物油或蜂蜡等为基质，用油提取药材的有效成分或将药材细粉搅入基质，混合均匀制成的半固体外用制剂。药膏主要发挥局部作用，可滋润皮肤，防止干燥皲裂和细菌侵入，对创伤或病变皮肤起防腐、杀菌、消炎、收敛及促进肉芽生长和伤口愈合等作用。多用于眼病、皮肤黏膜创伤等，如清凉眼药膏、京万红烫伤膏、紫草膏等。

3. 膏药　也为外用膏剂，又称黑膏药，是中医独特的剂型之一。是用植物油在一定温度下提取药材的有效成分，去渣，再加入铅丹炼制（皂化反应），经去除火毒后，摊涂于布或纸被上制成的外用膏剂。因其色黑故名黑膏药。该剂型虽为外用药，却能内外兼治，外能消肿拔毒、止痛生肌；内能祛风散寒、活血化瘀、通络消痞。药效缓和持久，能适应较长时间或多次使用，对局部有保护作用，且便于携带和保存，但有使用不便（一次用时需火烤软化，温度掌握不好会烫伤或滑脱）、易污染衣物等缺点，所以现在品种很少。如百灵膏、化坚膏等。

（四）橡胶膏剂

橡胶膏剂又称橡皮膏剂，系指药材提取物或药物与橡胶等基质混匀后，涂布于布上的外用制剂。具有不需预热软化、不污染皮肤和衣服等优点，且美观，使用、携带方便。其作用迅速，但持续时间不如黑膏药长，一般需 8～12h 更换。另外，因橡胶和汽油易引起皮肤过敏，有过敏史及皮肤溃破、炎性渗出物者不宜使用。常用于制作镇痛消炎药，如伤湿止痛膏、精制狗皮膏等。个别品种贴于一定穴位，也可产生较好疗效，如咳喘膏。

（五）丹剂

丹剂是汞、铅、砷及某些矿物类药物，在高温条件下烧炼而成的不同结晶形状的无机化合物的制品，具有消炎解毒、消肿生肌等作用，历来是中医外科治疗疮疡的主要药物，如白降丹、红粉、轻粉等。其特点是用量少，药效确切，价廉易得，但毒性较大，不宜内服，并需注意剂量和部位，以免中毒。由于历史原因，很多中成药为了显示其名贵及疗效灵验，皆冠以"丹"名，并沿用至今，但剂型上却非丹剂。如大、小活络丹实际是大、小蜜丸，梅花点舌丹实为水丸，九一丹、紫雪丹实为散剂，玉枢丹、避瘟丹实为锭剂，化铁丹、化癣丹为液体制剂，以上均应加以区别。

（六）颗粒剂

颗粒剂是指药材细粉或药材提取物与适宜的辅料制成的干燥颗粒状（或压成片、块状）制剂。用时以开水冲服。按其溶解性能可分为可溶性颗粒剂、混悬性颗粒剂和泡腾性颗粒剂。也有含糖与不含糖颗粒剂的区别。颗粒剂保持了汤剂作用迅速的特点，又克服了汤剂临时煎煮的缺点，且口感好，体积小而贮存、携带、服用方便，在内、外、妇、儿、五官等各科的许多常见病多发病防治中均有应用。但容易吸潮，某些品种含糖过高使老年患者及禁糖患者的用药受到限制。

（七）片剂

片剂是指药材细粉或药材提取物加细粉与适宜的辅料压制而成的片状或异形片状制剂。按原料分为药材原粉片和浸膏（半浸膏）片；按是否包衣及包衣辅料不同分为素片、糖衣片、薄膜衣片、肠溶衣片；按服用方法分为内服片剂、外用片剂、口含片、咀嚼片；另外还有泡腾片、微囊片等新剂型。中药片剂始创于20世纪50年代，近年来，片剂的生产技术及设备不断更新，特别是新型辅料的研制和应用，使中药片剂的制备工艺、质量标准和生物效应等都有较大的提高。由于剂量准确、质量稳定、使用方便、生产的机械化程度高等多种原因，目前已发展成为临床应用最广、用量最大的中药剂型之一。

片剂也存在一些问题有待进一步研究解决，如儿童、老年人及昏迷患者不便吞服，少数片剂服用量较大，辅料选择或制备条件控制不当时会影响片剂的崩解或药物的溶出，含挥发性药物的片剂贮存较久时含量可能下降等。

（八）糖浆剂

糖浆剂是指含有药物、药材提取物和芳香物质的浓蔗糖水溶液。除另有规定外，糖浆剂含蔗糖量不应低于60%（g／ml）。糖浆剂具有口感好、吸收快的特点，适宜老年人、慢性病患者及小儿服用。因为蔗糖是一种营养物质其水溶液易受微生物污染，使其酸败或药物变质，所以糖浆剂中一般均加入防腐剂或少量乙醇，小儿及对乙醇过敏的患者应当注意。

（九）合剂

合剂是指药材用水或其他溶剂，采用适宜的方法提取，经浓缩制成的内服液体制剂。单剂量包装者又称口服液。合剂若以蔗糖作为附加剂，其蔗糖量不得高于20%（g／ml）。合剂具有服用量小、口感好、吸收快、疗效好、便于携带和保存的优点，但对生产工艺要求高，成本也高。

（十）胶囊剂

胶囊剂分为硬胶囊剂、软胶囊剂（胶丸）和肠溶胶囊剂。

1. 硬胶囊剂　是将一定量的药材提取物加药材细粉或辅料制成均匀的粉末或颗粒，填充于两节嵌合的空心胶囊中制成或将药材粉末直接分装于空心胶囊中制成。

2. 软胶囊剂　是指一定量的药材提取物加适宜的辅料，用滴制法或模压法密封于由明胶、甘油或其他适宜的药用材料制成的球形或椭圆形的软质囊材中制成。

3. 肠溶胶囊剂　是指硬胶囊剂或软胶囊剂经药用高分子材料处理或用其他适宜方法加工而成，其囊材不溶于胃液，但能在肠液中崩解释放活性成分。

胶囊剂具有分散快、吸收快、外观整洁、易于识别和服用、可掩盖药物不良气味等特点。微溶性药物或制成丸、片剂后崩解不佳的药物，制成胶囊剂后可提高生物利用度和药物稳定性。

（十一）酒剂

酒剂是指药材用蒸馏酒为溶媒浸提制成的澄明液体制剂。酒剂具有使用方便、易于保存、散寒邪、通血脉、行药势等优点，常用于制备祛风湿类、补益类及治疗跌打损伤的中成药。但有乙醇过敏史的患者应避免使用。

（十二）酊剂

酊剂是指药物用规定浓度的乙醇浸出或溶解而制成的澄明液体制剂。也可用流浸膏稀释制成。酊剂具有奏效快、易保存的优点。

（十三）锭剂

锭剂是指药材细粉与适宜的黏合剂（糯米糊、蜂蜜或利用药材本身的黏性）制成具有一定形状（如瓜子形、纺锤形、扁圆形、圆柱形）的固体制剂。锭剂具有疗效快、制法简单、使用方便等优点。锭剂用时以液体研磨或粉碎后与液体混匀供内服或外用。供内服者，多制成小纺锤形，便于下咽，如万应锭，用于中暑头昏、咽喉红肿小儿内热等证。外用锭剂常制成条形或块形，以易于加液研磨，涂布局部，如蟾酥锭，用于疔疮骨疽。

（十四）栓剂

栓剂是指药材或药粉与适宜的基质制成供腔道给药的固体制剂。栓剂可克服口服剂型可能对胃肠道的刺激和可能发生的肝首关效应，具有全身治疗或局部治疗作用。

（十五）注射剂

注射剂是指将从药材中提取的有效成分制成的供注入体内包括肌内、穴位、静脉注射和静脉滴注使用的灭菌溶液、乳状液或混悬液，以及供临用前配成溶液或混悬液的无菌粉末或浓溶液。具有吸收快、显效迅速、剂量准确等优点，但有使用不便、注射部位疼痛、反复使用易形成皮下硬结、有时可产生过敏反应等缺点。

（十六）茶剂

茶剂是指含茶叶或不含茶叶的药材粗粉或药材提取物用沸水冲服、泡服或煎煮后代茶的制剂。分为茶块（含块状颗粒剂）、袋泡剂或煎煮茶。

1. 茶块 是指药材粗粉、碎片或药材提取物与适宜的黏合剂或蔗糖等辅料压制成块状的制剂。

2. 袋泡剂 是指茶叶、药材粗粉或部分药材吸取药材提取液干燥后，装入无纺布制成的袋装制剂。

3. 煎煮茶 是指将药材片、块、段、丝或粗粉装入包中，服用前须用水煎煮取汁代茶的制剂。药材粗粉制成的煎煮茶又称为煮散剂。

茶剂服用方便，疗效迅速，易为患者所接受。传统茶剂大多用于治疗感冒、食积等证，近几年来新研制的茶剂将适应范围扩大到增强体质、延缓衰老及治疗心血管疾病等方面。

（十七）气雾剂和喷雾剂

气雾剂是指药材提取物或药材细粉与适宜的抛射剂装在具有特制阀门系统的耐压密封容器中，使用时借助抛射剂的压力将内容物呈细雾状或其他规定的形态释出的制剂。不含抛射剂借助手动泵的压力将内容物以细雾状等形态释出的制剂称为喷雾剂。气雾剂和喷雾剂按内容物组成分为溶液型、乳液型和混悬型。按给药途径分为呼吸道吸入、皮肤或黏膜给药等。其优点有：药物以微小的雾粒喷出，分布均匀且直达患处，用药量小，吸收完全，奏效迅速；药物装在密闭的容器中，可保持清洁和无菌状态，有利于保持药物的稳定；使用方便，用时只需按动按钮，药液即可直接均匀地喷洒于病变部位，可减少局部涂药的痛苦和机械刺激。其缺点是成本高，制备工艺不当可致失效或发生爆炸。

（十八）曲剂

曲剂是药材与淀粉混匀后，在适宜的条件下经自然发酵而制成的内服固体制剂。曲剂一般具有健脾胃、助消化、消积导滞的功效，经配伍其他药物后多作芳香健胃药。曲剂因制法简单、功效确切，素有"神曲"的美称。

（十九）胶剂

胶剂是指以动物的皮、骨、甲、角等为原料，用水煎取胶质，浓缩成干胶状，经干燥后制成的固体块状内服制剂。胶剂的主要成分是动物水解蛋白质，含有丰富的氨基酸，多供内服，有养血补血、止血调经等功效，对虚劳羸瘦吐血、衄血、崩漏、腰酸腿软等证均有疗效。既可单服，也可入汤剂或丸、散。最常用的有阿胶等。

（二十）露剂

露剂又名药露，是指含挥发性成分的药材经水蒸气蒸馏制成的内服澄明水溶液。露剂一般作清凉解热剂用，如金银花露、荷叶露等。由于随水蒸气一起蒸馏出来的仅仅是药材中的挥发油，其余成分不能被蒸馏出来，而某些挥发油组分又比较复杂，容易氧化变质，因此露剂不宜大量制备和久贮，加上用量较大，应用受到一定限制。此外，某些止咳糖浆，如枇杷露等，实际并非露剂，应当加以区分。

（二十一）灸剂

灸剂是指将艾叶捣、碾成绒状或另加其他药材捻成卷烟状或其他形状，供熏灼穴位或其他患部的外用药剂。灸剂是利用温热刺激的一种物理疗法，适用于寒邪为患的病证。

（二十二）熨剂

熨剂是指用化学发热剂与药物粉末混合，装入袋中，用时经揉搓、抖动使其自行发热，贴熨于患部或穴位，起局部热疗作用的外用制剂。具有使用方便、价格便宜、无明显不良反应等特点。

（二十三）膜剂

膜剂是指将药物溶解或混悬于成膜材料中，经涂膜、干燥、分剂量制成的一种薄膜状制剂。具有体积小，制备工艺简单，使用贮存、运输、携带十分方便等优点，可由口服、舌下、眼结膜、阴道内、体内植入、皮肤和创伤、烧伤、炎症表面覆盖等多种途径给药，以在全身或局部发挥作用。若采用不同的成膜材料及辅料，还可制成不同释药速度的膜剂，也可制成多层复方薄膜，以避免药物间的配伍禁忌，但只能容纳剂量小的药物。

（二十四）微囊剂

微囊剂是指药物固体微粒或液体微滴包上一层薄膜而形成的密封囊状粒子的剂型，又称微型胶囊。其优点是增加药物的稳定性，减少药物的刺激性和不良嗅味，减少复方药物间的配伍禁忌，能使液体药物变为固体，便于加工、运输，可进一步制成片剂、丸剂、散剂等内服，也可制成注射剂或外用制剂，但其缺点是工艺复杂，药物释放不稳定。

三、中药剂型现代化及发展趋势

近几十年来药学工作者针对传统剂型存在的剂量大、起效慢、不易服用、生物利用度低、药品质量难以控制等缺点，借鉴西药剂型，利用现代科技手段，突出中药特色，研制开发了许多新剂型。如上述的片剂、颗粒剂、糖浆剂、胶囊剂、注射剂、滴丸、袋泡剂、气雾剂、膜剂、微囊剂等。随着"药品生产质量管理规范"（GMP）认证制度的推行，在加强中药质量的研究，完善中成药质量标准，改进中成药制剂质量检测方法及完善中成药体外释放度、体内吸收、分布规律的研究等方面越来越受到重视。为药品的规模生产、规范生产，确保广大人民用药安全奠定了坚实的基础。

在中成药新产品开发方面，我国《药品注册管理办法》中规定"对已上市药品改变剂型、改变给药途径、增加新适应证的药品注册按照新药申请的程序申报"。新药品种中，有很大比例是由传统中成药改型而来，如银翘解毒丸改为银翘解毒片减少了剂量，藿香正气水改为藿香正气软胶囊减少了刺激性，便于患者服用。另外，速效救心丸（滴丸）利用其起效速度快的特点，不但可作为冠心病患者的常规用药，还可作为心绞痛急性发作时的急救药。微囊剂可利用不同囊材释放药物速度的差异制成缓释剂，延长药物作用时间，减少服药次数。栓剂可克服口服剂型可能对胃肠道的刺激和可能发生的肝首关效应，有利于患者服用，并能更好地发挥药物疗效。

中药现代化的发展趋势是实现中药的"三小、三效、五方便"，即剂量小、服用量小、副作用小；高效、速效、长效；便于生产、便于贮藏、便于运输、便于携带、便于服用。而中药剂型现代化是实现中药现代化的前提条件和必由之路，药品生产质量管理规范认证制度的推行也为中药剂型现代化奠定了基础。随着科学技术的飞速发展和学科间的相互渗透，新设备、新工艺、新辅料不断涌现，某些新技术如β-环糊精包合技术、微型包囊技术和固体分散技术应用于中药生产，大大促进了中药剂型现代化，在制剂的有效性、安全性、合理性和精密性等方面，药物新剂型正发挥着越来越大的作用。具有发展潜力的药物新剂型主要包括四大类，即缓释制剂、控释制剂、靶向给药体系和前体药物制剂。

（一）缓释制剂

缓释制剂是通过适当方法，延缓药物在体内的释放、吸收、分布、代谢和排泄过程，从而达到延长药物作用的一类制剂。其类型有骨架分散型缓释制剂、薄膜包衣缓释制剂、缓释乳剂、缓释微囊剂、注射用缓释制剂和缓释膜剂六类。具有能在较长时间内维持一定的血药浓度，减少给药次数；一般由速释与缓释两部分药物组成，延长和维持血药浓度时间；克服血药浓度的峰谷现象等特点。

（二）控释制剂

控释制剂是指药物从制剂中以受控形式恒速释放至作用器官或特定靶器官而发挥治疗作用的一类制剂。其类型有渗透泵式控释制剂、胃驻留控释制剂和膜控释制剂三大类。其中膜控释制剂又包括封闭型渗透性膜、微孔膜包衣、多层膜控释片、眼用控释制剂、皮肤控释制剂、子宫用控释制剂六种。具有释药速度接近零级速度过程，通常可恒速释放药物 8～10h，减少给药次数；减少对胃肠刺激；治疗指数小、消除半衰期短的药物，制成控释制剂可避免频繁用药而引起中毒的危险等特点。

（三）靶向给药体系

靶向给药体系是指药物与载体结合或被载体包裹能将药物直接定位于靶区或给药后药物集结于靶区，使靶区药物浓度高于正常组织的给药体系。其类型有胶体粒子靶向制剂、前体药物靶向制剂和含单克隆抗体的药物载体系统三类。常用的胶体粒子靶向制剂有脂质体、磁性制剂、毫微型胶囊和靶向给药乳剂等。具有分布部位定向性、可选择性地杀伤靶区病灶、提高疗效、减少剂量、降低毒性等特点。

（四）前体药物制剂

前体药物制剂是将一种具有药理活性的母体药物，导入另一种载体基团形成一种新的化合物，这种化合物在人体中经过生物转化，释放出母体药物而呈现疗效。某些确有良好疗效但溶解度小或稳定性、吸收性不理想或有刺激性、毒性反应和副作用而无法用于临床的药物均可通过制剂加工使母体药物前体化，以适应临床需要。这些化合物大多以复盐的形式存在。

第六节　中成药的保管养护及包装与检验

一、中成药的保管养护

为了确保中成药的质量，应重视中成药的保管与养护工作，这直接关系到人民群众的用药安全。中成药剂型很多，所含的成分复杂，制作方法不同，性质各异。受外界光、风、热、湿、燥等因素影响容易变质、失效，甚至产生对人体有害的物质。如受热，中成药中所含的挥发油及芳香挥发性成分易散失，降低药物的疗效；受潮，则使含糖类、淀粉较多的中成药变黏或霉变，含树脂、浸膏较多的中成药粘连；空气中的氧和光照，会使某些中成药变色。这些变化不仅影响其外观，而且引起内部成分的变化，从而直接影响中成药的质量。因此，要根据不同类型中成药的特点、性质，采取不同的保管与养护方法，以确保中成药使用的安全有效。

（一）口服固体制剂的保管养护方法

这类剂型中成药应包装严密，贮存在阴凉、避光、干燥、通风处，若包装密封不严，易吸潮、受热，会使片剂、蜜丸、水丸、颗粒剂、散剂霉变、虫蛀，颗粒剂、散剂易结块，蜜丸、糖衣片会发生粘连；大蜜丸在贮存中由于温度过高或过分干燥会引起皱皮、干裂，甚至干缩无法服用；吸潮，片剂、水丸还会出现裂片、膨胀、疏松易碎或松散落粉；糖衣片还会受空气中氧、光、温度等影响而褪色或褪光，产生花斑；含有麝香、苏合香、冰片等芳香药材的中成药应放在密闭的玻璃瓶中保存，防止有效成分挥发散失，对吸湿性强的颗粒剂也应密封，防止其变质。

（二）口服液体制剂的保管养护方法

这类剂型中成药应包装严密，贮存在阴凉、避光、干燥处，以防霉变、沉淀或发酵；糖浆剂、膏滋剂贮存中受热会产生水蒸气，遇冷凝结后，使制剂表面糖的浓度被稀释，适合细菌和酵母菌的生长繁殖，另外，在酵母菌的作用下发酵、变酸、产气，到一定程度会导致包装的爆裂；药酒因其含有一定量的乙醇，一般不会发霉，但也需密封，放置阴凉处，防止乙醇挥发而产生沉淀或变色；见光易变色的药酒应装在棕色玻璃瓶中避光保存，如茵陈酒。膏滋剂含大量糖和蜂蜜，贮存温度过高，水分蒸发会出现"反砂"（即糖的结晶析出），应控制贮存温度；胶剂受潮或贮存温度过高易出现粘连或发霉，而过于干燥又会皲裂破碎，故宜放置于木箱中密封，高温多雨季节宜置于石灰缸中吸湿防潮。

（三）注射剂的保管养护方法

应装盒、避光、置于阴凉处保存。一般中药注射剂稳定性较差，贮存保管中受温度、pH、光的影响易出现沉淀、变色现象，如含黄酮的注射剂可因 pH 下降而析出沉淀，故应注意。

（四）外用膏剂、熨剂、栓剂的保管养护方法

外用膏剂和橡皮膏宜放在室内阴凉处保管，避免日光照射和风吹，若贮存不当或长期受热，使膏质变脆，黏性降低，贴在皮肤上容易脱落；熨剂受潮或受热会结块，失去发热作用而失效；栓剂受热易溶化，造成药品损失。

另外，在贮存保管过程中，还应注意药品的有效期或失效期，做到先进先出，防止人为造成药品损失。

二、中成药的包装与外观检验

（一）中成药的包装检验

药品外包装纸箱应坚固耐压，无污渍、水渍，外包装必须印有药品名、规格（含量及包装）、数量、批准文号、生产批号、注册商标、有效期、生产企业名称、生产许可证号、体积、重量、储运图示标志、危险物品标志等。内包装的瓶、塞、盖、纸、盒、塑料袋等容器及盒内、瓶内填充物应清洁、干燥、封口严密、无渗透、无破损等，内外包装上应贴有标签。

药品的标签和说明书上必须注明药品名称、规格、数量、生产企业名称、批准文号、生产批号、注册商标、主要成分、适应证、用法、用量、禁忌、不良反应、注意事项及储存条件等，标签上必须标明该药的有效期，非处方药、外用中成药及毒性中成药必须在标签上和说明书上印有规定标志。进口药品包装、标签用中文注明药品名称、主要成分及注册证号，必须使用中文说明书。

（二）中成药的外观质量检验

1. 丸剂 丸剂的外观应圆整均匀，色泽一致，无发霉或生虫现象。大小蜜丸应细腻滋润，软硬适中，无皱皮、无异物；水丸、蜜丸和浓缩丸要

求丸粒坚硬，大小均匀而完整，表面光滑无裂缝；浓缩丸还要求表面无色斑；包衣丸剂要求包衣材料必须包裹全丸，外观色泽一致，无花斑，表面光洁；滴丸要求外表色泽均匀，大小一致。

2. 散剂 散剂一般应干燥、疏松、混合均匀，色泽一致，粉末细度符合临床各科用药要求。

3. 煎膏剂 煎膏剂的膏滋应均匀，无细小纤维，无胶臭、异味、酸败，无糖的结晶析出（"反砂"）。

4. 膏剂 膏剂应乌黑发亮，油润细腻，老嫩适中，摊涂均匀，无飞边缺口，无龟裂，加温后能粘在皮肤上，且不移动。

5. 橡皮膏 橡皮膏的膏面应光洁，厚薄均匀，色泽一致，无脱膏、失黏现象；布面应平整、洁净，无漏膏现象，盖衬两端应大于胶布。

6. 颗粒剂 颗粒剂应干燥，颗粒均匀，色泽一致，无吸潮、软化、结块、潮解现象，小包装无漏药。

7. 片剂 包衣片剂应大小均匀，色泽一致，无花斑、褪色、脱壳、龟裂、溶化、粘连、脱皮、露边；生药粉片（素片）应片面光洁，色泽均匀，无缺边、毛边、碎片、松片、脱粉，有适当的硬度。

8. 糖浆剂 糖浆剂应澄清透明，不得有酸败、异臭、产生气体、分层或其他变质现象。含有药材提取物的糖浆剂允许有少量轻摇易散的沉淀。

9. 合剂和口服液 合剂或口服液不得有酸败、异臭、产生气体或其他变质现象，允许有少量轻摇易散的沉淀。

10. 胶囊剂 胶囊剂应整洁，不得有粘连、变形或破裂现象，并应无异臭。硬胶囊应干燥、松散、混合均匀；软胶囊不漏油。

11. 酒剂 酒剂应澄清透明，不浑浊，允许有少量轻摇易散的沉淀。

12. 栓剂 栓剂表面应均匀一致，无裂缝，不变色，在室温下有一定硬度。

13. 注射剂 注射剂主要是做澄明度、装量差异、裂瓶、封口漏气检查，另应注意安瓿上药品名称、批号是否清楚。

14. 滴眼剂 滴眼剂应澄明，无异物无沉淀。

中成药除进行外观质量检查外，必要时应送药检室（所）做卫生学和各种剂型特殊检查及各种药品的内在质量检查。

第七节　中成药的问病荐药及阅读药品说明书

一、中成药的问病荐药

中成药的问病荐药是药店在经营药品过程中的主要环节之一。"问病"是运用中医的诊断方法，确诊患者病情的过程；"荐药"是根据诊断结果对症下药的过程。

在问病荐药过程中首先要注意：问病必须认真、耐心听顾客的主诉，态度认真，语气平和，围绕主诉，所问问题应简单明确，语言贴近百姓。询问时不要只凭自我感觉或某一个症状就随便用药主观臆断，误导顾客。对于老年患者、1周岁以内幼儿、孕妇及服用相关药物病情未见好转甚至加重者应劝其及时到医院诊治。如遇急症或严重创伤患者，应合理处置并劝其及时到医院诊治。

其次要想完成中成药的问病荐药过程，必须了解药物的性质、特点、适应证、不良反应等，要选用疗效好、毒性低的药物。比如治疗感冒的中成药有九味羌活丸、川芎茶调散、清瘟解毒丸、午时茶颗粒、风寒感冒颗粒、通宣理肺丸、参苏理肺丸、感冒清热颗粒、银翘解毒片、羚翘解毒丸、羚羊感冒片、桑菊感冒片等很多种，它们的特点、适应证各有不同，如果应用不当，不但无效，反而有害。

另外，有人认为价钱贵的药就是好药，其实不然，因为药品的价格是由其本身的来源、成本、生产的产量及生产的厂家来决定的，合资药厂生产的药就比国内药厂生产的贵，进口药就更贵了。贵不等于好，关键在于是否对症。在讲授中成药理论知识的基础上，下面将采用实训的方式以培养学生问病荐药的技能。

问病荐药一般规律如下。

第一步：主动向顾客打招呼"您好！您用点什么？"（或"请您稍等一下，我就来。"）

第二步：确认患者是谁、年龄、性别。

第三步：围绕主诉询问补充相关资料（病程、病因、症状、病位）。

第四部：询问来买药之前是否用过药或其他治疗方法，效果如何。

第五步：询问既往用药史、过敏史、有无基础性疾病。

第六步：诊断分病、分型，注意兼证。

第七部：确立治疗方法（无须向顾客解释）。

第八步：推荐药物（无须向顾客解释）。

第九步：开票，记录，发药，提示用法用量和注意事项。

第十部：送顾客"您慢走，祝您健康！"

二、阅读药品说明书

说明书最前端通常是药品的名字与批准文号（许可证号）。药品的批准文号一般由国家食品药品监督管理总局核准颁发，格式为：国药准字（字母）×××××××，表示该药品由国家食品药品监督管理总局核准制造。

（一）药名

药品的名称通常可分为商品名和通用名。通用名是世界通用的，从任何教科书或文章上看到的应该是同一个名称，一般以英文和译文表示。至于商品名，每一生产药厂都可为它的产品取一个商品名。因此，相同成分的药品或是通用名相同的药品，可有很多个商品名。不同的商品名意味不同厂家的产品，也意味着不同品质的产品。

（二）主要成分

有些药品为单一成分，有些为复合成分（复方药）。中成药里复方产品居多，医师处方药则单方居多。此处标明的多为主要成分。如感冒清的主要成分为板蓝根、山芝麻、岗梅根、穿心莲、对乙酰氨基酚、盐酸吗啉胍等。

（三）功能主治（适应证）

即根据药品的药理作用及临床应用情况，将适用本品确有疗效的疾病列入适应证范围。此项在一些中成药的说明书中的"常用功能与主治"中有所体现。

（四）用法与用量

说明书上的药品用量通常是指成人剂量。儿童剂量则要根据年龄或体重计算，中成药常注明小儿酌减，有些药品也有注明儿童用量的。许多中西药的重量用克（g）、毫克（mg）等表示，容量用毫升（ml）表示，并按 1g=1000mg，1L=1000ml 的比例换算。如每片 0.5g 与每片 500mg 是相同的。药物用量常注明一日几次、一次多少量。儿童常用一日每千克体重多少量来表示。有些药物，如生化制剂或抗生素，常用生物效价来计算用量，并以国际单位（U）来表示。中药计量单位以克（g）来表示。至于药品的用法，则需根据该药的剂型和特性，注明为口服、肌内注射、静脉用药、外用，以及饭前服、饭后服、睡前服等。患者应严格按照说明书注明的方法用药。

（五）不良反应

许多药物在使用过程中会出现各种不同的副作用，除药物本身的特性外，还与用药者的身体素质、健康状况有关。如过敏体质的人使用青霉素、链霉素容易发生过敏反应；有些药品口服后会刺激胃肠道引起恶心、呕吐等反应；有些药物对肝肾有毒性，使用过程中易引起肝、肾功能损害等，这些不良反应在说明书中会简要注明。现行中成药说明书很少注明不良反应。

（六）注意事项

为了安全使用药物，必须看清该药的慎用、忌用和禁用对象。

（七）规格

是指该药每片或每支的含量。

（八）贮藏

此项为药品保存中的一些要求，多数药品均需避光、密闭并在阴凉干燥处保存，许多生物制品需冷藏或低温保存。

（九）有效期

有效期是指药品被批准的使用期限，其含义为药品在一定贮存条件下，能够保证质量的期限，药品有效期的表示方法，按年、月顺序，一般可用有效期至某年某月（如有效期至 2003 年 6 月）来说明该药品到何时（2003 年 7 月 1 日）即失效。《药品管理法》还规定，在药品的包装盒或说明书上都应标明生产批号、生产日期和有效期。进口药品也必须按上述表示方法用中文写明，便于大众阅读。许多药品均注明有效期，药品超过有效期或达到失效期后则为过期失效。

（十）批号

药品批号一般表示该药的生产日期。但必须注意一些欧洲国家进口药物的年月日写法常常倒过来表示，按日、月、年排列。美国进口药物大多按月、日、年排列，日本进口药物大多按年、月、日排列，俄罗斯等国家则常用罗马数字代表月份。

第二章 解表类中成药

凡以解表药物为主组成，具有发汗、解表、透疹等作用，用于治疗表证的一类中药制剂，统称为解表类中成药，属于中医治法中"汗法"的范畴。

肌表是人体的藩篱，外邪侵袭人体，每先从肌表而入，当"邪"在肌表的时候，便会产生恶寒、发热、头痛身痛、无汗或有汗、脉浮等表证，此时邪气轻浅，应及时使用解表类中成药，以解表散邪。所以《素问·阴阳应象大论》说："其在皮者，汗而发之。"表证具有起病急、病程短、变化快的特点，如果失时不治或治不得法，外邪不能及时从肌表散除，必然转而深入，变生他证。正如《素问·阴阳应象大论》说："善治者，治皮毛，其次治肌肤，其次治筋脉，其次治六腑，其次治五脏，治五脏者，半死半生也。"此话的含义是：外感病应及早治疗，如果误治或失治，病邪就会深入，等到治五脏时为时已晚。由此可见，表证初起应及时服用解表类中成药，使邪从外解，就能防止传变，早期治愈。

解表类中成药除适用于表证外，凡麻疹初起、痈肿疮疡初起、水肿初起、风湿在表等邪在卫表者，均可选用。

由于外感邪气有寒热之异，人体有虚实之别，药性又有温凉之分或原有其他病证又复感外邪等，所以解表类中成药可分为辛温解表类中成药、辛凉解表类中成药和扶正解表类中成药三类。

应用解表类中成药时应注意：首先辨证要准确，并注意兼挟之邪；其次注意发汗程度，应掌握遍身微汗为宜，不彻则表邪难解，太过则易耗伤气津，严重者可导致亡阴亡阳之变；再次表邪已解、麻疹已透、疮疡已溃、热病后期津液亏损、大失血患者均不宜使用解表类中成药。另外，服药期间应该注意避风、休息、多饮水，宜吃清淡易消化的食物。

第一节 辛温解表类中成药

辛温解表类中成药具有辛温解表、发散风寒、解除表寒证的作用，适用于外感风寒表证。症见恶寒重，发热轻，头项强痛，肢体酸痛，无汗或有汗，鼻塞，流清涕，口不渴，小便清长，舌淡苔薄白，脉浮紧。治宜辛温解表，发散风寒。代表中成药有：九味羌活丸、川芎茶调丸、清瘟解毒丸、午时茶颗粒、风寒感冒颗粒、通宣理肺丸、参苏理肺丸、感冒清热颗粒、小青龙颗粒、感冒软胶囊等。

清瘟解毒丸

【处方来源】《真方汇录》《中国药典》（2015 版）。

【类别】双轨制处方药。

【处方组成】大青叶、连翘、玄参、天花粉、桔梗、牛蒡子、羌活、防风、葛根、柴胡、黄芩、白芷、川芎、赤芍、甘草、淡竹叶共 16 味。

【方解】本方主治外感风寒、内有蕴热之证。方中以羌活、防风、白芷、川芎辛温解表发汗散风止痛；柴胡、葛根解肌透表发汗；连翘、黄芩、大青叶、牛蒡子、赤芍清热解毒，凉血利咽消肿；玄参、天花粉、淡竹叶滋阴生津，止渴除烦；桔梗载药上行，散风止头痛；甘草益气，调和药性。

【功能与主治】清瘟解毒。用于外感时疫，憎寒壮热，头痛无汗，口渴咽干，疖腮，大头瘟。

【临床应用】①外感风寒，内有蕴热感冒，恶寒，发热，无汗，口渴咽干，舌淡苔薄白或薄黄，脉浮紧。②外感风寒头痛，恶寒，发热，无汗，肢体酸痛。③急性流行性腮腺炎、大头瘟（头面丹毒）、流感，急性扁桃体炎。

【功效特点】方中以羌活、防风、白芷、川芎为君药，配伍黄芩、大青叶、牛蒡子、连翘辛温解表，清热泻火解毒。用于外感风寒，内有蕴热感冒及时疫感冒。临床以恶寒重，发热轻，无汗，口渴，咽干痛，舌淡苔白，脉浮紧为辨证要点。

【剂型规格】水蜜丸每 120 丸重 12g；小蜜丸每 100 丸重 20g；大蜜丸每丸重 9g。

【性状】本品为黑褐色的大蜜丸；气微香，味甘、苦。

【用法与用量】口服，水蜜丸一次 12g；小蜜丸一次 18g（90 丸）；大蜜丸一次 2 丸。一日 2 次，小儿酌减。

【使用注意】忌食辛辣荤腥食物，忌烟酒。

【方歌】清瘟解毒芷连芩，淡竹天花草元参；桔蒡赤芎大青叶，羌防柴葛引姜临。

【生产厂家】蜜丸：天津中新药业集团股份有限公司达仁堂制药厂；片剂：天津中新药业集团股份有限公司隆顺榕制药厂。

九味羌活丸

【处方来源】《此事难知》（引张元素方）、《中国药典》（2015 版）。

【类别】双轨制处方药、国家基本药物。

【处方组成】羌活、防风、苍术、细辛、川芎、白芷、黄芩、地黄、甘草共 9 味。

【方解】本方主治外感风寒湿邪、兼有里热之证。方中以羌活辛温芳香，解表祛寒，散风除湿；防风、苍术助羌活解表发汗祛湿；细辛、川芎、白芷散风寒，宣湿痹，行气血，止头身痛；黄芩清气分之热毒；地黄泄血分之热，滋阴生津，制约辛燥伤津；甘草益气，调和药性。

【功能与主治】疏风解表，散寒除湿。用于外感风寒挟湿所致的感冒。症见恶寒，发热，无汗，头重而痛，肢体酸痛。

【临床应用】①风寒感冒挟湿：恶寒，发热，头痛无汗，口苦微渴，全身作痛。②外感风寒头痛：头痛如裹，肢体酸痛，兼见恶风无汗口渴。③痹证：症见关节作痛，痛无定处，局部怕冷，但扪之发热。荨麻疹、风湿性关节炎、类风湿关节炎、坐骨神经痛。

【功效特点】方中以羌活为君药，配伍苍术、细辛、白芷辛温解表，祛风除湿。用于外感风寒挟湿感冒。临床以恶寒重，发热轻，无汗，头痛且重，肢体酸痛，舌淡苔薄白腻为辨证要点。

【剂型规格】水丸，每 500 粒重 31g，每袋装 6g、18g；蜜丸，每丸重 6g、9g；颗粒剂每袋 15g；还有水蜜丸、浓缩丸。

【性状】本品为棕褐色的水丸；气香，味辛、微苦。

【用法与用量】姜葱汤或温开水送服，一次 6~9g；颗粒剂一次 1 袋。一日 2~3 次。

【使用注意】阴虚气弱者慎用。

【方歌】九味羌活用防风，细辛苍芷与川芎；黄芩地黄加甘草，发汗祛湿力量雄。

【生产厂家】天津中新药业集团股份有限公司达仁堂制药厂。

午时茶颗粒

【处方来源】 《陈修园医书全集·经验百病内外方》《中国药典》（2015 版）。

【类别】 乙类非处方药。

【处方组成】 苍术、柴胡、羌活、防风、川芎、白芷、广藿香、前胡、连翘、陈皮、山楂、枳实、炒麦芽、甘草、桔梗、六神曲、紫苏叶、厚朴、红茶共 19 味。

【方解】 本方主治外感风寒、内伤食积之证。方中以广藿香、羌活、防风、白芷、川芎辛温解表，祛风散寒化湿；紫苏叶、柴胡、连翘解表发汗，祛风散寒；山楂、麦芽、六神曲消食去积，防食积化热；苍术、厚朴、陈皮、枳实燥湿健脾，理气和胃；前胡、桔梗宣肺化痰；红茶和中化滞，清上降下，引药入脾胃；甘草调和药性。

【功能与主治】 祛风解表，化湿和中。用于外感风寒，内伤食积证，症见恶寒发热，头痛身楚，胸脘满闷，恶心呕吐，腹痛腹泻。

【临床应用】 ①风寒感冒，恶寒，发热，无汗，胸闷吐泻。②胃肠型感冒。③急性消化不良。④过敏性肠炎。

【功效特点】 方中以藿香、羌活、防风、白芷、川芎为君药，配伍神曲、山楂、麦芽、厚朴、枳实辛温解表，消食理气和胃。用于外感风寒，内伤食积感冒及水土不服。临床以恶寒重，发热轻，胸闷脘胀，吐泻，舌苔白腻为辨证要点。

【剂型规格】 颗粒剂，每袋装 6g。

【性状】 本品为棕色的颗粒；气微香，味甜、微苦。

【用法与用量】 开水冲服，一次 1 袋，一日 1~2 次。

【使用注意】 忌烟、酒及辛辣、生冷、油腻食物；不宜在服药期间同时服用滋补性中成药；风热感冒者不适用；有高血压、心脏病、肝病、糖尿病、肾病等慢性病严重者、孕妇或正在接受其他治疗的患者，均应在医师指导下服用；服药 3 天后症状无改善或出现发热咳嗽加重，并有其他严重症状（如胸闷、心悸等）时应去医院就诊；小儿、年老体虚者应在医师指导下服用；药品性状发生改变时禁止服用。

【方歌】 午时风寒羌防术，芎芷连翘前柴胡；枳朴陈楂桔麦曲，藿香红茶草紫苏。

【生产厂家】湖北安陆制药有限公司。

风寒感冒颗粒

【处方来源】《药品标准》。

【类别】甲类非处方药。

【处方组成】麻黄、葛根、紫苏叶、防风、桂枝、白芷、陈皮、苦杏仁、桔梗、干姜、甘草共 11 味。

【方解】本方主治外感风寒、肺气失宣之证。方以麻黄、桂枝辛温解表发汗；葛根、紫苏叶、防风、干姜、白芷助麻、桂解表发汗，止头身疼痛；苦杏仁、桔梗宣肺化痰止咳；陈皮理气和胃；甘草益气和中，调和药性。

【功能与主治】解表发汗，疏散风寒。用于感冒身热，头痛，咳嗽，鼻塞，流涕。

【临床应用】风寒感冒：恶寒重，发热轻，头身痛，咳嗽，鼻塞，流清涕。

【功效特点】方中以麻黄、桂枝为君药，配伍葛根、防风、白芷解表发汗，止头身疼痛；苦杏仁、桔梗宣肺化痰止咳。用于风寒感冒。临床以恶寒重，发热轻，鼻塞流清涕，咳嗽较轻，舌淡苔薄白为辨证要点。

【剂型规格】颗粒剂，每袋装 10g。

【性状】本品为棕褐色颗粒；气芳香，味香、微苦。

【用法与用量】口服，成人一次 1 袋，一日 3 次；小儿酌减。开水冲服。

【注意事项】忌烟、酒及辛辣、生冷、油腻食物；不宜在服药期间同时服用滋补性中成药；风热感冒者不适用；有高血压、心脏病、肝病、糖尿病、肾病等慢性病严重者、孕妇或正在接受其他治疗的患者，均应在医师指导下服用；服药 3 天后症状无改善或出现发热咳嗽加重，并有其他严重症状（如胸闷、心悸等）时应去医院就诊；小儿、年老体虚者应在医师指导下服用；药品性状发生改变时禁止服用。

【方歌】风寒感冒麻桂枝，苏葛防陈姜白芷；杏仁桔梗合甘草，表寒鼻塞用及时。

【生产厂家】天津泰达药业有限公司。

感冒清热颗粒

【处方来源】《中国药典》（2015 版）。

【类别】甲类非处方药、国家基本药物。

【处方组成】薄荷、荆芥穗、柴胡、防风、白芷、桔梗、紫苏叶、葛根、苦杏仁、苦地丁、芦根共 11 味。

【方解】本方主治外寒内热、肺气失宣轻证。方中以荆芥穗、防风、白芷、紫苏叶辛温解表，发散风寒；薄荷、柴胡、葛根助防风、白芷解肌退热；地丁、芦根清热解毒，生津止渴；苦杏仁、桔梗宣肺化痰利咽。

【功能与主治】疏风散寒，解表清热。用于风寒感冒，头痛发热，恶寒身痛，鼻流清涕，咳嗽咽干。

【临床应用】①风寒感冒，恶寒，发热，无汗，咳嗽咽干。②感冒咳嗽，痰多。

【功效特点】方中以防风、白芷、荆芥穗、紫苏叶为君药，配伍地丁、芦根、苦杏仁、桔梗解表清热，宣肺化痰，利咽。用于外感风寒，内有蕴热感冒。临床以表寒内热较轻，咳嗽偏重，咽干，舌淡苔薄白或薄黄为辨证要点。

【剂型规格】颗粒剂，每袋装 12g、6g（无蔗糖）、3g（含乳糖）。

【性状】本品为棕黄色的颗粒，味甜、微苦；或为棕褐色的颗粒，味微苦（无蔗糖或含乳糖）。

【用法与用量】开水冲服，一次 1 袋，一日 2 次。

【使用注意】忌烟、酒及辛辣、生冷、油腻食物；不宜在服药期间同时服用滋补性中成药；风热感冒者不适用；高血压、心脏病、肝病、糖尿病、肾病等慢性病严重者、孕妇或正在接受其他治疗的患者，均应在医师指导下服用；按照用法用量服用，小儿、年老体虚者应在医师指导下服用；服药 3 天后症状无改善或出现发热咳嗽加重，并有其他严重症状如胸闷、心悸等时应去医院就诊；对本品过敏者禁用，过敏体质者慎用；本品性状发生改变时禁止使用。

【方歌】感冒清热芷防风，杏仁桔梗苏地丁；柴葛芦根荷芥穗，风寒咳嗽才伤津。

【生产厂家】天津泰达药业有限公司。

小青龙颗粒

【处方来源】《伤寒论》（小青龙汤）、《中国药典》（2015 版）。

【类别】甲类非处方药。

【处方组成】麻黄、桂枝、白芍、干姜、细辛、炙甘草、法半夏、五味子共 8 味。

【方解】本方主治外感风寒、寒饮内停之证。方中以麻黄、桂枝辛温解表，发汗，除外寒宣肺气；细辛、干姜助麻、桂解表发汗，温肺化饮；五味子、白芍敛气养血，防麻、桂辛温发散耗气伤津；半夏祛痰和胃散结；甘草益气和中，调和药性。

【功能与主治】解表化饮，止咳平喘。用于风寒水饮，恶寒发热，无汗，喘咳痰稀。

【临床应用】①风寒水饮，恶寒发热，无汗，喘咳痰多清稀，头身重痛，伴咳喘不能平卧，口不渴或颜面浮肿，苔白腻，脉弦紧。②支气管哮喘，表现为恶寒发热、呼吸急促、喉中喘鸣、甚至张口抬肩，痰涎量多，甚至呕吐痰涎者。西医诊断之喘息性支气管炎、支气管哮喘等病。③急、慢性支气管炎，表现为咳嗽，痰多清稀如涎，不渴饮，伴恶寒发热或不发热、头身疼痛，苔润滑，脉浮紧者。④久咳、百日咳、胸膜炎、肺水肿、肺源性心脏病、过敏性鼻炎。

【功效特点】方中以麻黄、桂枝为君药，配伍细辛、干姜、五味子发散风寒，温化痰饮。用于外感风寒，水饮内停感冒。临床以恶寒重，发热轻，无汗喘咳，痰多清稀色白，肢面浮肿，舌苔白滑，脉浮为辨证要点。

【剂型规格】颗粒剂，每袋装 6g（无蔗糖）、每袋装 13g。合剂，每支装 10ml、200ml，每瓶装 100ml。

【性状】本品为浅棕色至棕色的颗粒；或为棕色至棕褐色的颗粒（无蔗糖）；气微香，味甜、微辛。合剂为棕褐色至棕黑色的液体；气微香，味甜、微辛。

【用法与用量】颗粒剂，开水冲服，一次 1 袋，一日 3 次。合剂，口服，一次 10～20ml，一日 3 次。用时摇匀。

【使用注意】忌烟、酒及辛辣、生冷、油腻食物；不宜在服药期间同时服用滋补性中药；内热咳喘及虚喘者不适用；支气管扩张、肺脓疡、肺源性心脏病、肺结核患者出现咳嗽时应去医院就诊；高血压、心脏病患者慎用。糖尿病患者及有肝病、肾病等慢性病严重者应在医师指导下服用；儿童、孕妇、哺乳期妇女、年老体弱者应在医师指导下服用；服药期间，若患者发热体温超过 38.5℃ 或出现喘促气急者或咳嗽加重、痰量明显增多者应去医院就诊；严格按用法用量服用，本品不宜长期服用；用药 3 天症状无缓解，应去医院就诊；对本品过敏者禁用，过敏体质者慎用；本品性状发生改变时禁止使用。

【方歌】小青龙汤桂芍麻，干姜辛夏草味加；外束风寒内停饮，散寒蠲饮效堪夸。

【生产厂家】天津泰达药业有限公司。

感冒软胶囊

【处方来源】《药品标准》。

【类别】甲类非处方药。

【处方组成】麻黄、桂枝、荆芥穗、黄芩、苦杏仁、羌活、川芎、防风、葛根、薄荷、白芷、石菖蒲、当归、桔梗共 14 味。

【方解】本方主治外感风寒感冒。方中以麻黄、桂枝辛温解表，发汗宣肺；荆芥穗、羌活、白芷、川芎、防风、葛根、薄荷助麻、桂疏风解表发汗；苦杏仁、桔梗宣肺祛痰，止咳利咽；石菖蒲芳香化湿，开窍利咽；黄芩清肃肺脏，防止众多辛温药物伤阴；当归养血益阴扶正。

【功能与主治】散风清热。用于外感风寒引起的头痛发热，鼻塞流涕，恶寒无汗，骨节酸痛，咽喉肿痛。

【临床应用】①风寒感冒：恶寒发热，头痛无汗，鼻塞流涕，骨节酸痛，咳嗽咽痛。②流行性感冒：头痛无汗，骨节酸痛，咽喉肿痛。

【功效特点】方中以麻黄、桂枝为君药，配伍羌活、白芷、防风、葛根、苦杏仁、桔梗疏风解表，发汗宣肺。用于风寒感冒。临床以恶寒重，发热轻，头痛无汗，骨节酸痛，咳嗽咽痛为辨证要点。

【剂型规格】软胶囊剂，每粒装 0.5g。

【性状】本品为软胶囊，内容物为深棕色黏稠状液体；气香，味苦、辛。

【用法与用量】口服，一次 2～4 粒，一日 2 次。

【使用注意】忌烟、酒及辛辣、生冷、油腻食物；不宜在服药期间同时服用滋补性中成药；肝病、糖尿病、肾病等慢性病严重者应在医师指导下服用；高血压、心脏病患者慎用；服药 3 天后症状无改善或症状加重或出现新的严重症状如胸闷、心悸等应立即停药，并去医院就诊；儿童、年老体弱者、孕妇应在医师指导下服用；对本品过敏者禁用，过敏体质者慎用；本品性状发生改变时禁止使用。

【生产厂家】天津中新药业集团股份有限公司达仁堂制药厂。

第二节 辛凉解表类中成药

辛凉解表类中成药具有辛凉解表、发散风热、清热解毒、解除表热证的作用，适用于外感风热表证及温病初起。症见发热重，恶寒轻或微恶风，头身痛，汗出，鼻塞，口渴，咽喉肿痛，小便黄赤，舌红苔薄黄，脉浮数。治宜辛凉解表，发散风热。代表中成药有：银翘解毒片、羚翘解毒丸、羚羊感冒片、桑菊感冒片、感冒退热颗粒、风热感冒颗粒、感冒舒颗粒、苦甘颗粒、连花清瘟胶囊等。

银翘解毒片

【处方来源】《温病条辨》（银翘散）、《中国药典》（2015 版）。

【类别】乙类非处方药、国家基本药物。

【处方组成】金银花、连翘、薄荷、荆芥、淡豆豉、炒牛蒡子、桔梗、淡竹叶、甘草共 9 味。

【方解】本方主治外感风热、热犯肺卫之表热证。方中以金银花、连翘辛凉解表，芳香辟秽，清热解毒；薄荷、荆芥、淡豆豉助银、翘开皮毛而逐邪，解表发汗；牛蒡子、桔梗清热解毒，利咽散结，宣肺祛痰；淡竹叶清热除烦；甘草清热解毒，调和药性。诸药相合，共奏疏散风热，清热解毒之功。为辛凉解表之平剂。

【功能与主治】疏风解表，清热解毒。用于风热感冒。症见发热头痛，咳嗽口干，咽喉疼痛。

【临床应用】①风热感冒，发热重，恶寒轻，头痛，咳嗽，咽喉疼痛。②时行感冒（流行性感冒）。③急性流行性腮腺炎：轻微发热恶寒，一侧或两侧耳下腮部漫肿疼痛，咀嚼不便，舌苔薄白或淡黄，质红，脉浮数。④大叶肺炎，肺炎，麻疹，风疹。

【功效特点】方中以金银花、连翘为君药，配伍薄荷、豆豉、牛蒡子、桔梗辛凉解表，清热解毒。用于外感风热，邪犯肺卫之表热证。临床以发热重，恶寒轻，头痛口干，咽痛为辨证要点。

【剂型规格】素片，每片重0.5g；薄膜衣片，每片重0.52g。浓缩丸，每丸重3g。硬胶囊，每粒装0.4g。软胶囊，每粒装0.45g。颗粒剂，每袋装15g、2.5g（含乳糖）。

【性状】本品为浅棕色至棕褐色的片或薄膜衣片，除去包衣后显浅棕色至棕褐色；气芳香，味苦、辛。浓缩丸为棕褐色的浓缩蜜丸；气芳香，味微甜而苦、辛。硬胶囊内容物为浅棕色至棕褐色的颗粒和粉末；气芳香，味苦、辛。软胶囊内容物为棕褐色油膏状物；气香，味苦。颗粒剂为浅棕色的颗粒；味甜、微苦，或味淡、微苦（含乳糖）。

【用法与用量】用芦根汤或温开水送服，一次4片；浓缩丸，一次1丸；硬胶囊，一次4粒；软胶囊，一次2粒；一日2~3次。颗粒剂，开水冲服，一次15g或5g（含乳糖）。

【禁忌】严重肝、肾功能不全者禁用。

【使用注意】忌烟、酒及辛辣、生冷、油腻食物；不宜在服药期间同时服用滋补性中成药；本品含对乙酰氨基酚。服用本品期间不得饮酒或含乙醇的饮料；不能同时服用与本品成分相似的其他抗感冒药；肝、肾功能不全者慎用；孕妇及哺乳期妇女慎用；脾胃虚寒，症见腹痛、喜暖、泄泻者慎用；高血压、心脏病、糖尿病等慢性病严重者应在医师指导下服用；儿童、年老体弱者应在医师指导下服用；服药3天后症状无改善或症状加重或出现新的严重症状（如胸闷、心悸等）应立即停药，并去医院就诊；对本品过敏者禁用，过敏体质者慎用；本品性状发生改变时禁止使用。

【附注】本药与羚翘解毒丸、羚羊感冒片、长城感冒片、精制银翘解毒片、维C银翘胶囊的区别如下。

（1）羚翘解毒丸是本方减去薄荷、芦根加入羚羊角组成，退热作用强于本方。

（2）羚羊感冒片是羚翘解毒丸的改剂型产品，功效基本相同。

（3）长城感冒片（原天津感冒片）是本方减去竹叶加羚羊角、黄芩、羌活组成，解表退热作用强于羚羊感冒片，常用于流感高热、咽痛明显。

（4）精制银翘解毒片为本药加入对乙酰氨基酚而成，发汗退热作用更强。

（5）维C银翘胶囊是本方加维生素C、氯苯那敏、对乙酰氨基酚而成，退烧和改善鼻塞、流鼻涕、打喷嚏作用更强。

【方歌】银翘散主上焦疴，竹叶芥牛豉薄荷；甘桔芦根凉解法，轻宣风热煮勿过。

【生产厂家】蜜丸：天津中新药业集团股份有限公司达仁堂制药厂；片剂：天津中新药业集团股份有限公司隆顺榕制药厂。

桑菊感冒片

【处方来源】《温病条辨》（桑菊饮）、《中国药典》（2015 版）。

【类别】乙类非处方药。

【处方组成】桑叶、菊花、桔梗、连翘、苦杏仁、甘草、薄荷素油、芦根共 8 味。

【方解】本方主治外感风热、热犯肺卫、肺气失宣之咳嗽轻证。方中以桑叶、菊花辛凉解表，清上焦风热，宣肺止咳药；薄荷助桑、菊清上焦风热，解表；苦杏仁、桔梗一升一降，宣肺止咳；连翘清透膈上浮热；芦根清热生津止渴；甘草调和药性。为辛凉解表之轻剂。

【功能与主治】疏风清热，宣肺止咳。用于风热感冒初起，头痛，咳嗽，口干，咽痛。

【临床应用】①风热感冒，咳嗽较重，痰多，头痛，咽痛。②气管炎，支气管炎，大叶性肺炎，扁桃体炎。③百日咳，麻疹初起，瘾疹不透者。④流行性乙型脑炎。

【功效特点】方中以桑叶、菊花为君药，配伍连翘、薄荷、苦杏仁、桔梗清上焦风热，宣肺止咳。用于外感风热，热犯肺卫，肺气失宣的咳嗽。临床以发热，微恶风，头痛口干，咳嗽痰多为辨证要点。

【剂型规格】薄膜衣片，每片重 0.62g。水丸，每 100 粒重 15g。合剂，每支装 10ml；每瓶装 100ml。

【性状】本品为浅棕色至棕褐色的片或为糖衣片或薄膜衣片，除去包衣后显浅棕色至棕褐色；气微香，味微苦。水丸为棕黑色的浓缩水丸；气微香，味微苦、辛。合剂为棕褐色至棕黑色的液体；气芳香，味微苦。

【用法与用量】口服，片剂，一次 4 ~ 8 片，一日 2 ~ 3 次；水丸，一次 25 ~ 30 丸，一日 2 ~ 3 次；合剂，一次 15 ~ 20ml，一日 3 次。

【使用注意】忌烟、酒及辛辣、生冷、油腻食物；不宜在服药期间同时服用滋补性中药；风寒感冒者不适用；有高血压、心脏病、肝病、糖尿病、肾病等慢性病严重者应在医师指导下服用；儿童、孕妇、哺乳期妇女、年老体弱及脾虚便溏者应在医师指导下服用;服药 3 天症状无缓解,应去医院就诊;对本品过敏者禁用,过敏体质者慎用;本品性状发生改变时禁止使用。

【方歌】桑菊饮中桔梗翘,杏仁甘草薄荷饶;芦根为饮轻清剂,热盛阳明入母膏。

【生产厂家】天津中新药业集团股份有限公司隆顺榕制药厂。

感冒退热颗粒

【处方来源】《中国药典》(2015 版)。

【类别】乙类非处方药。

【处方组成】大青叶、连翘、板蓝根、拳参共 4 味。

【方解】本方主治外感风热、热毒壅盛之证。方中以大青叶清热解毒,疏散上焦风热;连翘、板蓝根清热解毒,利咽喉;拳参清肺热解毒消肿。

【功能与主治】清热解毒,疏风解表。用于上呼吸道感染、急性扁桃体炎、咽喉炎属外感风热、热毒壅盛证。症见发热、咽喉肿痛。

【临床应用】①风热感冒,头痛,发热恶寒,鼻塞流涕,咽痛。②上呼吸道感染、急性扁桃体炎、咽喉炎。

【功效特点】方中以大青叶为君药,配伍连翘、板蓝根、拳参辛凉解表,清热解毒,利咽消肿。用于风热感冒。临床以发热恶寒,咽喉肿痛为辨证要点。

【剂型规格】颗粒剂,每袋装 18g、4.5g(无蔗糖)。

【性状】本品为棕黄色的颗粒;味甜、微苦或味苦、微甜(无蔗糖)。

【用法与用量】开水冲服,一次 1~2 袋,一日 3 次。

【使用注意】风寒感冒忌服,服药时忌油腻及生冷食物。

【方歌】感冒退热用拳参,大青连翘板蓝根;咽喉肿痛又发热,利咽解毒兼清瘟。

【生产厂家】上海雷允上药业有限公司。

风热感冒颗粒

【处方来源】《药品标准》。

【类别】甲类非处方药。

【处方组成】板蓝根、连翘、桑叶、菊花、荆芥穗、薄荷、牛蒡子、苦杏仁、芦根、桑枝、神曲共 11 味。

【方解】本方主治风热犯肺、风温初起之证。方以板蓝根、连翘辛凉透邪，清上焦气分之热毒，芳香辟秽；桑叶、菊花、荆芥穗、薄荷清上焦风热，开皮毛而逐邪，增强退热作用；牛蒡子、苦杏仁祛风痰、利咽喉；芦根清热生津；桑枝祛风湿利关节；神曲消食导滞。全方配伍宗"风淫于内，治以辛凉，佐以苦甘"之旨，有发汗清热，宣肺利咽之功，对风温邪毒，病邪在表的证候尤为适宜。

【功能与主治】清热解毒，宣肺利咽。用于感冒身热，头痛，咳嗽，痰多。

【临床应用】①风热感冒：发热，微恶寒，汗出不畅，头胀痛，咳嗽痰黄稠，咽痛，鼻流浊涕，苔薄黄，脉浮数。②风温：发热，微恶风寒，头痛，咳嗽，口微渴，舌边尖红，苔薄白，脉浮数。③乳蛾：喉核红肿连及周围咽部，吞咽不便，咽喉干燥灼热感，表面或有黄白色脓样分泌物，舌尖边红，舌苔薄黄、脉浮数。④痄腮：微发热，恶寒，一侧或两侧耳下腮部漫肿疼痛，咀嚼不便，舌苔薄黄，脉浮数。

【功效特点】方中以板蓝根、连翘为君药，配伍桑叶、菊花、荆芥穗、薄荷清上焦风热；牛蒡子、苦杏仁祛风痰、利咽喉。用于风温邪毒表证。临床以身热，头痛，口微渴，舌边尖红为辨证要点。

【剂型规格】颗粒剂，每袋装 10g。

【性状】本品为棕褐色的颗粒；气芳香，味甜，微苦。

【用法与用量】口服，一次 1 袋，一日 3 次，小儿酌减。

【注意事项】忌烟、酒及辛辣、生冷、油腻食物；不宜在服药期间同时服用滋补性中成药；风寒感冒者不适用；糖尿病患者及有高血压、心脏病、肝病、肾病等慢性病严重者、孕妇或正在接受其他治疗的患者，均应在医师指导下服用；服药 3 天后症状无改善或出现发热咳嗽加重，并有其他症状（如胸闷、心悸等）时应去医院就诊；按照用法用量服用，小儿、年老体虚者应在医师指导下服用；连续服用应向医师咨询；对本品过敏者禁用，过敏体质者慎用；本品性状发生改变时禁止使用。

【方歌】风热感冒板蓝根，桑叶桑枝翘菊神；芥穗薄荷牛蒡子，杏仁去痰加芦根。

【生产厂家】天津泰达药业有限公司。

感冒舒颗粒

【处方来源】《中国药典》（2015 版）。

【类别】甲类非处方药。

【处方组成】大青叶、连翘、荆芥、防风、薄荷、牛蒡子、桔梗、白芷、甘草共 9 味。

【方解】本方主治外感风热，热毒壅盛之证。方中以大青叶清热解毒，疏散上焦风热；荆芥、防风、白芷、薄荷助其清上焦风热，解表；桔梗、牛蒡子、连翘宣肺利咽，清热解毒；甘草益气调和药性。

【功能与主治】疏风清热，发表宣肺。用于风热感冒，头痛体困，发热恶寒，鼻塞流涕，咳嗽咽痛。

【临床应用】①风热感冒，头痛，发热恶寒，鼻塞流涕，咽痛。②咽炎，扁桃体炎。

【功效特点】方中以大青叶为君药，配伍荆芥、防风、白芷、薄荷、牛蒡子、连翘辛凉解表，宣肺利咽，清热解毒。用于风热感冒。临床以发热恶寒，头痛体困，咳嗽咽痛为辨证要点。

【剂型规格】颗粒剂，每袋装 15g。

【性状】本品为浅棕色至棕色的颗粒；味甜而后酸、苦。

【用法与用量】开水冲服，一次 1 袋，一日 3 次；病情较重者，首次可加倍。

【使用注意】风寒感冒忌服，服药时忌油腻及生冷食物。

【方歌】感冒舒用大青叶，牛蒡薄荷翘荆芥；防风白芷桔梗草，疏风清热效准确。

【生产厂家】天津泰达药业有限公司。

苦甘颗粒

【处方来源】《药品标准》。

【类别】甲类非处方药。

【处方组成】麻黄、薄荷、蝉蜕、金银花、黄芩、苦杏仁、桔梗、浙贝母、甘草共 9 味。

【方解】本方主治风热感冒及风温肺热证。方中薄荷、蝉蜕、金银花疏散上焦风热，清热解毒；麻黄、苦杏仁、桔梗、浙贝母宣肺化痰，平喘利咽；黄芩清肃肺脏，泻火解毒；甘草益气调和药性。

【功能与主治】疏风清热，宣肺化痰，止咳平喘。用于风热感冒及风温肺热引起的恶风发热，头痛咽痛，咳嗽，咳痰气喘；上呼吸道感染、流行性感冒、急性气管-支气管炎见上述证候者。

【临床应用】①风热感冒：头痛，发热恶寒，鼻塞流涕，咽痛咳嗽。②风温肺热：恶风发热，咳嗽，咳痰气喘。③上呼吸道感染、流行性感冒、急性气管-支气管炎。

【功效特点】方中以薄荷、蝉蜕、金银花为君药，配伍麻黄、苦杏仁、桔梗、浙贝母散上焦风热，宣肺利咽。用于风热感冒及风温肺热证。临床以发热恶风，头痛咽痛，咳嗽，咳痰气喘为辨证要点。

【剂型规格】颗粒剂，每袋装4g。

【性状】本品为深褐色颗粒；味甜，微苦

【用法与用量】开水冲服，一次8g，一日3次。

【禁忌】孕妇禁用；糖尿病患者禁服。

【注意事项】忌烟、酒及辛辣、生冷、油腻食物；不宜在服药期间同时服用滋补性中药；高血压、心脏病患者慎服；肝病、肾病等慢性病严重者应在医师指导下服用；服药3天症状无缓解，应去医院就诊；儿童、年老体弱者应在医师指导下服用；对本品过敏者禁用，过敏体质者慎用；药品性状发生改变时禁止服用。

【方歌】苦甘颗粒金银花，芩杏桔梗薄荷麻；蝉蜕甘草浙贝母，风温肺热效最佳。

【生产厂家】青岛国风药业有限公司。

连花清瘟胶囊

【处方来源】《中国药典》（2015版）。

【类别】甲类非处方药、国家基本药物。

【处方组成】连翘、金银花、炙麻黄、炒苦杏仁、石膏、板蓝根、绵马贯众、鱼腥草、广藿香、大黄、红景天、薄荷脑、甘草共13味。

【方解】本方主治流行性感冒属热毒袭肺证。方中以金银花、连翘清热解毒，疏散上焦风热；薄荷脑、广藿香助银、翘清上焦风热解表；板蓝根、绵马贯众、鱼腥草清热解毒；炙麻黄、苦杏仁、石膏、甘草解肌清热，宣肺止咳；红景天益气活血，通脉平喘；大黄泻下通便，釜底抽薪；

甘草益气调和药性。

【功能与主治】清瘟解毒，宣肺泄热。用于治疗流行性感冒属热毒袭肺证。症见发热，恶寒，肌肉酸痛，鼻塞流涕，咳嗽，头痛，咽干咽痛，舌偏红苔黄或黄腻。

【临床应用】①时疫感冒：头痛剧烈，高热恶寒，鼻塞流涕，咽干咽痛，咳嗽，舌偏红苔黄或黄腻，大便秘结。②咽炎，扁桃体炎，舌红苔黄，大便秘结。

【功效特点】方中以银花、连翘为君药，配伍麻杏石甘汤、贯众、鱼腥草、大黄、红景天清热解毒，疏散风热，宣肺止咳。用于治疗热毒袭肺时疫感冒。临床以高热，肌肉酸痛，咳嗽，咽干痛，便秘为辨证要点。

【剂型规格】胶囊剂，每粒装 0.35g。颗粒剂，每袋装 6g。薄膜衣片，每片重 0.35g。

【性状】硬胶囊，内容物为棕黄色至黄褐色的颗粒和粉末；气微香，味微苦。颗粒剂，为棕黄色至黄褐色的颗粒；气微香，味微苦。薄膜衣片，除去薄膜衣后显黄棕色至棕褐色；气微香，味微苦。

【用法与用量】口服。胶囊剂，一次 4 粒；颗粒剂，一次 1 袋；片剂，一次 4 片。一日 3 次。

【使用注意】忌烟、酒及辛辣、生冷、油腻食物；不宜在服药期间同时服用滋补性中药；风寒感冒者不适用；高血压、心脏病患者慎用；有肝病、糖尿病、肾病等慢性病严重者应在医师指导下服用；儿童、孕妇、哺乳期妇女、年老体弱及脾虚便溏者应在医师指导下服用；发热体温超过 38.5℃ 的患者，应去医院就诊；严格按用法用量服用，本品不宜长期服用，服药 3 天症状无缓解，应去医院就诊；对本品过敏者禁用，过敏体质者慎用；本品性状发生改变时禁止使用。

【方歌】连花清瘟鱼腥草，麻杏石甘薄荷脑；蓝黄景天藿贯众，宣肺泄热治流感。

【生产厂家】石家庄以岭药业股份有限公司。

柴 胡 滴 丸

【处方来源】《药品标准》。

【类别】甲类非处方药。

【处方组成】柴胡 1 味。

【方解】本方主治外感发热。方中柴胡和解表里，舒肝升阳。

【功能与主治】解表退热。用于外感发热。症见身热面赤、头痛身楚、口干而渴。

【临床应用】①感冒发热。②肺部感染发热。

【剂型规格】滴丸，每袋装 0.525g。口服液，每支 10ml（相当于原药材 10g）。

【性状】本品为深棕或棕黑色滴丸，气特异，味微苦。

【用法与用量】滴丸，含服，一次 1 袋，一日 3 次；口服液，一次 10～20ml，一日 3 次；小儿酌减。

【使用注意】忌烟、酒及辛辣、生冷、油腻食物；不宜在服药期间同时服用滋补性中成药；风寒感冒者不适用；有高血压、心脏病、肝病、糖尿病、肾病等慢性病严重者、孕妇或正在接受其他治疗的患者，均应在医师指导下服用；服药 3 天后症状无改善或出现发热咳嗽加重，并出现其他症状如胸闷、心悸等时应去医院就诊；按照用法用量服用，小儿、年老体虚者应在医师指导下服用；连续服用应向医师咨询；药品性状发生改变时禁止服用。本品在放置期间有少量轻摇即散的细微沉淀产生，仍可使用。

【生产厂家】洛阳顺势药业有限公司。

速感宁胶囊

【处方来源】《药品标准》。

【类别】甲类非处方药。

【处方组成】大青叶、贯众、金银花、柴胡、人工牛黄、咖啡因、对乙酰氨基酚、马来酸氯苯那敏共 8 味。

【方解】本方主治时疫感冒。方中贯众、大青叶、金银花清热解毒，疏散上焦风热；柴胡辛凉解表疏风；人工牛黄清热解毒，镇静安神；对乙酰氨基酚（扑热息痛）解热镇痛；马来酸氯苯那敏（扑尔敏）缓解感冒引起的流涕、鼻塞的症状；咖啡因增强对对乙酰氨基酚的作用。

【功能与主治】清热解毒，消炎止痛。用于治疗感冒、流行感冒、咽喉肿痛等。

【临床应用】①风热感冒发热，鼻塞、流涕、咽喉肿痛。②流行性感冒发热，咽痛。

【功效特点】方中以贯众、大青叶、金银花为君药，配伍柴胡、人工牛黄解表疏风，清热解毒，镇静安神；对乙酰氨基酚、马来酸氯苯那敏、咖啡因解热镇痛，缓解鼻塞流涕症状。用于时疫感冒。临床以发热、恶寒、鼻塞流涕、咽喉肿痛为辨证要点。

【剂型规格】硬胶囊，每粒装0.3g（含对乙酰氨基酚100mg）。

【性状】本品为黄绿色胶囊剂，内容物为灰褐色粉末；味微苦。

【用法用量】口服，一次2~3粒，一日3次。

【禁忌】严重肝、肾功能不全者禁用，孕妇、哺乳期妇女禁用。

【使用注意】忌烟、酒及辛辣、生冷、油腻食物；不宜在服药期间同时服用滋补性中药；本品含对乙酰氨基酚、马来酸氯苯那敏。服用本品期间不得饮酒或含有乙醇的饮料；不能同时服用与本品成分相似的其他抗感冒药；肝、肾功能不全者慎用；膀胱颈梗阻、甲状腺功能亢进、青光眼、高血压和前列腺肥大者慎用；孕妇及哺乳期妇女慎用；服药期间不得驾驶机、车、船、从事高空作业、机械作业及操作精密仪器；心脏病、糖尿病等慢性病严重者应在医师指导下服用；严格按用法用量服用，儿童、年老体弱者应在医师指导下服用；服药2天症状无缓解，应去医院就诊；对本品过敏者禁用，过敏体质者慎用；本品性状发生改变时禁止使用。

【不良反应】可见困倦、嗜睡、口渴、虚弱感；偶见皮疹、荨麻疹、药热及粒细胞减少；长期大量用药会导致肝、肾功能异常。

【方歌】速感宁用青贯众，银柴牛黄咖啡同；扑热息痛扑尔敏，缓解咽痛好轻松。

【生产厂家】天津美伦医药集团有限公司。

热毒平颗粒

【处方来源】《药品标准》。

【类别】甲类非处方药。

【处方组成】金银花、连翘、甜地丁、玄参、地黄、栀子、黄芩、龙胆、知母、麦冬、生石膏、板蓝根共12味。

【方解】本方主治流行性感冒、上呼吸道感染。方中金银花、连翘辛凉解表，清热解毒；生石膏、栀子、黄芩、龙胆、知母、甜地丁、板蓝根清热泻火解毒；玄参、地黄、麦冬滋阴生津，清热凉血。

【功能与主治】清热解毒。用于治疗流感，上呼吸道感染及各种发热疾病。

【临床应用】①时行感冒发热。②上呼吸道感染及各种发热。

【功效特点】方中以金银花、连翘为君药，配伍众多清热泻火解毒、滋阴生津的药物。用于时行感冒。临床以发热重，恶寒轻，咽干痛，舌红苔薄黄为辨证要点。

【剂型规格】颗粒剂，每袋装7g。

【性状】本品为黄棕色的颗粒；味甜，微苦。

【用法与用量】开水冲服，一次1~2袋，一日3次或遵医嘱。

【使用注意】忌烟、酒及辛辣、生冷、油腻食物；不宜在服药期间同时服用滋补性中药；风寒感冒者不适用；糖尿病患者及有高血压、心脏病、肝病、肾病等慢性病严重者应在医师指导下服用；儿童、孕妇、哺乳期妇女、年老体弱及脾虚便溏者应在医师指导下服用；发热体温超过38.5℃的患者，应去医院就诊；本品治疗发热为流感、上呼吸道感染所致，如为其他疾病所致发热应去医院就诊；服药3天症状无缓解，应去医院就诊；对本品过敏者禁用，过敏体质者慎用；本品性状发生改变时禁止使用。

【不良反应】偶见恶心、腹痛、腹泻等消化道症状。

【方歌】热毒平用银翘丁，玄地栀芩龙母冬；重用石膏板蓝根，时行感冒咽干痛。

【生产厂家】天津隆顺榕发展制药有限公司。

双黄连颗粒

【处方来源】《中国药典》（2015版）。

【类别】乙类非处方药、国家基本药物。

【处方组成】金银花、黄芩、连翘共3味。

【方解】本方主治外感风热、发热、咽痛、咽干之证。方中以金银花、连翘清热解毒，疏散风热；黄芩助银、翘清热泻火解毒。

【功能与主治】疏风解表，清热解毒。用于外感风热所致的感冒。症见发热、咳嗽、咽痛。栓剂还可用于上呼吸道感染，肺炎见上述证候者。

【临床应用】①风热感冒，发热，微恶风寒、咳嗽气促、痰黄稠，咽痛。②急性上呼吸道感染，肺部感染发热。③扁桃腺炎、腮腺炎见上述证候者。

【功效特点】方中以金银花、连翘为君药，配伍黄芩疏散风热，清热解毒。用于外感风热咽痛。临床以发热，微恶风寒，咽痛微咳为辨证要点。

【剂型规格】颗粒剂，每袋装 5g。口服液，每支 10ml（每 1ml 相当于饮片 1.5g）、20ml（每 1ml 相当于饮片 1.5g）、10ml（每 1ml 相当于饮片 3.0g）。片剂，每片重 0.35g。栓剂，每粒重 1.5g。胶囊剂，每粒装 0.4g。滴眼剂，每支装 60mg，滴眼溶剂 5ml。

【性状】本品为棕黄色的颗粒；气微，味甜，微苦或味苦，微甜（无蔗糖）。口服液为棕红色或深棕色的澄清液体，味甜，微苦。片剂为薄膜衣片，除去薄膜衣后显黄棕色至棕红色；气微，味苦涩。栓剂为棕色或深棕色的栓剂。胶囊剂为硬胶囊，内容物为黄棕色至棕色粉末；气微，味苦。滴眼剂为棕黄色粉末，有引湿性，味苦涩，滴眼溶剂为无色澄明的液体。

【用法与用量】口服或开水冲服，一次 5g，一日 3 次；儿童，6 个月以下，一次 2～3g；6 个月至 1 岁，一次 3～4g；1 至 3 岁，一次 4～5g；3 岁以上儿童酌量或遵医嘱。无蔗糖颗粒服用量减半。口服液，一次 20ml（前两种规格）或一次 10ml（第 3 种规格）。片剂，一次 4 片，一日 3 次，小儿酌减或遵医嘱。栓剂直肠给药，小儿一次 1 粒，一日 2～3 次。胶囊剂，一次 4 粒，一日 3 次，小儿酌减或遵医嘱。滴眼剂，滴入眼睑内（临用前将 1 支药粉与 1 支溶剂配制成溶液，使充分溶解后使用）一次 1～2 滴，一日 4 次，4 周为 1 个疗程。

【使用注意】忌烟、酒及辛辣、生冷、油腻食物；不宜在服药期间同时服用滋补性中药；风寒感冒者不适用；糖尿病患者及有高血压、心脏病、肝病、肾病等慢性病严重者应在医师指导下服用；儿童、孕妇、哺乳期妇女、年老体弱及脾虚便溏者应在医师指导下服用；发热体温超过38.5℃的患者，应去医院就诊；服药 3 天症状无缓解，应去医院就诊；对本品过敏者禁用，过敏体质者慎用；本品性状发生改变时禁止使用。滴眼剂配制时残留在玻璃瓶内的药液量在计量范围之外，请勿刻意取净；药液发生混浊应停止使用；配制好的滴眼剂应该在 1 个月内用完，不宜久存后使用。

【生产厂家】天津同仁堂药业有限公司。

金感欣片

【处方来源】《药品标准》。

【类别】甲类非处方药。

【处方组成】柴胡、金银花、对乙酰氨基酚、马来酸氯苯那敏、盐酸金刚烷胺共 5 味。

【方解】本方主治流行性感冒。方中柴胡、金银花辛凉解表，清热解毒；对乙酰氨基酚（扑热息痛）解热镇痛；马来酸氯苯那敏（扑尔敏）缓解感冒引起的流涕、鼻塞的症状；盐酸金刚烷胺抗流感病毒。

【功能与主治】清热疏风，解毒止痛；用于流行性感冒引起的头痛、发热、鼻塞、咽痒、咳嗽、咯痰等。

【临床应用】上呼吸道感染、流行性感冒。

【功效特点】方中柴胡、金银花为君药，配伍对乙酰氨基酚、马来酸氯苯那敏、盐酸金刚烷胺辛凉解表，清热解毒，抗病毒，解热镇痛，缓解卡他症状。用于流行性感冒。临床以发热较重，头痛鼻塞，咽痒，咳嗽咯痰为辨证要点。

【剂型规格】片剂，每片重 0.5g。

【性状】本品为带有花白点的浅褐色片；味苦。

【用法与用量】口服，一次 1～2 片，一日 2 次；或遵医嘱。

【禁忌】孕妇忌服。

【使用注意】忌烟、酒及辛辣、生冷、油腻食物；不宜在服药期间同时服用滋补性中药；高血压、心脏病、肝病、糖尿病、肾病等慢性病严重者应在医师指导下服用；上消化道溃疡患者、膀胱颈梗阻、幽门十二指肠梗阻、甲状腺功能亢进、青光眼及前列腺肥大等患者慎用；严格按用法用量服用，儿童、年老体弱者应在医师指导下服用；服药 3 天症状无缓解，应去医院就诊；对本品过敏者禁用，过敏体质者慎用；服药期间不宜驾驶车辆、管理机械及高空作业等；药品性状发生改变时禁止服用；服用本品可能会引起轻度嗜睡，因此不应驾驶或操纵机器以免发生事故；请将此药品放在儿童不能接触的地方。

【生产厂家】上海方大药业股份有限公司。

感冒灵胶囊

【处方来源】《药品标准》。

【类别】甲类非处方药。

【处方组成】马来酸氯苯那敏、对乙酰氨基酚、咖啡因；三叉苦、薄荷、野菊花、岗梅、金盏银盘共8味。

【方解】方中主治风热感冒咽痛。方中三叉苦、岗梅清热解毒，祛风除湿，生津止烦渴；薄荷、野菊花、金盏银盘疏表清热解毒，散瘀消肿痛；对乙酰氨基酚（扑热息痛）解热镇痛；马来酸氯苯那敏（扑尔敏）缓解感冒引起的流涕、鼻塞的症状；咖啡因增强对乙酰氨基酚的作用。

【功能与主治】解热镇痛。用于感冒引起的头痛、发热、鼻塞流涕、咽痛等。

【临床应用】①风热感冒：发热恶寒，鼻塞流涕，咽喉肿痛微咳。②上呼吸道感染，流行性感冒，支气管炎，扁桃腺炎。

【功效特点】方中以三叉苦、岗梅为君药，配伍薄荷、野菊花、金盏银盘清热解毒，祛风除湿，散瘀消肿痛；对乙酰氨基酚解热镇痛；用于风热感冒咽痛。临床以发热恶风，鼻塞流涕，咽喉肿痛，烦渴为辨证要点。

【剂型规格】胶囊剂，每粒装0.5g（含对乙酰氨基酚100mg）。

【性　状】本品为胶囊剂，内容物为棕褐色的颗粒，味苦。

【用法与用量】口服，一次2粒，一日3次。

【禁　忌】严重肝肾功能不全者禁用。

【不良反应】可见困倦，嗜睡，口渴，虚弱感；偶见皮疹，荨麻疹，药热及粒细胞减少；长期大量用于药会导致肝、肾功能异常。

【使用注意】忌烟、酒及辛辣、生冷、油腻食物；不宜在服药期间同时服用滋补性中成药；感冒灵胶囊含对乙酰氨基酚、马来酸氯苯那敏、咖啡因。服用感冒灵胶囊期间不得饮酒或含有乙醇的饮料；不能同时服用与感冒灵胶囊成分相似的其他抗感冒药；膀胱颈梗阻、甲状腺功能亢进、青光眼、高血压和前列腺肥大者慎用；孕妇及哺乳期妇女慎用；服药期间不得驾驶机、车、船、从事高空作业、机械作业及操作精密仪器；脾胃虚寒，症见腹痛、喜暖、泄泻者慎用；心脏病、糖尿病等慢性病严重者应在医师指导下服用；儿童、年老体弱者应在医师指导下服用；服药3天后症状无改善，或症状加重，或出现新的严重症状如胸闷、心悸等应立即停药，并去医院就诊；对感冒灵胶囊过敏者禁用，过敏体质者慎用；感冒灵胶囊性状发生改变时禁止使用。

【方歌】感冒灵用扑尔敏，扑热息痛咖啡因；三叉薄荷野岗梅，金盏银盘献给您。

【生产厂家】华润三九医药股份有限公司。

重感灵片

【处方来源】《药品标准》。

【类别】甲类非处方药。

【处方组成】板蓝根、毛冬青、青蒿、羌活、葛根、石膏、马鞭草、马来酸氯苯那敏、安乃近共9味。

【方解】本方主治表邪未解、郁里化热引起的重症感冒。方中羌活、葛根辛温辛凉共用，疏风解表；毛冬青清肺热解毒，活血通脉，消除喉头水肿；石膏、板蓝根、马鞭草活血散瘀，解毒，利水消肿；青蒿清透虚热，凉血除蒸；马来酸氯苯那敏缓解感冒引起的流涕、鼻塞的症状；安乃近解热镇痛退热。

【功能与主治】解表清热，疏风止痛。用于表邪未解、郁里化热引起的重症感冒。症见恶寒，高热，头痛，四肢酸痛，咽痛，鼻塞，咳嗽等流行性感冒。

【临床应用】表邪未解、郁里化热引起的重症感冒，一般不作首选用药，仅在急性高热、病情急重，又无其他有效解热药可用的情况下用于紧急退热。

【功效特点】方中以羌活、葛根为君药，配伍毛冬青、石膏、板蓝根、马鞭草、青蒿疏风解表，散瘀解毒，利水消肿；马来酸氯苯那敏、安乃近解热、镇痛。用于表邪未解、郁里化热引起的重症感冒及流行性感冒。临床以发热较重，咽痛明显，咳嗽较轻，四肢酸痛为辨证要点。

【剂型规格】片剂，每素片重0.25g（含安乃近31.25mg，马来酸氯苯那敏0.37mg）。

【性状】本品为黄色的糖衣片，除去糖衣后显棕褐色；味苦。

【用法与用量】口服，一次4~6片，一日3~4次。

【使用注意】对马来酸氯苯那敏过敏者禁用；安乃近与阿司匹林存在交叉过敏反应，对阿司匹林过敏者禁用安乃近；对安乃近或氨基比林有过敏史者禁用；对吡唑酮类药物有过敏史者禁用；高空作业者、车辆驾驶人员、机械操作人员工作时间禁用。用药期间不宜驾驶车辆、管理机器及高空作业等。

【方歌】重感板蓝冬青蒿，羌葛石膏马鞭草；扑尔敏合安乃近，发烧咽痛重感冒。

【生产厂家】广东嘉应制药股份有限公司。

清感穿心莲片

【处方来源】《药品标准》。

【类别】甲类非处方药。

【处方组成】穿心莲、买麻藤共2味。

【方解】本方主治风热感冒。方中穿心莲清热解毒，燥湿消肿；买麻藤苦，温。入肝、肺经。祛风除湿，散瘀性血，化痰止咳。

【功能与主治】清热利咽，止咳化痰。用于风热感冒，咽喉肿痛，支气管炎，扁桃腺炎。

【临床应用】①风热感冒，发热恶寒，头痛鼻塞，咳嗽，咽喉肿痛。②支气管炎，扁桃腺炎。

【功效特点】本方以穿心莲清热解毒，燥湿消肿；买麻藤祛风除湿，散瘀性血，化痰止咳。用于风热感冒，咽喉肿痛。临床以发热恶寒，咽喉肿痛，鼻塞，咳嗽较轻为辨证要点。

【剂型规格】片剂，每片重0.5g、0.25g。

【性状】本品为素片或糖衣片，素片或除去包衣后显暗绿色；味苦。

【用法与用量】口服，一次1~2片（大片），或2~4片（小片），一日2~3次。

【生产厂家】广西邦琪药业有限公司。

清开灵口服液

【处方来源】《中国药典》（2015版）。

【类别】甲类非处方药、国家基本药物。

【处方组成】胆酸、珍珠母、猪去氧胆酸、栀子、水牛角、板蓝根、黄芩苷、金银花共8味。

【方解】本方主治外感风热时毒、火毒内盛所致高热不退。方中以胆酸、猪去氧胆酸清热镇静安神；水牛角清心凉血退热；栀子、板蓝根、黄芩苷、金银花清热解毒泻火；珍珠母平肝潜阳定惊。

【功能与主治】清热解毒，镇静安神。用于外感风热时毒，火毒内盛所致高热不退，烦躁不安，咽喉肿痛，舌质红绛，苔黄，脉数者；上呼吸道感染、病毒性感冒、急性化脓性扁桃体炎、急性咽炎、急性气管炎、高热等病证属上述证候者。

【功效特点】方中以胆酸、猪去氧胆酸为君药，配伍水牛角、栀子、板蓝根、黄芩苷、金银花清热解毒泻火。用于外感风热时毒，火毒内盛咽痛。临床以高热不退，烦躁，咽痛，舌红绛苔黄，脉数为辨证要点。

【剂型规格】口服液，每支 10ml。片剂，每片重 0.5g（含黄芩苷 20mg）。软胶囊，每粒装 0.4g（含黄芩苷 20mg）、0.2g（含黄芩苷 10mg）。胶囊剂，每粒装 0.4g（含黄芩苷 20mg）、0.25g（含黄芩苷 10mg）。泡腾片，每片重 1g（含黄芩苷 10mg）。注射液，每支装 2ml。颗粒剂，每袋装 1.5g（含黄芩苷 20mg，无蔗糖）、3g（含黄芩苷 20mg，橙香型）、10g（含黄芩苷 20mg）。

【性状】本品为棕红色的液体；味甜、微苦。片剂为薄膜衣片，除去薄膜衣后显黄褐色；味苦。软胶囊内容物为棕褐色或棕黑色的膏状物，气特异，味苦。胶囊剂为硬胶囊，内容物为浅棕色或棕褐色的粉末，味苦。泡腾片为浅黄色至棕黄色的片；味甜，微苦。注射液为棕黄色或棕红色的澄明液体。颗粒剂为浅黄或至黄棕色至棕褐色的颗粒；味甜，微苦。

【用法与用量】口服，一次 20~30ml，一日 2 次；儿童酌减。片剂，一次 1~2 片，一日 3 次；儿童酌减。软胶囊、硬胶囊，一次 1~2 粒（第 1 种规格）或 2~4 粒（第 2 种规格），一日 3 次，儿童酌减或遵医嘱。泡腾片在热水中泡腾溶解后服用。一次 2~4 片，一日 3 次，儿童酌减或遵医嘱。注射液，肌内注射，一日 2~4ml。颗粒剂，一次 1~2 袋，一日 2~3 次，儿童酌减或遵医嘱。

【使用注意】忌烟、酒及辛辣、生冷、油腻食物；不宜在服药期间同时服用滋补性中药；风寒感冒者不适用。久病体虚患者如出现腹泻时慎用；有高血压、心脏病、肝病、糖尿病、肾病等慢性病严重者应在医师指导下服用；儿童、孕妇、哺乳期妇女、年老体弱及脾虚便溏者应在医师指导下服用；发热体温超过 38.5℃的患者，应去医院就诊；服药 3 天症状无缓解，应去医院就诊；对本品过敏者禁用，过敏体质者慎用；本品性状发生改变时禁止使用。

【生产厂家】山西太行药业股份有限公司。

小儿感冒颗粒

【处方来源】《中国药典》(2015 版)。

【类别】甲类非处方药。

【处方组成】广藿香、菊花、连翘、大青叶、板蓝根、地黄、地骨皮、白薇、薄荷、石膏共 10 味。

【方解】本方主治小儿外感风热,热毒壅盛发热咽痛。方中以藿香、薄荷、菊花、连翘疏风解表,清热解毒;大青叶、板蓝根、石膏清热解毒,泄内热;地黄、地骨皮、白薇清热凉血退热。

【功能与主治】疏风解表,清热解毒。用于小儿风热感冒。症见发热重,头胀痛,咳嗽痰黏,咽喉肿痛;流感症见上述证候者。

【临床应用】①小儿外感风热,发热重,恶寒轻,头胀痛,咳嗽痰黏,咽喉肿痛,口渴,舌尖红,苔薄黄而干,脉浮数。②流感,恶寒高热,头身痛,咽喉肿痛,口渴,舌红,苔薄黄或黄腻,脉浮数或指纹浮红。③小儿气分热盛,急性扁桃体炎,发热恶寒,咽喉肿痛,有阻塞感,吞咽时尤甚,咳嗽痰少,口渴,舌红,苔薄黄或黄腻,脉浮数。

【功效特点】方中以藿香、薄荷、菊花、连翘为君药,配伍大青叶、板蓝根、石膏疏风解表,清热解毒,地黄、地骨皮、白薇凉血退热。用于小儿外感风热,热毒壅盛感冒。临床以发热,咽痛明显,有阻塞感,口渴,舌红,苔薄黄或黄腻,脉浮数为辨证要点。

【剂型规格】颗粒剂,每袋装 12g。茶剂,每块重 6g。口服液,每支装 10ml。

【性状】本品为浅棕色的颗粒;味甜、微苦。茶剂为浅棕色的块状物;味甜、微苦。口服液为棕红色的液体;气微香,味苦、辛、微甜。

【用法与用量】颗粒剂和茶剂开水冲服,儿童,1 岁以内,一次 6g;1 至 3 岁,一次 6 ~ 12g;4 至 7 岁,一次 12 ~ 18g;8 至 12 岁,一次 24g,一日 2 次。口服液,1 周岁以内,一次 5ml;1 至 3 岁,一次 5 ~ 10ml;4 至 7 岁,一次 10 ~ 15ml;8 至 12 岁,一次 20ml,一日 2 次,摇匀服用。

【注意事项】忌辛辣、生冷、油腻食物;不宜在服药期间同时服用滋补性中药;婴儿应在医师指导下服用;风寒感冒者不适用;糖尿病患儿、脾虚易腹泻者应在医师指导下服用；发热体温超过38.5℃的患者，应去医院就诊；服药3天症状无缓解，应去医院就诊；对本品过敏者禁用，过敏体质者慎用；本品性状发生改变时禁止使用。

【贮藏】密闭，防潮。

【附注】本药与小儿金丹片、小儿百寿丸、育婴金丹、小儿疏表丸的区别如下。

（1）小儿金丹片：祛风化痰，清热解毒。用于小儿感冒发热，鼻塞流涕，咳嗽气促。咽喉肿痛，高热惊风。

（2）小儿百寿丸：疏风化痰，清热镇惊。用于小儿外感风热，内停痰食，发热头痛厌食嗳气，咳嗽痰多及痰热惊风。

（3）育婴金丹：清肺解热，疏风化痰。用于小儿感冒发热，头痛头晕，痰喘气促，风火咳嗽，呕吐痰涎，口燥口干，咽喉肿痛，小便赤黄，隐疹不透。

（4）小儿疏表丸：疏风解表，解肌透疹，清热解毒。用于上呼吸道感染、流感、麻疹、风疹。

【方歌】小儿感冒藿菊翘，板蓝青叶薇石膏；地黄薄荷地骨皮，风热感冒咳痰好。

【生产厂家】天津同仁堂药业有限公司。

妙灵丸

【处方来源】《中国药典》（2015版）。

【类别】双轨制处方药。

【处方组成】川贝母、地黄、葛根、桔梗、前胡、清半夏、羌活、玄参、木通、薄荷、赤芍、天南星、钩藤、化橘红、朱砂、冰片、羚羊角、水牛角浓缩粉共18味。

【方解】本方主治小儿外感风热夹痰的感冒。方中羌活、葛根、薄荷解表疏风；川贝母、桔梗、前胡、清半夏、天南星、化橘红宣肺化痰；羚羊角粉、水牛角浓缩粉、冰片、钩藤清热镇痉，息风退热；地黄、玄参、赤芍清热凉血，滋阴润燥；朱砂重镇安神定惊；木通利小便泄热。

【功能与主治】清热化痰，散风镇惊。用于外感风热夹痰所致的感冒，症见咳嗽发热，头痛眩晕，咳嗽，呕吐痰涎，鼻干口燥，咽喉肿痛。

【临床应用】小儿外感风热夹痰的感冒，发热头痛，咳嗽，呕吐痰涎，鼻干口燥，咽喉肿痛。

【功效特点】方中以羌活、葛根、薄荷为君药，配伍川贝母、桔梗、前胡、清半夏、天南星、化橘红解表疏风，宣肺化痰；羚羊角粉、水牛角浓缩粉、冰片、钩藤清热镇痉，息风退热。用于小儿外感风热夹痰的感冒。临床以发热咳嗽较重，痰盛气促或呕吐痰涎，鼻干口燥，咽喉肿痛为辨证要点。

【剂型规格】蜜丸，每丸重 1.5g。

【性状】本品为褐色的大蜜丸；气香，味苦。

【用法与用量】口服，一次 1 丸，一日 2 次。

【使用注意】本品不宜久服，肝、肾功能不全者慎用。

【附注】用薄荷汤送服，效果更佳，1 周岁以内小儿酌减。

【生产厂家】天津中新药业集团股份有限公司达仁堂制药厂。

太和妙灵丸

【处方来源】《药品标准》。

【类别】双轨制处方药。

【处方组成】钩藤、僵蚕、全蝎、天麻、羌活、荆芥穗、防风、柴胡、薄荷、蓼大青叶、金银花、法半夏、天竺黄、天南星、化橘红、赤芍、栀子、黄芩、木通、麦冬、玄参、甘草、羚羊角粉、琥珀粉、朱砂、冰片共26 味。

【方解】本方主治小儿内热外感、高热惊风。方中羌活、荆芥穗、防风、柴胡、薄荷解表疏风散寒；赤芍、栀子、黄芩、蓼大青叶、金银花清热泻火解毒；法半夏、天竺黄、天南星、化橘红清热燥湿化痰；羚羊角粉、冰片、钩藤、僵蚕、全蝎、天麻清热平肝，镇惊开窍息风；麦冬、玄参清热泻火，滋阴凉血；琥珀粉、朱砂重镇安神定惊；木通利小便泄热；甘草益气和中，调和药性。

【功能与主治】散寒解表、清热镇惊、化痰止咳。用于小儿肺胃痰热、外感风寒引起的发热恶寒，头痛鼻塞，咳嗽气促，烦躁不安，内热惊风，四肢抽搐。

【临床应用】①小儿内热外感，发热恶寒，头痛鼻塞，咳嗽气促，烦躁不安。②小儿高热惊风，四肢抽搐。

【功效特点】方中以羌活、荆芥穗、防风、柴胡、薄荷为君药解表疏风散寒配伍栀子、黄芩、金银花解表疏风，清热泻火；法半夏、南星、天竺黄、化橘红清热化痰；羚羊角粉、钩藤、僵蚕、全蝎、天麻清热开窍，息风止痉。用于小儿内热外感，高热惊风。临床以发热鼻塞，咳嗽气促，烦躁不安，惊风，抽搐为辨证要点。

【剂型规格】蜜丸，每丸重3g。

【性状】本品为棕色的大蜜丸；气芳香，味甜、微苦。

【用法与用量】用薄荷汤或温开水送服，一次1丸，一日2次；1周岁以内小儿酌减。

【使用注意】本品处方中含朱砂，不宜过量久服，肝、肾功能不全者慎用；服用前应除去蜡皮、塑料球壳；本品可嚼服，也可分份吞服。

【生产厂家】北京同仁堂股份有限公司同仁堂制药厂。

小儿热速清口服液

【处方来源】《中国药典》（2015版）。

【类别】甲类非处方药、国家基本药物。

【处方组成】柴胡、黄芩、板蓝根、葛根、金银花、水牛角、连翘、大黄共8味。

【方解】本方主治小儿外感风热高热不退，大便干结。方中以金银花、连翘、水牛角、板蓝根辛凉解表，清热解毒利咽；柴胡、葛根解表疏风退热；黄芩、大黄清肺止咳，泻火通便。

【功能与主治】清热解毒，泻火利咽。用于小儿外感风热所致的感冒。症见高热，头痛，咽喉肿痛，鼻塞流涕，咳嗽，大便干结。

【临床应用】小儿外感风热，内热炽盛出现高热，头痛，咽喉肿痛，鼻塞流涕，咳嗽，大便干结。

【功效特点】方中以金银花、连翘、水牛角、板蓝根为君药，配伍黄芩、大黄辛凉解表，清肺止咳，泻火通便。用于小儿外感风热感冒。临床以高热不退，咽痛，咳嗽，大便干结为辨证要点。

【剂型规格】口服液，每支10ml。颗粒剂，每袋装6g、2g。糖浆剂，每支10ml，每瓶120ml。

【性状】口服液为红棕色澄清液体；气香，味甜、微苦。颗粒剂为棕黄色至棕褐色颗粒；味甜或微苦。糖浆剂为红棕色的黏稠液体；气香，味甜、微苦。

【用法与用量】口服，儿童，1岁以内，一次2.5~5ml；1至3岁，一次5~10ml；3至7岁，一次10~15ml；8至12岁，一次15~20ml，一日3~4次。颗粒剂，1周岁以内，一次1.5~3g（第1种规格）或0.5~1g（第2种规格）；1至3岁，一次3~6g（第1种规格）或1~2g（第2种规格）；3至7岁，一次6~9g（第1种规格）或2~3g（第2种规格）；7至12岁，一次9~12g（第1种规格）或3~4g（第2种规格）；一日3~4次。糖浆剂，1周岁以内，一次2.5~5g；1至3岁，一次5~10ml；3至7岁，一次10~15ml；8至12岁，一次15~20ml，一日3~4次。

【注意事项】忌辛辣、生冷、油腻食物；不宜在服药期间同时服用滋补性中药；婴儿应在医师指导下服用；风寒感冒者不适用；脾虚易腹泻者应在医师指导下服用；发热体温超过38.5℃的患者，应去医院就诊；严格按用法用量服用，本品不宜长期服用；如病情较重或服药24h后疗效不明显者应及时去医院就诊；对本品过敏者禁用，过敏体质者慎用；本品性状发生改变时禁止使用。

【方歌】小儿热速清，板兰翘黄芩；水牛银柴葛，大黄泻病因。

【生产厂家】吉林一正药业集团有限公司。

小儿解热丸

【处方来源】《婴童百问》《中国药典》（2015版）。

【类别】双轨制处方药。

【处方组成】胆南星、天竺黄、青礞石、猪牙皂、陈皮、甘草、全蝎、僵蚕、蜈蚣、天麻、钩藤、羌活、麻黄、薄荷、防风、人工牛黄、琥珀、冰片、朱砂、珍珠、人工麝香、茯苓共22味。

【方解】本方主治小儿外感风寒、内热痰盛惊风。方用胆南星、天竺黄、青礞石、猪牙皂、陈皮清热化痰、镇惊；牛黄、琥珀、冰片、朱砂、珍珠、麝香等清热解毒、开窍醒神；羌活、麻黄、薄荷、防风等散风解热；全蝎、蜈蚣、天麻、钩藤等平肝息风、解痉；茯苓渗水利湿健脾；甘草清热化痰调和诸药。诸药相合共奏清热豁痰、息风定惊、开窍之效。

【功能与主治】清热化痰，镇惊息风。用于小儿感冒发热，痰涎壅盛，高热惊风，项背强直，手足抽搐，神志昏蒙，呕吐咳嗽。

【临床应用】①外感风寒，表邪化热入里，灼液成痰所致之身热、痰盛、呼吸不畅，甚至痰热动风抽搐，昏迷等证，有较好的解热、镇惊及去痰效果。②用于小儿感冒发热、肺炎、急性支气管炎等。③与安宫牛黄丸、局方至宝散、紫雪等配伍应用于小儿脑炎等证的治疗。

【功效特点】牛黄、麝香、羌活、麻黄、薄荷、防风散风解表，清心开窍，配伍众多祛风化痰止痉息风药。用于小儿外感风寒表邪入里化热感冒。临床以身热痰盛，呼吸不畅，甚至惊风抽搐为辨证要点。

【剂型规格】蜜丸，每丸重1g。

【性状】药品为棕色至棕褐色的大蜜丸；气香，味微苦。

【用法与用量】口服，一次1丸，一日2次，1周岁以内酌减。

【附注】《中药制剂手册》载本药为清代恬素氏《集验良方拔萃》中"至宝丹"加减而来，去蜈蚣、青礞石、珍珠三药，名为"至圣保元丹"。

【生产厂家】天津中新药业集团股份有限公司达仁堂制药厂。

第三节　扶正解表类中成药

扶正解表类中成药具有补气、助阳、滋阴解表等作用，适用于正气不足，感受外邪的感冒。其特点是感冒反复发作，因其感邪不同，表现各异。治宜扶正解表。代表中成药有：参苏丸、败毒散等。

参苏丸

【处方来源】《太平惠民和剂局方》《中国药典》（2015版）。

【类别】甲类非处方药。

【处方组成】党参、紫苏叶、葛根、前胡、茯苓、半夏、陈皮、枳壳、桔梗、甘草、木香共11味。

【方解】本方主治气虚外感风寒，肺气失宣，痰湿阻滞之证。方中以紫苏叶、葛根解表散风；半夏、陈皮、茯苓、甘草、前胡、桔梗燥湿祛痰，宣肺止咳；党参、甘草补气扶正；枳壳、木香行气宽胸，理气祛痰。

【功能与主治】益气解表，疏风散寒，祛痰止咳。用于身体虚弱，感受风寒所致感冒。症见恶寒发热，头痛鼻塞，咳嗽痰多，胸闷呕逆，乏力气短。

【临床应用】①用于体质素虚、老年或病后、产后气虚外感风寒的感冒，恶寒发热，头痛鼻塞，咳嗽痰多，少气懒言，苔白脉浮。②体虚外感风寒，内有痰阻气滞咳嗽，痰多色白，胸膈满闷，少气懒言，倦怠乏力苔白脉浮。③急性支气管炎、肺炎等。

【功效特点】方中以苏叶、葛根为君药，配伍二陈汤、前胡、桔梗辛温解表，燥湿理气祛痰，宣肺止咳。用于体虚患者外感风寒感冒。临床以恶寒发热，头痛，咳嗽痰多色白，胸闷为辨证要点。

【剂型规格】水丸，每袋装9g。

【性状】本品为棕褐色的水丸；气微，味微苦。

【用法与用量】口服，一次6~9g，一日2~3次。

【使用注意】忌烟、酒及辛辣、生冷、油腻食物；不宜在服药期间同时服用滋补性中药；风热感冒者不适用；有高血压、心脏病、肝病、糖尿病、肾病等慢性病严重者应在医师指导下服用；儿童、孕妇、哺乳期妇女应在医师指导下服用；发热体温超过38.5℃的患者，应去医院就诊；服药3天症状无缓解，应去医院就诊；对本品过敏者禁用，过敏体质者慎用；本品性状发生改变时禁止使用。

【附注】本方与败毒散区别：两方均有益气解表之功。可用于体虚患者正气不足，外感风寒的感冒。本方兼有理气祛痰作用，津气并调，用于表里俱重，咳嗽，痰多色白，胸膈满闷，少气懒言；败毒散兼有散风祛湿作用，用于气虚体质外感风寒湿邪，感冒夹湿，头疼身痛，鼻塞声重，身体困倦。

【方歌】参苏葛根加二陈，前胡桔梗去痰神；胸膈满闷木枳壳，体虚感冒加党参。

【生产厂家】太极集团重庆桐君阁药厂。

败毒散

【处方来源】《小儿药证直诀》《中国药典》（2015版）。

【类别】双轨制处方药。

【处方组成】党参、茯苓、甘草、枳壳、桔梗、柴胡、前胡、羌活、独活、川芎共10味。

【方解】本方主治气虚外感证。方中以羌活、独活辛温发散，通治一身上下之风寒湿邪；川芎行血祛风，柴胡疏散肌表，以助羌、独活散外邪，除疼痛；前胡祛痰，桔梗宣肺，枳壳降气，茯苓渗湿以宣利肺气，化痰止咳；甘草调和药性兼益气和中。党参用量虽小却具深意：一是扶助正气以驱邪外出，二是散中有补，不致耗伤真元。本方原为小儿而设，因小儿元气未充，故用小量党参补其元气，扶正以托邪外出。

【功能与主治】发汗解表，散风祛湿。用于外感热病，憎寒壮热，项强头痛，四肢酸痛，噤口痢疾，无汗鼻塞，咳嗽有痰。

【临床应用】①气虚外感证。临床以憎寒壮热，头项强痛，肢体酸痛，无汗为辨证要点。②用于疮疡初起，去党参，加金银花、连翘以清热解毒，散邪消肿；用于风毒瘾疹，可加蝉蜕、苦参以祛风止痒，清热除湿。③本方常用于感冒、支气管炎、过敏性皮炎、湿疹荨麻疹、皮肤瘙痒等属风寒夹湿者。

【功效特点】方中以羌活、独活为君药，配伍前胡、桔梗、枳壳、党参，宣肺祛湿，扶正化痰。用于感冒夹湿。临床以憎寒壮热，头疼身痛，无汗鼻塞，肢体困倦为辨证要点。

【剂型规格】散剂，每袋装9g。

【性状】本品为棕黄色或棕褐色的粉末；气香，味苦、微甘。

【用法与用量】另加生姜、薄荷少许炖，取汤服，一次6～9g，一日1～2次。

【使用注意】本方辛温香燥，若下痢不爽，里急后重或便脓血，是邪已入里化热，无表证者忌服。

【方歌】党参败毒茯苓草，枳桔柴前羌独芎；薄荷少许姜三片，时行感冒有奇功。

【生产厂家】吉林修正药业集团通化市制药有限公司。

第三章　泻下、和解类中成药

第一节　泻下类中成药

凡以泻下药为主组成，具有通导大便、排除肠胃积滞、荡涤湿热、攻逐水饮、寒积等作用，用于治疗里实证的一类中药制剂，统称为泻下类中成药。属于中医治法中"下法"的范畴。

胃肠的主要功能是受纳、消化饮食，传导、排泄糟粕，虚实更替，以降为和，以通为用。若寒热燥湿等邪气入里，与宿食、糟粕、水饮等相互搏结，就会出现大便不通，腹满胀痛，痛而拒按，恶心呕吐，以及水饮停聚等实证，宜采用泻下的方法治疗，故泻下类中成药主要用于治疗里实证。由于形成里实证的病因不一，有因寒而结者，有因热而结者，有因燥而结者，有因水而结者，病情有轻重缓急之别，患者体质也有强有弱，有偏阴虚、偏阳虚等不同，因此，治法、用药也随之而不同。因寒结者，宜温下；因热结者，宜寒下；因燥结者，宜润下；因水结者，宜逐水；邪实而正虚者，宜攻补兼施。故泻下类中成药相应地分为寒下、温下、润下、峻下逐水和攻补兼施五类。在此仅介绍寒下、润下、峻下逐水三类最常用的泻下类中成药。

泻下类中成药是为里实证而设，用于表证已解，里实已成之时。若表邪未解、里实未成不宜用之，以防表邪随下法内陷而变生他病；若表邪未解，里实已成则需权衡表里轻重，采用先解表后清里或表里双解方能切合病情；若兼瘀血、虫积、痰饮，则宜配合活血化瘀、驱虫、化痰等方法。对于老年人、体弱患者、产后或正值经期、大病后津液受损或气血未复等，虽见大便秘结之证，也应慎用寒下、温下，尤其是峻下类中成药孕妇更需禁用。另外，此类药物大都易损伤胃气，应得效即止，不可多服久服，并应注意下后调养，凡生冷油腻等不易消化的食物均不可过早进食，以免重伤胃气。

一、寒下类中成药

寒下类中成药具有攻下积滞、荡涤肠胃实热等作用。适用于里热积滞实证。症见大便秘结，腹部或胀或满或痛，痛而拒按，甚至高热，谵语或潮热，舌苔黄厚，脉实或滑数有力等。治宜苦寒泻下，去积导滞，荡涤实热。代表中成药有：九制大黄丸、调胃承气片、复方芦荟胶囊等。

九制大黄丸

【处方来源】《中国药典》（2015版）。

【类别】甲类非处方药。

【处方组成】熟大黄1味。

【方解】本方主治肠胃积热，大便燥结。方中大黄清热泻下，荡涤肠胃积滞。用于肠道积热之便秘，亦可用于湿热痢疾初起，可清除肠内腐物。大黄加黄酒炮制后，其泻下作用缓和，并可减少腹痛。

【功能与主治】泻下导滞。用于胃肠积滞所致的便秘，湿热下痢，口渴不休，停食停水，胸热心烦，小便赤黄。

【临床应用】①肠胃积滞，胸腹胀满，胸热心烦，大便燥结，小便赤黄。②湿热下痢，里急后重，腹痛泻痢。

【功效特点】方中熟大黄一味，泻下作用缓和，用于胃肠积热大便秘结及湿热痢疾。临床以停食停水，胸腹胀满，大便秘结为辨证要点。

【剂型规格】水丸，每袋装6g。

【性状】本品为棕褐色至黑褐色的水丸；味微苦。

【用法与用量】口服，一次6g，一日1次。

【禁忌】孕妇禁服。

【使用注意】服药期间忌食生冷、辛辣油腻之物；服药后症状无改善或症状加重或出现新的症状者，应立即停药并到医院就诊；小儿及久病体弱者，应在医师指导下服用；对本品过敏者禁用，过敏体质者慎用；本品性状发生改变时禁止使用。

【生产厂家】天津中新药业集团股份有限公司达仁堂制药厂。

更衣胶囊

【处方来源】《先醒斋医学广笔记》（引张选卿方）、《药品标准》。

【类别】双轨制处方药。

【处方组成】芦荟、朱砂共2味。

【方解】本方主治肠胃燥结，大便不通。本方是常用的通泄大便的成药之一。方中用芦荟苦寒泻下通便之功，用以泻热导滞；朱砂，质重下坠，能清心通下。胃不和则卧不安，胃热上扰则心神不安，用朱砂又可安神除烦。两药合用，全方有泻火通便之功。用酒送服以辟秽和胃。

【功能与主治】泻火通便。用于肠胃燥结，大便不通。

【临床应用】①肠胃热结大便不通，心烦易怒，夜寐不安，口苦目赤。②湿热证引起的便秘不畅。

【功效特点】方中以芦荟为君药，配伍朱砂泻下通便，清热除烦。用于肠胃热结大便不通。临床以心烦失眠，口苦目赤为辨证要点。

【剂型规格】胶囊剂，每25粒重3g。

【性状】本品为胶囊剂，内容物为赭红色粉末；味苦。

【用法与用量】口服，一次3g，一日1~2次。用黄酒送服。小儿酌情服1~1.5g。

【注意事项】年老体弱者慎用，孕妇忌服。

【附注】古人如厕必更衣，故名"更衣丸"。

【生产厂家】浙江杭州胡庆余堂制药厂。

复方芦荟胶囊

【处方来源】《先醒斋医学广笔记》（更衣丸加味）、《药品标准》。

【类别】甲类非处方药。

【处方组成】芦荟、青黛、朱砂、琥珀共4味。

【方解】本方主治大便燥结，方中芦荟清肝热通便；青黛清肝凉血解毒，以泻热通便；朱砂、琥珀重镇安神定惊。

【功能与主治】调肝益肾，清热润肠，宁心安神。用于习惯性便秘，大便燥结或因大便数日不通引起的腹胀、腹痛等。

【临床应用】①肠胃积热，大便秘结，腹胀腹痛，不思饮食。②习惯性便秘。③因便秘而致烦躁，口苦，腹胀，舌红苔黄。

【功效特点】方中以芦荟为君药，配伍青黛、朱砂、琥珀清肝热通便，镇静安神。用于肝热便秘及习惯性便秘。临床以口苦，烦躁，腹胀，舌红苔黄为辨证要点。

【剂型规格】胶囊剂，每粒装0.43g。

【性状】本品为胶囊剂，内容物为灰绿色或灰褐色粉末；具芦荟特异臭气，味苦。

【用法与用量】口服，一次 1~2 粒，一日 1~2 次。

【注意事项】肾功能不全者慎用。

【方歌】复方芦荟通便灵，青黛朱砂琥珀中；调肝安神清肠热，腹胀消除大便通。

【生产厂家】河北万邦复临药业有限公司。

大黄清胃丸

【处方来源】《中国药典》（2015 版）。

【类别】双轨制处方药。

【处方组成】大黄、芒硝、牵牛子、槟榔、滑石粉、木通、黄芩、白芷、羌活、胆南星共 10 味。

【方解】本方主治热毒炽盛，腑气不通便秘。方中大黄、芒硝、牵牛子攻热结、通腑气，使热毒随大便而去；槟榔理气消滞，以助硝、黄、牵牛泻下通便，滑石粉、木通利水渗湿，使湿热、热毒从小便而去；黄芩助清热解毒，白芷、羌活除阳明之头痛，胆南星防痰热生风，并助黄芩清化痰热。

【功能与主治】清热通便。用于胃火炽盛所致的口燥舌干，头痛目眩，大便燥结。

【临床应用】本方通过清热泻下，以达清解内盛之热毒。其使用指征是：热毒内盛，胃火上攻导致的口苦口燥，牙龈肿痛，前额和眉棱骨痛，腹胀且痛，大便秘结，小便黄赤或口渴喜饮，胃纳不香，舌质红，苔黄腻，脉弦滑。

【功效特点】方中以大黄、芒硝、牵牛子为君药，配伍槟榔、滑石粉、木通泻下去积，通腑气。用于胃火炽盛便秘。临床以头痛，口苦，牙痛，脘腹胀痛，大便秘结为辨证要点。

【剂型规格】大蜜丸，每丸重 10g。

【性状】本品为黑褐色的大蜜丸；味苦、辛。

【用法与用量】口服，一次 1 丸，一日 2 次。

【注意事项】孕妇忌服。胃无实热或脾胃虚寒者忌服。

【生产厂家】辽宁省本溪市中药厂。

清宁丸

【处方来源】《银海指南》《中国药典》（2015 版）。

【类别】甲类非处方药。

【处方组成】大黄、麦芽、桃枝、绿豆、黑豆、车前草、桑叶、侧柏叶、姜厚朴、炒白术、制半夏、香附、陈皮、牛乳共 14 味。

【方解】本方主治饮食停滞便秘。方中大黄荡涤肠胃之热邪；桑叶、侧柏叶清热凉血消肿；白术、厚朴、陈皮燥湿健脾，消胀散满；香附理气；制半夏燥湿；桃枝、车前草清热祛风利水；麦芽、黑豆、绿豆、牛乳助消化，健脾养胃化滞。

【功能与主治】清热泻火，消肿通便。用于火毒内盛所致的咽喉肿痛，口舌生疮，头晕耳鸣，目赤牙痛，腹中胀满，大便秘结。

【临床应用】①三焦实热面红身热，口干唇焦，口臭嗳呃或兼有腹胀腹痛，头痛头晕，食纳减少，睡眠不安，大便秘结，小便短赤，舌红苔黄燥，脉滑数。②胃肠积热，牙龈红肿疼痛，口臭，口唇生疮，咽喉肿痛，声音嘶哑，大便秘结。③湿热淋证，小便混浊，热涩疼痛，小腹坠胀或有身热，汗出热不退，大便干燥。④湿热黄疸，身目发黄，口苦咽干，腹满痞闷疼痛，小便黄赤，大便秘结，饮食减退。⑤湿热痢疾，腹痛下痢，里急后重，肛门灼热，痢下赤白，舌苔黄腻或黄燥。

【功效特点】大黄为君药，用黄酒浸泡，十二味药煎取药汁加牛乳炮制。大黄泻下之力较缓，并燥湿消胀散满，用于饮食停滞便秘。临床以口燥舌干，牙痛，腹胀便秘，舌苔黄腻或黄燥，脉弦数为辨证要点。

【剂型规格】大蜜丸，每丸重 9g；水蜜丸，每袋装 6g。

【性状】本品为黑色的大蜜丸或浓缩丸；味苦。

【用法与用量】口服，大蜜丸，一次 1 丸，；水蜜丸，一次 6g。一日 1～2次，均用温开水送服。

【禁忌】孕妇忌服。

【注意事项】忌烟、酒及辛辣食物；不宜在服药期间同时服用滋补性中药；有高血压、心脏病、肝病、糖尿病、肾病等慢性病严重者应在医师指导下服用；服药后大便次数增多且不成形者，应酌情减量；儿童、哺乳期妇女、年老体弱及脾虚便溏者应在医师指导下服用；严格按用法用量服用，本品不宜长期服用；服药 3 天症状无缓解，应去医院就诊；对本品过敏者禁用，过敏体质者慎用；本品性状发生改变时禁止使用。

【生产厂家】天津中新药业集团股份有限公司达仁堂制药厂。

莫家清宁丸

【处方来源】《药品标准》。

【类别】甲类非处方药。

【处方组成】大黄、桃仁、杏仁、枳壳、厚朴、黄芩、制半夏、香附、木香、麦芽、陈皮、车前子、侧柏叶、桑叶、白术、绿豆、黑豆米17味。

【方解】本方主治饮食停滞便秘。方中大黄荡涤肠胃之热邪；桃仁、杏仁润肠降气通便；黄芩、桑叶、侧柏叶清热凉血消肿；白术、木香、香附、厚朴、枳壳、陈皮理气健脾，消胀散满；法半夏燥湿降逆；车前子利水；麦芽、黑豆、绿豆助消化，健脾养胃化滞。

【功效特点】方中以大黄为君药，配伍桃仁、杏仁润肠降气通便；黄芩、桑叶、侧柏叶清热凉血消肿；白术、木香、香附、厚朴、枳壳、陈皮理气健脾，消胀散满。用于饮食停滞便秘。临床以腹肋膨胀，头昏耳鸣，口燥舌干，牙齿疼痛，大便秘结，小便赤黄为辨证要点。

【功能与主治】清理胃肠，泻热润便。用于饮食停滞，腹肋膨胀，头昏耳鸣，口燥舌干，咽喉不利，两目红赤，牙齿疼痛，大便秘结，小便赤黄。

【临床应用】用于饮食停滞，腹肋膨胀，头昏耳鸣，口燥舌干，咽喉不利，两目红赤，牙齿疼痛，大便秘结，小便赤黄。

【剂型规格】水蜜丸，每瓶装6g。

【性状】本品为黑褐色水蜜丸；味苦涩。

【用法与用量】口服，一次6g，一日1次。

【使用注意】服药期间忌食生冷、辛辣油腻之物；服药后症状无改善或症状加重或出现新的症状者，应立即停药并到医院就诊；哺乳期妇女慎用；小儿及年老体弱者，应在医师指导下服用；对本品过敏者禁用，过敏体质者慎用；本品性状发生改变时禁止使用。

【生产厂家】天津金耀集团有限公司。

二、润下类中成药

润下类中成药具有润肠缓泻的作用，适用于肠燥津亏，大便秘结之证。症见大便秘结，小便短赤或有身热，口干，腹胀或痛，舌红苔黄，脉滑数等。治宜：润肠通便。代表中成药有：麻仁丸、五仁润肠丸、麻仁滋脾丸等。

五仁润肠丸

【处方来源】《世医得救方》（五仁丸加减）、《药品标准》。

【类别】甲类非处方药。

【处方组成】地黄、陈皮、肉苁蓉、熟大黄、当归、桃仁、火麻仁、柏子仁、郁李仁、松子仁共 10 味。

【方解】本方主治血枯便秘证。方中五仁（桃仁、火麻仁、柏子仁、郁李仁、松子仁）润肠通便；大黄泻热攻下；当归、肉苁蓉、地黄滋肾养血；陈皮理气和胃。全方配合滋阴、养血，润肠通便，消积化滞。

【功能与主治】润肠通便、化滞。用于血虚便秘、腹胀食少，消化不良。

【临床应用】①用于血枯便秘及产后、大病后气血未复，大便秘结，腹胀食少。②用于年老体弱，津液不足，肠道失润的便秘，消化不良者。

【功效特点】方中以五仁为君药，配伍熟大黄、当归、地黄、肉苁蓉缓泻通便，养血补虚。用于老年人体弱患者，产妇血虚津枯便秘，无燥热之象。临床以食少，腹胀，便秘为辨证要点。

【剂型规格】蜜丸，每丸重9g。

【性状】本品为棕褐色的大蜜丸，气微，味微苦。

【用法与用量】口服，一次 1 丸，一日 1 次。

【禁忌】孕妇忌服。

【注意事项】忌食生冷、油腻、辛辣食物；年轻体壮者便秘时不宜用本药；大便干燥如羊屎，难排出者，在医师指导下，可增加药量，一次 2 丸，一日 3 次；服用本药出现大便稀溏时应立即停服；服药 3 天后症状未改善或出现其他症状时，应及时去医院就诊；对本品过敏者禁用，过敏体质者慎用；本品性状发生改变时禁止使用。

【方歌】五仁润肠医妇老，松柏火麻郁李桃；熟军陈地当苁蓉，津枯便秘无热燥。

【生产厂家】天津中新药业集团股份有限公司达仁堂制药厂。

麻仁丸

【处方来源】《伤寒论》（麻子仁丸）、《中国药典》（2015 版）。

【类别】甲类非处方药。

【处方组成】火麻仁、苦杏仁、大黄、姜厚朴、枳实、炒白芍共 6 味。

【方解】本方主治肠胃燥热，脾津不足之脾约病。方中火麻仁质润多脂，滋脾润肠通便；大黄泄热攻积通便；苦杏仁利肺降气润肠；白芍养阴补血柔肝敛津；厚朴、枳实下气破结，行气除满，加强降泄通便之力。

【功能与主治】润肠通便。用于肠热津亏所致便秘，症见大便干结难下，腹部胀满不舒；习惯性便秘见上述证候者。

【临床应用】①用于胃强脾弱的脾约病。表现为胸腹胀满，大便不通。②用于年高体弱津液不足或素体阴虚的便秘。症见胃热口渴，烦躁，饮食无味。③用于习惯性便秘。

【功效特点】方中以火麻仁为君药，配伍大黄、枳实、厚朴，泻下行气消痞，苦杏仁降气润肠。用于津亏肠燥大便不通及脾约证。临床以饮食无味，烦躁口渴，胸腹胀满为辨证要点。

【剂型规格】大蜜丸，每丸重 9g。

【性状】本品为黄褐色至棕褐色的水蜜丸、小蜜丸或大蜜丸；味苦。

【用法与用量】口服，水蜜丸，一次 6g；小蜜丸，一次 9g；大蜜丸，一次 1 丸。一日 1~2 次。

【注意事项】饮食宜清淡，忌酒及辛辣食物；不宜在服药期间同时服用滋补性中药；有高血压、心脏病、肝病、糖尿病、肾病等慢性病严重者应在医师指导下服用；儿童、孕妇、哺乳期妇女、年老体弱者应在医师指导下服用；严格按用法用量服用，本品不宜长期服用；服药 3 天症状无缓解，应去医院就诊；对本品过敏者禁用，过敏体质者慎用；本品性状发生改变时禁止使用。

【附方】麻仁滋脾丸在本方基础上加入当归、郁李仁组成，养血润肠作用强于本方。

【方歌】麻子仁丸治便难，大黄杏芍枳朴添。

【生产厂家】天津中新药业集团股份有限公司达仁堂制药厂。

麻仁滋脾丸

【处方来源】《伤寒论》（麻子仁丸加减）、《中国药典》（2015 版）。

【类别】甲类非处方药。

【处方组成】制大黄、当归、火麻仁、苦杏仁、郁李仁、厚朴、枳实、白芍共 8 味。

【方解】本方主治肠胃燥热，脾津不足之脾约病，治宜润肠泻热，行气通便。方中以火麻仁质润多脂，滋脾润肠通便；制大黄泄热攻积通便；当归、白芍养阴补血柔肝敛津；苦杏仁利肺降气润肠；郁李仁润肠通便；厚朴、枳实下气破结，行气除满，加强降泄通便之力。

【功能与主治】润肠通便，消食导滞。用于胃肠炽热，肠燥津伤所致的大便秘结，胸腹胀满，饮食无味，烦躁不宁，舌红少津。

【临床应用】①用于胃强脾弱的脾约病。表现为胸腹胀满，大便不通。②用于年高体弱津液不足或素体阴虚的便秘，胃热口渴，烦躁，饮食无味。③用于习惯性便秘。

【功效特点】方中以火麻仁为君药，配伍制大黄、枳实、厚朴，泻下行气消痞；苦杏仁、郁李仁降气润肠；当归养血补虚。用于津亏肠燥大便不通及脾约证。临床以饮食无味，烦躁口渴，胸腹胀满为辨证要点。

【剂型规格】小蜜丸，每100丸重20g；大蜜丸，每丸重9g。

【性状】本品为深棕色至黑褐色的大蜜丸或黑褐色的小蜜丸；气微香，味苦。

【用法与用量】口服，小蜜丸，一次9g（45 丸）；大蜜丸，一次1丸，一日2次。

【禁忌】孕妇慎用。

【注意事项】服药期间忌食生冷、辛辣油腻之物；服药后症状无改善或症状加重或出现新的症状者，应立即停药并到医院就诊；小儿及年老体弱者，应在医师指导下服用；对本品过敏者禁用，过敏体质者慎用；本品性状发生改变时禁止使用。

【方歌】麻子仁丸治便难，大黄杏芍枳朴添；当归养血郁李入，又名麻仁滋脾丸。

【生产厂家】天津中新药业集团股份有限公司达仁堂制药厂。

麻仁润肠丸

【处方来源】《伤寒论》（麻子仁丸加减）、《中国药典》（2015 版）。

【类别】甲类非处方药。

【处方组成】火麻仁、苦杏仁、大黄、木香、陈皮、白芍共 6 味。

【方解】本方主治肠胃燥热，脾津不足之脾约病。方中火麻仁质润多脂，滋脾润肠通便；大黄泄热攻积通便；苦杏仁利肺降气润肠；白芍养阴补血柔肝敛津；木香、陈皮行气理气，消胀除满，加强通便之力。

【功能与主治】润肠通便。用于肠胃积热，胸腹胀满，大便秘结。

【临床应用】①用于肠胃积热，胸腹胀满，大便秘结。②用于年高体弱津液不足的便秘，口渴。③用于习惯性便秘。

【功效特点】方中以火麻仁为君药，配伍大黄、苦杏仁、白芍滋脾润肠，利肺降气，泄热通便；木香、陈皮行气理气，消胀除满。用于津液不足，肠胃积热便秘及习惯性便秘。临床以食少腹胀，口渴便秘为辨证要点。

【剂型规格】大蜜丸，每丸重 6g。

【性状】本品为黄褐色的大蜜丸；气微香，味苦、微甘。

【用法与用量】口服，一次 1～2 丸，一日 2 次。

【禁忌】孕妇忌服。

【注意事项】饮食宜清淡，忌酒及辛辣食物；不宜在服药期间同时服用滋补性中药；有高血压、心脏病、肝病、糖尿病、肾病等慢性病严重者应在医师指导下服用；胸腹胀满严重者应去医院就诊；儿童、哺乳期妇女、年老体弱者应在医师指导下服用；严格按用法用量服用，本品不宜长期服用；服药 3 天症状无缓解，应去医院就诊；对本品过敏者禁用，过敏体质者慎用；本品性状发生改变时禁止使用

【附注】本方为麻仁子丸减枳实、厚朴加木香、陈皮组成。

【生产厂家】北京同仁堂股份有限公司同仁堂制药厂。

益气润肠膏

【处方来源】《药品标准》。

【类别】甲类非处方药、国家基本药物。

【处方组成】白术、地黄、女贞子、莱菔子、升麻共 5 味。辅料为

蜂蜜。

【方解】本方主治老年人、体弱患者正气不足大便秘结。方中白术燥湿健脾，益气扶正；地黄、女贞子滋阴补肾润肠；莱菔子消食除胀，降气通便；升麻升举清阳，防莱菔子破气伤正。蜂蜜益气润肠，通便扶正。

【功能与主治】润肠通便，健胃利气。用于大便秘结引起的腹胀，饮食乏味，口干舌燥等证，对老年人便秘效果尤佳。

【临床应用】①用于老年人、体弱患者正气不足的便秘。②用于习惯性便秘。用于大便秘结引起的腹胀、饮食乏味、口干舌燥等证，对老年人便秘效果尤佳。

【功效特点】以白术为君药，配伍地黄、女贞子、莱菔子、蜂蜜益气润肠扶正通便。用于习惯性便秘。临床以腹胀，饮食乏味，口干舌燥为辨证要点。

【剂型规格】煎膏剂，每瓶装60g。

【性状】本品为黑褐色稠厚的半流体；味甜、微苦。

【用法与用量】口服，一次30g，一日2次。

【禁忌】孕妇忌服。

【注意事项】服药期间忌食生冷、辛辣油腻之物；服药后症状无改善或症状加重或出现新的症状者，应立即停药并到医院就诊；糖尿病患者慎用；过敏体质者慎用；小儿及年老体弱者，应在医师指导下服用；对本品过敏者禁用，过敏体质者慎用；本品性状发生改变时禁止使用。

【生产厂家】天津市博爱制药有限公司。

搜风顺气丸

【处方来源】《药品标准》。

【类别】甲类非处方药。

【处方组成】熟大黄、山药、独活、火麻仁、车前子、菟丝子、槟榔、郁李仁、牛膝、防风、枳壳共11味。

【方解】本方主治肠胃积热便秘。方中熟大黄清热泻火，缓泻通便；火麻仁、郁李仁润肠通便；槟榔、枳壳行气宽肠，破积；独活、防风搜风顺气；菟丝子、牛膝、山药补肝肾，益脾胃；车前子利小便，不走气。

【功能与主治】搜风顺气，润肠通便。用于肠胃积热，胸膈痞闷，大便燥结。

【临床应用】①老年人肠胃积热便秘，胸膈痞闷，纳呆。②中风后遗症患者便秘。

【功效特点】方中以熟大黄为君药，配伍火麻仁、郁李仁润肠通便；槟榔、枳壳、独活、防风行气宽肠，搜风顺气；菟丝子、牛膝、山药补肝肾扶正。用于老年人肠胃积热便秘。临床以老年人大便燥结，胸膈痞闷，食欲不振为辨证要点。

【剂型规格】蜜丸，每丸重9g。

【性状】本品为棕色的大蜜丸；味微苦。

【用法与用量】口服，一次1丸，一日2次。

【禁　忌】孕妇忌服。

【使用注意】服药期间忌食生冷、辛辣油腻之物；服药后症状无改善，或症状加重，或出现新的症状者，应立即停药并到医院就诊；小儿及年老体弱者，应在医师指导下服用；对本品过敏者禁用，过敏体质者慎用；本品性状发生改变时禁止使用；儿童必须在成人监护下使用；服用前应除去蜡皮、塑料球壳；本品可嚼服，也可分份吞服。

【附注】北京同仁堂股份有限公司同仁堂制药厂生产的搜风顺气丸成分为：荆芥穗、紫苏梗、薄荷、前胡、桔梗、苦杏仁、黄芩、旋覆花、瓜蒌子、法半夏、甘草等14味。功效：清热解表，宣肺止咳。用于外感风寒，症见发热恶寒，头痛无汗，四肢酸软，鼻塞流涕，咳嗽痰多，胸闷喘息。

【方歌】搜风顺气熟大黄，火麻郁李壳槟榔；山药菟丝牛车前，中风偏瘫独活防。

【生产厂家】天津中新药业集团股份有限公司达仁堂制药厂。

三、峻下逐水类中成药

峻下逐水类中成药具有攻逐水饮的作用，适用于悬饮、蓄水腹胀证。症见咳唾胸胁引痛，心下痞硬，干呕气短，头痛目眩或胸背掣痛不得息，舌苔滑，脉沉弦，或一身悉肿，尤以身半以下为重，腹胀喘满，二便不利等。治宜：行气利水。代表中成药有：舟车丸。

舟车丸

【处方来源】《伤寒论》（十枣汤加味）、《药品标准》。

【类别】双轨制处方药。

【处方组成】牵牛子、大黄、甘遂、大戟、芫花、木香、青皮、陈皮、轻粉共9味。

【方解】本方主治水臌证。本方以甘遂、大戟、芫花峻下逐水，攻逐痰饮；牵牛子、大黄泻下去积，荡涤积滞泄水；木香、青皮、陈皮行气宽中，和胃攻邪；轻粉逐水退肿。

【功能与主治】行气利水。用于蓄水腹胀，四肢浮肿，胸腹胀满，停饮喘急，大便秘结，小便短少。

【功效特点】以甘遂、大戟、芫花为君药，配伍牵牛、大黄、轻粉峻下逐水，攻逐痰饮。用于水臌证及悬饮。临床以一身悉肿，腹胀喘满，二便不利或咳唾胸胁引痛，胸背掣痛不得息为辨证要点。

【剂型规格】水丸，每袋装3g。

【性状】本品为黄褐色的水丸；味苦。

【用法与用量】口服，一次3g，一日1次。

【注意事项】孕妇及久病体虚者禁用。

【方歌】舟车牵牛及大黄，遂戟芫槟双木香；青陈二皮加轻粉，燥实阳水且相当。

【生产厂家】天津中新药业集团股份有限公司乐仁堂制药厂。

第二节　和解类中成药

通过和解与调和的方法，以解除少阳半表半里之邪、肝脾功能失调、上下寒热互结的一类中药制剂，统称为和解类中成药。属于中医治法中"和法"的范畴。

和解类中成药原为治疗足少阳胆经病证而设。然而，胆附于肝，互为表里，肝胆受邪或本身功能失调，常互相影响，并往往累及脾胃，故肝脾之间失调，上下寒热互结而气机升降失常，可用此类方药。此类药虽然比较平稳，但也以去除邪气为主，若邪不在半表半里或虚实各有所急或纯虚无实者切不可用此类方药。轻者会贻误病情，使其迁延难愈，甚至会引邪入里或变生他证。

另外，表里双解类中成药也列在和解类中成药中，是以解表药配合泻下药或清热药、温里药等为主组成，治疗表里同病的一类中药制剂。对于表证未除，里证又急者，如仅解表则里邪更重，仅清里则表邪难解，甚至会引表邪入里，使疾病变得更复杂，故应使用表里双解类中成药。使用表里双解类中成药时需要注意必须具备既有表证又有里证者方可应用。

一、和解少阳类中成药

和解少阳类中成药具有解除少阳半表半里之邪的作用，适用于少阳证。症见往来寒热、胸胁苦满、默默不欲饮食、心烦喜呕、口苦咽干、目眩、舌苔薄白、脉弦。治宜：和解少阳。代表中成药有：小柴胡颗粒。

小柴胡颗粒

【处方来源】《伤寒论》（小柴胡汤）、《中国药典》（2015 版）。

【类别】甲类非处方药。

【处方组成】柴胡、姜半夏、党参、甘草、黄芩、生姜、大枣共 7 味。

【方解】本方主治邪犯少阳半表半里、正邪相争之证，治当和解少阳，扶正祛邪。本方用柴胡清解少阳半表之邪，兼能疏畅胸胁气机郁结痞闷；黄芩清肝胆之热，可协助柴胡以清少阳半里之邪；两药合用，使其达到和解少阳的目的。党参、大枣益气和中，扶正以达邪，半夏、生姜和胃降逆，善治心烦喜呕，意在补中扶正，和胃降逆，以协助柴、芩达邪。甘草既能调和诸药，又可益气扶正。诸药合用，配伍成方，共奏和解少阳、补中扶正、和胃降逆之效。故清代柯韵伯称其为"少阳机枢之剂，和解表里之总方"。

【功能与主治】解表散热，疏肝和胃。用于外感病，邪犯少阳证。症见寒热往来，胸胁苦满，食欲不振，心烦喜呕，口苦咽干。

【临床应用】①少阳证，往来寒热，胸胁苦满，默默不欲饮食，心烦喜呕，口苦咽干，目眩，脉弦。②热入血室，妇女伤寒中风，经水迟来，寒热往来，昼日明了，暮则谵语，胸胁苦满，舌苔薄白，脉象弦数。③黄疸病，腹痛而呕，寒热往来，头昏目眩，胸胁苦满，心烦，舌苔薄白、脉弦等证。

【功效特点】方中以柴胡为君药，配伍黄芩、半夏、生姜和解少阳，降逆止呕；党参、大枣、甘草益气和中，扶正以达邪。用于少阳证及妇女伤寒中风，经水迟来。临床以寒热往来，胸胁苦满，默默不欲饮食，心烦喜呕，口苦咽干，目眩，脉弦为辨证要点。

【剂型规格】颗粒剂，每袋装 6g；片剂，每片重 0.4g。

【性状】本品为黄色至棕褐色的颗粒，味甜。颗粒剂为棕黄色颗粒，味淡，微辛。

【用法与用量】口服，颗粒剂，温开水冲服，一次1~2袋；片剂，一次4~6片，一日3次。

【注意事项】忌烟、酒及辛辣、生冷、油腻食物；不宜在服药期间同时服用滋补性中成药；高血压、心脏病、肝病、肾病等慢性病严重者应在医师指导下服用；服药3天后或服药期间症状无改善或症状加重或出现新的严重症状（如胸闷、心悸等）应立即停药，并去医院就诊；儿童、孕妇、哺乳期妇女、年老体弱者应在医师指导下服用；对本品过敏者禁用，过敏体质者慎用；本品性状发生改变时禁止使用。

【方歌】小柴胡汤和解功，半夏党参甘草从；更加黄芩生姜枣，少阳为病此方宗。

【生产厂家】天津泰达药业有限公司。

二、和解肝脾类中成药

和解肝脾类中成药具有舒肝健脾、和胃降逆的作用，适用于肝脾不和、脾运失常之证。症见两胁胀痛，头晕目眩，心下痞满不痛，干呕或呕吐，肠鸣下痢或周身串痛，岔气，脉弦。治宜：补脾泻肝。代表中成药有：加味逍遥丸等。

加味逍遥丸

【处方来源】《内科摘要》《中国药典》（2015版）。

【类别】甲类非处方药、国家基本药物。

【处方组成】当归、白芍、柴胡、茯苓、白术、甘草、薄荷、牡丹皮、栀子共9味。

【方解】本方主治肝郁血虚、肝脾不和、内有郁热之证。柴胡舒肝解郁，使肝气得以条达；当归养血和血；白芍养血敛阴，柔肝缓急；当归、白芍与柴胡同用，以和血柔肝；白术、茯苓、甘草健脾益气，实脾土以御肝木，使营血生化有源；薄荷疏散郁遏之气，透达肝经郁热；牡丹皮以清血中之伏火，除骨蒸；栀子善清肝热，并导热下行。

【功能与主治】舒肝清热，健脾养血。用于肝郁血虚，肝脾不和，两胁胀痛，头晕目眩，倦怠食少，月经不调，脐腹胀痛。

【临床应用】①肝郁血虚两胁胀痛。头晕目眩，倦怠食少，咽干或周身串痛，岔气。②妇女月经不调。少腹胀痛，经少涩滞，色紫黑有块，乳房胀痛，心烦易怒。

【功效特点】方中以柴胡为君药，配伍当归、白芍舒肝解郁，养血柔肝；牡丹皮、栀子清伏火，除骨蒸。用于肝郁血虚证及妇女月经不调，乳房胀痛。临床以两胁胀痛，头晕目眩，倦怠食少，咽干为辨证要点。

【剂型规格】水丸，每100丸重6g。口服液，每支装10ml。合剂，每瓶装100ml、150ml。

【性状】本品为黄棕色的水丸；味甜。口服液、合剂为棕红色的液体；气特异，味苦、微甜。

【用法与用量】口服，一次6g，一日2次。口服液、合剂，一次10ml。

【使用注意】忌生冷及油腻难消化的食物；服药期间要保持情绪乐观，切忌气恼劳碌；有高血压、心脏病、肝病、糖尿病、肾病等慢性病严重者应在医师指导下服用；平素月经正常，突然出现经量过多、经期延长或月经过少、经期错后或阴道不规则出血者应去医院就诊；脐腹胀痛严重者应去医院就诊；儿童、年老体弱、孕妇、哺乳期妇女及月经量多者应在医师指导下服用；服药3天症状无缓解，应去医院就诊；对本品过敏者禁用，过敏体质者慎用；本品性状发生改变时禁止使用。

【附注】本药为《太平惠民和剂局方》逍遥散加入牡丹皮、栀子而成，故又名丹栀逍遥散、八味逍遥散。原方用于肝郁血虚脾弱之证，清虚热作用较差。另外《医略六书·女科指要》中收载"黑逍遥散"是逍遥散加入地黄或熟地黄组成，主治肝脾血虚临经腹痛，脉弦虚。

【方歌】逍遥散用当归芍，柴苓术草薄荷饶；散郁调经功最捷，除蒸丹栀效更高。

【生产厂家】天津中新药业集团股份有限公司乐仁堂制药厂。

三、表里双解类中成药

表里双解类中成药具有解表通里、清热解毒、表里同治、内外分消的作用，适用于外感风寒、内有蕴热、表里俱实的感冒。症见壮热，憎寒，口渴，烦躁，咽喉肿痛，大便秘结，小便短赤。治宜：解表通里，清热解毒。代表中成药有：防风通圣丸、葛根芩连片等。

防风通圣丸

【处方来源】《宣明论方》《中国药典》（2015 版）。

【类别】甲类非处方药、国家基本药物。

【处方组成】防风、荆芥穗、薄荷、麻黄、大黄、芒硝、栀子、滑石、桔梗、石膏、川芎、当归、白芍、黄芩、连翘、甘草、白术共 17 味。

【方解】本方是表里双解法的代表方，具有解表通里、疏风清热之功。表里双解法的立法精神是汗、清、下三法并用，解表通里，扶正去邪，表里双解。方中以防风、荆芥穗、麻黄、薄荷辛温辛凉共用，疏风解表，使风邪从表而解（汗）；桔梗、石膏、黄芩、连翘清解肺胃之热（清）；大黄、芒硝泄热于下，配伍栀子、滑石泻火利湿，使里热从二便而解（下），此则上下分消，内外通治；当归、川芎、白芍和血祛风，所谓"治风先治血，血行风自灭"，使风去而正不伤；白术健脾燥湿，令通利而不伤中；使以甘草缓急和中，调和诸药。全方共奏解表通里、疏风清热之功。

【功能与主治】解表通里，清热解毒。用于外寒内热，表里俱实，恶寒壮热，头痛咽干，小便短赤，大便秘结，瘰疬初起，风疹湿疮。

【临床应用】①荨麻疹（胃肠实热型）。②外寒内热，表里俱实感冒，恶寒壮热，头痛，目赤睛痛，咽喉不利，口干渴，胸满，涕唾稠黏，小便短赤，大便秘结。③瘰疬初起，大便秘结。④恶寒壮热，头痛口渴，便秘尿赤，肌肤疮疖肿起或见丹斑瘾疹，瘙痒难忍等。西医诊断之湿疹、痤疮、神经性皮炎、多发性疖病等具有上述症状者。⑤肠风、痔瘘：风湿热邪，蕴于大肠，导致肠风下血，大便秘结不畅或痔疾瘘疮或痛或痒等亦可用本品治疗。

【功效特点】方中以防风、荆芥穗、麻黄、薄荷为君药，配伍石膏、黄芩、连翘、大黄、芒硝解表通里，清热解毒。用于外寒内热，表里俱实的感冒及荨麻疹。临床以恶寒壮热，头痛，咽喉不利，口渴，小便短赤，大便秘结为辨证要点。

【剂型规格】水丸，每 20 粒重 1g。颗粒剂，每袋装 3g。

【性状】本品为包衣或不包衣的水丸 5 丸，芯颜色为浅棕色至黑褐色；味甘、咸、微苦。颗粒剂，为棕黄色至棕褐色的颗粒；气香，味甘、咸、微苦。

【用法与用量】水丸，一次 6g；颗粒剂，一次 1 袋。一日 2 次。

【注意事项】忌烟、酒及辛辣、油腻、鱼虾海鲜类食物；不宜在服药期间同时服用滋补性中药；高血压、心脏病患者慎用。有肝病、糖尿病、肾病等慢性病严重者应在医师指导下服用；因服用或注射某种药物后出现荨麻疹等相似的皮肤症状者属于药物过敏（药疹），应立即去医院就诊；服药后大便次数增多且不成形者，应酌情减量；发热体温超过 38.5℃ 的患者，应去医院就诊；孕妇慎用，儿童、哺乳期妇女、年老体弱及脾虚便溏者应在医师指导下服用；严格按用法用量服用，本品不宜长期服用；服药三天症状无缓解，应去医院就诊；对本品过敏者禁用，过敏体质者慎用；本品性状发生改变时禁止使用。

【附注】本药与荆防败毒散的区别：两药均可用于疮疡肿毒初起，有恶寒发热者。本药用于风热壅盛，表里俱实，恶寒壮热，头痛咽干，小便短赤，大便秘结；荆防败毒散外感风寒夹湿，身痛无汗，咳嗽，也可用于腮腺炎、破伤风，麻疹等。

【方歌】防风通圣大黄硝，荆芥麻黄栀芍翘，甘桔芎归滑石膏，薄荷芩术力偏饶，表里交攻阳热盛，外科疮疡总能清。

【生产厂家】天津中新药业集团股份有限公司乐仁堂制药厂。

葛根芩连片

【处方来源】《伤寒论》《中国药典》（2015 版）。

【类别】甲类非处方药。

【处方组成】葛根、黄芩、黄连、炙甘草共 4 味。

【方解】本方主治表邪未解，热邪入里证。方中葛根既能解肌清热，又能升发脾胃之气以止泻利；黄芩、黄连清热燥湿；炙甘草甘缓和中体会药性。

【功能与主治】解肌清热，止泻止痢。用于湿热蕴结所致的泄泻、痢疾，症见身热烦渴，下痢臭秽，腹痛不适。

【临床应用】①湿热蕴结大肠所致腹泻，发热，烦渴，下痢臭秽，小便短少，舌苔黄腻。②湿热痢疾初起，腹痛，里急后重，下痢脓血。③急性肠炎，菌痢，阿米巴痢疾，浅表性胃炎，伤寒等。

【功效特点】方中以葛根为君药，配伍黄连、黄芩解表退热，燥湿厚肠止利。用于湿热蕴结大肠腹泻及湿热痢疾。临床以发热，烦渴，下痢臭秽，舌苔黄腻为辨证要点。

【剂型规格】素片，每片重0.3g、0.5g。糖衣片，片心重0.3g，薄膜衣片，每片重0.3g。

【性状】本品为黄棕色至棕色的片；或为糖衣片、薄膜衣片，除去包衣后显黄棕色或棕色；气微，味苦。

【用法与用量】口服，一次3~4片，一日3次。

【禁忌】泄泻腹部凉痛者忌服。

【注意事项】高血压、心脏病、肾脏病、浮肿的患者，孕妇、哺乳期妇女或正在接受其他治疗的患者，应在医师指导下服用；按照用法用量服用，小儿及年老体虚者应在医师指导下服用；本品治疗因滥用抗生素造成菌群紊乱的患者疗效欠佳；服药3天后症状未改善或出现其他严重症状时，应去医院就诊；对本品过敏者禁用，过敏体质者慎用；本品性状发生改变时禁止使用。

【方歌】葛根黄芩黄连汤，再加甘草共煎尝；邪陷阳明成热利，清里解表保安康。

【生产厂家】天津同仁堂制药厂。

第四章 清热类中成药

凡是以清热药为主组成，具有清热、泻火、凉血、解毒等作用，用于内热、火毒、湿热、瘟疫等多种里热证的一类中药制剂，统称为清热类中成药。属于中医治法中"清法"的范畴。

造成里热证的原因主要是外感温热邪气、六淫入里化热、情志过极化火、阳盛所生内火以及饮食失调化火等。温、热、火三者本质相同，只是程度不同。热为温之渐、火为热之极。热多属外感，如风热、暑热、湿热；而火多属内伤，是脏腑阴阳气血失调，阳气亢盛的结果，如肝火亢盛、心火上炎等。《素问·至真要大论》提出"温者清之""热者寒之""治热以寒"的治疗原则，对由温、热、火所致的里热证皆可适用。

使用清热类中成药需要注意：此类中成药一般在表证已解，里热正盛或里热虽盛尚未结实的情况下使用。如邪热在表，当先解表，否则会引邪入里；如里热已实，则应选用寒下类中成药；表邪未解，里热已实，则宜表里双解。另外，辨别热证的虚实、真假、在脏在腑也很重要。此类中成药多用苦寒之品，易伤人体阳气，所以不能长服久服。

第一节 清热泻火类中成药

清热泻火类中成药具有清热泻火解毒作用，适用于火热偏盛于三焦、脏腑、五官的实火证。症见目赤肿痛，口舌生疮，耳鸣耳聋，牙痛，牙龈红肿，咽喉肿痛，疮疡初起红肿热痛，小便短赤，大便秘结，舌红苔黄，脉数等。治宜：清热泻火解毒，苦寒直折里热。此类中成药品种繁多，按作用不同分类：清上焦头目实火的代表中成药有上清丸、黄连上清丸、牛黄上清丸、芎菊上清丸；清利咽喉的代表中成药有清咽丸、黄氏响声丸、清喉利咽颗粒、银黄口服液、穿心莲片、板蓝根颗粒、口炎清颗粒、齿痛消炎灵颗粒等；清三焦火的代表中成药有牛黄解毒片、一清胶囊、三黄片、四季三黄软胶囊、黄连解毒丸、犀羚丹、功劳去火片、牛黄消炎丸、清火栀麦片等；清肝胆火的代表中成药有龙胆泻肝丸、当归龙荟丸、泻青丸、复方鸡骨草胶囊、左金丸、苦胆草片等；清胃经火的代表中成药有清胃黄连丸、牛黄清胃丸、大黄清胃丸、栀子金花丸等；清心经火的代表中成药有导赤片、万氏牛黄清心丸；清肺火的代表中成药有清肺抑火丸、清金止嗽化痰丸、泻白糖浆等（祛痰类中成药讨论）；如湿热蕴结大肠之痢疾，症见腹痛，里急后重，下痢脓血，其代表中成药有木香槟榔丸、香连丸、香连化滞丸、久痢丸等。

黄连上清丸

【处方来源】《万病回春》、《中国药典》（2015 版）。

【类别】甲类非处方药、国家基本药物。

【处方组成】黄连、酒大黄、连翘、旋覆花、菊花、蔓荆子、荆芥穗、桔梗、白芷、甘草、黄芩、黄柏、栀子、川芎、薄荷、防风、石膏共17 味。

【方解】本方主治风热上攻，肺胃热盛所致上焦实热证。方中酒大黄、菊花清泄上焦风热，解毒通便；黄连、黄芩、黄柏、栀子、石膏清热泻火解毒；蔓荆子、荆芥穗、桔梗、白芷、川芎、旋覆花、薄荷、防风疏散上焦风热；连翘、甘草清热解毒利咽。

【功能与主治】散风清热，泻火止痛。用于风热上攻，肺胃热盛所致的头晕目眩，暴发火眼，牙齿疼痛，口舌生疮，咽喉肿痛，耳痛耳鸣，大便秘结，小便短赤。

【临床应用】①风热上攻头痛，头晕脑胀，大便干燥，小便黄赤。②中焦热盛牙痛。牙龈肿痛，牵引头部，面热口渴，时欲冷饮，口气热臭或唇舌颊腮肿痛，大便秘结，小便黄，舌红，苔黄，脉滑数。③上焦热盛头晕耳鸣，甚或胀痛，烦躁易怒，面赤小便黄，少寐多梦，口干口苦，大便秘结，小便短赤。④上焦热盛暴发火眼，白睛暴赤灼热，热泪如汤，眵多黏连，畏光羞明，眼涩难睁，大便干燥，小便黄赤。西医所指急性结膜炎。⑤急性口腔炎，急性扁桃体炎，急性齿龈炎，急性结膜炎，急性中耳炎，属中医辨证上焦热盛证伴有大便干燥，小便黄赤，舌尖红，苔黄，脉滑数者均可用此药治疗。

【功效特点】以酒大黄、菊花为君药，配伍黄连解毒汤加石膏清热泻火解毒；白芷、薄荷、防风等疏散上焦风热。用于风热上攻，肺胃热盛证。临床以头晕脑胀，口舌生疮，咽痛，便秘为辨证要点。

【剂型规格】水丸，每袋装 6g；水蜜丸，每 40 丸重 3g；小蜜丸，每

100 丸重 20g；大蜜丸，每丸重 6g。

【性状】本品为暗黄色至黄褐色的水丸、黄棕色至棕褐色的水蜜丸或黑褐色的大蜜丸或小蜜丸；气芳香，味苦。

【用法与用量】口服，水丸或水蜜丸，一次 3～6g。小蜜丸，一次 6～12g（30～60 丸）；大蜜丸，一次 1～2 丸。一日 2 次。

【禁忌】脾胃虚寒者禁用。

【使用注意】忌烟、酒及辛辣食物；不宜在服药期间同时服用滋补性中药；有高血压、心脏病、肝病、糖尿病、肾病等慢性病严重者应在医师指导下服用；服药后大便次数增多且不成形者，应酌情减量；孕妇慎用，儿童、哺乳期妇女、年老体弱者应在医师指导下服用；严格按用法用量服用，本品不宜长期服用；服药 3 天症状无缓解，应去医院就诊；对本品过敏者禁用，过敏体质者慎用；本品性状发生改变时禁止使用。

【附注】本药与上清丸、牛黄上清丸、芎菊上清丸的区别如下。

（1）上清丸为经验方，是本药减去黄连、石膏、蔓荆子、旋覆花、甘草而成，功效与本药相似，唯散风清中焦热作用稍逊。

（2）牛黄上清丸（甲类非处方药、国家基本药物）来源于《医学入门》，为本药减去蔓荆子、旋覆花、防风，大黄、菊花的用量为本药的 1/4，加入牛黄、冰片、地黄、当归、赤芍而成，清热解毒，活血消肿疗疮作用较强，而散风热，清头目，通便作用较弱。

（3）芎菊上清丸（甲类非处方药、国家基本药物）为本药减去蔓荆子、旋覆花、黄连、连翘、石膏、白芷加入滑石而成，作用偏于清利头目，去上焦风热。用于上焦风热引起的头昏头痛，暴发火眼，耳鸣。

【方歌】黄连上清大黄翘，旋菊蔓芥桔芷草；芩柏栀芎薄防风，清火散风加石膏。

【生产厂家】蜜丸：天津中新药业集团股份有限公司达仁堂制药厂；片剂：天津中新药业集团股份有限公司隆顺榕制药厂。

万氏牛黄清心丸

【处方来源】《痘疹世医心法》、《中国药典》（2015 版）。

【类别】双轨制处方药。

【处方组成】牛黄、朱砂、黄连、黄芩、栀子、郁金共 6 味。

【方解】本方主治热入心包、热盛动风证。方中牛黄清心解毒，泻火镇静；黄连、黄芩、栀子清热泻火解毒；郁金疏肝解郁，开热结，通心包；朱砂重镇心火安神。

【功能与主治】清热解毒，镇惊安神。用于热入心包，热盛动风证，症见高热烦躁，神昏谵语及小儿高热惊厥。

【临床应用】①热入心包，热盛动风证。②流行性乙型脑炎，麻疹病毒性脑炎，麻疹后并发支气管性肺炎，百日咳并发脑膜脑炎等。

【功效特点】方中以牛黄为君药，配伍黄连、黄芩、栀子清心解毒，泻火镇静；朱砂重镇心火安神。用于热入心包，热盛动风证。临床以高热烦躁，神昏谵语为辨证要点。

【剂型规格】蜜丸，（1）每丸重1.5g；（2）每丸重3g。

【性状】本品为红棕色至棕褐色的大蜜丸；气特异，味甜、微涩、苦。

【用法与用量】口服。一次2丸［规格（1）］；一次1丸［规格（2）］。一日2~3次。

【使用注意】本方只适用于邪盛气实，痰热壅盛的闭证，对于脱证，即使神昏，也不能使用；恶寒发热、感冒发热等表证未解时，禁止使用本药，以防引表邪内陷，病势加重；本方功效不如安宫牛黄丸、局方至宝散，因此在临床一般不用做急救药。

【方歌】万氏牛黄清心丸，黄连黄芩栀子添；郁金疏肝朱砂镇，清心泻火精神安。

【生产厂家】天津中新药业集团股份有限公司达仁堂制药厂。

凉膈丸

【处方来源】《太平惠民和剂局方》《药品标准》。

【类别】甲类非处方药。

【处方组成】大黄、石膏、连翘、黄芩、芒硝、栀子、薄荷、甘草、淡竹叶共9味。

【方解】本方主治上焦热盛证。方中连翘清热解毒；黄芩清心胸郁热；石膏清阳明邪热；栀子清泄三焦之火；薄荷、淡竹叶外疏内清；大黄、芒硝荡涤胸膈郁热，釜底抽薪，通便；甘草缓和硝、黄泻下之力，有助其推导之力。

【功能与主治】消炎解热，消火凉膈。用于上焦热盛，咽喉不利，牙齿疼痛，大便秘结，小便赤黄。

【临床应用】①上焦热盛，咽喉不利。②上呼吸道感染、牙龈炎、急性扁桃体炎、急性结膜炎。

【功效特点】方中以连翘为君药，配伍黄芩、石膏、栀子清透膈上热，泻三焦之火；大黄、芒硝荡涤胸膈郁热，釜底抽薪通便。用于上焦热盛证。临床以身热口渴，面赤唇焦，咽喉不利，牙齿疼痛，大便秘结，小便赤黄为辨证要点。

【剂型规格】水丸，每袋装6g。

【性状】本品为棕黄色的水丸；味咸苦。

【用法与用量】口服，一次6g，一日1次。

【使用注意】孕妇忌服。

【方歌】凉膈硝黄栀子翘，黄芩薄荷生石膏；甘草和上淡竹叶，中焦实热立刻消。

【生产厂家】天津中新药业集团股份有限公司乐仁堂制药厂。

明目上清片

【处方来源】《万病回春》《中国药典》（2015版）。

【类别】甲类非处方药、国家基本药物。

【处方组成】黄芩、黄连、菊花、栀子、熟大黄、天花粉、石膏、蝉蜕、蒺藜、当归、赤芍、玄参、麦冬、荆芥油、枳壳、车前子、甘草、桔梗、连翘、薄荷脑、陈皮共21味。

【方解】本方主治风热上攻，肝胆火旺之暴发火眼证。方中黄芩、黄连、菊花清泄上焦实火，散风明目；栀子、熟大黄、天花粉、石膏、赤芍、车前子、连翘清热泻火通便，导热下行；白蒺藜、蝉蜕平肝散风明目；荆芥、薄荷疏散上风邪；玄参、麦冬、当归滋阴清热，养血柔肝；枳壳、陈皮行气消滞；桔梗载药上行；甘草调和药性。

【功能与主治】清热散风，明目止痛。用于外感风热所致的暴发火眼，红肿作痛，头晕目眩，眼边刺痒，大便秘结，小便短赤。

【临床应用】①风热上攻之暴发火眼：眼边刺痒，小便黄赤，大便秘结。②上焦热盛头晕头痛：口舌生疮，咽喉肿痛，大便秘结，小便短赤。

【功效特点】方中以黄芩、黄连、菊花为君药，配伍熟大黄、石膏清热泻火通便；白蒺藜、蝉蜕平肝散风明目。用于风热上攻暴发火眼。临床以目赤肿痛，眼边刺痒，小便黄赤，便秘为辨证要点。

【剂型规格】素片,每片重 0.6g。薄膜衣片,每片重 0.63g。

【性状】本品为棕色至棕褐色的片;或为薄膜衣片,除去包衣后显棕色至棕褐色;味苦。

【用法与用量】口服,一次 4 片,一日 2 次。

【禁忌】孕妇、年老体弱、白内障患者慎用。

【使用注意】有高血压、心脏病、肾病、糖尿病等慢性病严重患者应在医师指导下服用;暴发火眼,表现为眼白充血发红,怕光、流泪、眼屎多,易起变证,常有角膜疾患并发,如出现头痛眼痛、视力明显下降,并伴有呕吐、恶心,应及时去医院就诊;应用本药时一般应配合治疗暴发火眼的外用眼药,不能仅用本药;服 3 天后症状未改善者,应去医院就诊;按照用法用量服用,小儿应在医师指导下服用;对本品过敏者禁用,过敏体质者慎用;本品性状发生改变时禁止使用。

【附注】本药与清眩丸、芎菊上清丸均可治疗暴发火眼。本药与芎菊上清丸清热泻火通便作用强于清眩丸。

【方歌】明目上清芩连菊,栀黄粉膏蜕蒺藜;归芍玄麦芥枳壳,车草桔翘荷陈皮。

【生产厂家】蜜丸:天津中新药业集团股份有限公司达仁堂制药厂;片剂:天津中新药业集团股份有限公司隆顺榕制药厂。

清咽丸

【处方来源】《兰台轨范》、《中国药典》(2015 版)。

【类别】甲类非处方药。

【处方组成】乌梅肉、诃子肉、青黛、硼砂、冰片、薄荷、桔梗、甘草、北寒水石共 9 味。

【方解】本方主治风热火毒壅盛所致的咽痛。方中青黛、寒水石清热泻火,凉血解毒;硼砂、薄荷、桔梗宣肺化痰,利咽散结;冰片清热消肿止痛;乌梅肉、诃子肉生津开音;甘草清热解毒,调和药性。

【功能与主治】清热利咽,生津止渴。用于肺胃热盛所致的咽喉肿痛,声音嘶哑,口舌干燥,咽下不利。

【临床应用】①风热火毒壅盛,声音嘶哑,咽喉肿痛,口干舌燥,吞咽不利。②喉痹,咽喉肿痛,吞咽困难。

【功效特点】以青黛、寒水石为君药,配伍硼砂、冰片宣肺化痰,利咽散结；乌梅肉、诃子肉生津开音。用于风热火毒壅盛咽痛。临床以口舌干燥，咽下不利，声音嘶哑为辨证要点。

【剂型规格】小蜜丸，每30丸重6g。大蜜丸，每丸重6g。

【性状】为黑褐色的大蜜丸；气清凉，味甜、酸、微苦。

【用法与用量】口服或含化。小蜜丸，一次6g；大蜜丸，一次1丸。一日2~3次。

【使用注意】忌烟、酒、辛辣之物；不宜在服药期间同时服用滋补性中药；有高血压、心脏病、肝病、糖尿病、肾病等慢性病严重者应在医师指导下服用；声音嘶哑较重者，应及时去医院就诊；儿童、孕妇、哺乳期妇女、年老体弱、脾虚便溏者应在医师指导下服用；服药3天症状无缓解，应去医院就诊；严格按用法用量服用，本品不宜长期服用；对本品过敏者禁用，过敏体质者慎用；本品性状发生改变时禁止使用。

【方歌】清咽丸中乌梅诃，青黛硼砂冰薄荷；桔梗甘草寒水石，清热生津又止渴。

【生产厂家】天津中新药业集团股份有限公司达仁堂制药厂。

清音丸

【处方来源】《中国药典》（2015版）。

【类别】甲类非处方药。

【处方组成】诃子肉、川贝母、百药煎、乌梅肉、葛根、茯苓、甘草、天花粉共8味。

【方解】本方主治肺热津亏所致的咽喉不利。方中乌梅肉、诃子肉生津开音；百药煎、川贝母、葛根、天花粉润肺化痰，生津止渴；茯苓渗湿利水健脾；甘草清热解毒，调和药性。

【功能与主治】清热利咽，生津润燥。用于肺热津亏所致的咽喉不利，口舌干燥，声哑失音。

【临床应用】①肺热津亏所致的咽喉不利，口舌干燥，声哑失音。②喉痹，咽喉肿痛，吞咽困难。

【功效特点】以乌梅肉、诃子肉为君药，配伍百药煎、川贝母、葛根、天花粉润肺化痰，生津开音止渴。用于肺热津亏咽痛。临床以咽喉不利，口舌干燥，声哑失音为辨证要点。

【剂型规格】水蜜丸，每100丸重10g。大蜜丸，每丸重3g。

【性状】本品为黑褐色的水蜜丸或大蜜丸；味甘、微酸涩。

【用法与用量】口服，温开水送服或嚼化。水蜜丸，一次 2g；大蜜丸，一次 1 丸。一日 2 次。

【禁忌】孕妇忌服。

【使用注意】忌食烟、酒、辛辣、油腻食物；肺脾气虚者，其表现为声嘶日久，逐渐加重，语音低微，倦怠乏力不宜服用；急性咽炎、急性喉炎、急性扁桃体炎，发热较重或热度持续不减者，应及时去医院就诊；按照用法用量服用，儿童应在医师指导下服用；一般症状在服药 3 天内无改善或出现发热渐高等其他症状应去医院就诊；药品性状发生改变时禁止服用。

【生产厂家】天津中新药业集团股份有限公司达仁堂制药厂。

黄氏响声丸

【处方来源】《中国药典》(2015 版)。

【类别】甲类非处方药、国家基本药物。

【处方组成】薄荷、浙贝母、连翘、蝉蜕、胖大海、酒大黄、川芎、儿茶、桔梗、诃子肉、甘草、薄荷脑共 12 味。

【方解】本方主治风热外束，痰热内盛所致的急、慢性喉喑。方中薄荷、薄荷脑、蝉蜕疏散上焦风热，止咽痛；浙贝母、桔梗、儿茶宣肺利咽，生津化痰；连翘、酒大黄清热解毒泻火；川芎活血化瘀消肿；胖大海、诃子肉开音生津；甘草调和药性。

【功能与主治】疏风清热，化痰散结，利咽开音。用于风热外束，痰热内盛所致的急、慢性喉喑。声音嘶哑，咽喉肿痛，咽干灼热，咽中有痰或寒热头痛或便秘尿赤；急、慢性喉炎及声带小结、声带息肉初起见上述证候者。

【临床应用】①风热感冒：恶寒发热，头痛，声音嘶哑，咽喉肿痛。②风热上攻急、慢性喉喑。③痰热内盛，声音嘶哑，咽喉肿痛，咽干灼热，咽中有痰。④急、慢性咽炎、喉炎、声带小结、声带息肉等。

【功效特点】以薄荷为君药，配伍浙贝母、连翘、蝉蜕、胖大海、酒大黄、诃子肉疏散上焦风热，止咽痛。用于风热外束，痰热内盛咽痛及喉炎及声带小结、声带息肉。临床以声音嘶哑，咽干灼热，便秘尿赤为辨证要点。

【剂型规格】炭衣丸，每丸重0.1g、0.133g。糖衣丸，每瓶装400丸。

【性状】本品为糖衣炭衣浓缩丸，除去包衣后显褐色或棕褐色；味苦、清凉。

【用法与用量】口服。炭衣丸，一次8丸（第1种规格）或6丸（第2种规格）；糖衣丸，一次20丸。一日3次，饭后服用；儿童减半。

【使用注意】忌辛辣、鱼腥食物；孕妇慎用；凡声嘶、咽痛，兼见恶寒发热、鼻流清涕等外感风寒者慎用；不宜在服药期间同时服用温补性中成药；胃寒便溏者慎用；声哑、咽喉痛同时伴有其他症状，如心悸、胸闷、咳嗽气喘、痰中带血等，应及时去医院就诊；用于声带小结、息肉之初起，凡声带小结、息肉较重者应当在医生指导下使用；服药10天后症状无改善或出现其他症状，应去医院就诊；按照用法用量服用，儿童、哺乳期妇女、年老体弱者应在医师指导下服用；对本品过敏者禁用，过敏体质者慎用；本品性状发生改变时禁止使用。

【附注】本药与清咽丸的区别：两药均用于风热上攻急、慢性喉喑和痰热内盛，声音嘶哑，咽喉肿痛。本药清热解毒作用较强；清咽丸化痰利咽作用强。

【生产厂家】无锡山禾药业股份有限公司。

清喉利咽颗粒

【处方来源】《中国药典》（2015版）。

【类别】甲类非处方药。

【处方组成】黄芩、西青果、竹茹、橘红、枳壳、桑叶、香附、紫苏子、紫苏梗、胖大海、桔梗、沉香、薄荷脑共13味。

【方解】本方主治外感风热所致的急慢性咽炎。方中黄芩清热燥湿，泻火解毒；西青果、竹茹清热利咽，生津润喉；橘红、桔梗、胖大海、桑叶、薄荷脑清肺化痰，宣肺利咽；枳壳、香附、沉香、紫苏梗理气宽胸；紫苏子降气去痰。

【功能与主治】清热利咽，宽胸润喉。用于外感风热所致的咽喉发干，声音嘶哑，急慢性咽炎，扁桃体炎见上述证候者，常用有保护声带作用。

【临床应用】①外感风热所致的咽喉发干，声音嘶哑。②长期用嗓子的人员，如教师、歌手、播音员等，使用该药有保护声带作用。③急、慢性咽炎、扁桃体炎。

【功效特点】以黄芩为君药，配伍竹茹、西青果清热燥湿，泻火解毒，利咽开音；橘红、桔梗、胖大海、桑叶、薄荷脑清肺化痰，宣肺利咽。用于外感风热咽干痛，急慢性咽炎，扁桃体炎。临床以咽喉发干，声音嘶哑为辨证要点。常用有保护声带作用。

【剂型规格】颗粒剂，每袋装 10g、5g（含乳糖）。

【性状】本品为黄棕色的颗粒；气香，味甜、微苦。

【用法与用量】开水冲服，一次 1 袋，一日 2～3 次。

【使用注意】忌烟酒、辛辣、鱼腥食物；不宜在服药期间同时服用滋补性中药；糖尿病患者及有高血压、心脏病、肝病、肾病等慢性病严重者应在医师指导下服用；儿童、孕妇、哺乳期妇女、年老体弱、脾虚便溏者应在医师指导下服用；扁桃体有化脓或发热体温超过 38.5℃ 的患者应去医院就诊；声音嘶哑较重者，应及时去医院就诊；若需长期服用，请咨询医师；服药 3 天症状无缓解，应去医院就诊；对本品过敏者禁用，过敏体质者慎用；本品性状发生改变时禁止使用。

【生产厂家】天津中新药业集团股份有限公司乐仁堂制药厂。

金莲花胶囊

【处方来源】《中国药典》（2015 版）。

【类别】乙类非处方药。

【处方组成】金莲花 1 味。

【方解】本方主治咽炎、扁桃体炎。药理试验证实金莲花具有解热、抗炎、镇痛、发汗作用，并有较强的抑菌和杀菌作用。

【功能与主治】清热解毒。用于风热邪毒袭肺，热毒内盛引起的上呼吸道感染、咽炎、扁桃体炎。

【临床应用】急性咽炎，扁桃体炎。

【剂型规格】胶囊剂，每粒装 0.35g。颗粒剂，每袋装 8g、3g（无蔗糖）。

【性状】本品为胶囊剂，内容物为灰褐色至棕褐色粉末；味苦。颗粒剂为浅棕黄色的颗粒，味甜、微苦；或棕黄色的颗粒，味甜、微苦（无蔗糖）。

【用法与用量】口服，一次 4 粒，一日 2～3 次；小儿酌减。颗粒剂，一次 1 袋，一日 2～3 次；小儿酌减。

【使用注意】忌烟酒、辛辣、鱼腥食物；不宜在服药期间同时服用温补性中药；孕妇慎用。儿童应在医师指导下服用；脾虚大便溏者慎用；属风寒感冒咽痛者，症见恶寒发热、无汗、鼻流清涕者慎用；扁桃体有化脓及全身高热者应去医院就诊；服药 3 天症状无缓解，应去医院就诊；对本品过敏者禁用，过敏体质者慎用；本品性状发生改变时禁止使用。

【生产厂家】牙石市森健药业有限公司。

吴太咽炎片

【处方来源】《药品标准》。

【类别】甲类非处方药。

【处方组成】地黄、玄参、麦冬、天冬、木蝴蝶、蝉蜕、牡丹皮、滑石粉、青果、板蓝根、薄荷油、百部、款冬花共 13 味。

【方解】本方主治慢性咽炎。方中地黄、玄参、麦冬、天冬滋阴润肺，清虚热；木蝴蝶、板蓝根、青果、牡丹皮清肺解毒，利咽生津；百部、款冬花润肺下气，止咳化痰；蝉蜕、薄荷油散风止痒；滑石粉清热利湿。

【功能与主治】养阴润肺，清热解毒，清利咽喉，镇咳止痒。用于慢性咽炎引起的咽干，咽痒，刺激性咳嗽。

【临床应用】慢性咽炎，刺激性咳嗽。

【功效特点】方中以地黄、玄参、麦冬、天冬为君药，配伍百部、款冬花、蝉蜕、薄荷滋阴润肺，清虚热，止咳化痰，散风止痒。用于慢性咽炎。临床以咽干，咽痒，受刺激后干咳，口渴为辨证要点。

【剂型规格】片剂，每片重 0.26g。

【性状】为薄膜衣片；除去薄膜衣后显棕褐色；微苦、辛。

【用法与用量】口服，一次 5 片，一日 3 次。

【使用注意】忌辛辣、鱼腥食物；孕妇慎用；服药 7 天后症状无改善或出现其他症状，应去医院就诊；按照用法用量服用，儿童应在医师指导下服用；性状发生改变时禁止服用；运动员慎用。

【方歌】吴太咽炎增液天，蝴蝶蝉蜕戏牡丹；滑石青蓝荷百花，刺激干咳是咽炎。

【生产厂家】吉林市吴太感康药业有限公司。

清喉咽合剂

【处方来源】《中国药典》（2015 版）。

【类别】乙类非处方药。

【处方组成】黄芩、连翘、地黄、玄参、麦冬共 5 味。

【方解】本方主治白喉、急性扁桃体炎、咽峡炎。方中地黄、玄参、麦冬滋养肺肾之阴，清虚热解毒；连翘、黄芩清热泻火，凉血解毒。

【功能与主治】养阴清肺，利咽解毒。用于阴虚燥热，火毒内蕴所致的咽喉肿痛，咽干少津，咽部白腐有苔膜，喉核肿大，局限性的咽白喉，轻度中毒型白喉，急性扁桃体炎，咽峡炎见上述证候者。

【临床应用】①白喉多因感受疫疠之气、邪毒犯于咽喉而致咽部红肿，咽痛，咽部白腐有苔膜，喉核肿大；局限性咽白喉、轻度中毒型白喉见上述证候者。②急喉痹多因肺胃热盛、循经上灼于咽而致，症见咽部红肿、疼痛，口干咽燥；急性咽炎见上述证候者。③急乳蛾多因火毒内蕴、上灼喉核而致乳蛾红肿，咽痛剧烈，吞咽困难，咽干口渴；急性扁桃体炎见上述证候者。

【功效特点】方中以增液汤为君药，配伍连翘、黄芩滋阴清热，凉血解毒。用于白喉，急性扁桃体炎，咽峡炎。临床以咽痛，咽痒，咽部白腐有苔膜，喉核肿大，吞咽困难，咽干口渴为辨证要点。

【剂型规格】合剂，每瓶装 100ml、150ml；颗粒剂，每袋装 18g。

【性状】本品为棕褐色的澄清液体；味苦。

【用法与用量】合剂，口服，第一次 20ml，以后一次 10～15ml，一日 4 次，小儿酌减。颗粒剂，开水冲服，第一次服 36g，以后一次服 18g，一日 4 次；小儿酌减。

【禁忌】糖尿病患者禁服。

【使用注意】忌烟酒、辛辣、鱼腥食物；不宜在服药期间同时服用温补性中药；孕妇慎用，儿童应在医师指导下服用；脾虚大便溏者慎用；属风寒感冒咽痛者，症见恶寒发热、无汗、鼻流清涕者慎用；扁桃体有化脓及全身高热者应去医院就诊；服药 3 天症状无缓解，应去医院就诊；对本品过敏者禁用，过敏体质者慎用；药品性状发生改变时禁止服用。

【方歌】清喉咽治咽峡炎，黄芩连翘地黄玄；麦冬滋养肺肾阴，白喉消退效可见。

【生产厂家】太极集团四川绵阳制药有限公司。

铁笛丸

【处方来源】《中国药典》（2015 版）。

【类别】甲类非处方药。

【处方组成】麦冬、玄参、瓜蒌皮、诃子肉、青果、凤凰衣、桔梗、浙贝母、茯苓、甘草共 10 味。

【方解】本方主治肺热津伤声音嘶哑。方中麦冬、玄参、凤凰衣养阴润肺，生津止渴；瓜蒌皮、桔梗、浙贝母清热化痰，宣肺利咽；诃子肉、青果利咽开音；茯苓渗湿利水健脾；甘草清热解毒，消肿利咽，并能调和药性。

【功能主治】润肺利咽，生津止渴。用于阴虚肺热津亏引起的咽干声哑，咽喉疼痛，口渴烦躁。

【临床应用】阴虚肺热津亏引起的咽干声哑，咽喉疼痛，口渴，烦躁。慢性喉炎。

【功效特点】方中以麦冬、玄参、凤凰衣为君药，配伍瓜蒌皮、桔梗、浙贝母、诃子肉、青果养阴润肺，化痰利咽开音。用于肺热津伤声音嘶哑。临床以咽干声哑，咽喉疼痛，口渴，烦躁为辨证要点。

【剂型规格】大蜜丸，每丸重 3g。口服液，每支装 10ml。

【性状】本品为褐色的大蜜丸；味甘、苦、酸。口服液为棕褐色液体；气香，味甜、微苦酸。

【用法与用量】口服或含化。一次 2 丸，一日 2 次。口服液，一次 10ml，一日 2 次。小儿酌减。

【使用注意】忌烟、酒及辛辣食物；凡声嘶、咽痛初起，兼见恶寒发热，鼻流清涕等外感风寒者忌用；发热重，咽喉痛甚者不宜使用；若声嘶日久，逐渐加重或伴痰中带血者，应考虑咽喉严重疾病的可能，需及时去医院就诊；按照用法用量服用，儿童应在医师指导下服用；一般症状在服药 3 日内无改善或出现发热渐高等其他症状应去医院就诊；药品性状发生改变时禁止服用；如正在服用其他药品，使用本品前请咨询医师或药师。

【方歌】铁笛丸用瓜蒌皮，桔贝苓草凤凰衣；青果麦玄诃子肉，服后声音像铁笛。

【生产厂家】北京同仁堂天然药物有限公司。

西瓜霜润喉片

【处方来源】《中国药典》（2015 版）。

【类别】乙类非处方药。

【处方组成】西瓜霜、冰片、薄荷素油、薄荷脑共 4 味。

【方解】本方主治咽喉肿痛，声音嘶哑。方中西瓜霜为喉科良药，有清热解毒之功；冰片行气开窍，清热止痛；薄荷素油、薄荷脑疏风止痛。

【功能与主治】清音利咽，消肿止痛。用于防治咽喉肿痛，声音嘶哑，喉痹，喉痈，喉蛾，口糜，口舌生疮，牙痛；急、慢性咽喉炎，急性扁桃体炎，口腔溃疡，口腔炎，牙龈肿痛。

【功效特点】以西瓜霜为君药，配伍冰片、薄荷素油、薄荷脑清热解毒，开窍散结。用于防治咽喉肿痛，咽炎，扁桃体炎。临床以咽喉肿痛，声音嘶哑，便秘为辨证要点。

【剂型规格】片剂，每片重 0.6g、0.6g（无蔗糖）、1.2g。

【性状】本品为浅红色或浅橙红色（无蔗糖）的片；气芳香，味甜而辛凉。

【用法与用量】含服，每小时含化 2～4 片（前两种规格）或 1～2 片（第 3 种规格）。

【使用注意】忌烟酒、辛辣、鱼腥食物；不宜在服药期间同时服用滋补性中药；糖尿病患者及有高血压、心脏病、肝病、肾病等慢性病严重者应在医师指导下服用；儿童、孕妇、哺乳期妇女、年老体弱、脾虚便溏者应在医师指导下服用；扁桃体有化脓或发热体温超过 38.5℃ 的患者应去医院就诊；服药 3 天症状无缓解，应去医院就诊；对本品过敏者禁用，过敏体质者慎用；本品性状发生改变时禁止使用。

【附注】本药与桂林西瓜霜润喉片（喷剂）的区别：桂林西瓜霜润喉片（喷剂）系本方加硼砂、黄连、黄芩、黄柏、山豆根、射干、青黛、无患子果、浙贝母、大黄、甘草组成。功用清解毒热，消肿止痛。用于咽喉肿痛，口舌生疮，牙龈肿痛或出血，乳蛾口疮，小儿鹅口疮及轻度烫伤与创伤出血，急、慢性咽喉炎，扁桃体炎，口腔炎，口腔溃疡。片剂，含服，一次 1 片；一日 6～8 次；喷剂，外用，喷吹于患处，一次适量，一日数次。

【生产厂家】桂林三金药业股份有限公司。

金果含片

【处方来源】《中国药典》(2015版)。

【类别】乙类非处方药。

【处方组成】地黄、玄参、麦冬、蝉蜕、西青果、胖大海、南沙参、太子参、陈皮、薄荷素油共10味。

【方解】本方主治肺热阴伤所致急、慢性咽炎。方中地黄、玄参、麦冬、南沙参、太子参滋阴清虚热,生津润燥;西青果、胖大海清肺热利咽开音;蝉蜕、薄荷素油疏散上焦风热,止咽痛;陈皮理气和胃。

【功能与主治】养阴生津,清热利咽。用于肺热阴伤所致的咽部红肿、咽痛、口干咽燥;急、慢性咽炎见上述证候者。

【临床应用】①用于肺热阴伤所致的咽部红肿、咽痛、口干咽燥,急、慢性咽炎。②用于放疗引起的咽干不适。

【功效特点】以增液汤为君药,配伍沙参、太子参滋阴清热,生津润喉;蝉蜕、西青果、胖大海清肺热,开音散结。用于肺热阴伤咽痛。临床以咽部红肿、口干咽燥为辨证要点。

【剂型规格】素片,每片重0.55g。薄膜衣片,每片重0.57g。口服液,每支装15ml(有蔗糖或无蔗糖)。合剂,每瓶装90ml、165ml。

【性状】本品为素片或薄膜衣片,薄膜衣片除去包衣后显淡红棕色至棕色;味甜,有清凉感。口服液、合剂为棕褐色的液体;味微甜,具清凉感。

【用法与用量】片剂,含服,每小时2~4片,一日10~20片。口服液、合剂,口服,一次15ml,一日3次。

【使用注意】少数患者用药后偶有恶心、上腹不适感;忌烟酒、辛辣、鱼腥食物;糖尿病患者及有高血压、心脏病、肝病、肾病等慢性病严重者应在医师指导下服用;儿童、孕妇、哺乳期妇女、年老体弱、脾虚便溏者应在医师指导下服用;服药3天症状无缓解,应去医院就诊;对本品过敏者禁用,过敏体质者慎用;本品性状发生改变时禁止使用。

【生产厂家】江西南昌济生制药厂。

清咽滴丸

【处方来源】《药品标准》。

【类别】甲类非处方药、国家基本药物。

【处方组成】薄荷脑、青黛、冰片、诃子、甘草、人工牛黄共6味。

【方解】本方主治风热喉痹、风热乳蛾。方中青黛清热解毒，凉血消肿；薄荷脑轻扬升浮，芳香通窍，疏散上焦风热，清头目，利咽喉；冰片清热解毒，消肿止痛；人工牛黄清热解毒；诃子利咽开音；甘草清热解毒，消肿利咽，并能调和药性。

【功能主治】疏风清热，解毒利咽。用于风热喉痹，咽痛，咽干，口渴；或微恶风，发热，咽部红肿，急性咽炎见上述症状者。

【临床应用】风热喉痹，急性咽炎，扁桃体炎。

【功效特点】方中以青黛、薄荷脑为君药，配伍人工牛黄、冰片、诃子清热解毒，凉血消肿，利咽开音。用于风热喉痹。临床以咽部红肿，咽干，咽痛，口渴为辨证要点。起效快。

【剂型规格】滴丸剂，每粒装20mg。

【性状】本品为棕褐色至黑褐色的滴丸；气辛凉，味微苦涩。

【用法与用量】含服。一次4~6粒，一日3次。

【使用注意】忌辛辣、鱼腥食物；孕妇慎用；不宜在服药期间同时服用温补性中成药；服药3天后症状无改善或出现其他症状，应去医院就诊；按照用法用量服用，儿童应在医师指导下服用；药品性状发生改变时禁止服用；如正在服用其他药物，使用本品前请咨询医师或药师。

【方歌】清咽滴丸薄荷脑，青黛冰片诃子草；人工牛黄清毒火，风热咽痛立刻消。

【生产厂家】天津中新药业集团股份有限公司第六中药厂。

金嗓子喉片

【处方来源】《药品标准》。

【类别】甲类非处方药。

【处方组成】桉油、八角茴香油、西青果、罗汉果、薄荷脑、石斛、橘红、金银花共8味。

【方解】本方主治急性咽炎。方中薄荷脑、金银花疏风清热，解毒利咽；桉油、八角茴香油芳香辟秽，理气止痛；石斛、西青果、罗汉果清热润肺，利咽开音，益胃生津；橘红理气宽中，燥湿化痰。

【功能主治】疏风清热，解毒利咽，芳香辟秽。适用于改善急性咽炎所致的咽喉肿痛，干燥灼热，声音嘶哑。

【临床应用】适用于改善急性咽炎所致的咽喉肿痛，干燥灼热，声音嘶哑。

【功效特点】方中以薄荷脑、金银花为君药，配伍桉油、八角茴香油、石斛、西青果、罗汉果疏风清热，芳香辟秽，润肺利咽。用于急性咽炎。临床以咽喉肿痛，干燥灼热，声音嘶哑为辨证要点。

【剂型规格】片剂，每片重2g。

【性状】本品为黄棕色至棕褐色的半透明扁圆片；气特异，味甜、有凉喉感。

【用法与用量】含服，一次1片，一日6次。

【方歌】金嗓子喉片桉八角，青罗汉果薄荷脑；石斛橘红金银花，声音嘶哑咽干燥。

【生产厂家】广西金嗓子有限责任公司。

复方草珊瑚含片

【处方来源】《中国药典》（2015版）。

【类别】乙类非处方药。

【处方组成】肿节风浸膏、薄荷脑、薄荷素油共3味。

【方解】本方主治外感风热所致的咽喉肿痛。方中肿节风清热凉血祛风；薄荷脑、薄荷素油疏散上焦风热，止咽喉疼痛。

【功能与主治】疏风清热，消肿止痛，清利咽喉。用于外感风热所致的喉痹，症见咽喉肿痛，声哑失音；急性咽喉炎见上述证候者。

【功效特点】以肿节风为君药，配伍薄荷清热凉血，祛风止痛。用于外感风热咽痛。临床以咽喉肿痛，声哑失音为辨证要点。

【剂型规格】片剂，每片重0.44g、1g。

【性状】本品为粉红色至棕红色的片或薄膜衣片；除去包衣后显浅棕色至棕色；气香，味甜、清凉。

【用法与用量】含服，一次2片（第1种规格）或1片（第2种规格），每隔2小时1次，一日6次。

【使用注意】忌烟酒、辛辣、鱼腥食物；不宜在服药期间同时服用滋补性中药；有高血压、心脏病、肝病、糖尿病、肾病等慢性病严重者应在医师指导下服用；儿童、孕妇、哺乳期妇女、年老体弱、脾虚便溏者应在医师指导下服用；声哑失音较重者，应及时去医院就诊；服药3天症状无缓解，应去医院就诊；对本品过敏者禁用，过敏体质者慎用；本品性状发生改变时禁止使用。

【生产厂家】江中药业股份有限公司。

银黄口服液

【处方来源】《中国药典》（2015版）。

【类别】甲类非处方药、国家基本药物。

【处方组成】黄芩提取物（以黄芩苷计）、金银花提取物（以绿原酸计）共2味。

【方解】本方主治风热上攻、火毒壅盛所致上呼吸道感染、急性扁桃体炎、咽炎。方中金银花疏散上焦风热，清热解毒；黄芩清泄上焦热毒。

【功能与主治】清热疏风，利咽解毒。用于外感风热，肺胃热盛所致的咽干、咽痛、喉核肿大、口渴、发热；急慢性扁桃体炎、急慢性咽炎、上呼吸道感染见上述证候者。

【临床应用】①火毒壅盛所致咽喉肿痛，口舌生疮，疮疖肿痛。②湿热痢疾初起，腹痛，里急后重，下痢脓血。小儿腹泻。③肺热咳嗽，痰黄稠量多。④急性咽炎，扁桃体炎、腮腺炎及各种化脓性感染。

【剂型规格】口服液，每支装10ml。糖衣片，片心重0.25g。薄膜衣片，每片重0.27g。

【性状】本品为红棕色的澄清液体；味甜、微苦。片剂为糖衣片或薄膜衣片，除去包衣后显黄色至棕黄色；味微苦。

【用法与用量】口服，一次10~20ml，一日3次，小儿酌减。片剂，一次2~4片，一日4次。

【使用注意】忌烟酒、辛辣、鱼腥食物；不宜在服药期间同时服用滋补性中药；糖尿病患者及有高血压、心脏病、肝病、肾病等慢性病严重者应在医师指导下服用；儿童、孕妇、哺乳期妇女、年老体弱、脾虚便溏者应在医师指导下服用；扁桃体有化脓或发热体温超过38.5℃的患者应去医院就诊；服药3天症状无缓解，应去医院就诊；对本品过敏者禁用，过敏体质者慎用；本品性状发生改变时禁止使用。

【附注】本药与双黄连口服液的区别：双黄连口服液也为研制方，是本药加连翘组成，剂型还有栓剂、颗粒剂，在清热解毒的同时增加了辛凉解表作用，可用于风热感冒引起的发热，恶寒，咳嗽，咽痛，牙痛，上呼吸道感染，支气管炎，咽炎，肺炎；本药侧重于清热解毒，消炎，无解表散风作用，用于上呼吸道感染，急性扁桃体炎，咽炎，腮腺炎及各种化脓性感染。

【生产厂家】山西济民可信药业股份有限公司。

清热解毒口服液

【处方来源】《中国药典》（2015 版）。

【类别】乙类非处方药。

【处方组成】生石膏、金银花、玄参、地黄、连翘、栀子、甜地丁、黄芩、龙胆、板蓝根、知母、麦冬共 12 味。

【方解】本方主治热毒壅盛所致咽喉肿痛、流感、上呼吸道感染。方中生石膏、金银花清热解毒泻火；连翘、甜地丁、板蓝根清热解毒利咽消肿；栀子、黄芩、龙胆、知母清泄三焦实火；玄参、地黄、麦冬滋阴润燥，生津止渴。

【功能与主治】清热解毒。用于热毒壅盛所致发热面赤，烦躁口渴，咽喉肿痛；流感、上呼吸道感染见上述证候者。

【临床应用】①热毒壅盛所致发热面赤，烦躁口渴，牙痛，咽喉肿痛。②流行性感冒：恶寒发热，头痛鼻塞咽痛，周身酸痛。③热毒壅盛所致牙周炎、牙龈炎、上呼吸道感染等。

【功效特点】方中以生石膏、金银花为君药，配伍栀子、黄芩、龙胆、知母、地丁、板蓝根清热解毒，利咽消肿；增液汤滋阴润燥，生津止渴。用于热毒壅盛咽痛。临床以发热面赤，烦躁口渴，牙痛，咽痛为辨证要点。

【附注】本药与黄连解毒丸的区别：黄连解毒丸处方来源于《外台秘要》，由栀子、黄连、黄柏、黄芩组成。两药均为清热泻炎解毒药。用于三焦实火，热毒壅盛所致发热面赤，烦躁口渴，咽喉肿痛等证。本药偏于滋阴清热解毒，清中有润，用于三焦实火兼阴伤诸证；黄连解毒丸苦寒直折里热，药性苦寒偏燥，用于三焦实火炽盛无伤阴之证。

【剂型规格】口服液，每支 10ml。薄膜衣片，每片重 0.52g、0.37g、0.35g。

【性状】本品为棕红色的液体；味甜、微苦。片剂为糖衣片或薄膜衣片，除去包衣后显棕黄色至棕褐色；气微，味苦。

【用法与用量】口服液，口服，一次 10~20ml，一日 3 次，儿童酌减，或遵医嘱。片剂，一次 4 片；一日 3 次，儿童酌减。

【使用注意】忌烟、酒及辛辣、生冷、油腻食物；不宜在服药期间同时服用滋补性中药；风寒感冒者不适用；糖尿病患者及有高血压、心脏病、肝病、肾病等慢性病严重者应在医师指导下服用；儿童、孕妇、哺乳期妇女、年老体弱及脾虚便溏者应在医师指导下服用；发热体温超过 38.5℃的患者，应去医院就诊；服药 3 天症状无缓解，应去医院就诊；对本品过敏者禁用，过敏体质者慎用；本品性状发生改变时禁止使用。

【生产厂家】山西济民可信药业股份有限公司。

穿心莲片

【处方来源】《中国药典》（2015 版）。

【类别】甲类非处方药。

【处方组成】穿心莲 1 味。

【方解】本方主治热毒内盛所致咽喉肿痛、流感。穿心莲清热解毒，燥湿消肿。

【功能与主治】清热解毒，凉血消肿。用于邪毒内盛，感冒发热，咽喉肿痛，口舌生疮，顿咳劳嗽，泄泻痢疾，热淋涩痛，痈肿疮疡，毒蛇咬伤。

【临床应用】①风热感冒，咽痛，咳嗽。②急性咽炎，扁桃体炎，支气管炎，菌痢，尿道炎等呼吸道感染、肠道感染、尿道感染，还可用于中耳炎，盆腔炎。

【剂型规格】片剂，每片含脱水穿心莲内酯小片不得少于 4.0mg，大片不得少于 8.0mg。胶囊剂，每粒装 0.19g、0.3g。

【性状】本品为糖衣片或薄膜衣片，除去包衣后显灰褐色至棕褐色，味苦。胶囊剂为硬胶囊，内容物为棕绿色至墨绿色的颗粒和粉末；味苦。

【用法与用量】口服，一次 2~3 片（小片），一日 3~4 次；或一次 1~2 片（大片），一日 3 次。胶囊剂，一次 2~3 粒，一日 3~4 次。

【使用注意】忌烟、酒及辛辣、生冷、油腻食物；不宜在服药期间同时服用滋补性中药；本品适用于风热感冒，症见发热咽痛，口干或渴，咳嗽痰黄；高血压、心脏病、肝病、糖尿病、肾病等慢性病严重者应在医师指导下服用；服药 3 天症状无缓解，应去医院就诊；儿童、年老体弱者、孕妇应在医师指导下服用；对本品过敏者禁用，过敏体质者慎用；药品性状发生改变时禁止服用。

【附注】临床上使用的复方穿心莲片由穿心莲、路边青组成。功用为清热解毒，利湿。用于风热感冒，咽喉疼痛，湿热泄泻。

【生产厂家】天津市中药集团同仁堂制药厂。

板蓝根颗粒

【处方来源】《中国药典》（2015 版）。

【类别】甲类非处方药、国家基本药物。

【处方组成】板蓝根 1 味。

【方解】本方主治热毒壅盛，咽喉肿痛、腮腺炎。板蓝根清热解毒，凉血利咽，抗病毒。

【功能与主治】清热解毒，凉血利咽。用于肺胃热盛所致的咽喉肿痛、口咽干燥、腮部肿胀；急性扁桃体炎、腮腺炎见上述证候者。

【临床应用】流行性腮腺炎，流行性乙型脑炎，流行性感冒，传染性肝炎，急性咽炎，扁桃体炎，单纯性疱疹性口腔炎等。

【剂型规格】颗粒剂，每袋装 5g（相当于饮片 7g）、10g（相当于饮片 14g）、3g（无蔗糖，相当于饮片 7g）、1g（无蔗糖，相当于饮片 7g）。

【性状】本品为浅棕黄色至棕褐色的颗粒，味甜，微苦；或微苦（无蔗糖）。

【用法与用量】开水冲服。一次 5 ~ 10g（前两种规格）或 1 ~ 2 袋（后两种规格），一日 3 ~ 4 次。

【附注】本药与穿心莲片的区别：两药均具有清热解毒之功，均可用于热毒壅盛，咽喉肿痛；扁桃体炎、腮腺炎。本药清热解毒，凉血利咽，消肿。用于热毒壅盛，流行性乙型脑炎，流行性感冒，传染性肝炎，单纯性疱疹性口腔炎等；穿心莲片清热解毒，凉血消肿。用于感冒发热，口舌生疮，咽喉肿痛，顿咳劳嗽，泄泻痢疾，热淋涩痛，痈肿疮疡，毒蛇咬伤。

【使用注意】忌烟、酒及辛辣、生冷、油腻食物；不宜在服药期间同时服用滋补性中药；风寒感冒者不适用，其表现为恶寒重，发热轻，无汗，头痛，鼻塞，流清涕，喉痒咳嗽；高血压、心脏病、肝病、糖尿病、肾病等慢性病严重者应在医师指导下服用；儿童、年老体弱者、孕妇应在医师指导下服用；服药 3 天症状无缓解，应去医院就诊；对本品过敏者禁用，过敏体质者慎用；药品性状发生改变时禁止服用。

【附注】临床上使用的复方板蓝根颗粒由板蓝根、大青叶组成。功用为清热解毒，凉血。用于风热感冒，咽喉肿痛。

【生产厂家】天津市中药集团同仁堂制药厂。

炎立消片

【处方来源】《药品标准》。

【类别】双轨制处方药。

【处方组成】丁香叶 1 味。

【方解】本方主治菌痢、肠炎及上呼吸道感染。方中丁香叶祛风除湿，具有抗菌抑菌，抗炎作用。

【功能与主治】清热解毒、消炎止痢。用于急性菌痢、肠炎及上呼吸道感染、咽喉肿痛、急慢性桃体炎等细菌感染性疾病。

【临床应用】①扁桃体炎，急慢性咽喉炎，急慢性支气管炎。②急性肠胃炎、细菌性痢疾。③上呼吸道感染，肺部感染。④中耳炎，急、慢性胆囊炎，急、慢性尿路感染，附件炎，角膜炎，巩膜炎，口腔炎，牙龈炎，皮肤及软组织感染等。

【剂型规格】片剂，每片重 0.3g。

【性状】本品为糖衣片；除去糖衣后显黄褐色；味苦、涩。

【用法与用量】口服，一次 2～3 片，一日 3 次。

【生产厂家】河南省迪康医药有限责任公司。

北豆根片

【处方来源】《中国药典》(2015 版)。

【类别】甲类非处方药。

【处方组成】北豆根提取物 1 味。

【方解】本方主治火毒内结所致的咽痛。方中北豆根清热解毒，祛湿止痛。

【功能与主治】清热解毒，止咳，祛痰。用于咽喉肿痛，扁桃体炎，慢性支气管炎。

【剂型规格】片剂，每片含总生物碱 15mg、30mg。胶囊剂，每粒含总生物碱 30mg。

【性状】本品为糖衣或薄膜衣片，除去包衣后显灰棕色至黑棕色；味苦。胶囊剂为硬胶囊，内容物为灰棕色至黑棕色的颗粒及粉末；味苦。

【用法与用量】口服，片剂，一次 60mg，一日 3 次。胶囊剂，一次 2 粒，一日 3 次。

【使用注意】忌烟酒、辛辣、鱼腥食物；不宜在服药期间同时服用滋补性中药；有高血压、心脏病、肝病、糖尿病、肾病等慢性病严重者应在医师指导下服用；儿童、孕妇、哺乳期妇女、年老体弱、脾虚便溏者应在医师指导下服用；扁桃体有化脓或发热体温超过 38.5℃ 的患者应去医院就诊；服药 3 天症状无缓解，应去医院就诊；对本品过敏者禁用，过敏体质者慎用；本品性状发生改变时禁止使用。

【生产厂家】鞍山制药有限公司。

牛黄消炎片

【处方来源】《中国药典》（2015 版）。

【类别】双轨制处方药。

【处方组成】人工牛黄、珍珠母、蟾酥、青黛、天花粉、大黄、雄黄共 7 味。

【方解】本方主治热毒蕴结所致的咽喉肿痛、疔、痈、疮疖。方中人工牛黄、大黄清热解毒，泻火通便；青黛清肝泻火，凉血解毒；蟾酥、雄黄解毒清热，消肿止痛；天花粉清热生津；珍珠母平肝潜阳，镇心安神。

【功能与主治】清热解毒，消肿止痛。用于热毒蕴结所致的咽喉肿痛、疔、痈、疮疖。

【临床应用】①热毒蕴结所致的咽喉肿痛，吞咽困难，大便秘结，小便短赤。②热毒蕴结所致的疔、痈、疮疖，大便秘结，小便短赤。可外用研末调敷患处。③急性咽喉炎，扁桃体炎。

【功效特点】方中以人工牛黄、大黄为君药，配伍青黛、蟾酥、雄黄清热解毒，消肿止痛，泻火通便。用于热毒蕴结咽喉肿痛及疔、痈、疮疖。临床以咽喉肿痛，吞咽困难，小便黄赤，大便秘结为辨证要点。

【剂型规格】片剂，每片相当于总药材 0.05g。水丸，每 60 粒 0.3g。

【性状】本品为糖衣片或薄膜衣片，除去包衣后显黄棕色；味苦，有麻辣感。水丸黑色的细小水丸，除去外衣，显棕黄色；味苦，有麻辣感。

【用法与用量】口服，片剂，一次 1 片，一日 3 次，小儿酌减；水丸，一次 10 丸，一日 3 次，小儿酌减。外用研末调敷患处。

【使用注意】孕妇忌服。

【生产厂家】天津中新药业集团股份有限公司达仁堂制药厂。

牛黄解毒片

【处方来源】《证治准绳》、《中国药典》（2015 版）。

【类别】双轨制处方药、国家基本药物。

【处方组成】人工牛黄、大黄、甘草、黄芩、冰片、雄黄、桔梗、生石膏共 8 味。

【方解】本方主治火热毒邪内盛所致口舌生疮，疖肿，便秘。方中人工牛黄、大黄、黄芩、生石膏清热解毒，泻火通便；冰片、雄黄解毒清热，消肿止痛；桔梗清利咽喉；甘草调和药性。

【功能与主治】清热解毒。用于火热内盛，咽喉肿痛，牙龈肿痛，口舌生疮，目赤肿痛。

【临床应用】①三焦热毒壅盛所致牙痛，牙龈肿痛，甚则牙龈化脓，患侧面部、颊部亦肿，舌红苔黄，大便秘结，小便短赤。②三焦热毒壅盛所致咽喉肿痛，一侧或两侧咽喉部炽红肿大或有白物渗出（脓点）或小舌（悬雍垂）红肿，甚则水饮不能入，声音嘶哑，身热、面赤、舌质红、苔黄，脉洪数。③上中焦热盛头痛，目赤肿痛，咽喉肿痛，吞咽困难，大便秘结，小便短赤。④急性咽喉炎，扁桃体炎，舌炎，牙龈炎，面颌炎有大便秘结，小便短赤者。⑤大肠积热便秘。

【功效特点】方中以人工牛黄、大黄、黄芩、生石膏为君药，配伍冰片、雄黄清利咽喉，消肿止痛，泻热通便；用于火热毒邪内盛口舌生疮，便秘。临床以咽喉、牙龈、眼目肿痛，小便黄赤，大便秘结为辨证要点。

【剂型规格】片剂，每片重 0.25g。水蜜丸，每 100 丸重 5g。大蜜丸，每丸重 3g。软胶囊，每粒装 0.4g。硬胶囊，①每粒相当于饮片 0.78g，每粒装 0.3g，每粒装 0.4g，每粒装 0.5g；②每粒相当于饮片 0.52g，每粒装 0.3g。

【性状】本品为素片、糖衣片或薄膜衣片，素片或包衣片除去包衣后显棕黄色；有冰片香气，味微苦、辛。丸剂为棕黄色的大蜜丸或水蜜丸；

有冰片香气，味微甜而后苦、辛。软胶囊内容物为棕黄色黏稠状液体；有冰片香气，味微苦、辛。硬胶囊内容物为棕黄色的颗粒和粉末或粉末；有冰片香气、味微苦、辛。

【用法与用量】口服，片剂，一次3片（小片）；或2片（大片）；水蜜丸，一次2g；大蜜丸，一次1丸；软胶囊，一次4粒；硬胶囊，一次2粒（第1种规格）或3粒（第2种规格）。一日2~3次。

【禁忌】孕妇禁用。

【使用注意】忌烟、酒及辛辣、油腻食物；高血压、心脏病、肝病、糖尿病、肾病等慢性病患者应在医师指导下服用；服药后大便次数一日2~3次者，应减量；一日3次以上者，应停用并向医师咨询；服药3天后症状无改善或加重者，应立即停药并去医院就诊；小儿、年老体弱及脾胃虚寒者慎用，若需使用，必须在医师指导下使用；对本品过敏者禁用，过敏体质者慎用；本品性状发生改变时禁止使用。

【附注】本药与犀羚丹的区别：本药清热解毒通便作用较强，用于三焦热毒壅盛所致，牙痛，咽喉肿痛，口舌生疮，疮疖肿痛，大便秘结，无明显伤阴之证；犀羚丹是由黄连解毒汤与增液承气汤加味而成，药性寒凉而又清润，护顾阴津，用于三焦实热证肠液不足大便秘结时间稍长及阴液受损出现烦躁，口渴者。

【方歌】牛黄解毒大黄草，黄芩冰雄桔石膏；清热泻火消肿痛，三焦实热大便燥。

【生产厂家】天津同仁堂药业有限公司。

西羚丹

【处方来源】《药品标准》。

【类别】甲类非处方药。

【处方组成】羚羊角、黄柏、黄芩、黄连、大黄、地黄、栀子、甘草、玄参、川芎、水牛角浓缩粉、龙胆、冰片、玄明粉共14味。

【方解】本方主治三焦实火证。方中黄连解毒汤加龙胆清热泻火解毒；增液承气汤润肠软坚通便；再加川芎、冰片活血化瘀通窍散火，消肿止痛；水牛角浓缩粉、羚羊角清心肝经郁热。

【功能与主治】退热消炎，清胃利便。用于头痛牙痛，口舌生疮，暴发火眼，咽喉肿痛，大便不通，烦躁口渴。

【临床应用】①三焦实火头疼，牙痛，口舌生疮，烦躁口渴，暴发火眼，咽喉肿痛，大便不通。②高血压、牙龈炎、口腔炎、舌炎、结膜炎、咽喉炎等急性炎症属热毒有便秘者。

【功效特点】方中以黄连解毒汤、增液承气汤为基础再加龙胆、川芎、冰片、水牛角浓缩粉、羚羊角润肠通便，通窍散火，消肿止痛。用于三焦实火便秘。三焦实火临床以头疼，牙痛，口舌生疮，烦躁口渴，暴发火眼，咽喉肿痛，大便不通为辨证要点。

【剂型规格】蜜丸，每丸重6g。

【性状】本品为黑色的大蜜丸；味苦。

【用法与用量】口服，一次1丸，一日2次。

【使用注意】孕妇遵医嘱服用。

【方歌】西羚五黄栀子草，玄参川芎水牛角；龙胆冰片玄明粉，三焦实火大便燥。

【生产厂家】天津中新药业集团股份有限公司达仁堂制药厂。

三黄片

【处方来源】《金匮要略》（泻心汤）、《中国药典》（2015版）。

【类别】甲类非处方药。

【处方组成】大黄、黄芩浸膏、盐酸小檗碱共3味。

【方解】本方主治三焦热盛所致实火便秘。方中大黄清热解毒，泻火通便；黄芩、黄连解毒清热，消肿止痛。

【功能与主治】清热解毒，泻火通便。用于三焦热盛所致目赤肿痛，口鼻生疮，咽喉肿痛，牙龈肿痛，心烦口渴，尿黄便秘；亦用于急性胃肠炎，痢疾。

【临床应用】①三焦积热所致面红目赤，牙痛，口舌生疮，大便秘结，小便短赤。②热盛入血脉，迫血妄行所致吐血，衄血，大便秘结，小便短赤。③湿热中阻肠胃，郁而化火所致湿热黄疸，下痢脓血，胸闷泛恶及热毒炽盛所致疮疡肿毒等证。④急性肺感染，咽炎，扁桃体炎，慢性盆腔炎、阴道炎，宫颈糜烂，痤疮，痔疮等有大便秘结者。

【剂型规格】薄膜衣，每片重0.26g（小片）、0.52g（大片）。

【性状】本品为糖衣片或薄膜衣片，除去包衣后显棕色；味苦、微涩。

【用法与用量】口服，一次4片（小片）或2片（大片），一日2次，小儿酌减。

【禁忌】孕妇慎用；溶血性贫血患者及葡萄糖-6-磷酸脱氢酶缺乏患者禁用。

【使用注意】忌烟、酒及辛辣食物；不宜在服药期间同时服用滋补性中药；有高血压、心脏病、肝病、糖尿病、肾病等慢性病严重者应在医师指导下服用；服药后大便次数增多且不成形者，应酌情减量；本品含盐酸小檗碱。儿童、哺乳期妇女、年老体弱及脾虚便溏者应在医师指导下服用；服药3天症状无缓解，应去医院就诊；严格按用法用量服用，本品不宜长期服用；对本品过敏者禁用，过敏体质者慎用；本品性状发生改变时禁止使用。

【附注】本药与一清颗粒、四季三黄片的区别如下。

（1）一清颗粒（《中国药典》2015年版）组成：大黄、黄芩、黄连。功用：清热泻火解毒，化瘀凉血止血。用于火毒血热所致的身热烦躁，目赤口疮，咽喉牙龈肿痛，大便秘结；吐血、咯血、衄血、痔血，咽炎，扁桃体炎，牙龈炎见上述证候者。

（2）四季三黄片（软胶囊）是本药加入栀子而成。功效与本品类似，临床上可互相代用。

【生产厂家】天津同仁堂药业有限公司。

功劳去火片

【处方来源】《中国药典》（2015版）。

【类别】乙类非处方药。

【处方组成】功劳木、黄柏、黄芩、栀子共4味。

【方解】本方主治实热火毒、三焦热盛所致的急性咽喉炎、急性胆囊炎、急性肠炎。方中功劳木清热燥湿，泻火解毒；黄柏、黄芩、栀子燥湿清热，消肿止痛。

【功能与主治】清热解毒。用于实热火毒所致的急性咽喉炎、急性胆囊炎、急性肠炎。

【临床应用】实热火毒夹湿所致的急性咽喉炎、急性胆囊炎、急性肠炎，舌红苔黄腻。

【功效特点】方中以功劳木为君药，配伍黄柏、黄芩、栀子燥湿清热，泻火解毒，消肿止痛。用于实热火毒夹湿所致的急性咽喉炎及急性胆囊炎、肠炎。临床以咽喉红肿疼痛，舌红苔黄腻为辨证要点。

【剂型规格】薄膜衣片，每片重 0.5g。

【性状】本品为糖衣片或薄膜衣片，除去包衣后，显棕黄色至棕褐色；味苦。

【用法与用量】口服，糖衣片，一次 5 片；薄膜衣片，一次 3 片。一日 3 次。

【禁忌】虚寒重症者禁用。

【使用注意】忌烟酒、辛辣、鱼腥食物；本品仅用于实热火毒、三焦热盛之证，虚寒者慎用；有高血压、心脏病、肝病、糖尿病、肾病等慢性病严重者应在医师指导下服用；儿童、孕妇、年老体弱、脾虚大便溏者应在医师指导下服用；扁桃体有化脓或发热体温超过 38.5℃ 的患者应去医院就诊；服药 3 天症状无缓解，应去医院就诊；对本品过敏者禁用，过敏体质者慎用；本品性状发生改变时禁止使用。

【生产厂家】广西玉兰制药有限公司。

当归龙荟丸

【处方来源】《宣明论方》《中国药典》（2015 版）。

【类别】甲类非处方药。

【处方组成】当归、龙胆、芦荟、大黄、黄芩、黄连、黄柏、栀子、青黛、木香、人工麝香共 11 味。

【方解】本方主治肝胆火旺大便秘结证。方中龙胆清泄肝胆实火；黄芩、黄连、黄柏、栀子、青黛清泄肝火解毒；芦荟、大黄泻下通便，导实火下行；人工麝香、木香行气开窍，舒肝止痛；当归养血补血柔肝。

【功能与主治】泻火通便。用于肝胆火旺，心烦不宁，头晕目眩，耳鸣耳聋，胁肋疼痛，脘腹胀痛，大便秘结。

【临床应用】①肝胆实火头晕头痛，目赤肿痛，口苦胁痛，烦躁不安，大便秘结。②肝胆实火，耳鸣耳聋，耳内生疮，耳肿疼痛，便秘尿赤。③肝阳上亢高血压病，头目眩晕，大便秘结。④肝火旺盛，痰蒙清窍所致癫狂证。⑤慢性粒细胞型白血病，胆管蛔虫症，胆囊炎，胆石症等有大便秘结者。

【功效特点】方中以龙胆为君药，配伍黄连解毒汤加青黛清泄肝火解毒；芦荟、大黄泻下通便，导实火下行。用于肝胆实火证及肝阳上亢高血压病。临床以心烦不宁，头晕目眩，耳鸣耳聋，口苦，两胁胀痛，大便秘结为辨证要点。

【剂型规格】水丸，每100丸6g。

【性状】本品为黄绿色至深褐色的水丸；气微，味苦。

【用法与用量】口服，一次6g，一日2次。

【禁忌】孕妇禁用。

【使用注意】忌烟、酒及辛辣食物；不宜在服药期间同时服用滋补性中药；有高血压、心脏病、肝病、糖尿病、肾病等慢性病严重者应在医师指导下服用；服药后大便次数增多且不成形者，应酌情减量；儿童、哺乳期妇女、年老体弱及脾虚便溏者应在医师指导下服用；严格按用法用量服用，本品不宜长期服用；服药3天症状无缓解，应去医院就诊；对本品过敏者禁用，过敏体质者慎用；本品性状发生改变时禁止使用。

【方歌】当归龙荟用四黄，山栀青黛麝木香；目赤便秘牙根痛，泻肝擅治耳内疮。

【附注】本药与耳聋通窍丸的区别：耳聋通窍丸为本方减去青黛加入石菖蒲、磁石、路路通组成。功用：清热泻火，利湿通便。用于肝胆火盛，头眩目胀，耳聋耳鸣，耳内流脓，大便干燥，小便赤黄。

【生产厂家】天津中新药业集团股份有限公司达仁堂制药厂。

龙胆泻肝丸

【处方来源】《医宗金鉴》（李东垣方）、《中国药典》（2015版）。

【类别】甲类非处方药。

【处方组成】龙胆、栀子、黄芩、甘草、地黄、车前子、泽泻、木通、柴胡、当归共10味。

【方解】本方主治肝胆湿热证。方中龙胆清利肝胆湿热；黄芩、栀子清泄肝火解毒；车前子、泽泻、木通清热利小便导湿热下行；柴胡舒肝解郁止胁痛；当归、地黄养血补血柔肝；甘草解毒，调和药性。

【功能与主治】清肝胆，利湿热。用于肝胆湿热，头晕目赤，耳鸣耳聋，耳肿疼痛，胁痛口苦，尿赤涩痛，湿热带下。

【临床应用】①肝胆湿热，头晕目赤，口苦胁痛。②肝胆湿热，耳鸣耳聋，耳内生疮，耳肿流脓疼痛。③妇女湿热下注，口苦胁痛，带下黄稠，量多臭秽。④湿热下注，小便赤涩、淋浊，阴肿阴痒。⑤肝阳偏亢高血压病，头目眩晕。⑥百日咳，流行性腮腺炎，眼、口、生殖器综合征，带状疱疹，高原红细胞增多症，急性淋病，宫颈癌出血，女童生殖器淋球菌感染，细菌性阴道炎，急性结膜炎，急、慢性中耳炎，急性黄疸性肝炎，急性胆囊炎，急性肾盂肾炎，膀胱炎，尿道炎，盆腔炎，外阴炎，前列腺炎等。

【功效特点】方中以龙胆为君药，配伍黄芩、栀子、车前子、泽泻、木通清热利小便导湿热下行。用于肝胆湿热证及妇女湿热带下，黄稠量多臭秽，阴肿阴痒。临床以头晕耳鸣，口苦胁痛，尿赤涩痛为辨证要点。

【剂型规格】水丸，每袋装6g。小蜜丸，每100丸重20g。大蜜丸，每丸重6g。

【性状】本品为暗黄色的水丸；味苦。蜜丸为黄褐色的小蜜丸或大蜜丸；味苦、微甜。

【用法与用量】口服，水丸，一次6g，一日2次。小蜜丸，一次6～12g（30～60丸）；大蜜丸，一次1～2丸。一日2次。

【使用注意】孕妇，年老体弱，大便溏软者慎用；忌食辛辣刺激性食物；服本药时不宜同时服滋补性中成药；有高血压、心律失常、心脏病、肝病、肾病、糖尿病等慢性病严重者，以及正在接受其他治疗的患者，应在医师指导下服用；服药3天后症状未改善或出现其他严重症状时应停药，并去医院就诊；按照用法用量服用，小儿、年老体弱者应在医师指导下服用；长期服用应向医师咨询；对本品过敏者禁用，过敏体质者慎用；本品性状发生改变时禁止使用。

【方歌】龙胆泻肝栀芩草，地黄车前泽泻饶；木通柴胡当归入，肝胆湿热力能消。

【附注】本药与耳聋丸的区别：耳聋丸为本方减去车前子、柴胡加入石菖蒲、羚羊角组成。功用：清热泻火，利湿通便。用于肝胆火盛，头眩目胀，耳聋耳鸣，耳内流脓，小便赤黄。适用于各种耳聋、耳鸣、脑鸣、听力下降、神经性聋、药物中毒性聋、突发性聋、外伤性聋、老年性聋、噪声性聋等耳部疾病。

【生产厂家】天津中新药业集团股份有限公司乐仁堂制药厂。

复方鸡骨草胶囊

【处方来源】《药品标准》。

【类别】甲类非处方药。

【处方组成】鸡骨草、栀子、枸杞子、白芍、茵陈、五味子、三七、人工牛黄、珍珠层粉共9味。

【方解】本方主治肝胆湿热所致的胁肋不舒证。方中鸡骨草清热解毒，舒肝止痛；栀子、茵陈、人工牛黄清利肝胆湿热；三七活血助鸡骨草行气舒肝；枸杞子、白芍、五味子养血益阴，柔肝缓急；珍珠层粉清热解毒安神。

【功能主治】清利肝胆湿热。用于肝胆湿热所致的胁肋不舒，脘腹胀满，疲倦乏力，口苦尿黄，舌红苔腻等。

【功效特点】方中以鸡骨草为君药，配伍栀子、茵陈、人工牛黄、三七清利肝胆湿热，行气舒肝，活血止痛。用于肝胆湿热证。临床以胁肋不舒，脘腹胀满，口苦尿黄，舌红苔腻为辨证要点。

【剂型规格】胶囊剂，每粒装0.5g。

【性状】本品为胶囊剂，内容物为棕褐色的粉末；味苦。

【用法与用量】口服，一次2粒，一日3次。

【使用注意】孕妇禁用；忌烟、酒及辛辣食物；不宜在服药期间同时服用滋补性中药；有高血压、心脏病、糖尿病、肝病、肾病等慢性病严重者应在医师指导下服用；服药3天症状无缓解，应去医院就诊；儿童、年老体弱者应在医师指导下服用；本品过敏者禁用，过敏体质者慎用；本品性状发生改变时禁止使用。

【方歌】复方鸡骨草胶囊，茵陈栀子味牛黄；三七枸杞芍珍珠，清肝利湿除脘胀。

【生产厂家】广西玉林制药有限责任公司。

左金丸

【处方来源】《丹溪心法》《中国药典》（2015版）。

【类别】甲类非处方药。

【处方组成】黄连、吴茱萸共2味。

【方解】本方主治肝火犯胃，脘胁疼痛，口苦嘈杂，呕吐酸水。方中重用黄连泻心火，间接泻肝热，还能清热燥湿，止泻痢；稍佐吴茱萸之辛热，以开郁降逆止呕，既可舒肝行气解郁，又可监制黄连苦寒伐胃之性。药只两味，一寒一热，辛开苦降，合用有清泄肝火，开泄肝气的作用以治肝郁化火，胃失和降，逆而上冲之证。

【功能主治】泻火、舒肝、和胃、止痛。用于肝火犯胃，脘胁疼痛，口苦嘈杂，呕吐酸水，不喜热饮。

【临床应用】①用于肝气犯胃之胃脘痛：以胃痛，胁肋胀痛，呕吐酸水，口苦，舌红。急性、慢性胃炎及十二指肠溃疡见上述症状者服之有效。②肠热泻痢：以泻下如注，黄水或黏液，伴有里急后重，恶心呕吐，小便赤涩，舌苔黄腻，脉滑数。

【功效特点】以黄连为君药，配伍吴茱萸泻心火，间接泻肝热，开郁降逆止呕。用于肝火犯胃呕吐酸水及肠热泻痢。临床以脘胁疼痛，口苦嘈杂为辨证要点。

【剂型规格】水丸，每袋装 6g。胶囊剂，每粒装 0.35g。

【性状】本品为黄褐色的水丸；气特异，味苦、辛。胶囊剂为硬胶囊，内容物为红棕色至棕褐色的颗粒和粉末；气特异，味苦。

【用法与用量】水丸，口服，一次 3～6g，一日 2 次。胶囊剂，饭后服用，一次 2～4 粒，一日 2 次。15 日为 1 个疗程。

【使用注意】饮食宜清淡，忌酒及辛辣、生冷、油腻食物；忌愤怒、忧郁，保持心情舒畅；脾胃虚寒者不适用；有高血压、心脏病、肝病、糖尿病、肾病等慢性病严重者应在医师指导下服用；儿童、孕妇、哺乳期妇女、年老体弱者应在医师指导下服用；胃痛严重者，应及时去医院就诊；服药 3 天症状无缓解，应去医院就诊；对本品过敏者禁用，过敏体质者慎用；本品性状发生改变时禁止使用。

【附注】左金丸，又名萸连丸，"回令丸"。"左金"说明金行于左而达到平肝的目的。心为肝之子，肝实则痛，"实则泻其子"。

【方歌】左金连萸六一丸，肝火犯胃吐吞酸；再加白芍名戊己，热泻热痢服之安。

【生产厂家】天津中新药业集团股份有限公司乐仁堂制药厂。

泻青丸

【处方来源】《小儿药证直诀》、《中国药典》（2015 版）。

【类别】甲类非处方药。

【处方组成】龙胆、栀子、酒大黄、羌活、防风、当归、川芎、青黛共 8 味。

【方解】本方主治肝胆实热证。方中龙胆大苦大寒，直泻肝火；栀子、大黄、青黛协助龙胆泻肝胆实火，导热下行，从二便分清；羌活、防风搜肝风，散肝火，能畅遂肝木调达上升之性；当归、川芎养肝血以防火热伤及肝血。全方配伍，可达清热泻火，养肝散郁之效。

【功能与主治】清肝泻火。用于肝火上炎所致耳鸣耳聋，口苦头晕，两胁疼痛，小便赤涩。

【临床应用】①肝胆实热暴发火眼：表现胞睑肿硬，目珠疼痛，泪热羞明，白睛混赤肿胀，黑睛溃烂，兼有头痛眩晕，面红目赤，口苦咽干，尿赤便秘，舌质红苔黄糙，脉弦数。②头痛：表现头痛头晕，心烦易怒，常因精神紧张而诱发，睡眠不实，口干口苦，面红，耳鸣，便秘，舌质红苔黄，脉弦有力。③小儿急惊风：表现高热之后，目直视不瞬，项急拘紧，四肢搐搦，甚则角弓反张，舌质红苔黄，脉数。

【功效特点】方中以龙胆为君药，配伍栀子、大黄、青黛泻肝胆实火，导热下行；羌活、防风搜肝风，散肝火。用于肝胆实火证及小儿急惊风。临床以暴发火眼，面红目赤，口苦咽干，尿赤便秘，舌红苔黄，脉弦数为辨证要点。

【剂型规格】水蜜丸，每100丸重10g；大蜜丸，每丸重10g。

【性状】本品为黑褐色的大蜜丸或水蜜丸；味苦。

【用法与用量】口服，水蜜丸，一次7g；大蜜丸，一次1丸。一日2次。

【使用注意】孕妇忌服。忌食辛辣、鱼腥刺激性食物；年老体弱、大便溏软及脾肾虚寒证者慎用；不宜在服药期间同时服用温补性中成药；服药3天后症状无改善或出现其他症状，应去医院就诊；长期服用应向医师咨询；按照用法用量服用，儿童应在医师指导下服用；对本品过敏者禁用，过敏体质者慎用；本品性状发生改变时禁止使用。

【方歌】泻青龙胆羌防风，大黄栀黛归川芎；肝经郁火大便燥，除烦消肿解急惊。

【生产厂家】天津中新药业集团股份有限公司达仁堂制药厂。

苦胆草片

【处方来源】《药品标准》。

【类别】甲类非处方药。

【处方组成】坚龙胆 1 味。

【方解】本方主治肝胆实热证。方中龙胆大苦大寒，清泄肝火，燥湿解毒。

【功能与主治】清热燥湿，泻肝胆火。用于目赤口燥，咽喉肿痛。

【临床应用】湿热黄疸，阴肿阴痒，带下，湿疹瘙痒，目赤，耳聋，口苦，胁痛，惊风抽搐。

【功效特点】方中以坚龙胆清热燥湿，泻肝胆火。用于肝胆湿热，目赤咽痛及湿热黄疸、妇女湿热带下。以目赤耳鸣，口苦胁痛为辨证要点。

【剂型规格】片剂，每片重 0.26g。

【性状】本品为糖衣片，除去糖衣后，显黄褐色至棕褐色；味苦。

【用法与用量】口服，一次 4 片，一日 3 次。

【使用注意】忌烟、酒及辛辣食物；不宜在服药期间同时服用滋补性中药；有高血压、心脏病、糖尿病、肝病、肾病等慢性病严重者应在医师指导下服用；服药 3 天症状无缓解，应去医院就诊；儿童、年老体弱者应在医师指导下服用；对本品过敏者禁用，过敏体质者慎用；药品性状发生改变时禁止服用。

【生产厂家】云南滇中药业有限公司。

清胃黄连丸

【处方来源】《万病回春》（滋阴清胃丸加减）、《中国药典》（2015 版）。

【类别】甲类非处方药。

【处方组成】黄连、黄芩、黄柏、栀子、玄参、地黄、知母、石膏、天花粉、桔梗、赤芍、连翘、牡丹皮、甘草共 14 味。

【方解】本方主治肺胃实火证。方中黄连、石膏清泄胃经实火；黄芩、黄柏、栀子清热泻火解毒；桔梗、赤芍、连翘、牡丹皮清热凉血，消肿利咽；玄参、地黄、知母、天花粉滋养胃阴，养血润燥；甘草调和药性。

【功能与主治】清胃泻火，解毒消肿。用于肺胃火盛所致的口舌生疮，齿龈、咽喉肿痛。

【临床应用】①胃火炽盛所致牙痛，喜冷恶热，甚者牙龈红肿或出脓渗血，肿在腮颊，口气秽浊，苔黄厚，脉洪数。②胃热齿衄，出血腥臭。③胃热壅盛所致唇、颊、龈、舌有黄白色溃烂点，周围鲜红，溃点灼痛，说话饮食痛剧，伴有发热，口臭，尿黄赤，舌红苔黄，脉数。西医诊断之口腔黏膜溃疡、白塞病。④小儿牙疳：表现为初起龈边或颊部结硬，红肿疼痛，渐致腐烂，色变灰白，进而变为黑色，流紫血水，恶臭，溃部微痛而痒者口腔炎，牙周炎，牙龈炎，三叉神经痛等证。

【功效特点】方中以黄连、石膏为君药，配伍黄连解毒汤赤芍、牡丹皮清泄胃火，消肿利咽；玄参、地黄、知母、天花粉滋养胃阴。用于胃火炽盛牙痛。临床以牙龈肿痛、口舌生疮，口臭，不思饮食为辨证要点。

【剂型规格】水丸，每袋装9g。大蜜丸，每丸重9g。糖衣片，片心重0.32g（黄连、黄柏以盐酸小檗碱计，不得少于1.5mg）。薄膜衣片，每片重0.33g（黄连、黄柏以盐酸小檗碱计，不得少于1.5mg）、0.33g（黄连、黄柏以盐酸小檗碱计，不得少于3.0mg）。

【性状】本品为黄色至深黄色的水丸；味微苦。大蜜丸棕褐色的大蜜丸；味微甜后苦。片剂为糖衣片或薄膜衣片，除去包衣后显棕色至棕褐色；味苦。

【用法与用量】口服，水丸，一次9g；大蜜丸，一次1~2丸；糖衣片，一次8片；薄膜衣片，一次8片（第1种规格）或4片（第2种规格）。一日2次。

【使用注意】忌烟、酒及辛辣、油腻食物；心脏病、肝病、糖尿病、肾病等慢性病患者应在医师指导下服用；服药后大便次数一日2~3次者，应减量；一日3次以上者，应停用并向医师咨询；服药3天后症状无改善或加重者，应立即停药并去医院就诊；小儿、孕妇、年老体弱及脾胃虚寒者慎用，若需使用，必须在医师指导下使用；对本品过敏者禁用，过敏体质者慎用；药品性状发生改变时禁止服用。

【方歌】清胃黄连解毒汤，玄地知母石膏藏；花粉桔芍翘丹草，牙痛咽肿口臭疡。

【生产厂家】天津中新药业集团股份有限公司乐仁堂制药厂。

牛黄清胃丸

【处方来源】《药品标准》。

【类别】甲类非处方药。

【处方组成】牛黄、黄芩、栀子、黄柏、大黄、枳实、牵牛子、番泻叶、生石膏、冰片、菊花、薄荷、连翘、桔梗、生甘草、玄参、麦冬共

17 味。

【方解】本方主治胃经实火证。方中以牛黄、生石膏清泄肺胃实火；黄芩、栀子、黄柏、大黄、牵牛子、番泻叶清热泻火，解毒通便；冰片、菊花、薄荷、连翘、桔梗、甘草轻清宣散、开提升浮，以清上焦诸热，清头目、止诸痛；枳实疏三焦气机，气行则痞胀消；玄参、麦冬滋阴降火、缓泻生津，一主肺肾、一主心肺胃，两者皆有生津救液之功，且能使苦寒泻下之药缓解下行，又能顾护胃气不伤，更能起到协调之效。

【功能与主治】清热泻火。用于口舌生疮，牙龈肿痛，乳蛾肿痛，大便秘结，小便黄少，苔黄而燥，脉沉实有力。

【临床应用】①口舌生疮，疼痛剧烈或此起彼伏，反复发作或口干喜饮，大便秘结，舌质红苔黄，脉沉实有力者。②牙龈肿痛，发热，甚则牵引头痛如裂，日轻夜重，口渴引饮，大便干燥，小便黄赤或面颊焮红肿胀，颌下瘰疬疼痛，苔黄，脉滑数有力者。③咽痛红肿、化脓，大便秘结，腹胀胸满，小便黄赤，舌红苔黄，脉滑数有力。④急性牙周炎、牙龈炎、蜂窝织炎、急性扁桃体炎、急性咽峡炎。

【功效特点】以牛黄、生石膏为君药，配伍黄连解毒汤、大黄、牵牛子、番泻叶清泄肺胃邪热，解毒通便；冰片、菊花、薄荷、桔梗轻清宣散，除上焦诸热。用于胃经实火口舌生疮，牙痛便秘。临床以牙龈肿痛，烦渴，咽痛红肿、化脓，大便秘结，小便黄赤，舌红苔黄为辨证要点。

【剂型规格】蜜丸，每丸重6g。

【性状】本品为黑色的大蜜丸；气微，味苦、有凉舌感。

【用法与用量】口服，一次1丸，一日2次。

【使用注意】脾胃虚弱者慎用。孕妇忌服。

【附注】临床上使用的复方牛黄清胃丸由牛黄、大黄、玄参、黄芩、黄连、甘草、连翘、牵牛子、栀子、石膏、猪牙皂、冰片等24味中药组成，功用为清热通便，用于胃肠实热引起的口舌生疮，牙龈肿痛，咽膈不利，大便秘结，小便短赤。

【生产厂家】哈尔滨中药一厂。

口炎清颗粒

【处方来源】《中国药典》(2015 版)。

【类别】甲类非处方药、国家基本药物。

【处方组成】天冬、麦冬、玄参、山银花、甘草共5味。

【方解】本方主治阴虚火旺所致的口腔炎症。方中天冬、麦冬、玄参滋阴清热，凉血解毒；山银花、甘草清热解毒疗疮。

【功能与主治】滋阴清热，解毒消肿。用于阴虚火旺所致的口腔炎症。

【临床应用】①阴虚火旺所致的口腔炎，口舌生疮，口臭，不思饮食。②阴虚胃热所致牙痛，牙龈肿痛、溃疡。

【功效特点】方中以天冬、麦冬、玄参为君药，配伍山银花、甘草滋阴清热，凉血解毒。用于阴虚火旺口舌生疮，牙痛。临床以口燥舌干，口臭，不思饮食为辨证要点。

【剂型规格】颗粒剂，每袋装10g、3g（无蔗糖）。

【性状】本品为棕黄色至棕褐色的颗粒；味甜、微苦；或味甘（无蔗糖）、微苦。

【用法与用量】口服，一次2袋，一日1～2次。

【使用注意】忌烟、酒及辛辣、油腻食物；糖尿病患者及有高血压、心脏病、肝病、肾病等慢性病严重者应在医师指导下服用；儿童、孕妇、哺乳期妇女、年老体弱、脾虚便溏者应在医师指导下服用；服药3天症状无缓解，应去医院就诊；对本品过敏者禁用，过敏体质者慎用；本品性状发生改变时禁止使用。

【生产厂家】广州白云山和记黄埔中药有限公司。

齿痛消炎灵颗粒

【处方来源】《中国药典》（2015版）。

【类别】甲类非处方药。

【处方组成】石膏、荆芥、防风、青皮、牡丹皮、地黄、青黛、细辛、白芷、甘草共10味。

【方解】本方主治脾胃积热，风热上攻所致的牙痛、便秘。方中石膏清泄阳明胃热；荆芥、防风、细辛、白芷疏散上焦风热止痛；牡丹皮、地黄、青黛清血分伏热，滋阴润燥；青皮理气除脾胃积热；甘草益气和中，调和药性。

【功能与主治】疏风清热，凉血止痛。用于脾胃积热，风热上攻所致的头痛身热，口干口臭，便秘燥结，牙龈肿痛；急性齿根尖周炎、智齿冠周炎、急性牙龈（周）炎、急性牙髓炎见上述证候者。

【临床应用】①脾胃积热，风热上攻所致的头痛身热，牙龈肿痛。②口干口臭，牙痛，牙龈肿痛、溃疡，便秘燥结。③胃热壅盛所致急性齿根尖周炎、智齿冠周炎、急性牙龈（周）炎、急性牙髓炎。

【功效特点】方中以石膏为君药，配伍荆芥、防风、细辛、白芷清泄脾胃积热，疏风止痛。用于脾胃积热，风热上攻牙龈肿痛。临床以头痛身热，口干口臭，便秘燥结为辨证要点。

【剂型规格】颗粒剂，每袋装20g、10g（无蔗糖）。

【性状】本品为黄棕色至棕褐色的颗粒；味甜、微苦或味微苦（无蔗糖）。

【用法与用量】开水冲服，一次1袋，一日3次。首次加倍。

【禁忌】孕妇忌服。

【使用注意】忌烟、酒及辛辣、油腻食物；虚火牙痛者不适用，其表现为牙齿隐痛，牙龈红肿不明显；有高血压、心脏病、肝病、糖尿病、肾病等慢性病严重者应在医师指导下服用；用药3天后症状无改善或牙痛、牙龈肿痛加重者，应去医院就诊；按照用法用量服用，小儿、年老体弱者应在医师指导下服用；不宜在服药期间同时服用滋补性中成药；服药同时最好配合牙科治疗；药品性状发生改变时禁止服用。

【生产厂家】河南辅仁制药有限公司。

栀子金花丸

【处方来源】《宣明论方》（栀子金花丸）、《中国药典》（2015版）。

【类别】甲类非处方药。

【处方组成】栀子、金银花、黄连、黄柏、大黄、黄芩、知母、天花粉共8味。

【方解】本方主治肺胃热盛便秘。方中栀子、金银花清泄三焦实火；黄连、黄芩、黄柏、大黄清热泻火，解毒通便；知母、天花粉清热生津止渴。

【功能与主治】清热泻火，凉血解毒。用于肺胃热盛，口舌生疮，牙龈肿痛，目赤眩晕，咽喉肿痛，吐血衄血，大便秘结。

【临床应用】①三焦热盛所致心烦，眩晕，牙痛，咽喉肿痛，口舌生疮，疮疖肿痛，大便秘结，小便短赤。②肺火炽盛，衄血，口鼻生疮，咽喉肿痛，大便秘结。③心火所致心烦眩晕，惊悸，口舌生疮，大便秘结，小便短赤者。④阿弗他口腔炎，牙周炎，牙龈炎，急性咽炎，化脓性扁桃体炎。

【功效特点】方中以栀子、金银花为君药，配伍四黄清热泻火，解毒通便；知母、天花粉生津止渴。用于肺胃热盛，口舌生疮。临床以牙龈肿痛，目赤眩晕，咽喉肿痛，大便秘结为辨证要点。

【剂型规格】水丸，每袋装9g。

【性状】本品为黄色至黄褐色的水丸；味苦。

【用法与用量】口服，一次9g，一日1次。

【使用注意】忌烟、酒及辛辣食物；不宜在服药期间同时服用滋补性中药；有高血压、心脏病、肝病、糖尿病、肾病等慢性病严重者应在医师指导下服用；服药后大便次数增多且不成形者，应酌情减量；孕妇慎用，儿童、哺乳期妇女、年老体弱及脾虚便溏者应在医师指导下服用；严格按用法用量服用，本品不宜长期服用；服药3天症状无缓解，应去医院就诊；对本品过敏者禁用，过敏体质者慎用；本品性状发生改变时禁止使用。

【方歌】栀子金花用四黄，知母花粉共合方；肺胃火盛口鼻疮，实热便秘服之良。

【生产厂家】天津中新药业集团股份有限公司乐仁堂制药厂。

清火栀麦片

【处方来源】《中国药典》（2015版）。

【类别】甲类非处方药。

【处方组成】穿心莲、栀子、麦冬共3味。

【方解】本方主治肺胃热盛所致的咽痛、牙痛。方中重用穿心莲清热解毒，燥湿消肿；栀子清泄三焦实火；麦冬滋肺胃之阴，生津止渴。

【功能与主治】清热解毒，凉血消肿。用于肺胃热盛所致的咽喉肿痛，发热，牙痛，目赤。

【临床应用】①肺胃热盛所致的咽喉肿痛，牙痛，口舌生疮。②肺胃热盛所致的头痛，发热，目赤。

【功效特点】方中以穿心莲为君药，配伍栀子、麦冬清热解毒，燥湿消肿。用于肺胃热盛咽喉肿痛。临床以发热，牙痛，目赤，大便如常为辨证要点。

【剂型规格】薄膜衣片，每片重0.27g、0.31g、0.34g、0.4g、0.42g。

【性状】本品为糖衣片或薄膜衣片，除去包衣后显褐绿色或黄褐色至棕褐色；味极苦。

【用法与用量】口服，一次2片，一日2次。

【使用注意】忌烟、酒及辛辣食物；不宜在服药期间同时服用滋补性中药；有高血压、心脏病、肝病、糖尿病、肾病等慢性病严重者应在医师指导下服用；儿童、孕妇、哺乳期妇女、年老体弱及脾虚便溏者应在医师指导下服用；发热体温超过38.5℃的患者，应去医院就诊；服药3天症状无缓解，应去医院就诊；对本品过敏者禁用，过敏体质者慎用；本品性状发生改变时禁止使用。

【生产厂家】桂林三金药业股份有限公司。

孕妇金花丸

【处方来源】《药品标准》。

【类别】双轨制处方药。

【处方组成】黄芩、栀子、金银花、黄柏、黄连、生地黄、当归、白芍、川芎共9味。

【方解】本方主治热扰胎动证。方中黄芩清热安胎；栀子泻火凉血，金银花清热解毒，黄柏泻火解毒退虚热，黄连清热泻火，以加强清热安胎之力；生地黄养阴生津，清热凉血；当归、白芍、川芎补血调血，养血安胎。

【功能与主治】清热，安胎。用于孕妇头痛，眩晕，口鼻生疮，咽喉肿痛，双目赤肿，牙龈疼痛，或胎动下坠，小腹作痛，心烦不安，口干咽燥，渴喜冷饮，小便短黄等症。

【临床应用】①热扰胎动证。②孕妇实火证。

【功效特点】方中以黄芩为君药，配伍栀子、金银花、黄柏、黄连清热凉血，泻火安胎；四物汤养血补虚扶正。用于热扰胎动证及孕妇实火。临床以头痛，眩晕，口鼻生疮，咽喉肿痛，双目赤肿，牙龈疼痛，或胎动下坠，小腹作痛，心烦不安，口干咽燥，渴喜冷饮，小便短黄为辨证要点。

【剂型规格】蜜丸，每丸重9g。

【性状】本品为棕黄色的蜜丸；气微香，味苦。

【用法与用量】口服，一次1丸，一日2次，或遵医嘱。

【使用注意】外感发热忌服，忌食辛辣食物。

【方歌】孕妇金花四物汤，芩连黄柏栀子双；清热泻火安胎气，孕妇实火小便黄。

【生产厂家】天津中新药业集团股份有限公司达仁堂制药厂。

导赤丸

【处方来源】《小儿药证直诀》（导赤散加减）、《中国药典》（2015版）。

【类别】甲类非处方药。

【处方组成】连翘、黄连、栀子、木通、玄参、天花粉、滑石、赤芍、大黄、黄芩共10味。

【方解】本方主治火热内盛便秘。方中栀子、黄连、黄芩、大黄清泄三焦实火，解毒通便；木通、滑石利小便，泻小肠火导心火下行；连翘、天花粉、玄参、赤芍滋阴润燥，清血分伏热。

【功能与主治】清热泻火，利尿通便。用于火热内盛所致的口舌生疮，咽喉疼痛，心胸烦热，小便短赤，大便秘结。

【临床应用】①心经有热所致口舌生疮，小便短赤、涩痛，大便秘结。②心及上中焦热盛头痛，目赤肿痛，咽喉肿痛，大便秘结，小便短赤。③扁桃体炎，腮腺炎，急性膀胱炎，尿道炎，肾盂肾炎有大便秘结，小便短赤者。

【功效特点】方中以栀子、黄连、黄芩、大黄为君药，配伍木通、滑石清泄三焦实火，导心火下行，解毒通便。用于火热内盛口舌生疮，咽痛。临床以心胸烦热，小便短赤，大便秘结，舌尖红苔黄为辨证要点。

【剂型规格】水蜜丸，每10粒重1g；大蜜丸，每丸重3g。片剂，每片重0.3g。

【性状】本品为黑褐色的水蜜丸或大蜜丸；味甘、苦。片剂为棕黄色片；味微苦。

【用法与用量】口服，水蜜丸，一次2g；大蜜丸，一次1丸，一日2次。1周岁以内小儿酌减。片剂，一次4片，一日2次。

【使用注意】忌烟、酒及辛辣食物；不宜在服药期间同时服用滋补性中药；高血压、心脏病、肝病、糖尿病、肾病等慢性病严重者应在医师指导下服用；服药后大便次数增多且不成形者，应酌情减量；扁桃体有化脓或发热体温超过38.5℃的患者应去医院就诊；儿童、孕妇、哺乳期妇女、年老体弱及脾虚便溏者应在医师指导下服用；严格按用法用量服用，本品不宜长期服用；服药3天症状无缓解，应去医院就诊；对本品过敏者禁用，过敏体质者慎用；本品性状发生改变时禁止使用。

【附注】《小儿药证直诀》导赤散由地黄、木通、生甘草、竹叶组成。功用：清心火，利小便。主治心经热盛，心胸烦热，口渴面赤，渴欲冷饮或心热移于小肠，口舌生疮，小便短赤，尿道刺痛。无通大便作用。

【方歌】导赤栀芩翘连黄，木通花粉滑石襄；玄参赤芍清伏热，心经热盛小便黄。

【生产厂家】蜜丸：天津中新药业集团股份有限公司达仁堂制药厂；片剂：天津中新药业集团股份有限公司隆顺榕制药厂。

清降片

【处方来源】《何世英儿科医案》（清降丸）、《药品标准》。

【类别】甲类非处方药。

【处方组成】大黄、麦冬、蚕砂、地黄、赤芍、皂角子、牡丹皮、甘草、金银花、薄荷、玄参、板蓝根、白茅根、青黛、连翘、川贝母共16味。

【方解】本方主治火毒内盛所致咽痛、便秘。方中大黄清热泻火，解毒通便；金银花、连翘清热解毒，消肿；地黄、玄参、麦冬、牡丹皮、赤芍、白茅根、板蓝根、青黛清营分邪热，滋阴润燥，凉血解毒；蚕砂、薄荷散风清热，利咽喉；川贝母润肺散结，止嗽化痰；皂角子祛痰开窍；甘草调和药性。

【功能与主治】清热凉营，解毒消肿。用于急性咽炎，扁桃体炎，腮腺炎，猩红热，疱疹性口腔炎及内热外感，大便秘结。

【临床应用】①火热内盛所致的口舌生疮，咽喉肿痛，小便短赤，大便秘结。②热入营血斑疹发热，猩红热。③扁桃体炎，腮腺炎，急性咽炎，大便秘结，小便短赤。

【功效特点】方中以大黄为君药，配伍金银花、连翘、牡丹皮、赤芍、白茅根、板蓝根、青黛清营分邪热，滋阴润燥，凉血解毒；川贝母润肺散结，止嗽化痰。用于小儿急性咽炎，扁桃体炎及内热外感证。临床以咽痛口渴，大便秘结，小便短赤为辨证要点。

【剂型规格】片剂，每片重0.25g。

【性状】本品为糖衣片，除去包衣后显绿褐色；味苦。

【用法与用量】口服，儿童，1岁，一次1片半，一日2次；3岁，一次2片；6岁，一次3片，一日3次。

【使用注意】忌辛辣、鱼腥食物；本品不宜长期服用；按照用法用量服用，服药1~3天症状无改善或加重者，应及时就医；对本品过敏者禁用，过敏体质者慎用；本品性状发生改变时禁止使用。

【方歌】清降大黄麦蚕砂，地芍皂丹草贝花；薄玄板蓝茅黛翘，降火通便退热佳。

【生产厂家】天津市中药集团同仁堂制药厂。

木香槟榔丸

【处方来源】《医方集解》（木香槟榔丸加减）、《中国药典》（2015版）。

【类别】双轨制处方药。

【处方组成】木香、槟榔、青皮、陈皮、枳壳、黄柏、黄连、莪术、三棱、大黄、炒牵牛子、香附、芒硝共13味。

【方解】本方主治肝郁气滞化火便秘、湿热痢疾。方中木香、槟榔行气导滞，清理肠胃；青皮、陈皮、枳壳、香附行气除痞，消积导滞；大黄、芒硝、牵牛子、黄连、黄柏清热泻火，攻积导滞，清理肠胃；莪术、三棱活血行气止痛。

【功能与主治】行气导滞，泻热通便。用于湿热内停，赤白痢疾，里急后重，胃肠积滞，脘腹胀痛，大便不通。

【临床应用】①肝郁气滞化火大便秘结：脘腹胀满而痛，停食停水。②湿热痢疾：腹痛，里急后重，下痢脓血，体质较强者。

【功效特点】方中以木香、槟榔为君药，配伍青皮、陈皮、枳壳、香附行气除痞，消积导滞；大黄、芒硝、牵牛子清热泻火，攻积导滞。用于肝郁气滞化火大便秘结及湿热痢疾。临床以脘腹胀满而痛，停食停水，大便不通为辨证要点。

【剂型规格】水丸，每袋装6g。

【性状】本品为灰棕色的水丸；味苦、微咸。

【用法与用量】口服，一次3~6g，一日2~3次。

【使用注意】孕妇禁用，体虚便溏者忌服。

【方歌】木香槟榔青陈皮，枳柏黄连莪棱随；大黄黑丑兼香附，芒硝为丸量服之。

【生产厂家】天津中新药业集团股份有限公司乐仁堂制药厂。

香连化滞丸

【处方来源】《妇科玉尺》（香连化滞丸）、《中国药典》（2015版）。

【类别】双轨制处方药。

【处方组成】木香、黄连、黄芩、当归、炒白芍、醋青皮、陈皮、枳实、厚朴、滑石、炒槟榔、甘草共12味。

【方解】本方主治湿热凝滞引起痢疾病。方中木香、黄连清湿热，行气化滞；青皮、陈皮、枳实、厚朴、槟榔行气理气，消食导滞；滑石利水渗湿止泻；当归、白芍补血调血；甘草缓急止痛，调和药性。

【功能与主治】清热利湿，行血化滞。用于大肠湿热所致的痢疾，症见大便脓血，里急后重，发热腹痛。

【临床应用】湿热痢疾，腹痛，里急后重，下痢脓血。

【功效特点】方中以木香、黄连为君药，配伍青皮、陈皮、枳实、厚朴、槟榔清湿热，行气化滞。用于湿热凝滞痢疾。临床以发热，腹痛，里急后重，下痢脓血为辨证要点。

【剂型规格】水丸，每10丸重0.3g。水蜜丸，每100粒重10g。大蜜丸，每丸重6g。

【性状】本品为黄褐色至棕褐色的水丸或棕褐色的水蜜丸或大蜜丸；气微香，味微苦。

【用法与用量】口服，水丸，一次5g；水蜜丸，一次8g；大蜜丸，一次2丸。一日2次；或遵医嘱。

【使用注意】忌食生冷油腻食物。孕妇忌服。

【方歌】香连化滞芩归芍，青陈二皮枳朴饶；滑石槟榔加甘草，湿热痢疾定可消。

【生产厂家】天津中新药业集团股份有限公司达仁堂制药厂。

久痢丸

【处方来源】《何世英儿科医案》、《药品标准》。

【类别】双轨制处方药。

【处方组成】木香、黄连、党参、白术、茯苓、甘草、枳壳、厚朴、椿皮、当归、鸦胆子共 11 味。

【方解】本方主治湿热久痢、休息痢。方中黄连、椿皮清热燥湿，杀虫治痢；鸦胆子清热杀虫治痢；木香、枳壳、厚朴行气理气，消食导滞；党参、白术、茯苓、甘草健脾补气扶正；当归养血补血。

【功能与主治】健脾益气，除湿化滞。用于湿热久痢，休息痢。

【临床应用】①湿热久痢：下痢日久，脓多血少，里急后重，食少腹胀，倦怠乏力。②休息痢：痢疾时发时止，腹痛里急，有暗红色果冻样大便，食少，倦怠乏力，腹胀不舒，舌苔腻，脉虚细或濡数。

【功效特点】方中以黄连、椿皮为君药，配伍鸦胆子木香、枳壳、厚朴清热杀虫，行气消食导滞；四君子汤健脾补气扶正。用于湿热久痢及休息痢。临床以下痢日久，脓多血少，里急后重，食少腹胀，倦怠乏力为辨证要点。

【剂型规格】水丸，每袋装 7.5g。

【性状】本品为白色水丸；味甘、苦。

【用法与用量】口服，一次 7.5g，一日 2 次。

【使用注意】体弱便溏者忌服。

【方歌】久痢香连四君全，枳朴椿归鸭胆添；健脾补气去余热，泻痢脓血服之安。

【生产厂家】天津中新药业集团股份有限公司达仁堂制药厂。

香连丸

【处方来源】《兵部手集方》、《中国药典》（2015 版）。

【类别】双轨制处方药。

【处方组成】黄连、木香共 2 味。

【方解】本方主治湿热痢疾病。方中黄连清热解毒燥湿，经吴茱萸水炮制不但增强行气止痛作用，擅长治疗肠胃湿热呕吐泻痢；木香升降诸气，行气化滞止痛。两药同用，为清肠化湿，行气止痛之良方。

【功能与主治】清热化湿，行气止痛。用于大肠湿热所致的痢疾，症见大便脓血，里急后重，发热腹痛；肠炎、细菌性痢疾见上述证候者。

【临床应用】①湿热痢疾初起，腹痛，里急后重，下痢脓血，舌苔黄腻。②急性肠炎，菌痢。

【剂型规格】水丸，每袋装 6g。浓缩丸，每 10 丸重 1.7g、2g。薄膜衣，每片重 0.1g（小片，相当于饮片 0.35g）、0.3g（大片，相当于饮片 1g）。糖衣片，片心重 0.1g（小片，相当于饮片 0.35g）、0.3g（大片，相当于饮片 1g）。

【性状】本品为淡黄色至黄褐色的水丸；气微，味苦。浓缩丸为棕色至棕褐色的浓缩丸；气微，味苦。片剂为糖衣片或薄膜衣片，除去包衣后显黄褐色；气微，味苦。

【用法与用量】口服，水丸，一次 3～6g；浓缩丸，一次 6～12 丸，一日 2～3 次，小儿酌减。片剂，一次 5 片（薄膜衣大片、糖衣大片）；小儿，一次 2～3 片（薄膜衣小片、糖衣小片），一日 3 次。

【使用注意】孕妇慎用忌食辛辣，油腻食物按照用法用量服用，小儿、哺乳期妇女及年老体虚者应在医师指导下服药 3 天后症状未改善，应去医院就诊。对本品过敏者禁用，过敏体质者慎用。本品性状发生改变时禁止使用。

【附注】本药与香连化滞丸、久痢丸、泻痢固肠丸的区别：香连化滞丸来源于《沈氏尊生书》，是本药加入黄芩、枳实、青皮、陈皮、槟榔、薤白、当归等药组成。其行气调中化滞作用强于本药，用于湿热痢疾初起，肚腹绞痛，里急后重，下痢脓血，饮食不消，腹胀下坠者；久痢丸为经验方，是本药加入椿皮、鸦胆子、厚朴、党参、茯苓、白术、甘草等药组成。在清热燥湿的同时，增加了健脾益气作用，用于泻痢日久，湿热疫毒未清，正气已伤出现腹隐痛，里急后重，脘腹胀闷，不思饮食，四肢无力者；泻痢固肠丸来源于《太平惠民和剂局方》真人养脏汤加减，主要成分有人参、当归、白术、茯苓、陈皮、甘草、肉豆蔻、诃子、罂粟壳等，是温补脾肾、涩肠止泻的成药，用于泻痢日久，湿热疫毒已清，脾肾虚寒出现下痢赤白、日夜无度、腹痛喜温喜按、倦怠食少。

【生产厂家】天津中新药业集团股份有限公司达仁堂制药厂。

第二节　清暑类中成药

清暑类中成药具有祛除暑邪作用，适用于暑病。症见发热较重，甚至壮热，口渴心烦，汗多，胸脘痞闷，小便不利等症。治宜：清暑热小便。代表中成药有：六一散、益元散、碧玉散等、鸡苏散、祛暑丸、六合定中丸、纯阳正气丸。

六一散

【处方来源】《伤寒直格》、《中国药典》（2015 版）。

【类别】乙类非处方药。

【处方组成】滑石粉、甘草共 2 味。

【方解】本方主治暑热烦渴、小便不利。方中滑石质重体滑，味甘淡性寒凉，能清热利小便，使三焦湿热从小便而解，去除口渴心烦，小便不利诸证；生甘草清热和中，合滑石甘寒育阴，生津止渴，使小便利津不伤。

【功能与主治】祛暑利湿。用于感受暑湿所致的发热，身倦，口渴，泄泻，小便黄少；外用治痱子。

【临床应用】①阳暑证。身热烦渴，小便不利。②外用，防治痱子。③湿热下注所致淋证。小便热赤，涩痛，淋漓不爽或有砂石。

【功效特点】方中以滑石为君药，配伍甘草清湿热利小便，止渴除烦。内服用于中暑轻证。临床以身热烦渴，多汗，小便不利或泄泻为辨证要点。外用可防治痱子。

【剂型规格】散剂，每袋装 250 g。

【性状】本品为浅黄白色的粉末；具甘草甜味，手捻有润滑感。

【用法与用量】调服或包煎服。一次 6 ~ 9 g，一日 1 ~ 2 次，小儿酌减。外用扑撒患处。

【使用注意】饮食宜清淡，忌酒及辛辣、生冷、油腻食物；不宜在服药期间同时服用滋补性中药；外用时用毕洗手，切勿接触眼睛，皮肤破溃处禁用；有高血压、心脏病、肝病、糖尿病、肾病等慢性病严重者应在医师指导下服用；儿童、孕妇、哺乳期妇女、年老体弱者应在医师指导下服用；服药 3 天症状无缓解，应去医院就诊；对本品过敏者禁用，过敏体质者慎用；本品性状发生改变时禁止使用。

【附注】本药又名"天水散""益元散"，与益元散、碧玉散、鸡苏散的区别如下。

（1）益元散为本药加入朱砂而成。以灯芯草煎汤送服。功用：清心祛暑，兼能安神。主治：暑湿证兼见心悸怔忡，失眠多梦。

（2）碧玉散为本药加入青黛而成。功用：祛暑清热。主治：暑湿证兼有肝胆郁热者。

（3）鸡苏散为本药加入薄荷而成。功用：疏风祛暑。主治：暑湿证兼见微恶风寒，头痛头胀，咳嗽不爽。

【生产厂家】天津宏仁堂药业有限公司。

仁丹

【处方来源】《药品标准》。

【类别】乙类非处方药。

【处方组成】藿香叶、薄荷脑、檀香、木香、豆蔻、砂仁、丁香、陈皮、冰片、儿茶、朱砂、甘草共12味。

【方解】本方主治伤暑。方中藿香叶、薄荷脑祛暑；檀香、木香、豆蔻、砂仁、丁香、陈皮理气化湿和中；冰片、儿茶开窍醒脑提神；朱砂安神；甘草调和诸药。全方化湿和中之力较强，故善治暑湿眩晕，呕恶之证。亦治晕车晕船。

【功能与主治】清暑开窍。用于伤暑引起的恶心胸闷、头昏及晕车晕船。

【临床应用】①阳暑证。身热烦渴，恶心胸闷，头昏。②晕车晕船。

【功效特点】方中以藿香叶、薄荷为君药，配伍檀香、木香、豆蔻、砂仁、丁香、陈皮理气化湿和中；冰片、儿茶开窍醒脑提神。用于中暑轻证及晕车晕船。临床以身热烦渴，恶心胸闷，头昏为辨证要点。

【剂型规格】水丸，每10粒0.3g。

【性状】本品为朱红色的水丸，除去外衣显黄褐色；味甘、凉。

【用法与用量】含化或用温开水送服，一次10～20粒。

【注意事项】饮食宜清淡；不宜在服药期间同时服用滋补性中成药；有高血压、心脏病、肝病、糖尿病、肾病等慢性病严重者、孕妇或正在接受其他治疗的患者，均应在医师指导下服用；服药1天，症状无改善，应去医院就诊；按照用法用量服用，小儿、年老体虚者应在医师指导下服用；对本品过敏者禁用，过敏体质者慎用；本品性状发生改变时禁止使用。

【生产厂家】天津中新药业集团股份有限公司乐仁堂制药厂。

祛暑丸

【处方来源】《太平惠民合剂局方》、《药品标准》。

【类别】乙类非处方药。

【处方组成】藿香、香薷、茯苓、丁香、紫苏叶、木瓜、檀香、甘草共8味。

【方解】本方主治中暑外感证。方中藿香、紫苏叶、香薷解表化湿，祛暑散寒；茯苓、木瓜利水祛湿健脾和中；檀香、丁香行气温中，止呕消胀；甘草益气健脾，调和诸药。

【功能与主治】清暑祛湿，和胃止泻。用于中暑外感，恶寒发热，头痛身倦，腹胀吐泻等证。

【临床应用】①急性胃肠炎：以腹胀吐泻为主证。②胃肠性感冒：以恶寒发热，腹胀吐泻为主。③夏令感冒：身热恶寒，无汗，兼有消化道症状者。

【功效特点】本方重用香薷为君药，配伍藿香、茯苓、丁香、紫苏叶、木瓜解表发汗，化湿祛暑，健脾和中。以发汗止泻为主。用于中暑外感证。临床以恶寒发热，无汗，头痛身倦，腹胀吐泻为辨证要点。

【剂型规格】蜜丸，每丸重9g。

【性状】本品为黑色的大蜜丸；气香，味甜。

【用法与用量】口服，一次1丸，一日2次。

【使用注意】饮食宜清淡；孕妇慎用；高血压、心脏病、肝病、糖尿病、肾病等慢性病严重者应在医师指导下服用；应严格按照用法用量服用，婴幼儿、年老体虚患者应在医师指导下服用；服药3天后症状无缓解或症状加重，或出现新的严重症状，应立即停药并去医院就诊；对本品过敏者禁用，过敏体质者慎用；本品性状发生改变时禁止使用。

【方歌】祛暑丸中用香薷，藿香茯苓丁檀苏；甘草木瓜清暑气，发汗止泻腹胀除。

【生产厂家】天津中新药业集团股份有限公司达仁堂制药厂。

六合定中丸

【处方来源】《中国药典》（2015版）。

【类别】甲类非处方药。

【处方组成】广藿香、紫苏叶、香薷、茯苓、炒白扁豆、陈皮、厚朴、木瓜、炒枳壳、木香、檀香、炒麦芽、炒稻芽、炒山楂、炒六神曲、桔梗、甘草共 17 味。

【方解】本方主治夏伤暑湿，宿食停滞证。方中广藿香辛温芳香，可祛暑解表，和中止呕；紫苏叶散风寒，行气宽中；香薷味辛微温祛暑解表发汗，有"夏月麻黄"之称；茯苓、白扁豆淡渗利湿，健脾止泻；陈皮、厚朴、木瓜温中燥湿，行气消积；木香、檀香理气散寒止痛；枳壳行气宽胸；麦芽、稻芽、山楂、六神曲消积和胃导滞；桔梗开提肺气，使肺通调水道，助茯苓利水，水利而大便实；甘草可调和诸药。诸药合用，有祛暑解表，和中止呕，健脾止泻的功能。

【功能与主治】祛暑除湿，和中消食。用于夏伤暑湿，宿食停滞，寒热头痛，胸闷恶心，吐泻腹痛。

【临床应用】①呕吐：夏季中暑湿或内伤生冷，胃失和降，水谷浊气上逆而呕吐，吐物为不消化食物，恶心，腹痛不喜按，舌苔白腻，脉濡滑。②泄泻：泄泻清稀，腹痛肠鸣或兼寒热头痛，肢体酸痛或腹痛即泻，泻下气秽，色黄褐，舌苔白或舌苔薄黄，脉浮滑。③霍乱：起病急骤，上吐下泻，初起泄泻带有稀粪，继则下利清稀，如米泔水样，四肢清冷，病势凶险。发病之初，可服用本丸。④感冒：外感暑湿寒邪，头痛身热，四肢酸懒，恶心呕吐，胸腹胀满，腹痛作泻，舌苔白，脉浮者，皆可用之。

【功效特点】方中以祛暑丸合藿香正气丸配伍麦芽、稻芽、山楂、六神曲。以消食止泻为主。用于中暑兼宿食停滞。临床以恶寒发热，头痛，胸闷腹胀，恶心吐泻为辨证要点。

【剂型规格】水丸，每袋装 6g；大蜜丸，每丸重 9g。

【性状】本品为黄褐色的水丸；气微香，味微酸、苦。大蜜丸为棕黑色或棕褐色；气香，味微苦酸。

【用法与用量】口服。水丸，一次 3～6g，一日 2～3 次。大蜜丸，一次 1 丸，一日 2 次。

【使用注意】饮食宜清淡，忌酒及辛辣、生冷、油腻食物；不宜在服药期间同时服用滋补性中药；有高血压、心脏病、肝病、糖尿病、肾病等慢性病严重者应在医师指导下服用；吐泻严重者应及时去医院就诊；儿童、孕妇、哺乳期妇女、年老体弱者应在医师指导下服用；服药 3 天症状无缓解，应去医院就诊；对本品过敏者禁用，过敏体质者慎用；本品性状发生改变时禁止使用。

【生产厂家】天津中新药业集团股份有限公司达仁堂制药厂。

清暑益气丸

【处方来源】《脾胃论》、《中国药典》（2015 版）。

【类别】乙类非处方药。

【处方组成】黄芪、苍术、升麻、人参、六神曲、陈皮、炒白术、麦冬、当归、炙甘草、青皮、黄柏、葛根、泽泻、五味子共 15 味。

【方解】本方治疗暑热耗伤津气之证。方中黄芪、人参、炙甘草健脾益气；苍术、白术燥湿健脾；当归、麦冬、五味子、葛根养血扶正，益阴生津止渴；黄柏、泽泻清热利湿；升麻升举清阳，调畅脾胃气机；陈皮、青皮理气和胃；六神曲助消化。

【功能与主治】祛暑利湿，补气生津。用于中暑受热，气津两伤。症见头晕身热，四肢倦怠，自汗心烦，咽干口渴。

【剂型规格】蜜丸，每丸重9g。

【性状】本品为黄褐色至棕褐色的大蜜丸；气微香，味甜。

【用法与用量】姜汤或温开水送服。一次 1 丸，一日 2 次。

【使用注意】忌食辛辣油腻食物。

【附注】《温热经纬》清暑益气汤由西洋参、石斛、麦冬、黄连、竹叶、荷梗、知母、甘草、粳米、西瓜翠组成。功效：清暑益气，养阴生津，用于中暑受热，气津两伤。身热汗多，心烦口渴，小便短赤，体倦少气，精神不振，脉虚数者。以上两方同名，均有清暑热益气的作用，主治暑病兼气虚之症。但《温热经纬》之清暑益气汤于清暑益气之外，重在养阴生津，宜于暑热伤津耗气之证；《脾胃论》之清暑益气汤清暑生津之力较逊，但侧重健脾燥湿之功，用治元气本虚，伤于暑湿者。临床运用，应加区别。

纯阳正气丸

【处方来源】《中国药典》（2015 版）。

【类别】甲类非处方药。

【处方组成】广藿香、木香、麝香、丁香、雄黄、硼砂、冰片、硝石、苍术、茯苓、白术、肉桂、陈皮、半夏、金礞石、朱砂共 16 味。

【方解】本方主治暑季寒湿内盛，湿浊不化，中寒腹痛、吐泻。方用"苍白二陈汤"（苍术、白术、陈皮、半夏、茯苓、甘草）合"红灵丹"（朱砂、硝石、硼砂、雄黄、金礞石、麝香、冰片等）减甘草，加公丁香、肉桂、木香、广藿香而成。方中以广藿香、丁香、肉桂、木香温中散寒，芳香辟秽；麝香宣通气机，可驱秽浊；冰片、雄黄、硝石、硼砂、朱砂温散寒结，醒脑开窍；陈皮、半夏和胃止呕；白术、苍术、茯苓健脾燥湿；礞石坠痰。诸药配伍，使暑秽得化，寒湿得驱，共奏温中散寒，辟秽化浊之功。

【功能与主治】温中散寒。用于暑天感寒受湿，腹痛吐泻，胸膈胀满，头痛恶寒，肢体酸重。

【临床应用】①夏季中寒：表现为突然腹中痛，神志似清非清，伴呕逆恶心、上吐下泻、四肢厥冷、恶寒头痛，舌质淡，苔白腻，脉沉细。②暑天霍乱：突然上吐下泻，呕吐清水，泻下澄澈清冷，腿肚转筋或伴腹痛，四肢厥冷，舌质胖大，苔白腻，脉沉细。③急性胃肠炎、消化不良、小儿中毒性消化不良等。

【剂型与规格】水丸，每瓶装3g。

【性状】本品为棕黄色至棕红色的水丸；气芳香，味苦、辛。

【用法与用量】口服，一次服1.5～3g，一日1～2次。

【使用注意】忌气恼及寒凉饮食，孕妇禁用。小儿一般不用，必要时可减量至1/3服用。因芳香之品较多，故不宜久服，以免耗气劫阴之弊。

【生产厂家】哈尔滨中药一厂。

第五章 补益类中成药

凡以补益药为主组成，具有补养人体气、血、阴、阳不足，治疗各种虚证的一类中药制剂，统称为补益类中成药。属于"八法"中补法的范畴。

补益类中成药主要功效是补益人体的虚损，充实体内阴、阳、气、血和阴精、津液的不足，以调整、改善、恢复脏腑的功能，通过扶助正气，达到祛除病邪的目的。人体虚损诸证类别很多，归纳起来有气虚、血虚、阴虚、阳虚四类或兼而有之，如气血两虚、气阴两虚、阴阳两虚等，且气血阴阳与脏腑密切相关，如气虚有心气虚、肺气虚、脾气虚等；血虚有心血虚、肝血虚等；阴虚有心阴虚、肝阴虚、肺阴虚、肾阴虚等；阳虚有心阳虚、脾阳虚、肾阳虚等，治法、用药各异。临床上使用的补益类中成药有很多，但应根据具体病情辨证选用。补益类中成药分为补气、补血、气血双补、滋阴、助阳五类。

使用补益中成药应注意：凡邪未尽、正气尚盛不宜用补益中成药，误补益疾；补气、补阳类中成药，药性温燥，易助火伤阴，故阴虚者慎用；补益中成药多味厚滋腻、不易消化吸收，服药时间以饭前为好。

第一节 补气类中成药

补气类中成药具有健脾补气的作用，适用于脾肺气虚证。症见肢体倦怠无力，呼吸气短，动则气促，少气懒言，语声低微，面色萎白，食欲不振，舌淡苔白，脉弱或虚大；甚至虚热自汗；疮疡破溃，久不收口；泄泻，脱肛；子宫脱垂等。治宜：健脾补气，培元固本。代表中成药有：四君子丸、补中益气丸、参苓白术散、生脉口服液、香砂六君丸、异功散等。

四君子丸

【处方来源】《太平惠民和剂局方》（四君子汤）、《中国药典》（2015版）。

【类别】甲类非处方药。

【处方组成】党参、白术、茯苓、甘草共4味。

【方解】本方主治脾胃气虚证。方中以党参甘温大补元气，健脾养胃；白术苦温，健脾燥湿，加强益气助运之力；茯苓甘淡，渗湿健脾，合白术健脾除湿之功更强，促其运化；甘草益气和中，调和药性。

【功能与主治】益气健脾。用于脾胃气虚，胃纳不佳，食少便溏。

【临床应用】①脾胃气虚证。食欲不振，脘腹痞胀，食后尤甚，大便溏泻，神疲肢倦，舌淡，脉弱。②小儿消化不良。形体消瘦，面色萎黄，稍有不适则泄泻，少气懒言，四肢无力，舌质淡，脉虚无力。③脾虚泄泻。大便时溏时泻，面色萎黄，脘闷不舒，神疲倦怠，舌淡苔白，脉细弱。④慢性胃炎，肠炎，胃肠功能紊乱，神经衰弱。

【功效特点】方中以党参为君药，配伍白术、茯苓、甘草为中医健脾补气的基础方。用于脾胃气虚证。临床以面色萎白，语声低微，四肢无力，食少或便溏为辨证要点。

【剂型规格】水丸，每袋装6g。颗粒剂，每袋装15g。

【性状】本品为棕色的水丸；味微甜。颗粒剂为黄棕色的水丸；味甜，微苦。

【用法与用量】口服，一次3~6g，一日3次。颗粒剂，一次1袋，一日3次。

【使用注意】忌不易消化食物；感冒发热患者不宜服用；有高血压、心脏病、肝病、糖尿病、肾病等慢性病严重者应在医师指导下服用；儿童、孕妇、哺乳期妇女应在医师指导下服用；服药4周症状无缓解，应去医院就诊；对本品过敏者禁用，过敏体质者慎用；本品性状发生改变时禁止使用。服用本药时不宜同时服用藜芦、五灵脂、皂荚或其制剂，不宜喝茶、吃萝卜。

【附注】本药与六君子丸、异功散、香砂六君子丸的区别如下。

（1）六君子丸为本药加入陈皮、半夏组成。功用：健脾止呕。主治：脾胃气虚兼有痰湿。不思饮食，恶心呕吐，胸脘痞闷，大便不实或咳嗽痰多稀白。

（2）异功散为本药加入陈皮组成。功用：健脾，益气，和胃。主治：脾胃虚弱。食欲不振，胸脘痞闷不舒，呕吐泄泻。

（3）香砂六君子丸为本药加入陈皮、半夏、木香、砂仁组成。功用：

健脾和胃，理气止痛。主治：脾胃气虚，寒湿中阻。不思饮食，嗳气，脘腹胀满或疼痛，呕吐泄泻。

【方歌】四君子汤中和义，参术茯苓甘草比；益以夏陈名六君，健脾化痰又理气；除去半夏名异功，或加香砂胃寒祛。

【生产厂家】天津中新药业集团股份有限公司达仁堂制药厂。

补中益气丸

【处方来源】《脾胃论》（补中益气汤）、《中国药典》（2015 版）。

【类别】乙类非处方药、国家基本药物。

【处方组成】党参、白术、陈皮、升麻、柴胡、黄芪、炙甘草、当归共 8 味。

【方解】本方主治脾胃气虚，清阳下陷证。方中重用黄芪甘微温，补中益气，升阳固表；党参、白术、炙甘草健脾补气；当归养血补血；陈皮理气和胃使诸药补而不滞；升麻、柴胡升举下陷清阳。

【功能与主治】补中益气，升阳举陷。用于脾胃虚弱、中气下陷所致的泄泻，脱肛，阴挺。症见体倦乏力、食少腹胀、便溏久泻、肛门下坠或脱肛、子宫脱垂。

【临床应用】①脾胃气虚。发热，自汗出，渴喜温饮，少气懒言，体倦肢软，面色㿠白，大便稀溏，舌淡苔薄白，脉洪而虚。②气虚下陷。久泻、久痢、脱肛、子宫脱垂。③气虚感冒。感冒反复发作，自汗畏寒怕风，四肢不温，神疲食少。④内伤发热。身热有汗，渴喜热饮，头痛恶寒，五心烦热，少气懒言，脉洪而虚。⑤单纯性直立性低血压、糖尿病、慢性结肠炎、眼睑脱垂、重症肌无力、慢性肾炎、慢性前列腺炎、妊娠期和产后尿潴留、妇女月经过多。

【功效特点】方中以黄芪为君药，配伍党参、白术、炙甘草、陈皮健脾益气理气和胃；升麻、柴胡升阳举陷。用于脾胃虚弱、中气下陷证及气虚感冒。临床以体倦乏力、食少腹胀、久泻脱肛或子宫脱垂为辨证要点。

【剂型规格】大蜜丸，每丸重 9g。水丸，每袋装 6g。合剂，每瓶装 100ml。颗粒剂，每袋装 3g。

【性状】本品为棕褐色至黑褐色的小蜜丸或大蜜丸；味微甜、微苦、辛。水丸为黄棕色至棕色的水丸；味微甜、微苦、辛。合剂为棕褐色的液体；气香，味甜、微苦。颗粒剂为棕色的颗粒；味甜、微苦、辛。

【用法与用量】口服，小蜜丸，一次9g；大蜜丸，一次1丸；水丸，一次6g。一日2~3次，空腹服。合剂，一次10~15ml，一日3次。颗粒剂，一次1袋，一日2~3次。

【使用注意】忌不易消化食物；感冒发热患者不宜服用；有高血压、心脏病、肝病、糖尿病、肾病等慢性病严重者应在医师指导下服用；儿童、孕妇、哺乳期妇女应在医师指导下服用；服药4周症状无缓解，应去医院就诊；对本品过敏者禁用，过敏体质者慎用；本品性状发生改变时禁止使用。

【方歌】补中益气参术陈，升柴芪草当归身；劳倦内伤功独擅，亦治阳虚外感因。

【生产厂家】天津中新药业集团股份有限公司达仁堂制药厂。

参苓白术丸

【处方来源】《太平惠民和剂局方》（参苓白术散）、《中国药典》（2015版）。

【类别】乙类非处方药、国家基本药物。

【处方组成】人参、茯苓、白术、白扁豆、山药、甘草、莲子、砂仁、薏苡仁、桔梗共10味。

【方解】本方主治脾虚夹湿证。方中人参、白术、茯苓、甘草平补脾胃之气；山药、莲子健脾益气止泻；白扁豆、薏苡仁助白术、茯苓健脾祛湿止泻；砂仁芳香醒脾，理气和胃，贯通上下气机；桔梗载药上行达上焦以益肺。

【功能与主治】补脾胃，益肺气。用于脾胃虚弱，食少便溏，气短咳嗽，肢倦乏力。

【临床应用】①脾胃虚弱。面色萎黄，食少便溏，胸脘闷胀或泻或吐，形体消瘦，肢倦乏力，舌淡苔白，脉细缓。②脾肺气虚久咳。痰多色白清稀，久咳不休（培土生金法）。③小儿疳积厌食、妇女带下病。④慢性胃炎、慢性肠炎、肠道易激综合征、小儿营养不良、小儿缺锌症、小儿神经性厌食症、慢性气管-支气管炎、湿疹、痤疮、乳糜尿。

【功效特点】方中以四君子汤为基础，配伍白扁豆、山药、莲子、薏苡仁健脾益气，祛湿止泻。用于脾胃虚弱证。临床以食少便溏，肢倦乏力，舌苔白腻为辨证要点。

【剂型规格】水丸，每 100 粒重 6g。散剂，每袋装 6g。

【性状】本品为黄色至黄棕色的水丸；气香，味甜。散剂为黄色至灰黄色的粉末；气香，味甜。

【用法与用量】口服，水丸，一次 6g；散剂，一次 1 袋。一日 3 次，空腹大枣煎汤送服，小儿酌减。

【使用注意】泄泻兼有大便不通畅，肛门有下坠感者忌服；服本药时不宜同时服用藜芦、五灵脂、皂荚或其制剂；不宜喝茶和吃萝卜以免影响药效；不宜和感冒类药同时服用；高血压、心脏病、肾脏病、糖尿病严重患者及孕妇应在医师指导下服用；本品宜饭前服用或进食同时服；按照用法用量服用，小儿应在医师指导下服用；服药 2 周后症状未改善，应去医院就诊；对本品过敏者禁用，过敏体质者慎用；本品性状发生改变时禁止使用。

【附注】天津方参苓白术丸中含有陈皮。功用与此方相近。

【方歌】参苓白术用扁豆，山药甘莲砂薏仁；桔梗上浮兼保肺，姜枣煎汤益脾神。

【生产厂家】天津中新药业集团股份有限公司乐仁堂制药厂。

生脉饮

【处方来源】《内外伤辨惑论》（生脉散）、《中国药典》（2015 版）。

【类别】乙类非处方药、国家基本药物。

【处方组成】红参、麦冬、五味子共 3 味。

【方解】本方主治气阴两伤的温热、暑热证。方中红参甘温补肺生津，大补元气；麦冬甘寒养阴生津，清虚热除烦；五味子酸收敛肺止汗，生津止渴。三药合用一补一清一敛，共奏益气养阴生津之功。

【功能与主治】益气复脉，养阴生津。用于气阴两亏，心悸气短，脉微自汗。

【临床应用】①暑热汗多，耗气伤液。体倦气短，咽干口渴，脉虚细。②久咳肺虚，气阴两伤。呛咳少痰，气短自汗，口干舌燥，苔薄少津，脉虚数或虚细。③心悸。胸闷气短，夜寐不安，多梦健忘，惊悸怔忡，舌红少津，脉虚细无力或结代。④心源性休克，急性心肌梗死、直立性低血压、病态窦房结综合征、肺结核、慢性支气管炎等。

【功效特点】方中以党参为君药，配伍麦冬、五味子养阴生津，清热除烦，止汗。用于气阴两亏暑热汗多证。临床以心悸气短，自汗脉虚为辨证要点。

【剂型规格】口服液，每支装 10ml。胶囊剂，每粒装 0.3g、0.35g。

【性状】本品为黄棕色至红棕色的澄清液体，气香，味酸甜，微苦。胶囊剂为硬胶囊，内容物为棕黄色至棕褐色的颗粒和粉末；气香，味酸、甜、微苦。

【用法与用量】口服，口服液，一次 10ml；胶囊剂，一次 3 粒。一日 3 次。

【使用注意】忌油腻食物；凡脾胃虚弱，呕吐泄泻，腹胀便溏、咳嗽痰多者慎用；感冒患者不宜服用；本品宜饭前服用；按照用法用量服用，小儿、孕妇、高血压、糖尿病患者应在医师指导下服用；服药 2 周或服药期间症状无改善或症状加重或出现新的严重症状，应立即停药并去医院就诊；对本品过敏者禁用，过敏体质者慎用；本品性状发生改变时禁止使用。

【方歌】生脉麦味与红参，保生津又提神；气少汗多兼口渴，病危脉绝急煎斟。

【生产厂家】天津市中药集团同仁堂制药厂。

玉屏风口服液

【处方来源】《丹溪心法》（玉屏风散）、《中国药典》（2015 版）。

【类别】甲类非处方药。

【处方组成】黄芪、防风、白术共 3 味。

【方解】本方主治卫气不足，表虚不固自汗证。方中黄芪益气固表止汗；白术燥湿健脾，合黄芪益气固表，以资化源；防风为风药中的润剂，散风解表以御风邪。黄芪得防风固表而不留邪，防风得黄芪祛邪不伤正，两药相配，一补一散，相反相成，相得益彰。诸药合用，配伍成方，共奏益气固表止汗之效，既可防风邪之内入，又可祛风邪以外出，犹如屏风之可避风，故名"玉屏风"。

【功能与主治】益气，固表，止汗。用于表虚不固，自汗恶风，面色㿠白或体虚易感风邪者。

【临床应用】①表虚不固自汗证及虚人易感风邪。临床主要表现为自汗出、动则益甚、时时畏寒、气短气促、倦怠懒言、面色㿠白、平时不耐风寒、极易感冒、舌苔薄白质淡、脉缓无力等证。②过敏性鼻炎、慢性鼻炎。表现为鼻涕清稀如水，日久则白黏不断或时清时黄或浅黄而臭，鼻塞，遇冷或接触某些过敏物而发作，伴有气短懒言、倦怠乏力或脘闷纳呆、大便溏薄、舌质胖淡、苔薄白、脉缓无力等证。③慢性支气管炎、支气管哮喘、过敏性哮喘、反复上呼吸道感染。表现为咳嗽气短、痰清稀薄、面色㿠白、动则汗出、易感风寒、舌质淡嫩、舌苔薄白、脉虚无力等证。④胃下垂、荨麻疹。

【功效特点】方中以黄芪为君药，配伍防风、白术健脾益气，固表止汗。用于表虚自汗证。临床以自汗恶风，面色㿠白，舌淡，脉虚为辨证要点。

【剂型规格】口服液，每支10ml。胶囊剂，每粒装0.5g。袋泡剂，每袋装3g。颗粒剂，每袋装5g。

【性状】本品为棕红色至棕褐色的液体，味甜、微苦涩。胶囊剂内容物为黄棕色的颗粒和粉末；味苦、微甜。袋泡剂内容物为黄棕色至棕褐色颗粒和粗粉；气香，味微甜、微苦、微涩。颗粒剂为浅黄色至棕红色的颗粒；味涩而后甘。

【用法与用量】口服液，一次10ml；胶囊剂，一次2粒；袋泡剂开水浸泡15分钟后饮服，一次2袋；颗粒剂，一次1袋。一日3次，小儿酌减。

【使用注意】忌不易消化食物；感冒发热患者不宜服用；有高血压、心脏病、肝病、糖尿病、肾病等慢性病严重者应在医师指导下服用；儿童、孕妇、哺乳期妇女应在医师指导下服用；服药4周症状无缓解，应去医院就诊；对本品过敏者禁用，过敏体质者慎用；本品性状发生改变时禁止使用。

【方歌】玉屏风散少而精，芪术防风鼎足形，表虚多汗易感冒，固卫敛汗效特灵。

【生产厂家】天津市儿童药厂。

人参健脾丸

【处方来源】《中国药典》（2015版）。

【类别】乙类非处方药。

【处方组成】人参、茯苓、山药、木香、砂仁、炙黄芪、当归、酸枣仁、远志、白术、陈皮共11味。

【方解】本方主治脾胃虚弱所致的饮食不化，腹痛便溏。方中人参、炙黄芪健脾益气；山药、白术、茯苓健脾祛湿止泻；木香、砂仁、陈皮芳香醒脾，理气和胃；当归、酸枣仁、远志补火生土，养心安神。

【功能与主治】健脾益气，和胃止泻。用于脾胃虚弱所致的饮食不化，脘闷嘈杂，恶心呕吐，腹痛便溏，不思饮食，体弱倦怠。

【临床应用】①身体衰弱。面色萎黄，精神倦怠，胸腹胀满，舌苔白腻。②脾虚腹泻。脘闷嘈杂，肠鸣泄泻，胸腹胀满，食欲不振。

【功效特点】方中以人参、炙黄芪为君药，配伍山药、白术、茯苓健脾益气，祛湿止泻；木香、砂仁、陈皮芳香醒脾，理气和胃。用于脾胃虚弱腹泻。临床以面色萎黄，脘闷腹胀，舌苔白腻为辨证要点。

【剂型规格】大蜜丸，每丸重6g。

【性状】本品为棕褐色至棕黑色的水蜜丸或大蜜丸；气香，味甜、微苦。

【用法与用量】口服，水蜜丸，一次8g；大蜜丸，一次2丸。一日2次。

【使用注意】忌不易消化食物；感冒发热患者不宜服用；有高血压、心脏病、肝病、糖尿病、肾病等慢性病严重者应在医师指导下服用；儿童、孕妇、哺乳期妇女应在医师指导下服用；服药四周症状无缓解，应去医院就诊；对本品过敏者禁用，过敏体质者慎用；本品性状发生改变时禁止使用。服用本药时不宜同时服用藜芦、五灵脂、皂荚或其制剂，不宜喝茶、吃萝卜。

【方歌】人参健脾木砂仁，术苓山药黄芪陈；当归枣仁加远志，脾虚呕恶胃满闷。

【附注】原天津方由八味药组成。方中人参、党参并用加白术健脾益气；枳壳、陈皮理气和胃，除胀满；神曲、山楂、麦芽消食导滞去积。功效以健脾和胃、消食止泻为主，用于脾胃气虚腹泻，消化不良、饮食内停之证。

【生产厂家】天津中新药业集团股份有限公司达仁堂制药厂。

启脾丸

【处方来源】《古今医鉴》、《中国药典》（2015版）。

【类别】甲类非处方药

【处方组成】人参、白术、茯苓、甘草、陈皮、山药、莲子、山楂、六神曲、麦芽、泽泻共 11 味。

【方解】本方主治小儿脾胃虚弱腹泻证。方中以人参、白术、茯苓、甘草、陈皮健脾补中，理气开胃；山药、莲子健脾补气止泻；佐以泽泻利水泄热；佐以神曲、山楂、麦芽消食导滞去积。

【功能与主治】健脾和胃。用于脾胃虚弱，消化不良，腹胀便溏。

【临床应用】①脾胃虚弱所致厌食、伤食、久泻、胃痞。②神经性厌食，消化不良，贫血。③慢性肾炎，单纯性肥胖。

【剂型规格】小蜜丸，每 100 丸重 20g；大蜜丸，每丸重 3g。

【性状】本品为棕色的小蜜丸或大蜜丸；味甜。

【用法与用量】口服，小蜜丸，一次 3g（15 丸）；大蜜丸，一次 1 丸。一日 2 次。3 岁以内小儿酌减。

【使用注意】忌生冷油腻及不易消化食物；婴幼儿应在医师指导下服用；感冒时不宜服用；长期厌食、体弱消瘦者及腹胀重、腹泻次数增多者应去医院就诊；服药 7 天症状无缓解，应去医院就诊；对本品过敏者禁用，过敏体质者慎用；本品性状发生改变时禁止使用。服用本药时不宜同时服用藜芦、五灵脂、皂荚或其制剂，不宜吃萝卜。

【附注】本药与人参健脾丸的区别：本药增加山药、莲子补气止泻，用于小儿脾胃虚弱，消化不良，腹泻；人参健脾丸增加砂仁、木香、陈皮理气和胃除胀满。用于成人脾胃虚弱，消化不良，腹泻。

【方歌】启脾山药四君全，曲楂泽麦陈皮莲；小儿厌食又腹泻，消食健脾病体安。

【生产厂家】天津中新药业集团股份有限公司达仁堂制药厂。

第二节 补血类中成药

补血类中成药具有养血补血的作用，适用于血虚证或血虚伴有阴津不足之证。症见头晕，眼花，面色苍白或㿠白无泽；口唇色淡，爪甲枯瘪；心悸，失眠；大便干燥；妇女月经不调，量少色淡；舌淡红，苔滑少津，脉细数或细涩等。治宜：养血补血，扶正益心脾。代表中成药有：四物合剂、阿胶补血颗粒、人参归脾丸等。

四物合剂

【处方来源】《太平惠民和剂局方》（四物汤）、《中国药典》（2015版）。

【类别】甲类非处方药。

【处方组成】当归、川芎、白芍、熟地黄共4味。

【方解】本方主治营血虚滞失眠、妇女月经不调证。方中熟地黄滋阴养血，填精补髓为君药；当归补血养血，活血调经；佐以白芍酸寒补血敛阴，柔肝荣筋，缓急止痛；川芎辛温走窜，行血中之气，开郁止痛，解归、地纯阴滋腻之弊。此方补中有散，补血不滞瘀血；散中有收，行血不伤新血。

【功能与主治】养血调经。用于血虚所致的面色萎黄，头晕眼花，心悸气短，月经不调。

【临床应用】①月经不调。月经涩少，经来不畅，色淡或紫黑或闭经不行或腹痛，面色萎黄或苍白，舌淡或紫暗，脉细弱。②血虚头痛。头晕，痛甚则面色苍白，呕恶欲吐。③崩漏、癥瘕痞块。④妊娠胎动不安，血下不止；产后恶露不下，结生瘕聚，少腹坚痛，时作寒热。⑤荨麻疹、过敏性紫癜、神经性头痛等。

【功效特点】为中医补血调经的基础方。用于冲任虚损及血虚月经不调。临床以面色苍白无华，唇甲色淡，舌淡，脉细弱为辨证要点。

【剂型规格】每支装10ml、100ml。大蜜丸，每丸重9g。颗粒剂，每袋装5g。

【性状】本品为棕红色至棕褐色的液体；气芳香，味微苦、微甜。大蜜丸为棕褐色；气芳香，味甜。颗粒剂为棕黄色至棕褐色的颗粒；气芳香，味微苦、微甜。

【用法与用量】口服，一次10～15ml；大蜜丸，一次1丸；颗粒剂，一次5g，一日3次。

【使用注意】忌不易消化食物；感冒发热患者不宜服用；有高血压、心脏病、肝病、糖尿病、肾病等慢性病严重者应在医师指导下服用；平素月经正常，突然出现月经过少或经期错后或阴道不规则出血者应去医院就诊；儿童、孕妇、哺乳期妇女应在医师指导下服用；头晕、心悸气短严重者应去医院就诊；服药4周症状无缓解，应去医院就诊；对本品过敏者禁用，过敏体质者慎用；本品性状发生改变时禁止使用。

【附注】桃红四物汤（《医宗金鉴》）四物汤原方加桃仁、红花。功用：养血，活血，逐瘀。主治：妇女经期超前，量多色紫质黏稠或有血块，腹痛腹胀。

【方歌】四物地芍与归芎，血家百病此方通。

【生产厂家】天津中新药业集团股份有限公司达仁堂制药厂。

阿胶补血口服液

【处方来源】《中国药典》（2015版）。

【类别】乙类非处方药。

【处方组成】阿胶、熟地黄、黄芪、党参、白术、枸杞子共6味。

【方解】本方主治血虚证。方中以阿胶、熟地黄养血滋阴，补肺止咳；黄芪、党参、白术益气生血；枸杞子养血润肺。诸药相合，使气血并增，脾肺同健，虚弱之体，渐渐向愈。

【功能与主治】补益气血，滋阴润肺。用于气血两虚所致的久病体弱，目昏，虚劳咳嗽。

【临床应用】①久病体弱，血亏目昏，虚劳咳嗽。②贫血、月经不调、免疫功能低下证属血虚气弱者。

【功效特点】方中以阿胶、熟地黄为君药，配伍黄芪、党参、白术、枸杞子益气生血，滋阴润肺。用于久病体弱血虚证。临床以头晕目昏，面黄肌瘦，体倦乏力，虚劳咳嗽为辨证要点。

【剂型规格】口服液，每支装10ml、20ml。膏剂，每瓶装100g、200g、300g。颗粒剂，每袋装4g。

【性状】本品为深棕色液体，味微甜；膏剂为棕褐色的黏稠液体；味甜、微苦。颗粒剂为棕褐色的颗粒；味甜、微苦。

【用法与用量】口服，口服液，一次20ml；膏剂，一次20g；颗粒剂，开水冲服，一次4g，一日2次，或遵医嘱。

【注意事项】本品为气血双补之药，咳嗽痰多，脘腹胀痛，纳食不消，腹胀便溏者不宜服用；服本药时不宜同时服用藜芦或其制剂；不宜和感冒类药同时服用；高血压、糖尿病患者或正在接受其他药物治疗者应在医师指导下服用；本品宜饭前服用或进食同时服；按照用法用量服用，小儿应在医师指导下服用；服药期间出现食欲不振、恶心呕吐、腹胀便溏者应去医院就诊；对本品过敏者禁用，过敏体质者慎用；本品性状发生改变时禁止使用。

【生产厂家】山东东阿阿胶股份有限公司。

人参归脾丸

【处方来源】《济生方》（归脾汤加减）、《药品标准》。

【类别】乙类非处方药

【处方组成】人参、白术、黄芪、当归、甘草、茯苓、远志、酸枣仁、木香、党参、香附、陈皮共12味。

【方解】本方主治心脾两虚失眠证。方中以人参、党参、黄芪健脾养心补气；茯苓、远志、酸枣仁交通心肾，安神益智；白术燥湿健脾益气；当归补血养心；陈皮、木香、香附行气理气，醒脾和胃；甘草益气和中，调和药性。

【功能与主治】开胃健脾，安神益智。用于身体虚弱，消化不良，心悸失眠，多梦，腰酸腿软，精神不振。

【临床应用】①心脾两虚失眠，健忘多梦，腰酸腿软，精神不振。②脾不统血的出血，月经不调，崩漏，紫癜。③气虚型老年痴呆先兆症状，健忘，头昏，倦怠乏力。④脑外伤综合征、缺血性贫血、再生障碍性贫血、血小板减少性紫癜、肿瘤放疗及化疗所致白细胞减少、神经衰弱、功能性子宫出血。

【功效特点】方中以异功散为基础，配伍黄芪、当归、远志、酸枣仁健脾益气，养血安神。用于心脾两虚失眠及脾不统血的出血证。临床以心悸失眠，体倦食少，精神不振，便血崩漏，舌淡，脉细弱为辨证要点。

【剂型规格】蜜丸，每丸重9g。

【性状】本品为棕黄色的大蜜丸；气微香，味甘。

【用法与用量】口服，蜜丸，一次1丸，一日2次。温开水送服。

【禁忌】身体壮实不虚者忌服。

【使用注意】不宜和感冒类药同时服用；不宜喝茶和吃萝卜，以免影响药效；服本药时不宜同时服用藜芦、五灵脂、皂荚或其制剂；高血压患者或正在接受其他药物治疗者应在医师指导下服用；本品宜饭前服用或进食同时服；服药2周后症状未改善或服药期间出现食欲不振、胃脘不适等证应去医院就诊；按照用法用量服用，小儿及年老者应在医师指导下服用；对本品过敏者禁用，过敏体质者慎用；本品性状发生改变时禁止使用。

【附注】本药与柏子养心丸的区别：本药用于心脾两虚失眠，健忘多梦，腰酸腿软，精神不振及脾不统血的出血，月经不调，崩漏；柏子养心丸用于营血不足，心肾不交失眠，心悸，健忘，多梦，腰酸腿软及神经衰弱症，心悸怔忡，精神恍惚，倦怠乏力。

【方歌】归脾汤用参术芪，归草茯神远志宜，枣仁木香龙眼肉，煎加姜枣益心脾，丸剂去姜枣元肉，再加党参附陈皮。

【生产厂家】天津中新药业集团股份有限公司达仁堂制药厂。

养血生发胶囊

【处方来源】《中国药典》（2015 版）。

【类别】乙类非处方药。

【处方组成】熟地黄、当归、羌活、木瓜、川芎、白芍、菟丝子、天麻、制何首乌共 9 味。

【方解】本方主治血虚脱发证。方中何首乌补肝肾，益精血，乌须发；熟地黄、当归、川芎、白芍养血补肾，益精乌须发；菟丝子补肝肾，强筋骨，益阴助阳；羌活、木瓜、天麻祛风除湿，强腰壮骨。

【功能与主治】养血祛风，益肾填精。用于血虚风盛，肾精不足所致的脱发，症见毛发松动或呈稀疏状脱落，毛发干燥或油腻，头皮瘙痒；斑秃，全秃，脂溢性脱发与病后、产后脱发见上述症状者。

【临床应用】①治疗斑秃，全秃。②圆形脱发、脂溢性脱发、神经衰弱引起的脱发、病后、产后脱发等。

【功效特点】方中以何首乌为君药，配伍四物汤、菟丝子补肝肾，益精血，乌须发；羌活、木瓜、天麻祛风湿，强腰壮骨。用于血虚风盛，肾精不足病后、产后脱发及斑秃、脂溢性脱发。临床以头皮发痒，毛发松动或呈稀疏状脱落为辨证要点。

【剂型规格】胶囊剂，每粒装 0.5g。

【性状】本品为胶囊剂，内容物为深棕色的颗粒或粉末；味辛、微苦。

【用法与用量】口服，一次 4 粒，一日 2 次。

【使用注意】湿热内蕴或气血瘀滞型脱发忌用；忌不易消化食物；脾虚湿盛，腹满便溏者慎用；感冒发热患者不宜服用；有高血压、心脏病、肝病、糖尿病、肾病等慢性病严重者应在医师指导下服用；儿童、孕妇、哺乳期妇女应在医师指导下服用；服药 4 周症状无缓解，应去医院就诊；对本品过敏者禁用，过敏体质者慎用；本品性状发生改变时禁止使用。

【方歌】养血生发何首乌，菟丝补肾加四物；羌活木瓜全天麻，病后产后脱发服。

【生产厂家】天津宏仁堂药业有限公司。

七宝美髯颗粒

【处方来源】《本草纲目》、《中国药典》（2015 版）。

【类别】甲类非处方药。

【处方组成】制何首乌、茯苓、牛膝、当归、枸杞子、菟丝子、补骨脂共 7 味。

【方解】本方主治肝肾不足，白发、脱发。方中重用何首乌补肝肾，益精血，乌须发，强筋骨；枸杞子、菟丝子均入肝肾，能补肾益精，养肝补血；当归补血养肝；牛膝补肝肾，坚筋骨，活血脉；补骨脂补肾壮阳，固精；茯苓补脾肾，渗湿浊。诸药合用，以滋阴益精养血为主，兼顾补阳，有阴阳并补、精血互生之妙。对于肾虚精少不育之症，亦甚适宜。

【功能与主治】滋补肝肾。用于肝肾不足，须发早白，遗精早泄，头眩耳鸣，腰酸背痛。

【临床应用】①本方为平补肝肾之剂。用于须发早白，脱发，齿牙动摇，腰膝酸软。②中年早衰之白发及脱发、牙周病，以及男子不育症属肝肾不足者，均可应用。

【功效特点】方中重用何首乌为君药，配伍枸杞子、菟丝子、当归、牛膝补肝肾，强筋骨，乌须发；补骨脂补肾壮阳固精。用于肝肾不足须发早白。临床以头眩耳鸣，腰酸背痛或遗精早泄为辨证要点。

【剂型规格】颗粒剂，每袋装8g。

【性状】本品为黄棕色的颗粒；味甜、微苦、涩。

【用法与用量】开水冲服，一次 1 袋，一日 2 次。

【使用注意】忌不易消化食物；感冒发热患者不宜服用；糖尿病患者及有高血压、心脏病、肝病、肾病等慢性病严重者应在医师指导下服用；儿童、孕妇、哺乳期妇女应在医师指导下服用；服药 4 周症状无缓解，应去医院就诊；对本品过敏者禁用，过敏体质者慎用；本品性状发生改变时禁止使用。

【方歌】七宝美髯何首乌，菟丝牛膝茯苓俱，骨脂枸杞当归合，专益肝肾精血虚。

【生产厂家】天津中新药业集团股份有限公司达仁堂制药厂。

第三节　气血双补类中成药

中医认为气与血有着相互为用，不可分割的关系，前人有"气为血之帅，血为气之母"之说，因此，气虚影响血液生成和运行，血虚又使气生成无源，导致气血两虚之证的发生。气血双补类中成药具有补气养血、扶正固本的作用，适用于气血两虚证。症见头晕目眩，面色无华，心悸气短，肢体倦怠，舌淡苔白，脉虚细等。治宜：补气养血，扶正固本。代表中成药有：八珍丸、十全大补丸、人参养荣丸。

八珍丸

【处方来源】《太平惠民和剂局方》、《中国药典》（2015版）。

【类别】乙类非处方药、国家基本药物。

【处方组成】党参、白术、茯苓、炙甘草、当归、川芎、白芍、熟地黄共8味。

【方解】本方主治气血两虚证。方中四君子汤益气补中，健脾养胃；四物汤养血补血调血两方合一，气血双补。

【功能与主治】补气益血。用于气血两虚，面色萎黄，食欲不振，四肢乏力，月经过多。

【临床应用】①贫血，再生障碍性贫血，白细胞减少症。面色苍白，气短心悸，头晕目眩，体倦乏力，脉细无力。②月经不调。经期提前或错后，量多质稀色淡，行经时少腹隐痛，舌淡苔白，脉沉弦无力。③神经衰弱、重症肺结核、贫血、慢性缺血性心脏病、慢性血小板减少性紫癜、慢性萎缩性胃炎。

【功效特点】本方为中医补气养血的基础方。临床以面色萎黄，气短乏力，心悸眩晕，舌淡，脉细无力为辨证要点。

【剂型规格】大蜜丸，每丸重9g。颗粒剂，每袋装8g、3.5g（无蔗糖）

【性状】本品为棕黑色的水蜜丸或黑褐色至黑色的大蜜丸；味甜、微苦。颗粒剂为浅棕色至棕褐色的颗粒；气微香，味甜、微苦。

【用法与用量】口服，水蜜丸，一次 6g；大蜜丸，一次 1 丸；颗粒剂开水冲服，一次 1 袋。一日 2 次。

【使用注意】孕妇慎用；不宜和感冒类药同时服用；服本药时不宜同时服用藜芦或其制剂；本品为气血双补之药，性质较黏腻，有碍消化，故咳嗽痰多，脘腹胀痛，纳食不消，腹胀便溏者忌服；本品宜饭前服用或进食同时服；按照用法用量服用，高血压患者、小儿及年老体虚者应在医师指导下服用；服药期间出现食欲不振、恶心呕吐、腹胀便溏者应去医院就诊；药品性状发生改变时禁止服用。

【生产厂家】天津中新药业集团股份有限公司达仁堂制药厂。

十全大补丸

【处方来源】《太平惠民和剂局方》、《中国药典》（2015 版）。

【类别】乙类非处方药。

【处方组成】党参、白术、茯苓、炙甘草、当归、川芎、白芍、熟地黄、炙黄芪、肉桂共 10 味。

【方解】本方主治气血两虚兼阳虚证。四君子汤益气补中，健脾养胃；四物汤养血补血调血；黄芪助党参补气升阳，固表止汗，助当归养血补血；肉桂温补肾阳，暖脾扶正。

【功能与主治】温补气血。用于气血两虚，面色苍白，气短心悸，头晕自汗，体倦乏力，四肢不温，月经量多。

【临床应用】①贫血。面色苍白，气短心悸，头晕目眩，体倦乏力，脉细无力。②眩晕。头晕目眩，面白无华或心悸或视物昏花。③月经不调。经期提前或错后，质稀色淡，行经时少腹隐痛，舌淡苔白，脉沉弦无力。④疮疡溃后久不收口、骨疽。

【功效特点】本方为中医温补气血代表方。临床以面色苍白，气短心悸，体倦乏力，四肢不温，舌淡，脉细弱为辨证要点。

【剂型规格】小蜜丸，每 100 粒重 20g。大蜜丸，每丸重 9g。

【性状】本品为棕褐色至黑褐色的水蜜丸或大蜜丸；气香，味甘而微辛。

【用法与用量】口服，水蜜丸，一次 6g；小蜜丸，一次 9g；大蜜丸，一次 1 丸，一日 2~3 次。

【使用注意】忌不易消化食物；感冒发热患者不宜服用；有高血压、心脏病、肝病、糖尿病、肾病等慢性病严重者应在医师指导下服用；儿童、孕妇、哺乳期妇女应在医师指导下服用；服药4周症状无缓解，应去医院就诊；对本品过敏者禁用，过敏体质者慎用；本品性状发生改变时禁止使用。

【方歌】四物地芍与归芎，血家百病此方通，八珍合入四君子，气血双疗功独崇，再加黄芪与肉桂，十全大补补方雄。

【生产厂家】天津中新药业集团股份有限公司达仁堂制药厂。

人参养荣丸

【处方来源】《太平惠民和剂局方》、《中国药典》（2015版）。

【类别】乙类非处方药。

【处方组成】人参、土白术、茯苓、炙甘草、当归、熟地黄、白芍、炙黄芪、陈皮、远志、肉桂、五味子共12味。

【方解】本方主治心脾不足证。为十全大补丸减去川芎加入陈皮、远志、五味子而成。去川芎以除辛燥，防其伤阴之弊；加陈皮理气和胃，加远志、五味子以宁心安神。

【功能与主治】温补气血。用于心脾不足，气血两亏，形瘦神疲，食少便溏，病后虚弱。

【临床应用】①惊悸怔忡。面色萎黄，失眠多梦，心悸动则尤甚。②虚劳。形体消瘦，疲乏无力，食少便溏，咽干唇燥，皮肤干枯。③月经不调、闭经、痛经、产后多汗证。④缺铁性贫血，血小板减少性紫癜，神经衰弱症，肺结核。

【功效特点】本方为十全大补丸加减而成，益气补血，养心安神。用于气血两亏，兼阴虚证。临床以形瘦神疲，食少便溏，惊悸怔忡，咽干唇燥，皮肤干枯为辨证要点。

【剂型规格】蜜丸，每丸重9g。

【性状】本品为棕褐色的水蜜丸或大蜜丸；气香，味甜、微苦。

【用法与用量】口服，水蜜丸，一次6g；大蜜丸，一次1丸。一日1～2次。

【使用注意】忌不易消化食物；感冒发热患者不宜服用；有高血压、心脏病、肝病、糖尿病、肾病等慢性病严重者应在医师指导下服用；儿童、孕妇、哺乳期妇女应在医师指导下服用；服药4周症状无缓解，应去医院就诊；对本品过敏者禁用，过敏体质者慎用；本品性状发生改变时禁止使用。服用本药时不宜同时服用藜芦、五灵脂或其制剂，不宜喝茶、吃萝卜。

【生产厂家】天津中新药业集团股份有限公司达仁堂制药厂。

八珍益母丸

【处方来源】《景岳全书》、《中国药典》（2015版）。

【类别】甲类非处方药、国家基本药物。

【处方组成】益母草、党参、白术、茯苓、甘草、熟地黄、当归、白芍、川芎共9味。

【方解】本方主治气血两虚月经不调证。方中重用益母草活血化瘀，去瘀生新，调经止痛；党参、白术、茯苓、甘草、熟地黄、当归、白芍、川芎补气养血，扶正固本。

【功能与主治】益气养血，活血调经。用于气血两虚兼有血瘀所致的月经不调，症见月经周期错后，行经量少，淋漓不净，精神不振，肢体乏力。

【临床应用】①气血两虚，身体虚弱，月经不调，痛经，产后恶露不绝，血栓闭塞性脉管炎，食欲不振，四肢无力。②气血两虚闭经。③气血两虚，身体瘦弱，面色萎黄，食欲不振，倦怠乏力。

【功效特点】本方重用益母草加八珍汤组成。用于妇女气血两虚月经不调、痛经、闭经。临床以经期错后，月经量少，淋漓不净，精神不振，体弱无力为辨证要点。

【剂型规格】蜜丸，每丸重9g。胶囊剂，每粒装0.28g。

【性状】本品为棕黑色的水蜜丸、小蜜丸或大蜜丸；微有香气，味甜而微苦。硬胶囊，内容物为深棕色的颗粒和粉末；气微香，味微苦。

【用法与用量】口服，水蜜丸，一次6g；小蜜丸，一次9g；大蜜丸，一次1丸。一日2次。胶囊剂，一次3粒，一日3次。

【使用注意】忌食辛辣、生冷食物；感冒时不宜服用。患有其他疾病者，应在医师指导下服用；平素月经正常，突然出现月经过少或经期错后或阴道不规则出血者应去医院就诊；服药2周症状无缓解，应去医院就诊；对本品过敏者禁用，过敏体质者慎用；本品性状发生改变时禁止使用。

【生产厂家】天津中新药业集团股份有限公司达仁堂制药厂。

八宝坤顺丸

【处方来源】《中国药典》（2015 版）。

【类别】甲类非处方药。

【处方组成】熟地黄、地黄、白芍、当归、川芎、人参、益母草、牛膝、橘红、沉香、木香、甘草、白术、茯苓、黄芩、砂仁、琥珀共 17 味。

【方解】本方主治气血两虚月经不调、痛经。方中熟地黄、地黄、白芍、当归、川芎、人参、白术、茯苓、甘草养血补气，培元固本；益母草、琥珀活血散瘀调经；牛膝引血下行；橘红、沉香、木香、砂仁理气疏肝，调经止痛；黄芩清虚热。

【功能与主治】益气养血调经。用于气血两虚所致的月经不调、痛经，症见经期后错、经血量少、行经腹痛。

【临床应用】①气血两虚所致的月经不调。②气血两虚所致痛经。

【功效特点】方中以八珍汤为君药，配伍益母草、琥珀、牛膝、橘红、沉香、木香、砂仁养血补气，理气疏肝，散瘀调经止痛。用于气血两虚月经不调、痛经。临床以经期后错、经血量少、质稀色淡，行经腹痛为辨证要点。

【剂型规格】大蜜丸，每丸重 9g。

【性状】本品为黑褐色的大蜜丸；味微苦。

【用法与用量】口服，一次 1 丸，一日 2 次。

【使用注意】忌辛辣、生冷食物；感冒发热患者不宜服用；有高血压、心脏病、肝病、糖尿病、肾病等慢性病严重者应在医师指导下服用；青春期少女及更年期妇女应在医师指导下服用；平素月经正常，突然出现月经过少，或经期错后，或阴道不规则出血者应去医院就诊；服药 1 个月症状无缓解，应去医院就诊；对本品过敏者禁用，过敏体质者慎用；本品性状发生改变时禁止使用。

【方歌】八宝坤顺用八珍，二地并用橘红沉；益母琥膝香砂仁，调经止痛加黄芩。

【生产厂家】天津中新药业集团股份有限公司达仁堂制药厂。

乌鸡白凤丸

【处方来源】《寿世保元》《中国药典》（2015 版）。

【类别】甲类非处方药、国家基本药物。

【处方组成】乌鸡、鹿角胶、鳖甲、锻牡蛎、桑螵蛸、人参、黄芪、当归、白芍、香附、天冬、甘草、地黄、熟地黄、川芎、银柴胡、丹参、山药、芡实、鹿角霜共 20 味。

【方解】本方主治劳倦内伤，气血亏虚月经不调，崩漏带下证。方中乌鸡、鹿角胶滋阴养血，助阳扶正；人参、黄芪、甘草、山药、熟地黄、当归、川芎、白芍补气养血，扶正调经；地黄、鳖甲、天冬、银柴胡、丹参滋阴退热，凉血除烦；佐以牡蛎、桑螵蛸、芡实、鹿角霜收敛固涩，止带止遗；香附舒肝解郁理气，防止乌鸡、鹿角胶滋腻，造成气机郁滞。

【功能与主治】补气养血，调经止带。用于气血两虚，身体瘦弱，腰膝酸软，月经不调，崩漏带下。

【临床应用】①月经不调、痛经、带下、产后恶露不绝。②男子不育、阳痿、性神经衰弱、前列腺肥大及增生、慢性前列腺炎等。③慢性盆腔炎、附件炎、念珠菌阴道炎、功能性子宫出血、女子不孕症、习惯性流产、更年期综合征等。④肺结核、骨结核、盗汗、内伤发热。⑤慢性肝炎、再生障碍性贫血。

【功效特点】方中以乌鸡、鹿角胶为君药，配伍八珍汤黄芪、山药补气养血；鳖甲、天冬、银柴胡滋阴退热，凉血除烦；桑螵蛸、芡实、鹿角霜涩精止带止遗。用于妇女气血两虚月经不调，崩漏带下。临床以身体瘦弱，腰膝酸软，经期错后，月经量少，带下清稀为辨证要点。

【剂型规格】大蜜丸，每丸重 9g。片剂，每片重 0.5g。颗粒剂，每袋装 2g。

【性状】本品为黑褐色至黑色的水蜜丸、小蜜丸或大蜜丸；味甜，微苦。片剂为薄膜衣片，除去包衣后显棕色；味甜、微苦。颗粒剂棕黄色的颗粒；味甘、微苦。

【用法与用量】口服，水蜜丸，一次 6g；小蜜丸，一次 9g；大蜜丸，一次 1 丸；片剂，一次 2 片；颗粒剂，一次 1 袋。一日 2 次。

【禁忌】孕妇忌服。

【使用注意】忌食寒凉、生冷食物；服药期间不宜喝茶和吃萝卜，不宜同时服用藜芦、五灵脂、皂荚或其制剂；感冒时不宜服用本药；月经过多者不宜服用本药，带下量多气臭者应去医院就诊；平素月经正常，突然出现月经量少或月经错后或阴道不规则出血应去医院就诊；按照用法用量服用，长期服用应向医师咨询；服药 2 周症状无改善，应去医院就诊；对本品过敏者禁用，过敏体质者慎用；本品性状发生改变时禁止使用。

【附注】本药与八珍益母丸、安坤赞育丸的区别：两药均能补益气血，为妇科调经常用方。八珍益母丸由八珍丸加益母草组成，能益气补血调经，用于气血两虚夹瘀，月经不调；而乌鸡白凤丸能峻补气血、固摄冲任，善治妇女气血亏损、阴精不足而致的经血不调、崩漏带下等，亦可用于男子阴精亏乏、身体羸弱，气血两虚诸证；安坤赞育丸用于气血两亏，肝肾不足，形瘦虚羸，神倦体疲，面黄浮肿，心悸失眠，腰酸腿软，午后低烧，骨蒸潮热，月经不调，崩漏带下，产后虚弱，瘀血腹痛，大便溏泻。

【生产厂家】天津中新药业集团股份有限公司达仁堂制药厂。

清宫寿桃丸

【处方来源】《药品标准》。

【类别】乙类非处方药。

【处方组成】驴肾、鹿肾、狗肾、枸杞子、人参、天冬、麦冬、地黄、当归、益智、蚕砂、酸枣仁、分心木共 13 味。

【方解】本方主治肾虚证。方中驴肾、鹿肾、狗肾大补元气，补肾益精，强筋健骨；枸杞子、地黄、当归、天冬、麦冬滋补肝肾，养阴生津；人参健脾补气，增智健脑；益智、分心木温肾纳气，固精缩尿；蚕砂祛风湿止痛；酸枣仁安神益智。

【功能与主治】补肾生精，益元强壮。用于肾虚衰老所致头晕疲倦，记忆力衰退，腰膝酸软，耳鸣耳聋，眼花流泪，夜尿多，尿有余沥等症。

【临床应用】①肾虚衰老所致头晕疲倦，记忆力衰退，腰膝酸软，耳鸣耳聋，眼花流泪，夜尿多，尿有余沥。②肾气不足，阳痿，早泄。

【功效特点】方中以驴肾、鹿肾、狗肾为君药，配伍枸杞子、人参、天冬、麦冬、地黄、当归补肾壮阳益精，填精补髓；益智、分心木温肾纳气，固精缩尿。用于肾虚证。临床以头晕疲倦，记忆力衰退，腰膝酸软，耳鸣耳聋，眼花流泪，夜尿多，尿有余沥为辨证要点。

【剂型规格】小蜜丸，每50丸重7g。

【性状】本品为黑褐色的小蜜丸，味甜酸、微苦。

【用法与用量】口服，一次50粒，一日2次。

【使用注意】忌油腻食物；阴虚火旺者不宜服用。其表现为五心烦热、潮热盗汗、口干喜饮、舌红少苔、脉细数；感冒患者不宜服用；服用本品同时不宜服用藜芦、五灵脂、皂荚或其制剂；不宜喝茶和吃萝卜，以免影响药效；有高血压、心脏病、肝病、糖尿病、肾病等慢性病严重者应在医师指导下服用；本品宜饭前服用；服药2周或服药期间症状无改善，或症状加重，或出现新的严重症状，应立即停药并去医院就诊；对本品过敏者禁用，过敏体质者慎用；本品性状发生改变时禁止使用。

【方歌】清宫寿桃杞人参，二冬鹿肾驴狗肾；地蚕归枣分心木，益智缩尿温补肾。

【生产厂家】天津中新药业集团股份有限公司达仁堂制药厂。

海马补肾丸

【处方来源】《药品标准》。

【类别】双轨制处方药。

【处方组成】熟地黄、鲜雀肉（带头，去嘴爪）、驴肾、狗肾、鹿筋、干海米、附子、肉苁蓉、覆盆子、母丁香、淫羊藿、山药、党参、核桃仁、补骨脂、茴香、菟丝子、沙苑子、当归、山茱萸、牛膝、枸杞子、五味子、茯苓、人参、鹿茸、黄芪、煅龙骨、海马、海蛆、狗脊、肉桂、甘草、蛤蚧、豹骨、杜仲炭共36味。

【方解】本方主治肾气不足证。方中以海马、海蛆补肾壮阳，调气活血，有补益强壮之功；蛤蚧补肺润肾，益精助阳；鲜雀肉壮阳益精，暖腰膝，缩小便；鹿茸补肾阳，益精血，强筋骨；驴肾、狗肾、干海米、母丁香、肉苁蓉、淫羊藿、核桃仁、补骨脂、狗脊、杜仲、牛膝、鹿筋、豹骨温肾壮阳，强筋壮骨；菟丝子、沙苑子、枸杞子、五味子、覆盆子、山茱萸补益肝肾，固精填髓；熟地黄、当归滋补精血；人参、党参、黄芪、山药、茯苓补气健脾，资生气血；附子、茴香、肉桂补火助阳，鼓舞气血；龙骨镇静安神；甘草调和诸药。

【功能与主治】滋阴补肾，强壮健脑。用于身体衰弱，气血两亏，肾气不足，面黄肌瘦，心跳气短，腰酸腿疼，健忘虚喘。

【临床应用】①身体衰弱，气血两亏。②肾气不足，健忘虚喘。

【功效特点】方中以海马、海蛆为君药，配伍众多补肾壮阳，益气养血药物以补肾壮阳，调气活血，有补益强壮之功。用于肾气不足，身体衰弱。临床以面黄肌瘦，心跳气短，腰酸腿疼，健忘虚喘为辨证要点。

【剂型规格】浓缩丸，每10粒重2.7g。

【性状】本品为黑色的浓缩丸。气微香，味甘苦。

【用法与用量】口服，一次10粒，一日2次。

【使用注意】不适用发热症状。

【生产厂家】天津中新药业集团股份有限公司乐仁堂制药厂。

催乳丸

【处方来源】《药品标准》。

【类别】甲类非处方药。

【处方组成】当归、通草、麦芽、川芎、穿山甲、漏芦、地黄、黄芪、鹿角霜、白芍、木香、王不留行共12味。

【方解】本方主治产后缺乳证。方中穿山甲、王不留行通乳络，散瘀滞下乳；漏芦、通草、鹿角霜活血散瘀通经；当归、川芎、地黄、白芍养血和血，生乳；麦芽、黄芪健脾养胃，以资化源；木香行气疏肝解郁，以助下乳。

【功能与主治】助气补血，活络、下乳。用于产后气血亏损，乳汁不通，乳汁稀少。

【临床应用】产后气血亏损，乳汁不通，乳汁稀少。

【功效特点】方中以穿山甲、王不留行为君药，配伍漏芦、通草、鹿角霜通乳络，散瘀滞下乳；四物汤加麦芽、黄芪补气养血，以资化源。用于产后缺乳证。临床以乳房不涨，乳汁不通，乳汁稀少灰白为辨证要点。

【剂型规格】大蜜丸，每丸重9g。

【性状】本品为棕褐色的大蜜丸；味甜、微苦。

【用法与用量】口服，一次1丸，一日2次。

【使用注意】产后恶露过多者慎用。

【方歌】催乳丸用四物求，生芪山甲王不留；通草漏芦麦角霜，木香疏肝效更优。

【生产厂家】天津中新药业集团股份有限公司达仁堂制药厂。

第四节　滋阴类中成药

滋阴类中成药具有滋阴补肾、填精补髓的作用，适用于阴虚证。症见身体消瘦，面容憔悴，口燥咽干，虚烦失眠，大便干燥，小便短黄，甚至骨蒸，潮热，盗汗，呛咳无痰，颧红，梦遗滑精，腰酸背痛，舌红少苔，少津，脉沉细数等。治宜：滋阴补肾，生津润燥。代表中成药有：六味地黄丸、知柏地黄丸、麦味地黄丸、归芍地黄丸、杞菊地黄丸、明目地黄丸、大补阴丸、二至丸、左归丸、七宝美髯丹等。

六味地黄丸

【处方来源】《小儿药证直诀》《中国药典》（2015 版）。

【类别】乙类非处方药、国家基本药物。

【处方组成】熟地黄、酒萸肉、牡丹皮、山药、茯苓、泽泻共 6 味。

【方解】本方主治肾阴不足诸证。方中熟地黄滋阴补肾，养血补血，填精补髓；酒萸肉酸温补肝益肾，涩精秘气；山药补脾益气固肾；佐以泽泻配熟地黄泻肾降浊；牡丹皮配酒萸肉以泻肝火；茯苓配山药渗利脾湿。

【功能与主治】滋阴补肾。用于肾阴亏损，头晕耳鸣，腰膝酸软，骨蒸潮热，盗汗遗精，消渴。

【临床应用】①肝肾阴虚。头晕目眩，耳鸣耳聋，骨蒸潮热，盗汗遗精，手足心热，足跟痛。②阴虚火旺。牙痛，咽干口渴，舌红少苔，脉细数。③消渴证（糖尿病）。④虚性淋证。慢性肾炎、慢性肾盂肾炎、肾病综合征、慢性前列腺炎。⑤闭经、盆腔炎、更年期综合征、无排卵型功能性子宫出血。⑥小儿发育不良。⑦甲状腺功能亢进。

【功效特点】本方为中医滋阴补肾的基础方。用于肾阴亏损证。临床以头晕耳鸣，腰膝酸软，骨蒸潮热，盗汗，舌红少苔为辨证要点。

【剂型规格】大蜜丸，每丸重 9g。水蜜丸，每袋装 6g。小蜜丸，每袋装 9g。浓缩丸，每 8 丸重 1.44g（相当于饮片 3g）。软胶囊，每粒装 0.38g。硬胶囊，每粒装 0.3g、0.5g。颗粒剂，每袋装 5g。

【性状】本品为棕黑色的水丸、水蜜丸；棕褐色至黑褐色小蜜丸或大蜜丸；味甜、微酸。浓缩丸为棕褐色或亮黑色，味微甜、酸、略苦。软胶囊内容物为棕褐色的膏状物；味甜、微酸。硬胶囊内容物为浅棕色至棕色的粉末和颗粒；味苦、微酸。颗粒剂为棕褐色的颗粒；味微甜、酸、微苦，有特异香气。

【用法与用量】口服，水丸，一次5g；水蜜丸，一次6g；小蜜丸，一次9g；大蜜丸，一次1丸；软胶囊，一次3粒；硬胶囊，一次1粒（第1种规格）或2粒（第2种规格）；颗粒剂，一次1袋。一日2次。浓缩丸，一次8丸，一日3次。

【使用注意】忌辛辣食物；不宜在服药期间服感冒药；服药期间出现食欲不振、胃脘不适、大便稀、腹痛等症状时，应去医院就诊；服药2周后症状未改善，应去医院就诊；按照用法用量服用，孕妇、小儿应在医师指导下服用；对本品过敏者禁用，过敏体质者慎用；本品性状发生改变时禁止使用。

【方歌】六味地黄益肾肝，茱薯丹泽地苓专；阴虚火旺加知柏，养阴明目杞菊餐；肺肾阴虚麦味入，血虚归芍是指南；滋阴潜阳柴磁石，组成耳聋左慈丸；杞菊归芍决蒺藜，明目地黄治眼干。

【生产厂家】天津中新药业集团股份有限公司达仁堂制药厂；天津中新药业集团股份有限公司乐仁堂制药厂。

杞菊地黄丸

【处方来源】《医级宝鉴》《中国药典》（2015版）。

【类别】甲类非处方药、国家基本药物。

【处方组成】枸杞子、菊花、熟地黄、酒萸肉、牡丹皮、山药、茯苓、泽泻共8味。

【方解】本方主治肝肾阴虚证。方中六味地黄丸滋阴补肾，加枸杞子补益肝肾明目，菊花泻热益阴平肝明目。

【功能与主治】滋肾养肝。用于肝肾阴亏，眩晕耳鸣，羞明畏光，迎风流泪，视物昏花。

【临床应用】①肝肾阴虚，阴虚火旺内障眼。视物昏花，眼前似有飞蚊，飘忽不定。②肝肾阴虚，眩晕耳鸣，羞明畏光或眼睛干涩，迎风流泪。③视神经萎缩、原发性慢性开角型青光眼、老年性白内障、慢性球后视神经炎、近视眼。

【功效特点】本方以六味地黄丸加枸杞、菊花而成，兼有养肝明目作用，用于肝肾阴虚眼疾。临床以眼睛干涩，视物昏花，迎风流泪为辨证要点。

【剂型规格】大蜜丸，每丸重9g。浓缩丸，每8丸相当于饮片3g。糖衣片，片心重0.3g。胶囊剂，每粒装0.3g。

【性状】本品为棕黑色的水蜜丸；黑褐色的小蜜丸或大蜜丸；味甜，微酸。浓缩丸为棕色至棕黑色；味甜而酸。片剂为糖衣片，除去糖衣后显棕色；味酸，微苦。硬胶囊内容物为浅褐色至黑褐色的粉末；味甜、微酸。

【用法与用量】口服，水蜜丸，一次6g；小蜜丸，一次9g；大蜜丸，一次1丸；一日2次。浓缩丸，一次8丸；片剂，一次3~4片；胶囊剂，一次5~6粒。一日3次。

【使用注意】儿童及青年患者应去医院就诊；脾胃虚寒，大便稀溏者慎用；服药2周后症状未改善，应去医院就诊；按照用法用量服用；对本品过敏者禁用，过敏体质者慎用；本品性状发生改变时禁止使用。

【生产厂家】天津中新药业集团股份有限公司达仁堂制药厂。

明目地黄丸

【处方来源】《万病回春》《中国药典》（2015版）。

【类别】甲类非处方药。

【处方组成】熟地黄、酒萸肉、牡丹皮、山药、茯苓、泽泻、枸杞子、菊花、当归、白芍、蒺藜、石决明共12味。

【方解】本方主治肝肾阴虚证。方中六味地黄丸滋阴补肾；加枸杞子补益肝肾，明目；菊花泻热益阴，平肝明目；蒺藜舒肝祛风，明目；石决明平肝潜阳，清肝明目；当归、白芍养血益阴。

【功能与主治】滋肾，养肝，明目。用于肝肾阴虚，目涩畏光，视物模糊，迎风流泪。

【临床应用】①肝肾阴虚所致的圆翳内障、青风内障、视瞻昏渺、青盲、高风内障等。②老年性白内障、原发性慢性开角型青光眼、视神经萎缩、视网膜色素变性、中心性浆液性视网膜脉络膜炎、玻璃体混浊等。

【功效特点】本方以六味地黄丸加枸杞、菊花、当归、白芍、白蒺藜、石决明组成。兼有疏风明目作用，用于肝肾阴虚眼疾及老年性白内障。临床以目涩畏光，视物模糊，迎风流泪为辨证要点。

【剂型规格】大蜜丸，每丸重9g。浓缩丸，每8丸相当于原生药3g。

【性状】为黑褐色至黑色的水蜜丸、黑色的小蜜丸或大蜜丸；气微香，味先而后苦、涩。浓缩丸为深棕色的浓缩水丸；气微香，味先甜而后苦、涩。

【用法与用量】口服。水蜜丸，一次 6g；小蜜丸，一次 9g；大蜜丸，一次 1 丸，一日 2 次。浓缩丸，一次 8 丸，一日 3 次。

【使用注意】忌烟、酒、辛辣刺激性食物；感冒时不宜服用。有高血压、心脏病、肝病、糖尿病、肾病等慢性病严重者应在医师指导下服用；儿童、孕妇、哺乳期妇女、年老体弱、脾虚便溏者应在医师指导下服用；平时有头痛、眼胀、虹视或青光眼等症状的患者应去医院就诊；眼部如有炎症或眼底病者应去医院就诊；用药后如视力下降明显应去医院就诊；服药 2 周症状无缓解，应去医院就诊；对本品过敏者禁用，过敏体质者慎用；本品性状发生改变时禁止使用。

【生产厂家】天津中新药业集团股份有限公司达仁堂制药厂。

知柏地黄丸

【处方来源】《医宗金鉴》《中国药典》（2015 版）。

【类别】乙类非处方药、国家基本药物。

【处方组成】知母、黄柏、熟地黄、酒萸肉、牡丹皮、山药、茯苓、泽泻共 8 味。

【方解】本方主治阴虚火旺证。方中六味地黄丸滋阴补肾，加知母、黄柏清虚热，降火坚真阴。

【功能与主治】滋阴降火。用于阴虚火旺，潮热，盗汗，口干咽痛，耳鸣遗精，小便短赤。

【临床应用】①阴虚火旺，骨蒸潮热，虚烦盗汗，小便短赤。②阴虚火旺，虚烦口渴，咽干疼痛。③阴虚火旺，骨蒸潮热，盗汗，耳鸣。④遗精，腰脊酸痛，小便短赤。⑤更年期综合征、高血压病。

【功效特点】本方以六味地黄丸加知母、黄柏而成，增强了清热降火的作用，用于阴虚火旺证。临床以骨蒸潮热，虚烦盗汗，口干咽痛，口舌生疮，耳鸣遗精为辨证要点。

【剂型规格】大蜜丸，每丸重 9g。浓缩丸，每 10 丸重 1.7g。

【性状】本品为棕黑色水蜜丸、黑褐色的小蜜丸或大蜜丸；浓缩丸黑棕色；气微，味苦、酸。

【用法与用量】口服，水蜜丸，一次 6g；小蜜丸，一次 9g；大蜜丸，一次 1 丸。一日 2 次。浓缩丸，一次 8 丸，一日 3 次。

【使用注意】忌不易消化食物；感冒发热患者不宜服用；有高血压、心脏病、肝病、糖尿病、肾病等慢性病严重者应在医师指导下服用；儿童、孕妇、哺乳期妇女应在医师指导下服用；服药 4 周症状无缓解，应去医院就诊；对本品过敏者禁用，过敏体质者慎用；本品性状发生改变时禁止使用。

【生产厂家】天津中新药业集团股份有限公司达仁堂制药厂。

麦味地黄丸

【处方来源】《医级宝鉴》《中国药典》（2015 版）。

【类别】甲类非处方药。

【处方组成】麦冬、五味子、熟地黄、酒萸肉、牡丹皮、山药、茯苓、泽泻共 8 味。

【方解】本方主治肺肾阴虚证。方中六味地黄丸滋阴补肾，加麦冬润肺养阴；五味子敛肺益肾，生津止汗。

【功能与主治】滋肾养肺。用于肺肾阴亏。潮热盗汗，咽干咳血，眩晕耳鸣，腰膝酸软，消渴。

【临床应用】①肾阴虚咳嗽。干咳无痰，喘逆或咯血，颧红，潮热盗汗。②肺痨。面容憔悴，形体消瘦，精神不振，咳嗽气短或咯血，颧红骨蒸，潮热盗汗，五心烦热。

【功效特点】本方以六味地黄丸加麦冬、五味子而成，兼敛肺纳肾作用，用于肺肾阴虚咳嗽。临床以干咳无痰，咯血，颧红骨蒸，潮热盗汗，五心烦热为辨证要点。

【剂型规格】蜜丸，每丸重 9g。

【性状】本品为棕黑色的水蜜丸、黑褐色的小蜜丸或大蜜丸；味微甜而酸。

【用法与用量】口服，水蜜丸，一次 6g；小蜜丸，一次 9g；大蜜丸，一次 1 丸。一日 2 次。

【使用注意】忌不易消化食物；感冒发热患者不宜服用；有高血压、心脏病、肝病、糖尿病、肾病等慢性病严重者应在医师指导下服用；儿童、孕妇、哺乳期妇女应在医师指导下服用；服药 4 周症状无缓解，应去医院就诊；对本品过敏者禁用，过敏体质者慎用；本品性状发生改变时禁止使用。

【生产厂家】天津中新药业集团股份有限公司达仁堂制药厂。

归芍地黄丸

【处方来源】《中国药典》（2015 版）。

【类别】甲类非处方药。

【处方组成】当归、白芍、熟地黄、酒萸肉、牡丹皮、山药、茯苓、泽泻共 8 味。

【方解】本方主治阴血虚损证。方中六味地黄丸滋阴补肾，加当归、白芍滋阴养血调血。

【功能与主治】滋肝肾，补阴血，清虚热。用于肝肾两亏，阴虚血少，头晕目眩，耳鸣咽干，午后潮热，腰腿酸痛，足跟疼痛。

【临床应用】①阴虚血少。头晕目眩，日晡潮热，咽干，耳鸣，腰膝酸软。②阴血虚损，妇女月经不调。月经量少，色淡或紫黑，面容憔悴，形体消瘦，精神不振，潮热盗汗，五心烦热。

【功效特点】本方以六味地黄丸加当归、白芍而成，兼滋阴养血调血作用，用于阴虚血少月经不调。临床以面容憔悴，形体消瘦，头晕目眩，耳鸣，腰膝酸软，月经量少为辨证要点。

【剂型规格】蜜丸，每丸重 9g。

【性状】本品为棕黑色的水蜜丸、黑褐色的小蜜丸或大蜜丸；味甜、微酸。

【用法与用量】口服，水蜜丸，一次 6g；小蜜丸，一次 9g；大蜜丸，一次 1 丸。一日 2 次。

【使用注意】忌不易消化食物；感冒发热患者不宜服用；有高血压、心脏病、肝病、糖尿病、肾病等慢性病严重者应在医师指导下服用；儿童、孕妇、哺乳期妇女应在医师指导下服用；服药 4 周症状无缓解，应去医院就诊；对本品过敏者禁用，过敏体质者慎用；本品性状发生改变时禁止使用。

【生产厂家】天津中新药业集团股份有限公司达仁堂制药厂。

耳聋左慈丸

【处方来源】《小儿药证直诀》《中国药典》（2015 版）。

【类别】甲类非处方药。

【处方组成】竹叶柴胡、磁石、熟地黄、酒萸肉、牡丹皮、山药、茯苓、泽泻共8味。

【方解】本方主治肝肾阴虚，耳鸣耳聋。方中六味地黄丸滋阴补肾，加竹叶柴胡舒肝解郁；磁石平肝潜阳，聪耳明目。

【功能与主治】滋肾平肝。用于肝肾阴虚，耳鸣耳聋，头晕目眩。

【临床应用】①肝肾阴虚。耳鸣耳聋。②肝肾阴虚。头晕目眩，视物昏花。③感音神经性聋、突发性聋、药物中毒性聋、梅尼埃氏综合征。

【功效特点】本方以六味地黄丸加竹叶柴胡、磁石而成，兼滋肾平肝作用，用于肝肾阴虚耳鸣耳聋。临床以头晕目眩，视物昏花，低调耳鸣，心烦为辨证要点。

【剂型规格】大蜜丸，每丸重9g。

【性状】本品为棕黑色的水蜜丸、黑褐色的大蜜丸；味甜、微酸。

【用法与用量】口服，水蜜丸，一次6g；大蜜丸，一次1丸，一日2次。

【使用注意】忌烟酒、辛辣刺激性食物；感冒时不宜服用；有高血压、心脏病、肝病、糖尿病、肾病等慢性病严重者应在医师指导下服用；儿童、孕妇、哺乳期妇女、年老体弱者应在医师指导下服用；本品只用于肝肾阴虚证之听力逐渐减退，耳鸣如蝉声者，凡属外耳、中耳病变而出现的耳鸣，如外耳道异物等，应去医院就诊；突发耳鸣耳聋者应去医院就诊；服药2周症状无缓解，应去医院就诊；对本品过敏者禁用，过敏体质者慎用；本品性状发生改变时禁止使用。

【生产厂家】天津中新药业集团股份有限公司达仁堂制药厂。

大补阴丸

【处方来源】《丹溪心法》（大补丸）、《中国药典》（2015版）。

【类别】甲类非处方药。

【处方组成】熟地黄、龟甲、知母、黄柏、猪脊髓共5味。

【方解】本方主治阴虚火旺证。方中熟地黄、猪脊髓滋补肾阴，填精补髓；龟甲育阴潜阳；知母、黄柏泻肾经虚火以存真阴；猪脊髓滋养精髓，兼制知、柏苦燥之性。

【功能与主治】滋阴降火。用于阴虚火旺，潮热盗汗，咳嗽咯血，耳鸣遗精。

【临床应用】①阴虚火旺。骨蒸潮热，虚烦盗汗，口干咽痛，咳嗽咯血，耳鸣遗精。②甲状腺功能亢进、肺结核、肾结核、糖尿病等属阴虚火旺症状者。

【功效特点】方中以熟地黄、猪脊髓为君药，配伍龟甲、知母、黄柏育阴潜阳，泻肾火存真阴。用于阴虚火旺证。临床以骨蒸潮热，虚烦盗汗，口干咽痛，咳嗽咯血，耳鸣遗精，舌红少苔为辨证要点。

【剂型规格】大蜜丸，每丸重9g。

【性状】本品为深棕黑色的水蜜丸或为黑褐色的大蜜丸；味苦、微甜带涩。

【用法与用量】口服，大蜜丸，一次1丸，一日2次；水蜜丸，一次6g，一日2~3次。

【使用注意】忌不易消化食物；感冒发热患者不宜服用；有高血压、心脏病、肝病、糖尿病、肾病等慢性病严重者应在医师指导下服用；儿童、孕妇、哺乳期妇女应在医师指导下服用；服药4周症状无缓解，应去医院就诊；对本品过敏者禁用，过敏体质者慎用；本品性状发生改变时禁止使用。

【生产厂家】天津中新药业集团股份有限公司达仁堂制药厂。

左归丸

【处方来源】《景岳全书》、《药品标准》。

【类别】甲类非处方药。

【处方组成】熟地黄、酒萸肉、山药、鹿角胶、龟甲胶、枸杞子、菟丝子、牛膝共8味。

【方解】本方主治真阴不足证。方中以熟地黄滋补肾阴，填精补髓；酒萸肉、枸杞子滋养肝肾，养阴益精，滋补肾阴；山药健脾益气，以滋养肾精之化源，并能固肾涩精；鹿角胶温补肾阳，龟甲胶滋阴益肾，两药同用滋阴助阳，补益精血；菟丝子补肝肾，益阴固阳；牛膝补肝肾，强筋骨，引药入肾。

【功能与主治】补肝肾，益精血。用于真阴不足，症见腰膝酸软，盗汗遗精，神疲口燥。

【临床应用】①肝肾阴虚。腰膝酸软，盗汗遗精，神疲口燥。②肝肾阴虚。头晕目眩，视物昏花。③老年慢性支气管炎、高血压病、肾性肾炎、多发性神经炎。

【功效特点】方中以熟地为君药，配伍酒萸肉、枸杞子、山药健脾益气，滋阴固肾；鹿角胶、龟甲胶、菟丝子、牛膝补肝肾，益精血。用于肝肾阴虚证。临床以头晕目眩，视物昏花，腰膝酸软，盗汗遗精，舌红少苔为辨证要点。

【剂型规格】水蜜丸，每袋装9g。

【性状】本品为黑色水蜜丸；气微腥，味酸、微甜。

【用法与用量】口服，一次9g，一日2~3次。温水送服。

【使用注意】忌油腻食物；感冒患者不宜服用；服药2周症状无改善或服药期间症状加重，或出现新的严重症状，应立即停药并去医院就诊；对本品过敏者禁用，过敏体质者慎用；本品性状发生改变时禁止使用。

【附注】前人有："六味是壮水以制火，左归是育阴以涵阳。"

【方歌】左归丸内山药地，萸肉枸杞与牛膝；菟丝龟鹿二胶合，壮水之主方第一。

【生产厂家】北京同仁堂制药有限公司同仁堂制药厂。

更年安片

【处方来源】《中国药典》（2015版）。

【类别】甲类非处方药。

【处方组成】地黄、泽泻、麦冬、熟地黄、玄参、茯苓、仙茅、磁石、牡丹皮、珍珠母、五味子、首乌藤、制何首乌、浮小麦、钩藤共15味。

【方解】本方主治阴虚火旺，更年期综合征。方中熟地黄、地黄、麦冬、玄参滋阴补肾，生津润燥；茯苓、磁石、珍珠母、五味子、首乌藤交通心肾，安神益智；泽泻、牡丹皮利小便，泻虚火；浮小麦止汗，退热除烦；钩藤清热平肝，降压定惊。

【功能与主治】滋阴清热，除烦安神。用于肾阴虚所致的绝经前后诸证，症见烦热出汗、眩晕耳鸣、手足心热、烦躁不安；更年期综合征见上述证候者。

【临床应用】①血管舒缩失调症状，阵发性潮热，汗出，心悸，胸闷。②内分泌紊乱症状，月经失调，皮肤萎黄或苍白。③精神症状，乏力，心烦易怒，失眠健忘，头晕耳鸣。④生殖器官症状，阴道萎缩，灼热，疼痛，外阴瘙痒等。⑤新陈代谢障碍，关节疼痛，血压增高，骨质疏松等症。

【功效特点】方中以熟地黄、地黄、麦冬、玄参为君药，配伍仙茅、制何首乌、茯苓、磁石、珍珠母、五味子、首乌藤补肾助阳，益精血，强筋骨，安神益智；浮小麦止汗，退热除烦。用于阴虚火旺，更年期综合征。临床以阵发性潮热，汗出，心悸，胸闷，皮肤萎黄或苍白，乏力，心烦易怒，失眠健忘，头晕耳鸣，关节疼痛，血压增高，骨质疏松妇女月经失调，阴道萎缩，灼热，疼痛，外阴瘙痒为辨证要点。

【剂型规格】糖衣片，基片重0.3g。薄膜衣片，每片重0.31g。浓缩丸，每袋装1g。胶囊剂，每粒装0.3g。

【性状】本品为糖衣片或薄膜衣片，除去糖衣后显黑灰色；味甘。包衣浓缩丸除去包衣后显黑褐色；气微香，味微甜而后苦。胶囊剂为硬胶囊，内容物为黑褐色的颗粒；气微香，味微甜而后苦。

【用法与用量】口服，片剂，一次6片，一日2~3次。浓缩丸，一次1袋；胶囊剂，一次3粒。一日3次。

【使用注意】忌食辛辣，少进油腻；感冒时不宜服用；伴有月经紊乱或其他疾病（如高血压、心脏病、糖尿病、肾病等）患者，应在医师指导下服用；眩晕症状较重者，应去医院就诊；严格按照用法用量服用，服药2周症状无缓解，应去医院就诊。本品不宜长期服用；对本品过敏者禁用，过敏体质者慎用；药品性状发生改变时禁止服用。

【方歌】更年安用珍珠母，二地玄麦味首乌；夜交钩藤浮小麦，茯苓仙茅泽磁牡。

【生产厂家】天津中新药业集团股份有限公司乐仁堂制药厂。

第五节 助阳类中成药

助阳类中成药具有助阳补肾的作用，适用于阳虚证。症见腰膝酸痛，四肢不温，消瘦，酸软无力，少腹拘急冷痛，小便不利或小便频数，阳痿早泄，消渴，脉沉细或尺脉沉伏等。治宜：补肾助阳，散寒。代表中成药有：桂附地黄丸、济生肾气丸、右归丸、五子衍宗丸。

桂附地黄丸

【处方来源】《金匮要略》（肾气丸）、《中国药典》（2015版）。

【类别】甲类非处方药。

【处方组成】肉桂、附子、熟地黄、酒萸肉、牡丹皮、山药、茯苓、泽泻共8味。

【方解】本方主治肾阳不足证。方中重用熟地黄滋补肾阴；酒萸肉、山药滋补肾阴，养肝益脾，填精补髓；肉桂、附子温补肾阳扶助命门之火；牡丹皮、茯苓、泽泻渗湿利水，意在补而不滞。此方桂附用量很小，重用"六味"取其"阴中求阳"。如景岳谓"善补阳者，必于阴中求阳，由阳得阴助生化无穷"。

【功能与主治】温补肾阳。用于肾阳不足，腰膝酸冷，肢体浮肿，小便不利或反多，痰饮喘咳，消渴。

【临床应用】①肾阳不足，腰膝酸软，肢体浮肿，畏寒怕冷，大便溏薄，舌淡苔白，脉沉迟。②阳痿、男子不育、精浊。③慢性肾炎、肾上腺皮质功能减退、慢性前列腺炎、老年性尿失禁。④支气管哮喘、慢性气管-支气管炎。

【功效特点】本方在六味地黄丸的基础上，加入少量肉桂、附子温补肾阳扶助命门之火。用于肾阳不足证。临床以腰膝酸软，四肢不温或浮肿，畏寒怕冷，舌淡苔白，脉沉迟为辨证要点。

【剂型规格】大蜜丸，每丸重9g。胶囊剂，每粒装0.34g。

【性状】本品为黑棕色的水蜜丸、黑褐色的小蜜丸或大蜜丸；味甜而带酸辛。胶囊剂为硬胶囊，内容物为棕黄色至棕色的颗粒和粉末；气芳香，味微苦。

【用法与用量】口服，水蜜丸，一次6g；小蜜丸，一次9g；大蜜丸，一次1丸；胶囊剂，一次7粒。一日2次。

【禁忌】孕妇忌服。

【使用注意】不宜和外感药同时服用；服本药时不宜同时服用赤石脂或其制剂；本品中有肉桂属温热药，不适用于具有口干舌燥，烦躁气急，便干尿黄症状的糖尿病，慢性肾炎，高血压，心脏病的患者；按照用法用量服用，小儿及年老体虚者应在医师指导下服用；本品宜饭前服或进食同时服；服药2周后症状无改善或出现食欲不振、头痛、胃脘不适等症状时，应去医院就诊；对本品过敏者禁用，过敏体质者慎用；本品性状发生改变时禁止使用。

【生产厂家】天津中新药业集团股份有限公司达仁堂制药厂。

济生肾气丸

【处方来源】《济生方》（肾气丸）、《中国药典》（2015 版）。

【类别】甲类非处方药、国家基本药物。

【处方组成】肉桂、附子、熟地黄、酒萸肉、牡丹皮、山药、茯苓、泽泻、牛膝、车前子共 10 味。

【方解】本方主治肾阳不足水肿证。方中重用熟地黄滋补肾阴；酒萸肉、山药滋补肾阴，养肝益脾，填精补髓；肉桂、附子温补肾阳扶助命门之火；牡丹皮、茯苓、泽泻渗湿利水，意在补而不滞；车前子性专降泄，有通利小便，消水肿之功；牛膝利尿通淋，引药下行。

【功能与主治】温肾化气，利水消肿。用于肾阳不足，水湿内停所致的肾虚水肿，腰膝酸重，小便不利，痰饮喘咳。

【临床应用】①肾阳不足，腰膝酸软，肢体浮肿，畏寒怕冷，小便不利。②肾不纳气痰饮喘咳，面目浮肿。③慢性肾炎、慢性肾衰竭，小便不利，全身浮肿。

【功效特点】本方为桂附地黄丸加牛膝、车前子组成。温肾助阳，利小便，消水肿。用于肾阳不足小便不利浮肿。临床以畏寒怕冷，小便不利，腰膝酸软，肢体浮肿为辨证要点。

【剂型规格】大蜜丸，每丸重 9g。

【性状】本品为棕褐色至黑褐色的水蜜丸、小蜜丸或大蜜丸；味酸而微甘、苦。

【用法与用量】口服，水蜜丸，一次 6g；小蜜丸，一次 9g；大蜜丸，一次 1 丸。一日 2～3 次。

【使用注意】不宜和外感药同时服用；服本药时不宜同时服用赤石脂或其制剂；本品中有肉桂属温热药，不适用于具有口干舌燥、烦躁气急、便干尿黄症状的糖尿病、慢性肾炎、高血压、心脏病的患者；按照用法用量服用，小儿及年老体虚者应在医师指导下服用；本品宜饭前服或进食同时服；服药 2 周后症状无改善或出现食欲不振、头痛、胃脘不适等症状时，应去医院就诊；对本品过敏者禁用，过敏体质者慎用；本品性状发生改变时禁止使用。

【附注】天津市生产本药又名为"金匮肾气丸"。本药与桂附地黄丸的区别：两药均为温补肾阳之品，本药增加牛膝、车前子，利水消肿作用明显。用于肾阳不足，腰膝酸软，肢体浮肿，畏寒怕冷，小便不利及慢性肾炎、慢性肾衰竭疗效更好。

【生产厂家】天津中新药业集团股份有限公司达仁堂制药厂。

肾炎康复片

【处方来源】《中国药典》（2015 版）。

【类别】双轨制处方药。

【处方组成】西洋参、人参、地黄、杜仲、山药、白花蛇舌草、黑豆、土茯苓、益母草、丹参、泽泻、白茅根、桔梗共 13 味。

【方解】本方主治气阴两虚，脾肾不足肾炎。方中西洋参、人参大补元气，健脾生津；山药、黑豆健脾益肾，补气扶正；地黄、杜仲补肝肾，益精血；白花蛇舌草、土茯苓清热解毒散结；益母草、丹参活血化瘀消坚；白茅根清热凉血；泽泻利水渗湿消肿；桔梗宣肺理气。

【功能与主治】益气养阴，补肾健脾，清除余毒。主治慢性肾小球肾炎属于气阴两虚、脾肾不足、水湿内停所致的水肿，症见神疲乏力，腰酸腿软，面浮肢肿，头晕耳鸣；蛋白尿，血尿见上述证候者。

【功效特点】方中以西洋参、人参为君药，配伍地黄、杜仲、白花蛇舌草、土茯苓、益母草、丹参、泽泻健脾益肾，补气扶正，利水消肿。用于气阴两虚，脾肾不足肾炎。临床以神疲乏力，腰酸腿软，面浮肢肿，头晕耳鸣。伴有蛋白尿、血尿为辨证要点。

【剂型规格】糖衣片，片心重0.3g。薄膜衣片，每片重0.48g。

【性状】本品为糖衣片或薄膜衣片，除去包衣后显黄棕色；味甘、淡。

【用法与用量】口服，糖衣片，一次 8 片；薄膜衣片，一次 5 片。一日 3 次，小儿酌减或遵医嘱。

【使用注意】孕妇禁服；急性肾炎水肿不宜。服药期间忌辛、辣、肥甘等刺激性食物，禁房事。

【方歌】肾炎康复洋人参，山地桔仲白茅根；豆茯益母白蛇草，收获泽泻与丹参。

【生产厂家】天津中新药业集团股份有限公司同仁堂制药厂。

右归丸

【处方来源】《景岳全书》、《中国药典》（2015 版）。

【类别】双轨制处方药。

【处方组成】熟地黄、山药、酒萸肉、枸杞子、菟丝子、鹿角胶、杜仲、肉桂、当归、炮附片共10味。

【方解】本方主治肾阳不足、命门火衰证。方中附子、肉桂、鹿角胶培补肾中之元阳，温里祛寒；熟地黄、酒萸肉、枸杞子、山药滋阴益肾，养肝补脾，填精补髓，取"阴中求阳"之义；菟丝子、杜仲补肝肾，健腰膝；当归养血和血，与补肾之品相配，以补养精血。诸药合用，肝脾肾阴阳兼顾，仍以温肾阳为主，妙在阴中求阳，使元阳得以归原，故名"右归丸"。

【功能与主治】温补肾阳，填精止遗。用于肾阳不足，命门火衰，腰膝酸冷，精神不振，怯寒畏冷，阳痿遗精，大便溏薄，尿频而清。

【临床应用】①本方肾阳不足，命门火衰常用方。以神疲乏力，畏寒肢冷，腰膝酸软，脉沉迟为证治要点。由于本方纯补无泻，故对肾虚而有湿浊者，不宜应用。②若阳衰气虚，加人参以补之；阳痿者，加巴戟肉、肉苁蓉或黄狗外肾以补肾壮阳。③肾病综合征、老年骨质疏松症、精少不育症，以及贫血、白细胞减少症等属肾阳不足者，均可加减治疗。

【功效特点】本方为肾气丸减去泽泻、牡丹皮、茯苓，加鹿角胶、菟丝子、杜仲、枸杞子、当归而成。增加补阳的作用，用于年老或久病气衰，肾阳不足证。临床以畏寒肢冷，腰膝软弱，小便自遗，舌淡苔白，脉沉而迟为辨证要点。

【剂型规格】小蜜丸，每10丸重1.8g；大蜜丸，每丸重9g。

【性状】本品为黑色的大蜜丸或小蜜丸。

【用法与用量】口服，小蜜丸，一次9g；大蜜丸，一次1丸。一日3次。

【附注】右归饮（《景岳全书》）熟地黄、山药、枸杞子、酒萸肉、甘草、肉桂、杜仲、制附子。功用：温补肾阳，填精补血。主治：肾阳不足证。

【方歌】右归丸中地附桂，山药茱萸菟丝归，杜仲鹿胶枸杞子，益火之源此方魁。

【生产厂家】北京同仁堂制药有限公司同仁堂制药厂。

五子衍宗丸

【处方来源】《证治准绳》《中国药典》(2015 版)。

【类别】甲类非处方药。

【处方组成】枸杞子、菟丝子、覆盆子、五味子、车前子共 5 味。

【方解】本方主治肾虚精亏证。方中以五味子滋肾涩精，宁心安神；枸杞子滋补肝肾，生养生血；菟丝子、覆盆子补肾益精；车前子通利小便，"利小便不走气"。

【功能与主治】补肾益精。用于肾虚精亏所致的阳痿不育，遗精早泄，腰痛，尿后余沥。

【临床应用】①男子精少不育，阳痿，早泄，梦遗。②女子不孕，滑胎，闭经，崩漏，白带。③慢性肾炎，性功能衰弱，慢性前列腺炎，更年期综合征。

【功效特点】方中以五味子为君药，配伍枸杞子、菟丝子、覆盆子补肝肾，益精血。用于肾虚腰痛及男子精少不育。临床以腰痛，尿后余沥，阳痿早泄为辨证要点。

【剂型规格】蜜丸，每丸重装 9g；糖衣片，片心重 0.3g。

【性状】本品为棕褐色的水蜜丸、棕黑色的小蜜丸或大蜜丸；味甜、酸、微苦。糖衣片，除去糖衣后显棕黄色至褐色；味酸。

【用法与用量】口服，大蜜丸，一次 1 丸；水蜜丸，一次 6g；小蜜丸，一次 9g，一日 2 次。片剂，一次 6 片，一日 3 次。

【使用注意】忌食不易消化食物；治疗期间，宜节制房事；感冒发热患者不宜服用；有高血压、心脏病、肝病、糖尿病、肾病等慢性病严重者应在医师指导下服用；儿童、孕妇、哺乳期妇女应在医师指导下服用；服药四周症状无缓解，应去医院就诊；对本品过敏者禁用，过敏体质者慎用；本品性状发生改变时禁止使用。

【方歌】五子衍宗滋补肾，五味菟杞车覆盆；男子阳痿不育症，女子滑胎久不孕。

【附注】中成药又名"益肾丸""益肾液""益肾糖浆"，均为本方改变剂型而成。

【生产厂家】天津中新药业集团股份有限公司达仁堂制药厂。

肾宝合剂

【处方来源】《中国药典》（2015 版）。

【类别】甲类非处方药。

【处方组成】补骨脂、菟丝子、淫羊藿、胡芦巴、蛇床子、小茴香、肉苁蓉、何首乌、熟地黄、枸杞子、五味子、金樱子、覆盆子、车前子、黄芪、红参、白术、茯苓、山药、川芎、当归、炙甘草共 22 味。

【方解】本方主治肾阳亏虚证。方中以补骨脂、菟丝子、淫羊藿、胡芦巴、蛇床子、小茴香、肉苁蓉温肾壮阳，散寒固精；何首乌、熟地黄、枸杞子、五味子、金樱子、覆盆子、车前子补益精血，固精止遗；黄芪、红参、白术、茯苓、山药、川芎、当归益气养血，补脾摄血；炙甘草益气，调和药性。

【功能与主治】温阳补肾，固精益气。用于肾阳亏虚，精气不足所致的阳痿遗精，腰腿酸痛，精神不振，夜尿频多，畏寒肢冷，月经过多，白带清稀。

【剂型规格】合剂，每支 10ml，每瓶装 100ml、150ml、200ml。

【性状】本品为棕红色至棕褐色的液体，味甜，微苦。糖浆剂为棕褐色的黏稠液体；味甜、微苦。

【用法与用量】口服，合剂、糖浆剂一次 10～20ml，一日 3 次。

【使用注意】孕妇忌服，儿童禁用；忌油腻食物；凡脾胃虚弱，呕吐泄泻，腹胀便溏、咳嗽痰多者慎用；感冒发热患者不宜服用；高血压、糖尿病患者应在医师指导下服用；服用本品同时不宜服用藜芦、五灵脂、皂荚或其制剂；不宜喝茶和吃萝卜，以免影响药效；本品宜饭前服用；服药 2 周或服药期间症状无改善或症状加重或出现新的严重症状，应立即停药并去医院诊治；对本品过敏者禁用，过敏体质者慎用；本品性状发生改变时禁止使用。

【生产厂家】修正药业集团通化市制药有限公司。

金鸡虎补丸

【处方来源】《药品标准》。

【类别】甲类非处方药。

【处方组成】大枣、金樱子、狗脊、牛大力、桑寄生、千斤拔、黑老虎根、骨碎补、鸡血藤共9味。

【方解】本方主治肾阳不足，水气凝滞证。方中重用狗脊温补肝肾，强腰壮骨，散寒除湿；骨碎补、桑寄生补益肝肾，舒筋活血，祛风通络；黑老虎根、牛大力、千斤拔祛风除湿；鸡血藤活血舒筋；金樱子固精缩尿；大枣补气养血，调和药性。

【功能与主治】补气补血，舒筋活络，健肾固精。用于水气凝滞，四肢麻木，腰膝酸痛，夜尿频数，梦遗滑精。

【功效特点】方中重用狗脊为君药，配伍骨碎补、桑寄生、黑老虎根、牛大力、千斤拔温补肝肾，强腰壮骨，散寒除湿，祛风通络。用于肾阳不足，水气凝滞证。临床以四肢麻木，腰膝酸痛，夜尿频数，遗精为辨证要点。

【剂型规格】大蜜丸，每丸重3g；水蜜丸，每100粒20g。

【性状】本品为棕褐色的大蜜丸或包衣的水蜜丸，水蜜丸除去包衣显棕褐色；味甘，微苦涩。

【用法与用量】口服，大蜜丸，一次1丸；水蜜丸，一次8～15粒（1.5～3g）。一日2次。

【禁忌症】孕妇禁用；糖尿病患者禁服。

【使用注意】忌辛辣、生冷、油腻食物；感冒发热患者不宜服用本品宜饭后服用高血压、心脏病、肝病、肾病等慢性病患者应在医师指导下服用服药2周症状无缓解，应去医院就诊儿童、年老体弱者应在医师指导下服用对本品过敏者禁用，过敏体质者慎用药品性状发生改变时禁止服用。

【方歌】金鸡虎补枣金樱，狗脊大力桑寄生；千斤拔黑老虎根，申姜再拿鸡血藤。

【生产厂家】李时珍医药集团有限公司。

刺五加片

【处方来源】《中国药典》（2015版）。

【类别】甲类非处方药。

【处方组成】刺五加浸膏1味。

【方解】本方主治脾肾阳虚证。方中刺五加益气健脾，补肾安神。

【功能与主治】益气健脾，补肾安神。用于脾肾阳虚，体虚乏力，食欲不振，腰膝酸痛，失眠多梦。

【临床应用】①低血压、冠心病心绞痛、白细胞减少症。②神经衰弱、血管神经性头痛。③慢性支气管炎。④更年期综合征。

【剂型规格】薄膜衣片，每片重 0.25g、0.31g。糖衣片，片心重 0.25g。

【性状】本品为糖衣片或薄膜衣片，除去包衣后显棕褐色；味微苦、涩。

【用法与用量】口服，一次 2 ~ 3 片，一日 3 次。

【使用注意】忌不易消化食物；感冒发热患者不宜服用；有高血压、心脏病、肝病、糖尿病、肾病等慢性病严重者应在医师指导下服用；儿童、孕妇、哺乳期妇女应在医师指导下服用；服药 4 周症状无缓解，应去医院就诊；对本品过敏者禁用，过敏体质者慎用；本品性状发生改变时禁止使用。

【生产厂家】内蒙古黄河制药厂。

金芪降糖片

【处方来源】《中国药典》（2015 版）。

【类别】双轨制处方药。

【处方组成】黄连、黄芪、金银花共 3 味。

【方解】本方主治气虚内热消渴病。方中黄芪健脾益气，增强脾运；金银花、黄连清热泻火，解消渴。

【功能与主治】清热益气。用于消渴病气虚内热证，症见口渴喜饮，易饥多食，气短乏力；轻、中度型非胰岛素依赖型糖尿病见上述证候者。

【临床应用】①消渴病，口渴喜饮，易饥多食，气短乏力。②轻、中度 2 型糖尿病见上述证候者。

【功效特点】方中以黄芪为君药，配伍金银花，黄连健脾益气，清热泻火，解消渴。用于气虚内热消渴病。临床以口渴喜饮，易饥多食，气短乏力为辨证要点。

【剂型规格】片剂，每片重 0.56g。

【性状】本品为薄膜包衣片，除去包衣后显棕色至棕褐色；味苦。

【用法与用量】饭前半小时口服，一次 2 ~ 3 片，一日 3 次，疗程 3 个月或遵医嘱。

【不良反应】偶见腹胀，继续服药后自行缓解。

【使用注意】属阴阳两虚消渴者慎用；重度 2 型糖尿病患者不宜使用；服药期间忌食肥甘，辛辣之品，控制饮食，注意合理的饮食结构；忌烟酒；避免长期精神紧张；适当进行体育活动；对重症病例，应合用其他降糖药物治疗，以防病情加重；在治疗过程中，尤其是与西药降糖药联合用药时，要及时监测血糖，避免低血糖反应发生；注意早期防治各种并发症，如糖尿病脑病、糖尿病心病、糖尿病肾病等，以防止病情恶化。

【生产厂家】天津中新药业集团股份有限公司隆顺榕制药厂。

玉泉颗粒

【处方来源】《中国药典》（2015 版）。

【类别】双轨制处方药。

【处方组成】乌梅、天花粉、葛根、人参、地黄、五味子、甘草、麦冬、茯苓、黄芪共 10 味。

【方解】本方主治气阴两虚消渴证。方中葛根生津止渴，主消渴；天花粉、地黄滋阴清热，生津止渴；麦冬清肺养阴，益胃止渴；五味子、乌梅生津润燥，止烦渴；人参、茯苓、黄芪、甘草健脾补气扶正。

【功能与主治】养阴益气，生津止渴，清热除烦。气阴不足，口渴多饮，消食善饥，糖尿病见上述证候者。

【临床应用】①气阴两虚消渴证。②非胰岛素依赖型糖尿病。

【功效特点】方中以葛根为君药，配伍天花粉、地黄、麦冬、五味子、乌梅生津润燥，清肺益胃，止烦渴；人参、茯苓、黄芪、甘草健脾补气扶正。用于气阴两虚消渴证。临床以口渴多饮，消食善饥，气短乏力为辨证要点。

【剂型规格】颗粒剂，每袋装 5g。胶囊剂，每粒装 0.5g。片剂，每片重 0.42g。

【性状】本品为棕黄色或棕褐色的颗粒；味酸甜、微苦。硬胶囊，内容物为棕黄色至棕褐色的颗粒及粉末；味酸甜、微苦。糖衣片除去糖衣后显深棕色；味甘、微苦。

【用法与用量】口服，颗粒剂，一次 1 袋；胶囊剂，一次 5 粒；片剂，一次 8 片。一日 4 次。

【使用注意】孕妇忌服。定期复查血糖。

【方歌】玉泉片中用葛根，天花地黄麦人参；乌梅芪草苓五味，生津除烦补气阴。

【生产厂家】天津中新药业集团股份有限公司隆顺榕制药厂。

第六章 温里、固涩、安神类中成药

第一节 温里类中成药

凡以温热药为主组成，具有温里助阳、散寒通脉的作用，能除脏腑经络间寒邪，用于治疗阴寒在里的一类中药制剂，统称为温里类中成药。属于"八法"中"温法"的范畴。

寒邪致病，有在表在里之分，表寒证当用辛温解表类中成药，已在解表类中成药中做了论述，本节专论里寒证的成因与用药。里寒证的成因，有因素体阳虚，寒从内生者；有因过食生冷或天寒衣单，外寒直中三阴，深入脏腑；有因表寒证治疗不当，寒邪乘虚入里者；有因过服寒药，损伤脾胃者。总之，不论外来之寒，还是内生之寒，治法皆以"寒者热之""治寒以热"为原则。但是，里寒证有轻重之别，所伤脏腑经络各异，症状表现各不相同，所以此类中成药分为温中散寒类中成药、回阳救逆类中成药和温经散寒类中成药三大类。

使用温里类中成药时注意：辨清寒热之邪的真假；其次注意患者如素体阴虚或伤津失血，应慎用；应注意掌握"中病即止"的原则，切不可过服，以免重伤阴津，使寒去热生或辛燥之品劫阴动血。

一、温中散寒类中成药

温中散寒类中成药具有温中散寒、补气健脾、和胃降逆等作用，适用于脾胃阳虚又受外寒之中焦虚寒证。症见脘腹痛，肢体倦怠，手足不温或吞酸吐涎，恶心呕吐或腹痛下痢，不思饮食，口淡不渴，舌苔白滑，脉沉细或沉迟。治宜：温中散寒，补气健脾。代表中成药有：附子理中丸、小建中颗粒等。

附子理中丸

【处方来源】《阎氏小儿方论》（附子理中丸）、《中国药典》（2015版）。

【类别】甲类非处方药、国家基本药物。

【处方组成】甘草、党参、白术、干姜、附子共5味。

【方解】本方主治脾胃虚寒，脘腹冷痛，吐泻。方中干姜、附子温中焦脾胃而去里寒；党参大补元气，助运化而正升降；白术燥湿健脾；甘草益气和中，调和药性。

【功能与主治】温中健脾。用于脾胃虚寒，脘腹冷痛，呕吐泄泻，手足不温。

【临床应用】①脾胃阳虚，急、慢性胃肠炎。脘腹胀痛，喜温喜按，食欲不振，手足不温或腹泻。②妇女子宫虚寒痛经，带下清稀量多，月经不调。③阳虚失血。④霍乱及寒凝血瘀之胸痹。

【功效特点】方中以干姜、附子为君药，配伍党参、白术、甘草温中去寒，健脾益气和中。用于脾胃虚寒脘腹冷痛及妇女虚寒痛经。临床以腹痛喜温喜按，食欲不振，手足不温，呕吐泄泻为辨证要点。

【剂型规格】蜜丸，每丸重9g；糖衣片，片心重0.25g。

【性状】为棕褐色至棕黑色的水蜜丸或棕褐色至黑褐色的小蜜丸或大蜜丸；气微，味微甜而辛辣。糖衣片除去糖衣后显棕褐色；气微，味微甜而辛辣。

【用法与用量】口服，水蜜丸，一次6g；小蜜丸，一次9g；大蜜丸，一次1丸。一日2~3次。片剂，一次6~8片，一日1~3次。

【使用注意】忌不易消化食物；感冒发热患者不宜服用；有高血压、心脏病、肝病、糖尿病、肾病等慢性病严重者应在医师指导下服用；孕妇慎用，哺乳期妇女、儿童应在医师指导下服用；吐泻严重者应及时去医院就诊；严格按用法用量服用，本品不宜长期服用，服药2周症状无缓解，应去医院就诊；对本品过敏者禁用，过敏体质者慎用；本品性状发生改变时禁止使用。

【附注】本药为《伤寒论》理中丸加入附子而成。其温中散寒之力强于原方。

【方歌】理中汤主理中乡，甘草人参术干姜；呕利腹痛阴寒盛，或加附子总扶阳。

【生产厂家】天津中新药业集团股份有限公司达仁堂制药厂。

虚寒胃痛颗粒

【处方来源】《中国药典》（2015版）。

【类别】甲类非处方药。

【处方组成】炙黄芪、炙甘草、桂枝、党参、白芍、高良姜、大枣、干姜共8味。

【方解】本方主治脾虚胃弱所致的胃痛。方中干姜、高良姜温胃暖脾去寒；桂枝通阳化气助其散寒；党参、炙黄芪、炙甘草、大枣补气扶正，助脾胃运化；白芍敛阴和营，合大枣益阴补虚。

【功能与主治】益气健脾，温胃止痛。用于脾虚胃弱所致的胃痛，症见胃脘隐痛、喜温喜按、遇冷或空腹加重；十二指肠球部溃疡、慢性萎缩性胃炎见上述证候者。

【临床应用】①脾虚胃弱所致的胃痛，症见胃脘隐痛、喜温喜按、遇冷或空腹加重。②十二指肠球部溃疡、慢性萎缩性胃炎。

【功效特点】方中以干姜、高良姜为君药，配伍桂枝、党参、炙黄芪、炙甘草、大枣通阳散寒，温胃暖脾。用于脾胃虚弱胃痛。临床以胃脘隐痛，喜温喜按，遇冷或空腹加重为辨证要点。

【剂型规格】颗粒剂，每袋装5g、3g（无蔗糖）。

【性状】本品为淡棕黄色至棕黄色的颗粒；味辛、甘。

【用法与用量】开水冲服，一次1袋，一日3次。

【使用注意】饮食宜清淡，忌酒及辛辣、生冷、油腻食物；忌愤怒、忧郁，保持心情舒畅；阴虚火旺者不适用；糖尿病患者及有高血压、心脏病、肝病、肾病等慢性病严重者应在医师指导下服用；儿童、孕妇、哺乳期妇女、年老体弱者应在医师指导下服用；胃痛严重者，应及时去医院就诊；服药3天症状无缓解，应去医院就诊；对本品过敏者禁用，过敏体质者慎用；本品性状发生改变时禁止使用。

【生产厂家】辽宁华源本溪第三制药有限公司。

温胃舒胶囊

【处方来源】《中国药典》（2015版）。

【类别】双轨制处方药。

【处方组成】党参、附子、黄芪、肉桂、山药、肉苁蓉、白术、山楂、乌梅、砂仁、陈皮、补骨脂共 12 味。

【方解】本方主治慢性胃炎。方中附子、肉桂温中散寒止痛；补骨脂、肉苁蓉补肾阳，温中焦；山楂、乌梅消食导滞，助消化；砂仁、陈皮温中理气和胃；党参、黄芪、白术、山药健脾补气扶正。

【功能与主治】温中养胃，行气止痛。用于中焦虚寒所致的胃痛，症见胃脘冷痛、腹胀嗳气、纳差食少、畏寒无力；慢性萎缩性胃炎、浅表性胃炎见上述证候者。

【临床应用】①慢性胃炎，胃脘凉痛。②胃溃疡、十二指肠球部溃疡。

【功效特点】方中以附子、肉桂为君药，配伍补骨脂、肉苁蓉、党参、黄芪、白术、山药温中散寒止痛，健脾补气扶正。用于中焦虚寒证。临床以胃脘凉痛，饮食生冷，受寒痛甚为辨证要点。

【剂型规格】胶囊剂，每粒装 0.4g。颗粒剂，每袋装 10g。

【性状】本品为硬胶囊，内容物为棕黄色至棕褐色的细粉和颗粒；味微酸、苦。颗粒剂为棕黄色至棕色的颗粒；味酸、甜。

【用法与用量】胶囊剂，一次 3 粒；颗粒剂，开水冲服，一次 1 ~ 2 袋，一日 2 次。

【禁　忌】胃大出血时忌用。孕妇忌用。

【注意事项】胃脘灼热痛证、重度胃痛应在医师指导下服用；糖尿病患者、儿童及年老体虚者应在医师指导下服用；服本药 3 天症状未改善，应停止服用，并去医院就诊；对本品过敏者禁用，过敏体质者慎用；本品性状发生改变时禁止使用。

【方歌】温胃桂附戴乌砂，芪山苁蓉术山楂；陈皮党参补骨脂，胃脘遇凉痛嘈杂。

【生产厂家】华润三九医药股份有限公司。

良附丸

【处方来源】《良方集腋》《中国药典》（2015 版）。

【类别】甲类非处方药。

【处方组成】高良姜、香附共 2 味。

【方解】本方主治寒凝气滞脘痛。方中以高良姜辛热纯阳，温中暖胃，散寒止痛；香附辛香走窜，舒肝开郁，行气止痛，兼通利气血调经。两药相合，温中祛寒，行气止痛，舒肝调经，使气行寒散，肝气条达，胃气和降，气血通利。

【功能与主治】温胃理气。用于寒凝气滞，脘痛吐酸，胸腹胀满。

【临床应用】①寒凝气滞，脘痛吐酸，胸腹胀满，不思饮食。②胁痛：两胁胀痛，胸闷不舒，遇怒尤甚，不思饮食。③气滞寒凝痛经：行经腹痛喜温，经色紫黑有块，胸胁满闷，乳房胀痛，舌质淡或有瘀斑。

【功效特点】为中医温胃理气止痛的基础方。用于寒凝气滞胃痛。临床以吐酸，不思饮食，两胁胀痛，胸闷不舒，遇怒加重为辨证要点。

【剂型规格】水丸，每袋装6g。

【性状】本品为棕黄色至黄褐色的水丸；气微香，味辣。

【用法与用量】口服，一次3~6g，一日2次。

【使用注意】饮食宜清淡，忌酒及辛辣、生冷、油腻食物；忌愤怒、忧郁，保持心情舒畅；胃部灼痛，口苦便秘之胃热者不适用；有高血压、心脏病、肝病、糖尿病、肾病等慢性病严重者应在医师指导下服用；儿童、孕妇、哺乳期妇女、年老体弱者应在医师指导下服用；胃痛严重者，应及时去医院就诊；服药3天症状无缓解，应去医院就诊；对本品过敏者禁用，过敏体质者慎用；本品性状发生改变时禁止使用。

【生产厂家】天津中新药业集团股份有限公司乐仁堂制药厂。

小建中合剂

【处方来源】《伤寒论》《中国药典》（2015版）。

【类别】乙类非处方药。

【处方组成】白芍、桂枝、炙甘草、生姜、大枣、饴糖共6味。

【方解】本方主治虚劳里急证。方中饴糖甘温质润，益脾气，养脾阴，温中焦，缓肝急，润肺燥；桂枝温通阳气；芍药益阴血；炙甘草助桂枝、饴糖益气健脾温中，合芍药酸甘化阴益阴养血补虚；生姜、大枣温胃补脾，益气和中升腾中焦生发之气而行津液，和营卫。六药配合，辛甘化阳，酸甘化阴，共奏温中补虚，和里缓急之功。

【功能与主治】温中补虚，缓急止痛。用于脾胃虚寒，脘腹疼痛，喜温喜按，嘈杂吞酸，食少；胃及十二指肠溃疡见上述症状者。

【临床应用】①虚劳里急。腹中时痛，温按则痛减，舌淡苔白，脉细弦而缓。②心中悸动，虚烦不宁，面色无华或四肢酸楚，手足烦热，咽干口燥。③慢性胃炎、胃及十二指肠溃疡、慢性肝炎、胃肠神经官能症、过敏性肠炎、再生障碍性贫血、白血病。

【功效特点】方中以饴糖为君药，配伍桂枝汤温中补虚，和里缓急。用于虚劳里急。临床以腹中时痛，喜温喜按，虚烦不宁，面色无华，舌淡苔白为辨证要点。

【剂型规格】合剂，每瓶装 100ml。颗粒剂，每袋装 15g。薄膜衣片，每片重 0.6g。

【性状】本品为棕黄色的液体；气微香，味甜、微辛。颗粒剂为浅棕色至棕黄色的颗粒；气香，味甜。薄膜衣片除去包衣后显棕褐色至黑褐色；气微香，味甜、微辛。

【用法与用量】口服，一次 20~30ml，用时摇匀；颗粒剂，一次 1 袋；片剂，一次 2~3 片。一日 3 次。

【使用注意】饮食宜清淡，忌酒及辛辣、生冷、油腻食物；忌愤怒、忧郁，保持心情舒畅；阴虚内热者不适用；外感风热表证未清患者及脾胃湿热或明显胃肠道出血症状者不宜服用；糖尿病患者及有高血压、心脏病、肝病、肾病等慢性病严重者应在医师指导下服用；儿童、孕妇、哺乳期妇女、年老体弱者应在医师指导下服用；胃痛严重者，应及时去医院就诊；服药 3 天症状无缓解，应去医院就诊；对本品过敏者禁用，过敏体质者慎用；本品性状发生改变时禁止使用。

【方歌】小建中汤芍药多，桂枝甘草姜枣和；更加饴糖补中气，虚劳腹痛服之瘥。

【生产厂家】长沙市泰宝制药有限公司松堂制药厂。

二、回阳救逆类中成药

回阳救逆类中成药具有温补肾阳、回阳救逆等作用，适用于阳气衰微，内外俱寒，甚至阴盛格阳或戴阳等证。症见四肢厥逆，恶寒蜷卧，呕吐腹痛，下利清谷，精神萎靡，脉沉细或沉微。治宜回阳救逆。代表中成药有：黑锡丹、青娥丸等。

黑锡丹

【处方来源】《太平惠民和剂局方》《药品标准》。

【类别】双轨制处方药。

【处方组成】硫黄、黑锡、胡芦巴、阳起石、补骨脂、小茴香、沉香、木香、肉桂、附子、川楝子、肉豆蔻共 12 味。

【方解】本方主治真阳不足、肾不纳气的虚喘。方中以黑锡质重甘寒，镇摄浮阳，降逆平喘；硫黄性热味酸，温补命门，暖肾消寒；两药相配水火并补，标本兼顾；肉桂、附子温肾助阳，引火归源；胡芦巴、阳起石、补骨脂温命门，除冷气，纳虚阳；木香、小茴香、沉香、肉豆蔻补中调气，降逆除痰，并温肾；川楝子苦寒，缓解君臣药温热之性，疏利肝气。

【功能与主治】温壮下元，镇纳浮阳。用于真阳不足，肾不纳气，浊阴上泛，上盛下虚，喘促，痰壅胸中，四肢厥逆，冷汗不止，舌淡苔白，脉沉微；奔豚；寒疝腹痛；肠鸣滑泄；阳痿。

【临床应用】①真阳不足，肾不纳气，浊阴上泛，上盛下虚，喘促，痰壅胸中，张口抬肩，呼多吸少，四肢厥逆，冷汗不止，舌淡苔白，脉沉微。②男子精冷不育，阳痿早泄；女子子宫虚寒不孕，滑胎，带下清稀，月经不调。③寒疝腹痛；奔豚；肠鸣滑泄。

【功效特点】方中以黑锡、硫黄为君药，配伍肉桂、附子、胡芦巴、阳起石、补骨脂温肾助阳，引火归源；木香、小茴香、沉香、肉豆蔻行气降逆。用于肾阳不足，肾不纳气虚喘。临床以上气喘急，四肢厥逆，冷汗不止，舌淡苔白，脉沉微为辨证要点。

【剂型规格】水丸，每 100 丸 3g。

【性状】本品为黑褐色的水丸；气香，味微苦。

【用法与用量】口服，一次 3 g，一日 1 次。早晨空腹，枣汤送服。

【使用注意】孕妇忌服。

【附注】本药与桂附地黄丸的区别：桂附地黄丸在滋阴药（六味地黄丸）的基础上加入少量助阳药，为温补肾阳之品。用于肾阳不足之证；本药配伍大量温肾助阳药物，为峻补元阳之品。用于真阳不足，肾不纳气虚喘；奔豚；寒疝腹痛；肠鸣滑泄及男子阳痿精冷不育；女子子宫虚寒不孕症。

【方歌】黑锡丹能散肾寒，硫黄入锡结成团，胡芦阳脂茴沉木，桂附金铃肉蔻丸。

【生产厂家】天津中新药业集团股份有限公司乐仁堂制药厂。

青娥丸

【处方来源】《中国药典》（2015 版）。

【类别】甲类非处方药。

【处方组成】杜仲、补骨脂、核桃仁、大蒜共4味。

【方解】本方主治肾虚腰痛。方中以杜仲、补骨脂补肝肾，强筋骨；核桃仁补肾温肺润肠；大蒜能解滞气，暖脾胃助阳散寒。

【功能与主治】补肾强腰。用于肾虚腰痛，起坐不利，膝软乏力。

【剂型规格】蜜丸，每丸重9g。

【性状】本品为棕褐色至黑褐色的大蜜丸或水蜜丸；气微香，味苦、甘而辛。

【用法与用量】口服，大蜜丸，一次1丸；水蜜丸，一次6~9g。一日2~3次。

【使用注意】忌不易消化食物；治疗期间，宜节制房事；感冒发热患者不宜服用；湿热或寒湿痹阻及外伤腰痛者不适用；有高血压、心脏病、肝病、糖尿病、肾病等慢性病严重者应在医师指导下服用；儿童、孕妇、哺乳期妇女应在医师指导下服用；服药4周症状无缓解，应去医院就诊；对本品过敏者禁用，过敏体质者慎用；本品性状发生改变时禁止使用。

【生产厂家】雷允上药业有限公司。

三、温经散寒类中成药

温经散寒类中成药具有温经散寒、行气调经等作用，适用于阳气不足，阴寒内盛。症见妇女月经不调，行经腹痛，带下清冷，四肢不温，精神萎靡，脉沉细或沉迟。治宜：补气调经，散寒止痛。代表中成药有：温经丸、艾附暖宫丸、坎离砂等。

温经丸

【处方来源】《赛金丹》《药品标准》。

【类别】双轨制处方药。

【处方组成】党参、白术、黄芪、沉香、郁金、干姜、茯苓、厚朴、吴茱萸、附子、肉桂共11味。

【方解】本方主治气虚血寒月经不调证。方中以附子、干姜温经散寒，暖宫止痛；吴茱萸、肉桂温经散寒，温暖胞宫；党参、白术、黄芪、茯苓健脾补气，培元固本；沉香、郁金、厚朴行气解郁，舒肝调经。

【功能与主治】补气调经，散寒止痛。用于气虚血寒，月经不调，行经腹痛，子宫虚寒，带下清冷。

【临床应用】①气虚血寒，月经不调：月经错后，经血暗淡或有血块，面色苍白，腹痛喜温喜按，腰膝酸软，四肢不温。②痛经：经前腹痛，面色萎黄，身体瘦弱，腰膝酸软，食欲不振，四肢不温。③子宫虚寒，不孕：带下清冷如涕，小腹发凉，腰膝酸软，食欲不振，四肢不温，甚至闭经。

【功效特点】方中以附子、干姜为君药，配伍四君子汤、吴茱萸、肉桂温经散寒，暖宫止痛，用于气虚子宫虚寒较重的月经不调、痛经。临床以面色苍白，经血暗淡，腹痛喜温喜按，腰膝酸软，四肢不温，带下清冷为辨证要点。

【剂型规格】大蜜丸，每丸重9g。

【性状】本品为深褐色大蜜丸；气香，味辛。

【用法与用量】口服，一次1丸，一日2次。

【使用注意】孕妇忌服。忌食生冷，防止受凉。

【方歌】温经丸用参术芪，沉郁姜苓朴吴萸，附子肉桂暖胞宫，补气调经把寒驱。

【生产厂家】天津中新药业集团股份有限公司达仁堂制药厂。

艾附暖宫丸

【处方来源】《沈氏尊生方》《中国药典》(2015版)。

【类别】甲类非处方药、国家基本药物。

【处方组成】艾叶炭、香附、当归、川芎、白芍、地黄、黄芪、吴茱萸、续断、肉桂共10味。

【方解】本方主治寒凝血虚夹瘀月经不调证。方中以艾叶炭、吴茱萸、肉桂温经散寒，暖宫止痛；当归、川芎、白芍、地黄养血补血调经；黄芪补气养血，扶正固本；香附解郁舒肝，活血调经；续断补肝肾，续经血。

【功能与主治】理气养血，暖宫调经。用于血虚气滞，下焦虚寒所致的月经不调，痛经。症见行经后错，经量少，有血块，小腹疼痛，经行小腹冷痛喜热，腰膝酸痛。

【临床应用】①寒凝血虚夹瘀痛经：面色苍白，少腹剧痛，出冷汗，月经错后，经血暗淡，量少有块，四肢发凉，甚至呕吐，舌质紫暗，苔薄白，脉沉细。②寒凝血虚夹瘀月经不调：经期错后涩滞，经血暗淡，量少有块，面色苍白，少腹冷痛，喜温喜按，腰痛，四肢不温，舌淡略胖，脉沉缓。③子宫虚寒不孕症：经期多错后，带下清冷，小腹发凉，腰膝酸软，四肢不温。

【功效特点】方中以艾叶炭、吴茱萸、肉桂为君药，配伍四物汤散寒养血，暖宫止痛，用于血虚子宫虚寒较轻的月经不调、痛经。临床以面色苍白，经期错后量少，少腹冷痛，喜温喜按，腰痛，舌淡略胖为辨证要点。

【剂型规格】蜜丸，每丸重9g。

【性状】本品为深褐色至黑色的小蜜丸或大蜜丸；气微，味甘而后苦、辛。

【用法与用量】口服，小蜜丸，一次9g；大蜜丸，一次1丸。一日2次。

【使用注意】忌生冷食物，不宜洗凉水澡；感冒发热患者不宜服用；有高血压、心脏病、肝病、糖尿病、肾病等慢性病严重者应在医师指导下服用；青春期少女及更年期妇女应在医师指导下服用；平素月经正常，突然出现月经过少或经期错后或阴道不规则出血者应去医院就诊；治疗痛经，宜在经前3~5天开始服药，连服1周。如有生育要求应在医师指导下服用；服药后痛经不减轻或重度痛经者，应去医院就诊；治疗月经不调，服药1个月症状无缓解，应去医院就诊；对本品过敏者禁用，过敏体质者慎用。

【方歌】艾附暖宫四物添，黄芪吴萸与续断，肉桂温经散瘀滞，腹痛缓解经带安。

【生产厂家】天津中新药业集团股份有限公司达仁堂制药厂。

坎离砂

【处方来源】《中国药典》（2015版）。

【类别】双轨制处方药。

【处方组成】当归、川芎、防风、透骨草共4味，另有辅料：铁粉、木粉、活性炭、氯化钠。

【方解】本方主治风寒湿痹关节疼痛。方中以防风、透骨草祛风除湿，活血止痛；当归、川芎养血活血祛瘀。借助于辅料产生的热力透过皮肤直达经络，起到活血散寒，祛风除湿通络作用。

【功能与主治】祛风散寒，活血止痛。用于风寒湿痹，四肢麻木，关节疼痛，脘腹冷痛。

【临床应用】①风寒湿痹：腰膝冷痛，四肢麻木，肌肉或关节疼痛，遇寒尤甚。②寒凝腹痛：腹痛喜温，四肢不温，小肠疝气，攻撑作痛。

【功效特点】方中以防风、透骨草、当归、川芎祛风除湿，活血祛瘀。借助于辅料产生的热力透过皮肤直达经络，起到活血散寒、祛风除湿通络作用。用于风寒湿痹及脘腹冷痛。临床以四肢麻木，关节疼痛或脘腹冷痛，遇寒尤甚为辨证要点。

【剂型规格】散剂，每袋装62.5g。

【性状】为黑色的粗粉；质重。

【用法与用量】外用。将布袋抖动至发热后置于患处，一次1袋。

【使用注意】外用药，勿内服；孕妇腹痛者忌用；实热证忌。

【附注】"坎""离"在八卦中分别代表水、火，表明本药可以生火热以祛水湿风寒，本药形似砂而得名。原剂型是借助铁落花与食醋发生化学反应产热。因其使用不方便，且性质不稳定而被现剂型取代。天津方是在本药基础上减去川芎加入麻黄、羌活、独活、荆芥、红花、白芷、牛膝、生艾绒、木瓜、桂枝、附子、干姜组成。功效与本方相近。

【生产厂家】天津市医疗器械厂。

药艾条

【处方来源】《中国药典》（2015版）。

【类别】双轨制处方药。

【处方组成】艾叶、桂枝、高良姜、广藿香、降香、香附、白芷、陈皮、丹参、生川乌共10味。

【方解】本方主治风寒湿痹筋骨疼痛。方中以艾叶（绒）、川乌祛风散寒除湿，活络止痛；桂枝、高良姜、白芷温经散寒；降香、香附、陈皮、丹参行气活血通络；广藿香芳香化湿。

【功能与主治】行气血，逐寒湿。用于风寒湿痹，肌肉酸麻，关节四肢疼痛，脘腹冷痛。

【临床应用】①风寒湿痹：腰膝冷痛，四肢麻木，肌肉或关节疼痛，遇寒尤甚。②寒凝腹痛：脘腹冷痛，喜温恶寒，四肢不温，小肠疝气，攻撑作痛。③配合针法用于穴位治疗，祛除经络中的寒邪。

【剂型规格】灸剂，每支28g。

【性状】本品呈圆柱状，长20～21cm，直径1.7～1.8cm；气香，点燃后不熄灭，烟气特异。

【用法与用量】直射灸法。一次适量，红晕为度，一日1～2次。或遵医嘱。

【使用注意】外用药，勿内服；孕妇腹痛者忌用。

【生产厂家】烟台爱心药业有限公司。

第二节　固涩类中成药

凡以固涩药或配合补益药为主组成，具有收敛固涩作用，以治疗气、血、津、精耗散或滑脱证的一类中药制剂，统称为固涩类中成药。气、血、津、精是构成人体和维持人体生命活动的物质基础，既不断被消耗，又不断得到补充，周而复始，保持着动态平衡。若消耗过度、正气亏虚，则可致滑脱不禁、散失不收。本着"急则治标，缓则治本"的原则，常选用本类药治标为先，然后再以补益药治本。气、血、津、精耗散或滑脱会出现自汗、盗汗、肺虚久咳、泻痢不止、遗精滑泄、小便失禁、崩漏带下等，下面只介绍部分常用中成药。

使用本类药应注意：凡病证属邪实者，如热病汗出、痰饮咳嗽、泻痢初起、火扰精遗、血热崩漏等，不宜选用本类药物，易致闭门留寇。

一、固表止汗类中成药

固表止汗类中成药具有补气固表的作用，适用于卫气不固之自汗证或阴虚有热之盗汗证。症见自汗出、动则益甚、时时畏寒、气短气促、倦怠懒言、面色㿠白、平时不耐风寒、极易感冒、舌苔薄白质淡、脉缓无力，小儿表现多汗、夜惊啼、发育迟缓。治宜：和胃健脾，固表止汗。代表中成药有：龙牡壮骨颗粒、玉屏风口服液等。

龙牡壮骨颗粒

【处方来源】《中国药典》（2015版）。

【类别】甲类非处方药。

【处方组成】党参、黄芪、山麦冬、龟甲、白术、山药、五味子、龙骨、煅牡蛎、茯苓、大枣、甘草、乳酸钙、鸡内金、维生素D_2、葡萄糖酸钙共 16 味。

【方解】本方主治小儿佝偻病及老年人骨质疏松证。方中以龙骨、煅牡蛎益阴潜阳除烦敛汗；党参、白术、茯苓、甘草、黄芪、山药健脾补气，固表止汗；山麦冬、五味子、龟甲、大枣益肾涩精壮骨；鸡内金助消化，防滋阴潜阳之品碍胃；乳酸钙、维生素 D_2、葡萄糖酸钙补钙壮骨。

【功能与主治】强筋壮骨，和胃健脾。用于治疗和预防小儿佝偻病，软骨病；对小儿多汗、夜惊啼、食欲不振、消化不良、发育迟缓也有治疗作用。

【临床应用】①小儿营养性佝偻病、消化不良。②小儿迁延性肝炎。③老年内分泌失调所致骨质疏松。

【功效特点】方中以龙骨、牡蛎为君药，配伍四君子汤加黄芪、山药、五味子、龟甲、乳酸钙、维生素 D_2、葡萄糖酸钙健脾补气，益肾涩精，补钙壮骨。用于治疗和预防小儿佝偻病及骨质疏松。临床以小儿多汗、夜惊啼、食欲不振、消化不良、发育迟缓为辨证要点。

【剂型规格】颗粒剂，每袋装 5g、3g（无蔗糖）。

【性状】本品为淡黄色或黄棕色的颗粒；味甜。

【用法与用量】开水冲服，儿童 2 岁以下，一次 5g 或 3g（无蔗糖）；2 至 7 岁，一次 7.5g；7 岁以上，一次 10g 或 6g（无蔗糖）。一日 3 次。

【使用注意】忌辛辣、生冷、油腻食物；服药期间应多晒太阳，多食含钙及易消化的食品；婴儿应在医师指导下服用；感冒发热患者不宜服用；本品含维生素 D_2、乳酸钙、葡萄糖酸钙，请按推荐剂量服用，不可超量服用；服药 4 周症状无缓解，应去医院就诊；对本品过敏者禁用，过敏体质者慎用；本品性状发生改变时禁止使用。

【方歌】龙牡壮骨四君芪，龟麦山味大枣鸡，乳酸葡钙维 D_2，佝偻多汗夜惊啼。

【生产厂家】武汉健民药业集团股份有限公司。

牡蛎散

【处方来源】《太平惠民和剂局方》《药品标准》。

【类别】双轨制处方药。

【处方组成】黄芪、麻黄根、牡蛎、浮小麦共 4 味。

【方解】本方主治诸虚不足。方中以牡蛎益阴潜阳除烦敛汗；黄芪益气实卫，固表止汗；麻黄根专于止汗；浮小麦益心气，养心阴，清心止汗。

【功能与主治】固表敛汗。用于诸虚不足。身常汗出，夜卧尤甚，久而不止，心悸惊悸，短气烦倦。

【临床应用】①身体虚弱，卫外不固，心阳不潜。自汗盗汗，舌体胖大，苔白脉虚。②心悸惊惕，多汗气短烦倦。

【功效特点】方中以牡蛎为君药，配伍黄芪、麻黄根、浮小麦益心气，固表止汗。用于体虚卫外不固，自汗盗汗证。临床以汗出，心悸，气短，舌淡，脉细弱为辨证要点。

【剂型规格】散剂，每袋装6g。

【性状】本品为浅黄白色的粉末；气微，味甘、微涩。

【用法与用量】口服，一次1袋，一日2次。温开水送服。

【使用注意】阴虚火旺或湿热所所致盗汗忌服。

【附注】《普济方》中的牡蛎散由牡蛎、寒水石、铅霜、朱砂、甘草、故扇灰组成，主治心热汗出不止；《世医得效方》中的牡蛎散由本方加知母组成，用于诸虚不足，新病暴虚。

【方歌】牡蛎散内用黄芪，浮麦麻根合用宜，卫虚自汗或盗汗，固表收敛见效奇。

【生产厂家】天泽天然产物有限公司。

二、敛肺止咳类中成药

敛肺止咳类中成药具有敛肺止咳、化痰定喘的作用，适用于久咳肺虚、气阴耗伤所致的咳嗽、喘促之证。症见虚劳久嗽，咳嗽气喘，胸膈满闷，痰涎壅盛。治宜：敛肺止咳，化痰定喘。代表中成药有：橘红化痰丸、二母安嗽丸、百花定喘丸、蛤蚧定喘丸。使用此类中成药时需注意：感冒初起，表邪未解者忌服。

橘红化痰丸

【处方来源】《中国药典》（2015 版）。

【类别】双轨制处方药。

【处方组成】化橘红、苦杏仁、甘草、五味子、白矾、罂粟壳、锦灯笼、川贝母共 8 味。

【方解】本方主治久咳肺肾阴虚症。方中以五味子、罂粟壳敛肺止咳，化痰平喘；化橘红、苦杏仁、川贝母化痰止咳，降逆平喘；白矾、锦灯笼清热化痰利咽；甘草润肺止咳，调和药性。

【功能与主治】敛肺化痰，止咳平喘。用于肺气不敛，痰浊内阻，咳嗽，咯痰，喘促，胸膈满闷。

【临床应用】①虚热咳嗽。痰涎壅盛，胸膈满闷。②哮喘。咳嗽喘息，痰黄稠黏，不能平卧。

【功效特点】方中以五味子、罂粟壳为君药，配伍化橘红、苦杏仁、川贝母、白矾、锦灯笼敛肺止咳，化痰平喘。用于肺肾阴虚久咳。临床以咳嗽气促喘急，胸膈满闷，痰涎壅盛，咽干舌红为辨证要点。

【剂型规格】大蜜丸，每丸重9g。

【性状】本品为棕色的大蜜丸；味苦。

【用法与用量】口服，一次1丸，一日2次。淡盐水送服。

【使用注意】感冒初起表邪未解者忌服。

【方歌】橘红化痰丸，杏草五味矾；米壳锦灯贝，止嗽定虚喘。

【生产厂家】天津中新药业集团股份有限公司达仁堂制药厂。

二母安嗽丸

【处方来源】《中国药典》（2015版）。

【类别】双轨制处方药。

【处方组成】知母、浙贝母、紫菀、款冬花、罂粟壳、百合、玄参、苦杏仁、麦冬共9味。

【方解】本方主治虚劳久嗽。方中以知母、浙贝母、罂粟壳清热敛肺，止咳定喘；紫菀、款冬花、苦杏仁降气止咳平喘；百合、玄参、麦冬滋阴降火，润肺生津。

【功能与主治】清肺化痰，止嗽定喘。用于虚劳久嗽，咳嗽痰喘，骨蒸潮热，音哑声重，口燥舌干，痰涎壅盛。

【临床应用】①虚劳久嗽，痰喘，痰少而黏，骨蒸潮热，口燥舌干。②声音嘶哑，口燥舌干，骨蒸潮热。

【功效特点】方中以知母、浙贝母、罂粟壳为君药，配伍紫菀、款冬花、苦杏仁、百合、玄参、麦冬滋阴降火，润肺生津，降气止咳平喘。用于虚劳久嗽。临床以咳嗽痰喘，痰涎壅盛，音哑声重，口燥舌干为辨证要点。

【剂型规格】蜜丸，每丸重9g。

【性状】本品为褐色至黑褐色的大蜜丸；味甜、微苦。

【用法与用量】口服，一次1丸，一日2次。

【禁忌】孕妇禁用；糖尿病患者禁服。

【使用注意】忌烟、酒及辛辣、生冷、油腻食物；不宜在服药期间同时服用滋补性中药；脾胃虚寒症见腹痛、喜暖、泄泻者慎服；有支气管扩张、肺脓疡、肺源性心脏病、肺结核患者出现咳嗽时应去医院就诊；儿童、年老体弱者应在医师指导下服用；服药3天症状无缓解，应去医院就诊；对本品过敏者禁用，过敏体质者慎用；本品性状发生改变时禁止使用。

【附注】《古今医鉴》、《中国药典》（2015版）收载的二母宁嗽丸由知母、川贝母、石膏、黄芩、栀子、桑白皮、瓜蒌子、陈皮、五味子、茯苓、枳实、炙甘草组成。功效与本药相近，敛肺作用稍差，而清热作用较强。用于燥热蕴肺所致的咳嗽、痰黄而黏不易咳出、胸闷气促、久咳不止、声哑喉痛。

【方歌】二母安嗽知浙贝，紫菀冬花罂粟陪；百合玄参杏麦冬，虚劳久嗽潮热退。

【生产厂家】天津中新药业集团股份有限公司达仁堂制药厂。

九仙散

【处方来源】《卫生宝鉴》《药品标准》。

【类别】双轨制处方药。

【处方组成】人参、款冬花、桑白皮、桔梗、五味子、阿胶、乌梅、贝母、罂粟壳共9味。

【方解】本方主治久咳肺气虚损，咳嗽不已。方中重用罂粟壳，其味酸涩，善能敛肺止咳；五味子、乌梅之酸涩，收敛肺气，以加强敛肺止咳之效；人参补益肺气；阿胶滋养肺阴；款冬花、桑白皮降气化痰，止咳平喘；贝母止咳化痰，合桑白皮清肺热；桔梗宣肺祛痰，载药上行。诸药配伍，则敛中有散，降中寓升但总以降收为主，是为治疗久咳肺虚之良方。

【功能与主治】敛肺止咳，益气养阴。用于久咳肺虚证。久咳不已，咳甚者则气喘自汗，痰少而黏，脉虚数。

【临床应用】①本方为久咳伤肺，气阴两虚者设。临床以久咳不止，气喘自汗，脉虚数为辨证要点。但对久咳而内多痰或咳嗽而外有表证者忌用，以免邪留不去。方中罂粟壳不宜多服久服。②慢性气管炎、肺气肿属久咳肺虚，气阴两亏者，可以本方加减。

【剂型规格】散剂。每袋装9g。

【性状】本品为灰黄色粗粉末。

【用法与用量】口服，一次1袋，一日2次。

【方歌】九仙散中罂粟君，五味乌梅共为臣；参胶款桑贝桔梗，敛肺止咳益气阴。

三、涩肠止泻类中成药

涩肠止泻类中成药具有温肾散寒、涩肠止泻的作用，适用于脾肾虚寒所致的泻痢日久、滑脱不禁等病证。症见大便滑脱不禁，腹痛喜温喜按，肠鸣下痢赤白，不思饮食，身体倦怠。代表中成药有：泻痢固肠丸、四神丸。

泻痢固肠丸

【处方来源】《太平惠民和剂局方》（真人养脏汤加减）、《药品标准》。

【类别】双轨制处方药。

【处方组成】人参、白术、茯苓、甘草、陈皮、罂粟壳、肉豆蔻、诃子、白芍共9味。

【方解】本方主治脾肾虚寒所致的大便滑脱不禁之证。方中以罂粟壳涩肠止泻镇痛；肉豆蔻、诃子温肾暖脾，涩肠止泻；白芍敛阴和营，缓急止痛；人参、白术、茯苓、甘草、陈皮健脾补气和胃增进食欲。

【功能与主治】涩肠固脱，温补脾肾。用于久泻久痢，脾肾虚寒。大便滑脱不禁，腹痛喜温喜按，肠鸣下痢赤白，不思饮食，身体倦怠。

【临床应用】①久泻久痢，脾肾虚寒。大便滑脱不禁，腹痛肠鸣，不思饮食，身体倦怠。②慢性痢疾，慢性肠炎，慢性结肠炎。

【功效特点】方中以罂粟壳为君药，配伍肉豆蔻、诃子温肾暖脾，涩肠止泻；白芍加异功散健脾补气和胃，缓急止痛。用于脾肾虚寒久泻久痢。临床以大便滑脱不禁，腹痛喜温喜按，不思饮食，身体倦怠，舌淡苔白，脉迟细为辨证要点。

【剂型规格】水丸，每袋装6g。

【性状】本品为深黄色的水丸；味涩、微苦。

【用法与用量】口服，一次6~9g，一日2次。温开水送服。

【使用注意】痢疾初起积滞未除者忌服。忌食生冷油腻。

【附注】本药为《太平惠民和剂局方》真人养脏汤减去当归、木香、肉桂，加入茯苓、陈皮而成。

【方歌】泻痢固肠用异功，米壳肉蔻诃子中，再加白芍共合方，脱肛久痢早煎尝。

【生产厂家】天津中新药业集团股份有限公司乐仁堂制药厂。

四神丸

【处方来源】《证治准绳》《中国药典》（2015版）。

【类别】双轨制处方药。

【处方组成】肉豆蔻、补骨脂、五味子、吴茱萸、大枣共5味。

【方解】本方主治命门火衰，脾肾虚寒所致的五更泄泻。方中补骨脂为壮火益土之要药，温肾暖脾；肉豆蔻温肾暖脾，涩肠止泻；吴茱萸暖脾胃，散寒除湿；五味子固肾涩肠止泻；大枣健脾养胃，调和营卫。

【功能与主治】温肾散寒，涩肠止泻。用于肾阳不足所致的泄泻，症见肠鸣腹胀，五更溏泻，食少不化，久泻不止，面黄肢冷。

【临床应用】①脾肾阳虚所致的五更泄泻、久泻、腹痛、小儿遗尿。②慢性非特异性溃疡性结肠炎、过敏性结肠炎、慢性肠炎、慢性痢疾、肠道易激综合征、肠结核。

【功效特点】方中以补骨脂为君药，配伍肉豆蔻、五味子温肾暖脾，涩肠止泻。用于脾肾虚寒五更泄泻或久泻。临床以五更泄泻，不思饮食，腰酸肢冷，神疲乏力，舌淡苔白，脉沉迟无力为辨证要点。

【剂型规格】水丸，每袋装9g。

【性状】本品为浅褐色至褐色的水丸；气微香，味苦、咸而带酸、辛。

【用法与用量】口服，一次9g，一日1~2次。

【使用注意】胃肠积滞未除者忌服；忌食生冷油腻食物。

【附注】天津方含有干姜温肾暖脾作用强。

【方歌】四神故纸吴茱萸，肉蔻五味四般须，大枣养血又益气，涩肠止泻温肾脾。

【生产厂家】天津中新药业集团股份有限公司乐仁堂制药厂。

补脾益肠丸

【处方来源】《中国药典》（2015版）。

【类别】甲类非处方药。

【处方组成】外层：黄芪、党参、砂仁、白芍、当归、白术、肉桂；内层：延胡索、荔枝核、炮姜、炙甘草、防风、木香、盐补骨脂、煅赤石脂共15味。

【方解】本方主治脾虚泄泻证。外层：党参、黄芪、白术、当归健脾补气，养血扶正；白芍敛阴和营，益胃阴；砂仁、肉桂温经散寒，暖胃止痛。内层：补骨脂、炮姜、木香、延胡索、荔枝核行气活血消胀，祛寒止痛；防风散风；赤石脂涩肠止泻；甘草益气和中，调和药性。

【功能与主治】益气养血，温阳行气，涩肠止泻。用于脾虚气滞所致的泄泻，症见腹胀疼痛，肠鸣泄泻，黏液血便；慢性结肠炎，溃疡性结肠炎，过敏性结肠炎见上述证候者。

【临床应用】脾虚腹泻，五更泻。慢性肠炎，结肠炎，肠道易激综合征。

【功效特点】本方分内外两层。外层：以党参、黄芪、白术、当归配伍砂仁、肉桂补气养血，温经散寒。内层：以补骨脂、炮姜、木香、延胡索、荔枝核行气活血消胀，祛寒止痛；赤石脂涩肠止泻。用于脾虚泄泻证。临床以腹泻日久不愈，腹痛隐隐，腹胀肠鸣，面色萎黄为辨证要点。

【剂型规格】水蜜丸，每瓶装72g、90g、130g。

【性状】本品为黑色的包衣水蜜丸；断面可见两层，外层为棕褐色至黑褐色，内层为黄棕色至红棕色；气香、味甘辛、微苦。

【用法与用量】口服，一次6g，一日3次；儿童酌减；重症加量或遵医嘱。30天为1个疗程，一般连服2~3个疗程。

【使用注意】服药期间忌食生冷、辛辣油腻之物；泄泻次数多，为水样便。服药一日症状未见改善者应速到医院诊治；泄泻时腹部热胀痛者忌服，胃肠实热，感冒发热者慎用；有慢性结肠炎、溃疡性结肠炎便脓血等慢性病史者，患泄泻后应在医师指导下使用；一般症状在3天内未见改善或水泻一日5次以上而服药1天症状未见改善或伴有腹痛、发热、呕吐等症状者，应及时向医师咨询诊治；除非在医师指导下，否则不得超过推荐剂量使用；过敏体质者慎用，有哮喘、呃逆、胸腹胀满、胸闷者忌服；药品性状发生改变时禁止服用。

【方歌】补脾益肠桂干姜，参术归芍砂木香；元胡荔枝防芪草，赤石故脂止泻强。

【生产厂家】广州陈李济药厂有限公司。

固肠胶囊

【处方来源】《药品标准》。

【类别】双轨制处方药。

【处方组成】赤石脂、黄连、黄柏、诃子、肉豆蔻、厚朴、吴茱萸、建曲、肉桂、干姜、花椒、川芎、牡蛎、五倍子、乌梅共15味。

【方解】本方主治肠易激综合征。方中赤石脂涩肠止泻；诃子、牡蛎、肉豆蔻、五倍子、乌梅助赤石脂涩肠止泻，黄连、黄柏清热解毒泻火；肉桂、干姜、花椒温脾阳，除下焦寒邪，寒温并用；厚朴、吴茱萸、建曲行气宽中，助消化；川芎行血气，止腹痛。

【功能与主治】散寒清热、调和气血、涩肠止泻。用于寒热错杂、虚实互见的肠易激综合征，症见大便清稀，或夹有少许白黏冻，或完谷不化，甚则滑脱不禁，腹痛肠鸣，畏寒肢冷，腰膝酸软。

【临床应用】慢性结肠炎、溃疡性结肠炎、直肠炎、溃疡性直肠炎、肠功能紊乱、肠道吸收不良综合征等症。

【功效特点】方中以赤石脂为君药，配伍诃子、牡蛎、肉豆蔻、五倍子、乌梅涩肠止泻；黄连、黄柏、肉桂、干姜寒温并用。用于寒热错杂、虚实互见之久泻。临床以大便清稀，或夹有少许白黏冻，腹痛肠鸣，畏寒肢冷，甚至完谷不化为辨证要点。

【剂型规格】胶囊剂，每粒装0.375g。

【性状】胶囊剂，内容物为深黄色颗粒；味辛、极苦。

【用法与用量】口服，一次4粒，一日3次。4周为1个疗程。

【使用注意】孕妇慎用；服药期间忌食生冷、辛辣、油腻之物。

【方歌】固肠胶囊石脂连，诃柏肉蔻朴萸建；姜桂椒芎倍牡蛎，乌梅忌食生冷餐。

【生产厂家】天津中新药业集团股份有限公司达仁堂制药厂。

四、涩精固带止遗类中成药

涩精固带止遗类中成药具有温肾涩精、固经止带的作用，适用于肾虚失藏、精关不固之遗精滑泄，肾虚不摄、膀胱失约之尿频、遗尿及妇女血崩带下等证。治宜：补肾涩精，固经止带。代表中成药有：固经丸、锁阳固精丸、桑螵蛸散、缩泉丸等。

固经丸

【处方来源】《医学入门》《中国药典》(2015 版)。

【类别】甲类非处方药。

【处方组成】盐关黄柏、酒黄芩、麸炒椿皮、醋香附、炒白芍、醋龟甲共 6 味。

【方解】本方主治阴虚血热妇女月经不调证。方中以龟甲滋阴潜阳益肾降火；黄柏、黄芩清热泻火以止血；椿皮收涩性寒，固经止带，清热燥湿；白芍敛阴益血以柔肝；香附行气解郁和血。

【功能与主治】滋阴清热，固经止带。用于阴虚血热，月经先期，经血量多，色紫黑，赤白带下。

【临床应用】①阴虚血热月经先期、月经过多，色鲜红或夹紫黑瘀块或崩漏，五心烦热，口燥咽干，舌红少苔，脉细数。②产后恶露不尽，淋漓不止，血色深红，口干多饮，头晕目赤，烦躁不寐，舌红少苔，脉细数。③赤白带下，量多臭秽，阴部干涩灼热，口苦咽干，腰酸尿黄，舌红，脉细数。④功能性子宫出血、女性生殖器炎症、绝经期综合征、子宫肌瘤。

【功效特点】方中以龟甲为君药，配伍黄柏、黄芩、椿皮涩经止带，清热燥湿；白芍、香附行气解郁和血。用于阴虚血热月经过多或崩漏。临床以血色深红或紫黑稠黏，心胸烦热，舌红，脉弦数为辨证要点。

【剂型规格】水丸，每袋装 6g。

【性状】本品为黄色至黄棕色的水丸；味苦。

【用法与用量】口服，一次 6g，一日 2 次。

【使用注意】忌辛辣、生冷食物；感冒发热患者不宜服用；有高血压、心脏病、肝病、糖尿病、肾病等慢性病严重者应在医师指导下服用；青春期少女及更年期妇女应在医师指导下服用；脾虚大便溏者应在医师指导下服用；平素月经正常，突然出现月经过少或经期错后或阴道不规则出血者应去医院就诊；月经过多者，应及时去医院就诊；服药 1 个月症状无缓解，应去医院就诊；对本品过敏者禁用，过敏体质者慎用；本品性状发生改变时禁止使用。

【方歌】固经丸中龟甲君，黄柏椿皮香附芩，更加芍药糊丸服，清热止血无呻吟。

【生产厂家】上海和黄药业有限公司。

锁阳固精丸

【处方来源】《医方集解》（金锁固精丸加减）、《中国药典》（2015版）。

【类别】甲类非处方药。

【处方组成】锁阳、肉苁蓉、制巴戟天、补骨脂、菟丝子、杜仲、八角茴香、韭菜子、芡实、熟地黄、酒萸肉、莲子、莲须、鹿角霜、煅牡蛎、煅龙骨、牡丹皮、山药、茯苓、泽泻、黄柏、知母、牛膝、大青盐共24 味。

【方解】锁阳补肾壮阳，熟地黄养血滋阴，补精益髓，两药阴阳并补；巴戟天、肉苁蓉、补骨脂、菟丝子、韭菜子、杜仲、鹿角霜、八角茴香助锁阳补肾助阳，固精止遗；酒萸肉、牛膝助熟地黄养血滋肾；芡实、莲子、莲须、煅龙骨、煅牡蛎功专敛涩，益肾固精；山药、茯苓、泽泻健脾益气，利水渗湿；牡丹皮、知母、黄柏、大青盐滋阴清退虚热。诸药合用，以收温肾壮阳，滋阴填精，涩精止遗之效。

【功能与主治】温肾固精。用于肾阳不足所致的腰膝酸软，头晕耳鸣，遗精早泄。

【临床应用】肾虚火旺梦遗滑精。腰膝酸软，眩晕耳鸣，四肢无力。

【功效特点】方中以锁阳、熟地黄为君药，配伍巴戟天、肉苁蓉、补骨脂、菟丝子、韭菜子、杜仲、鹿角霜、八角茴香助锁阳补肾助阳，固精止遗；莲子须、芡实、龙骨、牡蛎固肾涩精止遗。用于肾虚梦遗滑精证。临床以遗精滑泄，腰膝酸软，眩晕耳鸣，四肢无力，舌淡苔白，脉细弱为辨证要点。

【剂型规格】水蜜丸，每 100 丸重 10g。小蜜丸，每 100 丸重 20g。大蜜丸，每丸重 9g。

【性状】本品为棕褐色至黑褐色的大蜜丸、小蜜丸或水蜜丸；气微，味苦。

【用法与用量】口服，水蜜丸，一次6g；小蜜丸，一次9g；大蜜丸，一次1丸。一日2次。

【使用注意】忌不易消化食物；治疗期间，宜节制房事；感冒发热患者不宜服用；有高血压、心脏病、肝病、糖尿病、肾病等慢性病严重者应在医师指导下服用；儿童、孕妇、哺乳期妇女应在医师指导下服用；服药四周症状无缓解，应去医院就诊；对本品过敏者禁用，过敏体质者慎用；本品性状发生改变时禁止使用。

【生产厂家】天津中新药业集团股份有限公司达仁堂制药厂。

缩泉丸

【处方来源】《妇人良方》《中国药典》（2015版）。

【类别】甲类非处方药、国家基本药物。

【处方组成】益智仁、乌药、山药共3味。

【方解】本方主治膀胱虚寒证。方中以益智仁温肾纳气，暖脾摄津，固涩缩尿；乌药温散下焦虚冷，以助膀胱气化，固涩小便；山药健脾补肾，固涩精气。

【功能与主治】补肾缩尿。用于肾虚所致的小便频数，夜间遗尿。

【临床应用】本方用于小便频数或遗尿，常用于小儿遗尿、神经性尿频、尿崩症。

【功效特点】方中以益智仁为君药，配伍乌药、山药温肾纳气，暖脾摄津，固涩缩尿。用于膀胱虚寒证。临床以小便频数或遗尿，小腹怕冷，舌淡，脉沉弱为辨证要点。

【剂型规格】水丸，每20粒重1g。胶囊剂，每粒装0.3g。

【性状】本品为淡棕色的水丸；味微咸。硬胶囊内容物为棕黄色至棕褐色的颗粒及粉末；气香，味微苦。

【用法与用量】口服，水丸，一次3~6g；胶囊剂，成人一次6粒，5岁以上儿童一次3粒。一日3次。

【使用注意】忌辛辣、生冷、油腻食物；感冒发热患者不宜服用；本品宜饭前服用；高血压、心脏病、肝病、糖尿病、肾病等慢性病患者应在医师指导下服用；服药2周症状无缓解，应去医院就诊；儿童、孕妇应在医师指导下服用；对本品过敏者禁用，过敏体质者慎用；本品性状发生改变时禁止使用。

【附注】本药与桑螵蛸散区别：本药用于肾阳不足，下元虚冷，小便频数，身体瘦弱，四肢不温及小儿遗尿；桑螵蛸散用于心肾两虚。小便频数或如米泔色，心神恍惚，健忘食少及遗尿、遗精等。

【方歌】缩泉丸治小便数，膀胱虚寒遗尿斟；乌药益智各等分，山药糊丸效更珍。

【生产厂家】天津中新药业集团股份有限公司达仁堂制药厂。

第三节　安神类中成药

凡以重镇安神或滋养安神的药物为主组成，具有安神作用，以治疗心神不安病证的一类中药制剂，统称为安神类中成药。

神志不安常表现为心悸怔忡、失眠健忘、烦躁惊狂等。心藏神、肝藏魂、肾藏志，故神志不安之证主要责之于心、肝、肾三脏之阴阳偏盛偏衰或其相互间功能失调。其病或由外受惊恐，神魂不安；或郁怒所伤，肝郁化火，内扰心神；或思虑太过，暗耗阴血，心失所养等所致。但就其证候而言，则有虚实之分。表现为惊狂易怒、烦躁不安者，多为实证，治宜重镇安神；表现为心悸健忘、虚烦失眠者，多属虚证，治宜滋养安神。故本节中成药分为重镇安神和滋养安神两类。

安神类中成药虽有重镇安神与滋养安神之分，但火热每多伤阴，阴虚易致阳亢，病机又多虚实夹杂，且互为因果，故组方配伍时，重镇安神与滋养安神又往往配合运用，以顾虚实。另外，导致神志不安的原因很多，病机亦较为复杂。安神类中成药主要适用于因情志内伤致脏腑偏盛偏衰，以神志不安为主要表现者。至于其他原因，如因火热而狂躁谵语者，治当清热泻火；因痰而癫狂者，则宜祛痰；因瘀而发狂者，又宜活血祛瘀；因阳明腑实而狂乱者，则应攻下；以虚损为主要表现而兼见神志不安者，又重在补益。诸如此类，应与有关章节互参，以求全面掌握，使方证相宜，不至以偏概全。

一、重镇安神类中成药

重镇安神类中成药具有重镇心火、安神定惊的作用，适用于心阳偏亢、热扰心神证。症见心烦神乱，失眠多梦，惊悸怔忡，舌红，脉细数及癫痫等。治宜：清心泻火，镇惊安神。代表中成药有：朱砂安神丸、磁朱丸、交泰丸等。

朱砂安神丸

【处方来源】《医学发明》《药品标准》。

【类别】双轨制处方药。

【处方组成】朱砂、当归、甘草、麦冬、芍药、川芎、地黄、茯苓、陈皮、酸枣仁、黄连、远志共12味。

【方解】本方主治心火亢盛灼伤阴血失眠。方中朱砂、黄连重镇安神，清心火除烦；以枣仁、远志、茯苓安神益智；当归、芍药、川芎、地黄、麦冬养血补血，滋养心阴，安神；陈皮理气和胃；甘草益气和中，调和药性。

【功能与主治】清心养血，镇惊安神。用于胸中烦热，心悸不安，失眠多梦。

【临床应用】①心火亢盛灼伤阴血失眠，胸中烦热，心悸不安，健忘多梦，舌红，脉细数。②神经衰弱症，心悸失眠，健忘多梦，精神恍惚，口舌生疮，脉细数。③抑郁症。

【功效特点】方中以朱砂、黄连为君药，配伍枣仁、远志、茯苓安神益智；四物汤加麦冬养血补血，滋养心阴。用于心火亢盛灼伤阴血失眠。临床以胸中烦热，心悸不安，健忘多梦，舌红脉细数为辨证要点。

【剂型规格】大蜜丸，每丸重9g；水蜜丸，每袋装6g；小蜜丸，每袋装9g。

【性状】本品为红棕色蜜丸，圆整均匀，色泽一致；细腻滋润，软硬适中，味苦，微甜。

【用法与用量】口服，大蜜丸，一次1丸；水蜜丸，一次6g；小蜜丸，一次9g，一日1~2次。温开水或灯芯草汤送服。

【使用注意】忌食辛辣刺激食物，忌烟酒。因消化不良，胃脘嘈杂者及孕妇忌服。本药不可久服。

【方歌】朱砂安神不寻常，归草麦芍芎地黄，茯陈枣仁连远志，镇心安神病自康。

【生产厂家】天津中新药业集团股份有限公司达仁堂制药厂。

磁朱丸

【处方来源】《备急千金要方》、《药品标准》。

【类别】双轨制处方药。

【处方组成】磁石、朱砂、神曲共3味。

【方解】本方主治心肾失调失眠。方中磁石入肾，能益阴潜阳，重镇安神；朱砂清心火除烦，两药合用滋肾养心，交通心肾；神曲健脾助运之功，防石类药物伤胃。

【功能与主治】重镇安神，潜阳明目。用于心悸失眠，耳鸣耳聋，视物昏花，癫痫。

【临床应用】①心火偏亢，心肾失调失眠，心悸，耳鸣耳聋，视物昏花。②神经衰弱症，心悸失眠，健忘多梦。③老年白内障、早期耳源性眩晕、癫痫。

【功效特点】方中以磁石为君药，配伍朱砂清心火除烦，交通心肾；神曲健脾助运之功，防石类药物伤胃。用于心火偏亢，心肾失调失眠，临床以心悸，耳鸣耳聋，视物昏花为辨证要点。

【剂型规格】水丸，每袋装6g。

【性状】本品为红褐色至棕褐色的水丸；味淡。

【用法与用量】口服，一次3g，一日2次，空腹温开水送服。小儿减半。

【使用注意】本药不宜多服久服。脾胃虚弱而胃脘疼痛者慎用，肝肾功能不良者禁服。

【附注】本药与朱砂安神丸的区别：本药用于心火偏亢，心肾失调失眠，心悸，耳鸣耳聋，视物昏花，老年白内障及癫痫；朱砂安神丸用于心火亢盛灼伤阴血失眠，口舌生疮或舌尖红起刺，脉细数。

【方歌】磁朱丸中有神曲，摄纳浮阳又明目，心悸失眠皆可治，癫狂痫证亦宜服。

【生产厂家】天津中新药业集团股份有限公司乐仁堂制药厂。

交泰丸

【处方来源】《韩氏医通》、《药品标准》。

【处方组成】黄连、肉桂共2味。

【方解】本方主治心肾不交之证。方中黄连清心降火；肉桂引火归源。两药相合，使肾水得温而上济心阴，心火得降而下养肾阳，心肾相交，水火相济，心神得安。

【功能与主治】交通心肾，安神定志。用于心肾不交之证。心悸，失眠，多梦，记忆力减退，口渴，小便频急，舌尖红苔白，脉细数。

【临床应用】①心肾不交失眠。口渴，小便频急，舌尖红苔白，脉细数。②神经衰弱症，心悸怔忡，口渴不欲饮，小便频数遗溺，舌尖红苔白，脉细数。

【功效特点】方中以黄连为君药，配伍肉桂引火归源。两药相合，使肾水得温而上济心阴，心火得降而下养肾阳，心肾相交，心神得安。用于心肾不交失眠。临床以多梦，记忆力减退，口渴不欲饮，小便频数，脉细数为辨证要点。

【剂型规格】水丸，每袋装6g。

【用法与用量】口服，一次2~3g，一日1次，睡前半小时服。

【使用注意】阴虚失眠者忌服，小儿慎用。

【生产厂家】北京同仁堂制药有限公司。

二、滋养安神类中成药

滋养安神类中成药具有滋阴养血、交通心肾、安神益智的作用，适用于阴血不足、心神失养或心肾不交证。症见虚烦不眠，心悸怔忡，健忘多梦，精神恍惚，舌红少苔等。治宜：滋养心阴，交通心肾，养血安神。代表中成药有：柏子养心丸、天王补心丹、养血安神片、二至丸等。

柏子养心丸

【处方来源】《中国药典》（2015版）。

【类别】甲类非处方药、国家基本药物。

【处方组成】柏子仁、党参、炙黄芪、川芎、远志、酸枣仁、肉桂、五味子、半夏曲、当归、朱砂、茯苓、炙甘草共13味。

【方解】本方主治心气虚寒，心悸失眠。方中柏子仁滋养心阴安神，芳香醒脾；党参、炙黄芪、炙甘草健脾补心气；远志、酸枣仁、五味子、茯苓、朱砂交通心肾，安神益智；当归、川芎养血活血益心阴；肉桂温经去寒，振奋心阳；半夏曲降逆开胃，防止安神药物滋腻脾胃。

【功能与主治】补气，养血，安神。用于心气虚寒，心悸易惊，失眠多梦，健忘。

【临床应用】①心气虚寒，心悸易惊，失眠多梦，健忘腰酸腿软。②神经衰弱症，心悸怔忡，失眠，精神恍惚，倦怠乏力。

【功效特点】方中以柏子仁为君药，配伍党参、黄芪、甘草、肉桂温养心阳，益心气；远志、酸枣仁、五味子、茯苓、朱砂交通心肾，安神益智。用于心气虚寒失眠。临床以心悸易惊，精神恍惚，健忘盗汗为辨证要点。

【剂型规格】大蜜丸，每丸重9g。糖衣片，片心重0.3g。

【性状】本品为棕色的水蜜丸、棕色至棕褐色的小蜜丸或大蜜丸；味先甜而后苦，微麻。糖衣片去糖衣后显红棕色；味苦、微麻。

【用法与用量】口服，水蜜丸，一次6g；小蜜丸，一次9g；大蜜丸，一次1丸；片剂，一次3～4片。一日2次。

【使用注意】忌食辛辣食物；肝阳上亢者忌服。

【附注】本方为北京方，原天津方采用《体仁汇编》柏子养心丸，组成为：柏子仁、枸杞子、玄参、麦冬、当归、熟地黄、茯神、菖蒲、炙甘草。功用：养心安神，补肾滋阴。用于营血不足，心肾不交，心悸易惊，失眠多梦。

【生产厂家】天津中新药业集团股份有限公司达仁堂制药厂。

天王补心丸

【处方来源】《摄生秘剖》、《中国药典》（2015版）。

【类别】甲类非处方药、国家基本药物。

【处方组成】柏子仁、酸枣仁、天冬、麦冬、地黄、甘草、当归、桔梗、朱砂、五味子、远志、茯苓、党参、丹参、石菖蒲、玄参共16味。

【方解】本方主治心阴不足失眠。方中以地黄、玄参、麦冬、天冬滋养心阴，降火润燥；柏子仁、酸枣仁、远志、茯苓、五味子、石菖蒲、朱砂养心安神，益智；党参、当归、丹参补气养血，滋养心阴安神；桔梗载药上行；甘草益气和中，调和药性。

【功能与主治】滋阴养血，补心安神。用于心阴不足，心悸健忘，失眠多梦，大便干燥。

【临床应用】①心阴虚，心血虚失眠，心悸失眠，健忘梦遗，舌红脉细数。②阴虚火旺，口舌生疮，口渴咽干，脉细数。③神经衰弱、心脏病、精神分裂症、甲状腺功能亢进症、复发性口疮。

【功效特点】方中以增液汤加天冬为君药，配伍柏子仁、酸枣仁、远志、茯苓、五味子、石菖蒲、朱砂、党参、当归、丹参补气养血，滋养心阴，安神益智，用于心阴不足心悸失眠。临床以口舌生疮，口渴咽干，多梦，遗精，脉细数为辨证要点。

【剂型规格】大蜜丸，每丸重9g。浓缩丸，每8丸相当于饮片3g。

【性状】本品为棕黑色的水蜜丸、褐黑色的小蜜丸或大蜜丸；气微香，味甜、微苦。浓缩丸棕色至棕黑色；气微香，味甘、苦。

【用法与用量】口服，水蜜丸，一次6g；小蜜丸，一次9g；大蜜丸，一次1丸。一日2次。浓缩丸，一次8丸，一日3次温开水送服。

【附注】本药与柏子养心丸的区别：本药用于心阴虚，心血虚失眠，心悸失眠，健忘梦遗，舌红脉细数及阴虚火旺，口舌生疮，口渴咽干；柏子养心丸用于心气虚寒失眠，心悸易惊，多梦，腰酸腿软及神经衰弱症，心悸怔忡，精神恍惚，倦怠乏力。

【方歌】补心丹用柏枣仁，二冬地黄草归身，桔梗朱砂味远志，茯苓党丹菖玄参。

【生产厂家】天津中新药业集团股份有限公司达仁堂制药厂。

养血安神片

【处方来源】《药品标准》。

【类别】乙类非处方药。

【处方组成】熟地黄、地黄、墨旱莲、首乌藤、鸡血藤、仙鹤草、合欢皮共7味。

【方解】本方主治阴虚血少，虚火内生失眠。方中以墨旱莲养阴益肾；熟地黄滋阴养血；地黄滋阴凉血清虚热；鸡血藤、仙鹤草养血行血去瘀，安神；首乌藤、合欢皮宁心安神。

【功能与主治】益气养血，宁心安神。用于阴虚血少，虚火内生心悸，失眠多梦，头晕，手足心热。

【临床应用】①肾阴亏损，心血不足失眠，心悸，头晕，手足心热，舌红脉细数。②神经衰弱症，心悸失眠，手足心热，脉细数。

【功效特点】方中以墨旱莲、熟地黄为君药，配伍首乌藤、合欢皮、地黄、鸡血藤、仙鹤草养血行血去瘀，宁心安神。用于阴虚血少，虚火内生失眠。临床以头晕，手足心热，舌红，脉细数为辨证要点。

【剂型规格】浓缩丸，每瓶装 36g；片剂，每片重 0.25g。

【性状】本品为色糖衣片，除去糖衣后，显黑棕色；气微，味苦、涩。

【用法与用量】口服，浓缩丸，一次 6g；片剂，一次 5 片。一日 2 次，温开水送服。

【使用注意】忌食辛辣荤腥食物，忌烟酒；脾虚便溏者忌服。

【附注】本药与柏子养心丸的区别：本药用于肾阴亏损，心血不足失眠，心悸，头晕，手足心热，舌红脉细数，清虚火力强；柏子养心丸营血不足，心肾不交失眠，心悸，健忘，多梦，腰酸腿软及神经衰弱症，心悸怔忡，精神恍惚，倦怠乏力，滋补之力强。

【方歌】养血安神二地黄，旱莲鸡血夜交上，仙鹤草加合欢皮，益气养血心神藏。

【生产厂家】天津中新药业集团股份有限公司乐仁堂制药厂。

二至丸

【处方来源】《医方集解》、《中国药典》（2015 版）。

【类别】甲类非处方药。

【处方组成】墨旱莲、女贞子共 2 味。

【方解】本方主治肝肾阴虚失眠。方中以墨旱莲甘酸寒，养血益精，凉血止血；女贞子甘苦凉，滋阴养肝。两药甘平，补肝肾，养阴血，而不滋腻，为平补肝肾之品。

【功能与主治】补肾养肝，滋阴止血。用于肝肾阴虚，眩晕耳鸣，咽干鼻燥，腰膝酸痛，月经量多。

【临床应用】①肝肾阴虚神经衰弱症：头晕耳鸣，视物不清，腰膝酸软，手足心热，失眠多梦。②肾虚脱发：须发干枯不荣，易脱落，头晕耳鸣，目涩昏花，腰膝酸软。③遗精滑泄：梦遗夜交，头晕耳鸣，腰膝酸软无力，五心烦热，舌红，脉细数。

【功效特点】方中以墨旱莲养血益精，凉血止血；女贞子滋阴养肝，二药甘平，补肝肾，养阴血，而不滋腻，为平补肝肾之品。用于肝肾阴虚失眠。临床以头晕眼花，腰膝酸软，遗精，须发早白为辨证要点。

【剂型规格】浓缩丸，每 20 粒 3.4g。

【性状】本品为黑褐色的浓缩水蜜丸；气微，味甘而苦。

【用法与用量】口服，一次9g，一日2次，温开水送服。

【使用注意】脾胃虚寒、大便溏泻者慎用。

【生产厂家】天津中新药业集团股份有限公司达仁堂制药厂。

安神补脑液

【处方来源】《中国药典》（2015版）。

【类别】甲类非处方药。

【处方组成】鹿茸、制何首乌、淫羊藿、干姜、甘草、大枣、维生素B₁共7味。

【方解】本方主治肾精不足，气血两亏所致的失眠。方中以鹿茸、淫羊藿补肾壮阳，生精补髓；何首乌补肝肾，益精血；干姜温中去寒，助鹿茸、淫羊藿补肾阳；甘草、大枣益气养血；维生素B₁改善精神状况；维持神经组织、肌肉、心脏活动的正常。

【功能与主治】生精补髓，益气养血，强脑安神。用于肾精不足，气血两亏所致的头晕乏力，健忘，失眠；神经衰弱症见上述证候者。

【临床应用】①肾精不足，气血两亏所致的头晕乏力，健忘，失眠多梦，腰膝酸软。②神经衰弱症。

【功效特点】方中以鹿茸、淫羊藿为君药，配伍何首乌、干姜、甘草、大枣补肾壮阳，生精补髓，益精血。用于肾精不足，气血两亏的失眠。临床以头晕乏力，健忘，失眠多梦，腰膝酸软为辨证要点。

【剂型规格】每支装10ml（含维生素B₁ 5mg）、100ml（含维生素B₁ 50mg）。

【性状】本品为黄色或棕黄色的液体；气芳香，味甜、辛。

【用法与用量】口服，一次10ml，一日2次，温开水送服。

【使用注意】脾胃虚寒、大便溏泻者慎用；睡前不宜服咖啡、浓茶等兴奋性饮品。

【生产厂家】景志药业有限公司。

安神补心丸

【处方来源】《中国药典》（2015版）。

【类别】甲类非处方药。

【处方组成】丹参、五味子、石菖蒲、安神膏（合欢皮、菟丝子、墨旱莲、首乌藤、地黄、珍珠母、女贞子）共10味。

【方解】本方主治心血不足，虚火内扰所致的失眠。方中以丹参活血通心气；墨旱莲、地黄、女贞子补肾益肝，生精养血；菟丝子补肝肾助心阳；五味子、石菖蒲、合欢皮、首乌藤交通心肾，安神益智；珍珠母平肝潜阳，安神定惊。

【功能与主治】养心安神。用于心血不足，虚火内扰所致的心悸失眠，头晕耳鸣。

【临床应用】①心血不足，虚火内扰的失眠：入睡困难，多梦易惊，健忘，手足心热，口渴，舌红少苔，脉细数。②神经衰弱症：头晕耳鸣，心悸心慌，午后潮热，盗汗，舌红少苔，脉细数。

【功效特点】方中以丹参为君药，配伍墨旱莲、地黄、女贞子通心气，补肾益肝，生精养血；五味子、石菖蒲、合欢皮、首乌藤交通心肾，安神益智。用于心血不足，虚火内扰的失眠。临床以入睡困难，多梦易惊，手足心热，口渴，舌红少苔，脉细数为辨证要点。

【剂型规格】浓缩丸，每15丸重2g。颗粒剂，每袋装1.5g。

【性状】本品为棕褐色浓缩水丸或包糖衣的浓缩水丸，除去糖衣后显棕褐色；味涩、微酸。颗粒剂为棕褐色的颗粒；气微香，味微苦、酸。

【用法与用量】口服，浓缩丸，一次15丸；颗粒剂，一次1袋。一日3次，温开水送服。

【使用注意】忌烟、酒及辛辣、油腻食物；服药期间要保持情绪乐观，切忌生气恼怒；感冒发热患者不宜服用；有高血压、心脏病、肝病、糖尿病、肾病等慢性病严重者应在医师指导下服用；儿童、孕妇、哺乳期妇女、年老体弱者应在医师指导下服用；服药7天症状无缓解，应去医院就诊；对本品过敏者禁用，过敏体质者慎用；本品性状发生改变时禁止使用。

【生产厂家】内蒙古蒙药股份有限公司。

安神补气丸

【处方来源】《药品标准》。

【类别】双轨制处方药。

【处方组成】茯苓、远志、黄芪、党参、熟地黄、柏子仁、酸枣仁、五味子、朱砂共9味。

【方解】本方主治气血两亏失眠证。方中黄芪、党参补气健脾；熟地黄滋阴补肾，养血补血；茯苓、远志、柏子仁、酸枣仁、五味子、朱砂交通心肾，安神益智。

【功能与主治】补气养神，宁心健脑。用于气血两亏，虚损发热，心跳气短，夜不安眠，神经衰弱等症。

【临床应用】①气血两亏失眠。②神经衰弱症。

【功效特点】方中以黄芪、党参为君药，配伍茯苓、远志、柏子仁、酸枣仁、五味子、朱砂补气养血，安神益智。用于气血两亏失眠证。临床以虚损发热，心跳气短，不耐劳，失眠多梦为辨证要点。

【剂型规格】水丸，每20丸重6g。

【性状】本品为朱红色光亮的浓缩丸，除去外衣后，显棕褐色。

【用法与用量】口服，一次20粒，一日1~2次。

【方歌】安神补气党参芪，茯苓远志味熟地，朱砂酸枣柏子仁，宁心健脑养神气。

【生产厂家】天津中新药业集团股份有限公司乐仁堂制药厂。

和胃安眠丸

【处方来源】《药品标准》。

【类别】双轨制处方药。

【处方组成】姜半夏、天南星、茯苓、北秫米、麦冬共5味。

【方解】本方主治痰浊内扰，胃失和降失眠。方中北秫米和胃安眠；茯苓渗湿利水健脾，安神益智；姜半夏降逆止呕；天南星燥湿化痰；麦冬滋养胃阴，防止天南星过燥伤阴。

【功能与主治】化痰和胃，宁心安神。用于痰浊内扰，胃失和降，失眠多梦，胃纳不佳，食少呕恶。

【临床应用】①痰浊内扰，胃失和降，失眠多梦，胃纳不佳。②消化不良，食少呕恶。

【功效特点】方中以北秫米为君药，配伍姜半夏、天南星、茯苓和胃降逆，燥湿化痰，安神益智。用于痰浊内扰，胃失和降失眠。临床以失眠多梦，胃纳不佳，食少呕恶为辨证要点。

【剂型规格】大蜜丸，每丸重9g。

【性状】本品为浅褐色的大蜜丸；味甘。

【用法与用量】口服，一次2~3丸，一日1次（睡前服）。

【使用注意】燥热火邪过盛者及孕妇慎用。

【方歌】和胃安眠北秫米，茯苓安神又健脾；麦冬养胃防过燥，半夏南星降逆气。

【生产厂家】天津中新药业集团股份有限公司达仁堂制药厂。

安神胶囊

【处方来源】《中国药典》（2015版）。

【类别】乙类非处方药。

【处方组成】酸枣仁、川芎、知母、麦冬、制何首乌、五味子、丹参、茯苓共8味。

【方解】本方主治阴血不足，失眠多梦。方中以酸枣仁、五味子、茯苓、麦冬滋养心阴，安神益智；何首乌补肝肾，益精血；川芎、丹参活血通心气；知母清虚热，坚真阴。

【功能与主治】补血滋阴，养心安神。用于阴血不足，失眠多梦，心悸不宁，五心烦热，盗汗耳鸣。

【临床应用】①阴血不足，虚火内扰的失眠：入睡困难，多梦，心悸不宁，五心烦热，盗汗耳鸣。②神经衰弱症。

【功效特点】方中以酸枣仁、五味子、茯苓、麦冬为君药，配伍何首乌补肝肾，养心阴，安神益智。用于阴血不足失眠。临床以多梦，心悸不宁，五心烦热，盗汗耳鸣为辨证要点。

【剂型规格】胶囊剂，每粒装0.25g。

【性状】本品为硬胶囊，内容物为棕黄色至棕褐色的颗粒；气清香，味淡。

【用法与用量】口服，一次4粒，一日3次。

【使用注意】忌烟、酒及辛辣、油腻食物；服药期间要保持情绪乐观，切忌生气恼怒；感冒发热患者不宜服用；有高血压、心脏病、肝病、糖尿病、肾病等慢性病严重者应在医师指导下服用；儿童、孕妇、哺乳期妇女、年老体弱者应在医师指导下服用；服药7天症状无缓解，应去医院就诊；对本品过敏者禁用，过敏体质者慎用；本品性状发生改变时禁止使用。

【生产厂家】长春今来药业有限公司。

七叶神安片

【处方来源】《中国药典》（2015 版）。

【类别】甲类非处方药。

【处方组成】三七叶总皂苷 1 味。

【方解】本方主治心气心血不足失眠多梦。方中以三七叶益气安神，活血祛瘀。

【功能与主治】益气安神，活血止痛。用于心气不足，心血瘀阻所致的心悸，失眠，胸闷，胸痛。

【临床应用】①心气不足，心血瘀阻，失眠，心悸，神经衰弱症。②胸痹心痛。③痈肿疮毒或肿痛。

【功效特点】方中以三七叶益气安神，活血祛瘀，止血。用于心气不足，心血瘀阻失眠。临床以多梦，心悸不宁，胸痹心痛为辨证要点。

【剂型规格】片剂，每片含三七叶总皂苷 50mg、100mg。

【性状】本品为糖衣片或薄膜衣片，除去包衣后显浅黄色至棕黄色；味苦、微甜。

【用法与用量】口服，一次 50～100mg，一日 3 次；饭后服或遵医嘱。

【禁忌】外感发热患者禁服。

【使用注意】忌烟、酒及辛辣、油腻食物；服药期间要保持情绪乐观，切忌生气恼怒；感冒发热患者不宜服用；有高血压、心脏病、肝病、糖尿病、肾病等慢性病严重者应在医师指导下服用；儿童、孕妇、哺乳期妇女、年老体弱者应在医师指导下服用；服药 7 天症状无缓解，应去医院就诊；对本品过敏者禁用，过敏体质者慎用；本品性状发生改变时禁止使用。

【生产厂家】云南省玉溪望子隆生物制药有限公司。

第七章 开窍、理气、理血类中成药

第一节 开窍类中成药

凡以开窍药物为主组成，具有开窍醒神作用、治疗神昏窍闭之证的一类中药制剂，统称为开窍类中成药。

神昏有虚实之分，其中虚证称为脱证，多属病情危重，五脏气将绝的阴寒证。症见突然昏倒，不省人事，目合口张，手撒遗尿，面色苍白或面赤如妆，鼻鼾息微，四肢不温或厥冷，汗出如油，脉浮大无根或微细欲绝。治宜：回阳救脱。药用：独参汤或参附汤，不可用此类开窍类中成药。实证称为闭证。多由邪气壅盛，蒙蔽心窍所致，神昏窍闭之证包括中风、中暑、小儿惊风、中恶、客忤等。症见突然昏倒，不省人事，牙关紧闭，两手握固，大小便闭，脉象有力。治宜芳香开窍醒神。闭证又根据寒、热证不同，分为阴闭和阳闭（或称寒闭和热闭）。阴闭证多伴有面白唇暗，静卧不烦，鼻鼾息微，四肢不温等阴寒证，多由寒邪内闭，气郁痰浊蒙蔽心窍所致。治宜：温开法，代表中成药有：苏合香丸、十香丹等。阳闭证多伴有面红目赤，烦躁口渴，气粗口臭，喉间痰鸣等阳热证，多由温邪热毒内陷心包所致。治宜：凉开法。代表中成药有：安宫牛黄丸、紫雪、局方至宝散等。

使用开窍类中成药时应当注意：首先辨证要准确，虚证切不可使用此类方药，实证也需辨清寒热，寒者热之；其次，对阳明腑实证所见神昏谵语者，应选寒下类中成药，也不宜用开窍类中成药，若病情危重，可先用开窍类中成药再投寒下方或开窍与攻下同用；此外，开窍类中成药中芳香开窍药物众多，善于辛香走窜，久服易伤津耗气，所以此类中成药多用于临床急救，不可久服，应掌握中病即止的原则。

一、凉开类中成药

凉开类中成药具有清热开窍，豁痰解毒的作用，适用于温邪热毒内陷心包的热闭证。症见突然昏倒，不省人事，牙关紧闭，面红目赤，烦躁口渴，气粗口臭，喉间痰鸣，两手握固，大小便闭，脉象有力等。治宜：芳香开窍，清心泻火，豁痰解毒。代表中成药有：安宫牛黄丸、紫雪、局方至宝散等。

安宫牛黄丸

【处方来源】《温病条辨》、《中国药典》（2015 版）。

【类别】双轨制处方药、国家基本药物。

【处方组成】水牛角浓缩粉、牛黄、黄芩、黄连、冰片、雄黄、栀子、麝香（或人工麝香）、郁金、朱砂、珍珠共 11 味。

【方解】本方主治温热病、热邪内陷心包、痰热壅闭心窍之阳闭证。方中以牛黄、水牛角、麝香清心凉血解毒，豁痰开窍醒神；黄连、黄芩、栀子清心热泻火解毒；冰片、郁金、雄黄芳香辟秽，豁痰开窍解毒；朱砂、珍珠（金箔）镇心安神除烦。

【功能与主治】清热解毒，镇惊开窍。用于热病，邪入心包，高热惊厥，神昏谵语，中风昏迷及脑炎，脑膜炎，中毒性脑病。脑出血，败血症见上述证候者。

【临床应用】①温热病，热邪内陷心包，痰热壅闭心窍。高热烦躁，神昏谵语，痉厥抽搐。②类中风阳闭证。③小儿惊风。④脑膜炎、败血症、脑血管意外、中毒性痢疾、肝昏迷及麻疹后期疹毒内陷高热神昏谵语者。⑤邪陷心包，兼有腑实，神昏舌短，大便秘结，饮不解渴者。一丸安宫牛黄丸化开，调大黄粉 4.5g 内服为牛黄承气汤，不瘥再服。

【功效特点】方中以牛黄、水牛角、麝香为君药，配伍黄连解毒汤清心凉血解毒，豁痰开窍醒神。其药性寒凉，清热解毒力强，用于温热病及类中风阳闭证。临床以高热烦躁，神昏谵语，痉厥抽搐，舌红绛为辨证要点。

【剂型规格】丸剂，每丸重 1.5g、3g。散剂，每瓶装 1.6g。

【性状】本品为黄橙色至深褐色的大蜜丸；或为包金衣的大蜜丸，除去金衣后显黄橙色至红褐色；气芳香浓郁，味微苦。散剂为黄色至黄橙色的粉末；气芳香浓郁，味苦。

【用法与用量】口服，一次 3g；小儿 3 岁以内，一次 0.75g；4 至 6 岁，一次 1.5g。散剂，一次 1.6g，小儿 3 岁以内，一次 0.4g；4 至 6 岁，一次 0.8g。一日 1 次；或遵医嘱。

【使用注意】中风脱证神昏（包括舌苔白腻、寒痰阻窍者）不宜用；孕妇慎用；该药中含朱砂等有毒之物，不可久服或过服，即神志清醒后当停用。另外还含有雄黄，与亚硝盐类、亚铁盐类同服可生成硫代砷酸盐，可使疗效下降。同理，与硝酸盐、硫酸盐类同服，可使雄黄所含的硫化砷氧化，增加毒性。因此，也不宜与硝酸盐、硫酸盐类同服。

【方歌】安宫犀角及牛黄，芩连冰雄栀麝香，郁金朱箔珍珠入，芳香开窍效堪尝。

【生产厂家】天津中新药业集团股份有限公司达仁堂制药厂。

紫雪散

【处方来源】《千金翼方》（紫雪丹加减）、《中国药典》（2015 版）。

【类别】双轨制处方药。

【处方组成】芒硝、硝石、寒水石、滑石、磁石、生石膏、丁香、沉香、木香、人工麝香、水牛角浓缩粉、羚羊角、朱砂、升麻、玄参、甘草共 16 味。

【方解】本方主治热入心包，热动肝风证。方中以人工麝香、水牛角浓缩粉、羚羊角清心解毒，镇痉开窍；寒水石、滑石、生石膏清热泻火；芒硝、硝石泄热散结通便；玄参、升麻、甘草滋阴清热解毒；木香、丁香、沉香行气通滞；磁石、朱砂重镇安神。

【功能与主治】清热开窍，止痉安神。用于热入心包，热动肝风证。症见高热烦躁，神昏谵语，惊风抽搐，斑疹吐衄，尿赤便秘。

【临床应用】①温热病，热邪内陷心包。高热烦躁，神昏谵语，痉厥便秘。②热动肝风证，高热烦躁，神昏谵语，惊风抽搐，尿赤便秘。③小儿急惊风，属痰热内闭型。④脑炎、脑膜炎、重症肺炎、肝昏迷、麻疹疹毒内陷之高热烦躁，神昏谵语，斑疹吐衄，痉厥便秘。

【功效特点】方中以人工麝香、水牛角浓缩粉、羚羊角为君药，配伍寒水石、滑石、生石膏、芒硝、硝石清心解毒，镇痉开窍，泄热通便。其药性偏寒，以退热解痉止抽搐为主。用于热入心包，热动肝风证。临床以高热烦躁，神昏谵语，惊风抽搐，斑疹吐衄，尿赤便秘为辨证要点。

【剂型规格】散剂，每瓶装 1.5g。

【性状】本品为棕红色至灰棕色的粉末；气芳香，味咸、微苦。

【用法与用量】口服，一次 1.5～3g；1 周岁小儿，一次 0.3g；5 岁以内小儿，每增一岁递增 0.3g。冷开水调服。一日 1 次；5 岁以上小儿酌情服用。

【使用注意】孕妇禁用。中风脱证及寒闭证忌服。

【附注】原方有黄金 1 斤煮水，《中国药典》（2015 版）制备此药时不再用黄金煮水。《温病条辨》所载紫雪丹在方基础上减黄金，功效与此方相近。《外科大全》所载紫雪散系本方减硝石、芒硝、滑石、磁石、生石膏、丁香、麝香加百张金箔研成细末而成。

【方歌】紫雪散用火朴硝，寒滑磁石生石膏，丁沉木麝四香兑，犀羚朱升元参草，黄金百两水煎熬，解热镇痉法则高。

【生产厂家】天津宏仁堂药业有限公司。

局方至宝散

【处方来源】《太平惠民和剂局方》、《中国药典》（2015 版）。

【类别】双轨制处方药。

【处方组成】朱砂、安息香、人工麝香、雄黄、水牛角浓缩粉、牛黄、冰片、琥珀、玳瑁共 9 味。

【方解】本方主治热病属热入心包，热盛动风证。方中以人工麝香、冰片、安息香芳香开窍，辟秽化浊；牛黄、水牛角浓缩粉、玳瑁清热泻火，化痰镇惊；雄黄豁痰解毒；朱砂、琥珀重镇安神。

【功能与主治】清热解毒，开窍镇惊。用于热病属热入心包，热盛动风证。症见高热惊厥，烦躁不安，神昏谵语及小儿急热惊风。

【临床应用】①温热病，热入心包，热盛动风。高热烦躁，神昏谵语，痰盛气粗，舌红苔黄垢腻。②小儿急热惊风，属痰热内闭型。③类中风阳闭证。④中暑、中恶及痰结气郁化热的癫狂证等。

【功效特点】方中以人工麝香、冰片、安息香为君药，配伍牛黄、水牛角浓缩粉、玳瑁、雄黄、朱砂、琥珀芳香开窍，辟秽化浊，镇惊安神。其药性偏凉，以芳香开窍，辟秽化浊为主。用于热入心包，热盛动风证。临床以高热惊厥，烦躁不安，神昏谵语为辨证要点。

【剂型规格】散剂，每瓶装 2g；每袋装 2g。

【性状】本品为橘黄色至浅褐色的粉末；气芳香浓郁，味微苦。

【用法与用量】口服，一次 2g，一日 1 次；3 岁以内小儿，一次 0.5g；4 至 6 岁小儿，一次 1g；或遵医嘱。

【使用注意】孕妇忌服。肝阳上亢所致昏厥及温病神昏热盛阴亏者忌服。

【附注】本药与安宫牛黄丸、紫雪的区别：安宫牛黄丸、紫雪、局方至宝散三方被誉为"温病三宝"。三药均有清热解毒，镇惊开窍之功。均可用于温热病，热邪内陷或痰热壅闭心窍高热，神昏，谵语及类中风阳闭证。三药比较，安宫牛黄丸药性最凉，清热解毒力强，用于温热病高热烦躁，神昏谵语，痉厥抽搐；紫雪凉性次之，偏于清热解痉通便，用于高热不退，痉厥便秘者；局方至宝散凉性又次之，偏于化浊辟秽，祛痰开窍，用于窍闭神昏，痰盛气粗之证。

【方歌】至宝朱砂息麝香，明雄犀角及牛黄，金银二箔加龙脑，琥珀还同玳瑁良。

【生产厂家】天津宏仁堂药业有限公司。

七珍丸

【处方来源】《中国药典》（2015版）。

【类别】双轨制处方药。

【处方组成】雄黄、天竺黄、全蝎、炒僵蚕、巴豆霜、胆南星、人工麝香、朱砂、寒食曲共9味。

【方解】本方主治小儿急惊风证。方中巴豆霜泻下通便去积；寒食曲退热消积；胆南星、天竺黄、雄黄豁痰息风解毒；全蝎、僵蚕息风止痉；人工麝香芳香开窍醒脑；朱砂安神定惊。

【功能与主治】定惊豁痰，消积通便。用于小儿急惊风，身热，昏睡，气粗，烦躁，痰涎壅盛，停食停乳，大便秘结。

【临床应用】①小儿身热，烦躁，痰涎壅盛，停食停乳，大便秘结。②小儿急惊风，大便秘结。

【功效特点】方中以巴豆霜为君药，配伍寒食曲、胆南星、天竺黄、雄黄豁痰息风解毒；全蝎、僵蚕息风止痉；人工麝香芳香开窍醒脑。用于小儿急惊风证。临床以小儿身热，烦躁，痰涎壅盛，停食停乳，大便秘结为辨证要点。

【剂型规格】水丸，每200丸重3g。

【性状】本品为朱红色的水丸；气芳香浓郁，味辣、微苦。

【用法与用量】口服。小儿，3至4个月，一次3丸；5至6个月，一次 4 ~ 5 丸；1 周岁，一次 6 ~ 7 丸。一日 1 ~ 2 次；1 周岁以上及体实者酌加用量，或遵医嘱。

【使用注意】本品含胆南星、巴豆霜，不宜过量久服；运动员慎用。

【附注】现在市面上还销售一种《药品标准》方的小儿七珍丹是在本方基础上加入天麻、清半夏、钩藤、桔梗、黄芩、蝉蜕、蟾酥、沉香、水牛角浓缩粉、羚羊角、人工牛黄共 19 味。功效：消积导滞，通便泻火，镇惊退热，化痰息风。用于小儿感冒发热，夹食夹惊，乳食停滞，大便不通，惊风抽搐，痰涎壅盛。

【方歌】七珍丸用巴豆霜，全蝎僵蚕加雄黄；胆星麝朱寒食曲，豁痰息风天竺黄。

【生产厂家】天津中新药业集团股份有限公司乐仁堂制药厂。

牛黄清心丸（局方）

【处方来源】《太平惠民和剂局方》、《中国药典》（2015 版）。

【类别】双轨制处方药。

【处方组成】朱砂、麝香（或人工麝香）、雄黄、水牛角浓缩粉、牛黄、冰片、人参、炒白术、白芍、黄芩、防风、当归、桔梗、柴胡、川芎、山药、大枣、肉桂、茯苓、甘草、大豆黄卷、阿胶、麦冬、羚羊角、炒苦杏仁、白薇、干姜、炒蒲黄、六神曲共 29 味。

【方解】本方主治风痰阻窍所致的头晕目眩，言语不清及惊风抽搐。方中以牛黄清心开窍，豁痰定惊；羚羊角、水牛角清心肝火，安神息风；麝香、冰片、雄黄、朱砂开窍醒脑，豁痰解毒，通络定惊；人参、白术、茯苓、甘草、山药、白芍、当归、川芎、阿胶、麦冬、干姜、大枣、大豆黄卷、六神曲补气养血，补而不滞，滋而不腻；黄芩、桔梗、白薇、苦杏仁清肺化痰，开郁散结；蒲黄活血通络；防风、柴胡祛风散邪；以肉桂引火归源。

【功能与主治】清心化痰，镇惊祛风。用于风痰阻窍所致的头晕目眩，痰涎壅盛，神志混乱，言语不清及惊风抽搐，癫痫。

【临床应用】①类中风正气虚弱者：语言不清，肢体麻木，手足震颤或半身不遂，口眼歪斜，痰盛气粗，舌红苔黄垢腻。②眩晕：头目眩晕，午后偏重，心烦易怒，手足麻木，血压偏高。③小儿急惊风抽搐，属痰热内闭型。④癫痫。

【功效特点】方中以牛黄为君药，配伍羚羊角、水牛角、麝香、冰片、雄黄、朱砂开窍醒脑，豁痰解毒，通络定惊；八珍汤加山药、阿胶、麦冬补气养血，益阴扶正，虚实兼顾。用于风痰阻窍的头晕目眩及高血压病。临床以痰涎壅盛，神志混乱，言语不清为辨证要点。

【剂型规格】大蜜丸，每丸重3g；水丸，每20粒重1.6g。

【性状】本品为红褐色的大蜜丸或水丸；气芳香，味微甜。

【用法与用量】口服，大蜜丸，一次1丸；水丸，一次1.6g。一日1次。小儿遵医嘱服用。温开水送服，喉中痰鸣者用鲜竹沥水送服。

【使用注意】孕妇慎用。

【生产厂家】天津中新药业集团股份有限公司达仁堂制药厂。

牛黄降压丸

【处方来源】《中国药典》（2015版）。

【类别】双轨制处方药。

【处方组成】羚羊角、水牛角浓缩粉、人工牛黄、冰片、黄芪、白芍、珍珠、郁金、川芎、党参、薄荷、决明子、黄芩提取物、甘松共14味。

【方解】本方主治心肝火旺，痰热壅盛所致高血压病。方中以羚羊角、水牛角浓缩粉、人工牛黄清心凉血，平肝息风；冰片、郁金、薄荷、甘松行气开窍，开郁醒脾；决明子、黄芩提取物清肝明目，泻火解毒；黄芪、白芍、川芎、党参补气养血扶正；珍珠镇静安神。

【功能与主治】清心化痰，平肝安神。用于心肝火旺，痰热壅盛所致的头晕目眩，头痛失眠，烦躁不安，高血压病见上述证候者。

【临床应用】原发性高血压病。

【功效特点】方中以牛黄、羚羊角、水牛角为君药，配伍冰片、郁金、薄荷、甘松、决明子、黄芩清心凉血，平肝息风，行气开窍。用于心肝火旺，痰热壅盛高血压病。临床以头晕目眩，头痛失眠，烦躁不安为辨证要点。

【剂型规格】大蜜丸，每丸重1.6g。水蜜丸，每20丸重1.3g。片剂，每片重0.27g。胶囊剂，每粒装0.4g。

【性状】本品为深棕色水蜜丸或浅棕绿色至深棕色的大蜜丸；气微香，味微甜、苦，有清凉感。薄膜衣片除去包衣后显棕黄色至棕色；气微香，味微苦，有清凉感。硬胶囊内容物为暗黄色的粉末；气微香，味微甜、苦，有清凉感。

【用法与用量】口服，大蜜丸，一次 1～2 丸；水蜜丸，一次 20～40 丸；胶囊剂，一次 2～4 粒。一日 1 次。片剂，一次 2 片，一日 2 次。

【使用注意】腹泻者忌服。

【生产厂家】天津中新药业集团股份有限公司达仁堂制药厂。

降压避风片

【处方来源】《药品标准》。

【类别】双轨制处方药。

【处方组成】落花生叶、黄芩、槐角、盐酸帕吉林、氢氯噻嗪共 5 味。

【方解】本方主治原发性高血压病。方中落花生叶、黄芩镇静降压安眠；槐角软化并扩血管，通便；盐酸帕吉林主要用于重度高血压、自觉症状较多、精神及情绪均较差及对利血平有较严重不良反应者；氢氯噻嗪有利尿作用和降压作用，用于治疗原发性高血压。中西药合用镇静降压，使血压舒缓下降，久服可稳定血压，明显改善头痛、眩晕、心悸、耳鸣、失眠、烦躁、腰酸腿痛等症状，无低钾等副作用，并有效降低复发率。

【功能与主治】清热平肝，用于肝胆火盛而致的头痛眩晕诸证，原发性高血压而见此证候者。

【临床应用】原发性高血压病。

【功效特点】落花生叶、黄芩、槐角配伍盐酸帕吉林、氢氯噻嗪，中西药合用，降压效果显著。用于肝胆火盛而致的头痛眩晕。临床以头痛眩晕，心悸耳鸣，失眠，烦躁，腰酸腿痛为辨证要点。

【剂型规格】片剂，每片重 0.25g。

【性状】本品为薄膜衣片，除去薄膜衣后，显棕色；味微苦。

【用法与用量】口服，一次 3～6 片，一日 2 次。温开水送服。

【生产厂家】天津中新药业集团股份有限公司隆顺榕制药厂。

松龄血脉康胶囊

【处方来源】《中国药典》（2015 版）。

【类别】双轨制处方药、国家基本药物。

【处方组成】鲜松叶、葛根、珍珠层粉共 3 味。

【方解】本方主治肝阳上亢所致的头痛眩晕，高血压病。方中以鲜松叶祛风燥湿，镇心安神；葛根解肌生津，柔筋缓急；珍珠层粉平肝潜阳降血压。

【功能与主治】平肝潜阳，镇心安神。用于肝阳上亢所致的头痛眩晕，急躁易怒，心悸失眠；高血压病及原发性高脂血症见上述证候者。

【临床应用】①肝阳上亢所致的头痛眩晕，心悸失眠。②肝阳上亢所致的头痛眩晕，急躁易怒，高血压病及原发性高脂血症见上述症状者。

【功效特点】方中以鲜松叶为君药，配伍葛根、珍珠层粉平肝潜阳，祛风燥湿，镇心安神，降血压。用于肝阳上亢头痛眩晕。临床以头痛眩晕，心悸失眠，急躁易怒为辨证要点。

【剂型规格】胶囊剂，每粒装 0.5g。

【性状】本品为胶囊剂，内容物为浅褐色至褐色的粉末；气微，味苦。

【用法与用量】口服，一次 3 粒，一日 3 次。或遵医嘱。

【不良反应】个别患者服药后可出现轻度腹泻、胃脘胀满等，饭后服用有助于减轻或改善这些症状。

【生产厂家】成都弘康制药有限公司。

脑立清丸

【处方来源】《中国药典》（2015 版）。

【类别】甲类非处方药。

【处方组成】磁石、赭石、清半夏、牛膝、珍珠母、薄荷脑、冰片、猪胆汁（或猪胆粉）、酒曲、炒酒曲共 10 味。

【方解】本方主治肝阳上亢，头目眩晕，高血压病。方中以磁石、赭石、珍珠母、猪胆汁重镇潜阳平肝息风，降压；酒曲、炒酒曲调和肠胃，疏通气血，防磁石、赭石碍胃；清半夏化痰降逆；牛膝补肝肾，引血下行；薄荷脑、冰片清凉解热。共奏镇静降压之功。

【功能与主治】平肝潜阳，醒脑安神。用于肝阳上亢，头目眩晕，耳鸣口苦，心烦难寐；高血压见上述证候者。

【临床应用】①肝阳上亢，头目眩晕，高血压病。②中风半身不遂，面赤眩晕。

【功效特点】方中以磁石、赭石、珍珠母、猪胆汁为君药，配伍半夏、牛膝、薄荷脑、冰片重镇潜阳，平肝息风，引血下行，降压。用于肝阳上亢，头目眩晕。临床以头晕头昏，耳鸣口苦，面赤心烦为辨证要点。

【剂型规格】水丸，每10丸重1.1g。胶囊剂，每粒装0.33g。

【性状】本品为深褐色的水丸；气芳香，味微苦。硬胶囊内容物为红棕色的粉末；气清香，味清凉、微苦。

【用法与用量】口服，水丸，一次10丸；胶囊剂，一次3粒。一日2次，温开水送服。

【禁忌】孕妇及体弱虚寒者忌服。

【使用注意】忌生冷及油腻难消化的食物；服药期间要保持情绪乐观，切忌生气恼怒；有高血压、心脏病、肝病、糖尿病、肾病等慢性病严重者应在医师指导下服用；儿童、哺乳期妇女、年老患者应在医师指导下服用；头晕目眩症状严重者应及时去医院就诊；服药3天症状无缓解，应去医院就诊；对本品过敏者禁用，过敏体质者慎用；本品性状发生改变时禁止使用。

【生产厂家】天津中新药业集团股份有限公司乐仁堂制药厂。

醒脑降压丸

【处方来源】《药品标准》。

【类别】双轨制处方药。

【处方组成】黄芩、郁金、朱砂、玄精石、黄连、栀子、雄黄、辛夷、珍珠母、冰片、零陵香共11味。

【方解】本方主治用于内热壅盛，肝阳上亢高血压病。方中辛夷、冰片、零陵香芳香通窍，醒脑降压；黄芩、黄连、栀子清心泻火解毒；郁金行气开郁，避秽凉血清心；雄黄解毒豁痰；朱砂、玄精石、珍珠母镇静安神定惊。

【功能与主治】通窍醒脑，清心镇静，解热消炎。用于内热壅盛，肝阳上亢高血压病。语言不清，痰涎壅盛。

【临床应用】①内热壅盛，肝阳上亢高血压病。头目眩晕，耳鸣，口苦咽干，面红烦躁，语言不清，痰涎壅盛。②上焦热盛，头晕头痛，耳鸣耳聋，烦躁口苦，咽干痛。

【功效特点】方中以辛夷、冰片、零陵香为君药，配伍黄连解毒汤、朱砂、玄精石、珍珠母芳香通窍，清心泻火解毒，醒脑降压。用于内热壅盛，肝阳上亢头目眩晕。临床以口苦烦躁，语言不清，痰涎壅盛为辨证要点。

【剂型规格】浓缩丸，每10粒2.2g。

【性状】本品为朱红色光亮的水丸，除去包衣后显黄褐色，气凉，味苦。

【用法与用量】口服，一次5～10粒，一日2次，温开水送服。

【使用注意】孕妇及胃肠溃疡者忌服。

【生产厂家】天津中新药业集团股份有限公司乐仁堂制药厂。

二、温开类中成药

温开类中成药具有芳香开窍、豁痰辟秽、行气止痛的作用，适用于中风、中寒、痰厥等寒闭之证。症见突然昏倒，不省人事，牙关紧闭，面白唇暗，静卧不烦，四肢不温，两手握固，大小便闭，舌淡苔白，脉沉迟。治宜：芳香开窍，豁痰辟秽。代表中成药有：苏合香丸、十香丹、冠心苏合丸、紫金锭等。

苏合香丸

【处方来源】《太平惠民和剂局方》、《中国药典》（2015版）。

【类别】双轨制处方药、国家基本药物。

【处方组成】苏合香、安息香、人工麝香、木香、丁香、乳香、荜茇、檀香、水牛角浓缩粉、冰片、白术、沉香、诃子肉、香附、朱砂共15味。

【方解】本方主治中气、中风及感受时行瘴疬之证。方中以苏合香、麝香、冰片、安息香芳香开窍，豁痰辟秽；木香、丁香、乳香、檀香、沉香、香附行气解郁，散寒化浊去痰；荜茇散寒开郁止痛；诃子收涩敛气，防行气开窍药辛散太过伤正；朱砂、水牛角镇心安神，解毒；白术燥湿化浊，健脾益气。

【功能与主治】芳香开窍，行气止痛。用于痰迷心窍所致的痰厥昏迷，中风偏瘫，肢体不利，以及中暑、心胃气痛。

【临床应用】①类中风、中气、中寒、痰阻之寒闭证。突然昏倒，不省人事，牙关紧闭，面白唇暗，静卧不烦，四肢不温，两手握固，大小便闭，苔白脉迟。②感受时行瘴疬之气（中恶、客忤）。突然昏倒，不省人事，牙关紧闭。③中寒气闭，心腹卒痛，甚则昏厥或痰壅气阻，突然昏倒。

【功效特点】方中以苏合香、麝香、冰片、安息香为君药，配伍木香、丁香、乳香、檀香、沉香、香附芳香开窍，豁痰辟秽，散寒化浊。用于寒闭证。临床以突然昏倒，牙关紧闭，四肢不温，苔白脉迟为辨证要点。

【剂型规格】水蜜丸，每丸重2.4g。大蜜丸，每丸重3g。

【性状】本品为赭红色的水蜜丸或赭色的大蜜丸；气芳香，味微苦、辛。

【用法与用量】口服，一次1丸，一日1~2次。小儿1/2~1/4丸。

【使用注意】孕妇禁用。中风脱证及热闭证忌服。

【附注】天津方含八角茴香，而无麝香、沉香、水牛角。八角茴香温阳散寒理气作用强。

【方歌】苏合香丸用息麝香，木丁熏陆荜檀香，犀冰白术沉诃附，衣用朱砂中恶尝。

【生产厂家】天津中新药业集团股份有限公司达仁堂制药厂。

十香返生丸

【处方来源】《春脚集》、《中国药典》（2015版）。

【类别】双轨制处方药。

【处方组成】丁香、醋香附、降香、广藿香、沉香、檀香、土木香、苏合香、乳香、莲子心、安息香、人工麝香、冰片、牛黄、朱砂、琥珀、煅金礞石、甘草、郁金、天麻、僵蚕、瓜蒌子、诃子肉共23味。

【方解】本方主治中风痰迷心窍引起的言语不清，神志昏迷。方中以苏合香、麝香、冰片、安息香芳香开窍醒神，辟秽化浊；丁香、香附、降香、藿香、沉香、檀香、土木香、乳香、郁金芳香开窍，行气解郁，散寒化浊止痛；金礞石、天麻、僵蚕、瓜蒌子降逆祛风化痰；朱砂、琥珀、牛黄、莲子心清心镇静安神；诃子收涩敛气，防行气开窍药辛散太过伤正；以甘草益气和中，调和药性。

【功能与主治】开窍化痰，镇静安神。用于中风痰迷心窍引起的言语不清，神志昏迷，痰涎壅盛，牙关紧闭。

【临床应用】①类中风寒闭证。突然昏倒，不省人事，牙关紧闭，面白唇暗，静卧不烦，四肢不温，两手握固，大小便闭，苔白脉迟。②痰蒙清窍癫痫、癔症、癫疾等。

【功效特点】方中以十香为君药，配伍冰片、郁金芳香开窍，行气解郁，散寒化浊止痛；金礞石、天麻、僵蚕、瓜蒌子降逆祛风化痰。导痰作用强于苏合香丸。用于寒闭证。临床以言语不清，神志昏迷，痰涎壅盛，牙关紧闭为辨证要点。

【剂型规格】蜜丸，每丸重6g。

【性状】本品为深棕色的大蜜丸；气芳香，味甘、苦。

【用法与用量】口服，一次1丸，一日2次；或遵医嘱。

【使用注意】孕妇忌服。忌气恼，忌食辛辣动火之品。

【附注】本药与苏合香丸的区别：本药导痰作用强于苏合香丸，可用于窍闭神昏，痰蒙清窍癫痫、癔症、癫疾；苏合香丸降逆作用优于本药，可用于感受时行瘴疠之气（中恶、客忤）。突然昏倒，不省人事，牙关紧闭；冠心病心绞痛及中寒气闭，心腹卒痛。

【方歌】十香丁附降藿沉，檀木苏乳莲子心，息麝冰牛朱琥珀，礞草郁天蚕蒌仁，更加诃子敛正气，导痰开窍镇心神。

【生产厂家】天津中新药业集团股份有限公司达仁堂制药厂。

紫金锭

【处方来源】《片玉心书》、《中国药典》（2015版）。

【类别】双轨制处方药。

【处方组成】人工麝香、朱砂、雄黄、五倍子、千金子霜、红大戟、山慈菇共7味。

【方解】本方主治方中以麝香芳香开窍，行气止痛；山慈菇清热解毒消肿；雄黄豁痰解毒辟秽；千金子霜、大戟逐痰消肿；朱砂重镇安神；五倍子涩肠止泻。

【功能与主治】辟瘟解毒，消肿止痛。用于中暑，脘腹胀痛，恶心呕吐，痢疾泄泻，小儿痰厥；外治疔疮疖肿，疰腮，丹毒，喉风。

【临床应用】①感受秽恶痰浊之邪。脘腹胀闷疼痛，呕吐泄泻，舌苔垢腻。急性胃肠炎、食物中毒、痢疾等属感受秽恶痰浊之邪。②小儿急惊风，属痰浊内闭型。③外用疔疮疖肿，疰腮，丹毒，喉风（西医称急性喉阻塞，指以吸气性呼吸困难为主要特征的急性咽喉疾病。症见咽喉红肿疼痛，痰涎壅盛，语言难出，声如拽锯，汤水难下，严重者可发生窒息死亡）。

【功效特点】方中以麝香为君药，配伍雄黄、五倍子、千金子霜、红大戟、山慈菇清热解毒消肿；雄黄豁痰解毒辟秽。用于中暑时疫，外治疔疮疖肿。临床以脘腹胀痛，恶心呕吐，痢疾泄泻为辨证要点。

【剂型规格】锭剂，每锭重0.3g、3g。

【性状】本品为暗棕色至褐色的长方形或棍状的块体；气特异，味辛而苦。

【用法与用量】口服，一次0.6~1.5g，一日2次。小儿遵医嘱服用。外用醋磨调敷患处。

【使用注意】孕妇忌服。

【附注】本方源于宋代王璆《百一选方》，原名太乙紫金丹、玉枢丹，《外台精要》始称紫金锭，但少朱砂、雄黄二药。《片玉心书》增加朱砂、雄黄而成现方。

【方歌】玉枢丹有麝朱雄，五倍千金并入中，大戟慈菇共为末，霍乱痧胀米汤冲。

【生产厂家】北京同仁堂制药有限公司。

第二节　理气类中成药

凡以理气药为主组成，具有行气或降气的作用，以治气滞、气郁、气逆病证的一类中药制剂，统称为理气类中成药。气是一身之主，升降出入，周行全身，以温养内外，使四肢百骸均得以正常活动。但当劳倦过度或情志失调或饮食失节或寒温不适等，均可导致气病的发生。气病有虚实之分，虚证有气虚、气陷之别，关于它们的治疗，在补益类中成药已经讨论过，此处不再赘述。实证也有气滞与气逆之别，亦称气机郁结与气逆不降。气机郁结致病者，须行气以解郁散结为治；气逆上冲者，则须降气以降逆平冲为治。由于气机郁结与气逆不降均为实证，常相兼为病，故行气与降气也常互相配合使用。

理气类中成药，具有疏畅气机的作用，适用于气机郁滞与气逆不降的病证。气滞一般以脾胃气滞和肝气郁滞为多见。脾胃气滞的主要表现为脘腹胀满，嗳气吞酸，呕恶食少，大便失调等；肝气郁滞主要表现为胸胁胀痛或疝气痛或月经不调或痛经。气逆不降主要表现为咳喘，呕吐，嗳气，呃逆。代表方药有：越鞠保和丸、舒肝丸、沉香舒郁丸、朴沉化郁丸、舒肝调气丸、木香顺气丸、三九胃泰颗粒、香砂养胃丸、良附丸、沉香化滞丸、茴香橘核丸、苏子降气丸等。

使用理气类中成药时，应该注意辨清病情的寒热虚实与有无兼夹，选择相应的药物治疗。另外，理气药多属芳香辛燥之品，容易伤津耗气，切勿过服，尤其是老年体弱患者，孕妇及素有崩漏吐衄者，更应慎用。

一、行气类中成药

行气类中成药具有疏畅气机的作用，适用于气机郁滞的病证。症见胸膈痞闷，脘腹胀痛，嗳腐吞酸，恶心呕吐，食欲不振。治宜：舒肝和胃，理气止痛。代表中成药有：越鞠保和丸、舒肝丸、沉香舒郁丸、朴沉化郁丸、舒肝调气丸、木香顺气丸、三九胃泰颗粒、香砂养胃丸、良附丸、沉香化滞丸、茴香橘核丸。

越鞠保和丸

【处方来源】《丹溪心法》（越鞠丸加味）、《中国药典》（2015 版）。

【类别】甲类非处方药。

【处方组成】川芎、苍术、香附、栀子、神曲、木香、槟榔共 7 味。

【方解】本方主治六郁郁滞所致急性消化不良。方中以香附、木香行气舒肝解郁（治气郁）；槟榔行气消胀，舒肝解郁（治气郁）；苍术燥湿健脾，杜绝生痰之源（治湿郁、痰郁）；川芎行血气，活血去瘀止痛（治血郁）；栀子清热泻火（治火郁）；神曲消食导滞（治食郁）。

【功能与主治】舒肝解郁，开胃消食。用于气食郁滞所致的胃痛，症见脘腹胀痛，倒饱嘈杂，纳呆食少，大便不调；消化不良见上述证候者。

【临床应用】①胸膈痞闷，脘腹胀痛，嗳腐吞酸，倒饱嘈杂。②急性消化不良，大便不调。③胃神经官能症、消化性溃疡、慢性胃炎、慢性胰腺炎、肝胆疾患、肋间神经痛及妇女痛经、月经不调属肝气郁者。

【功效特点】方中以香附、木香为君药，配伍川芎、苍术、栀子、神曲、槟榔行气舒肝解郁，燥湿健脾泻火。用于郁证。临床以胸膈痞闷，脘腹胀痛，嗳腐吞酸，恶心呕吐为辨证要点。

【剂型规格】水丸，每袋装 6g。

【性状】本品为棕黄色至黄棕色的水丸；气微香，味微苦。

【用法与用量】口服，温开水送服，一次 6g，一日 1～2 次。

【使用注意】忌食生冷油腻不易消化食物；孕妇慎用；不适用于脾胃阴虚，主要表现为口干、舌红少津、大便干；有高血压、心脏病、肝病、糖尿病、肾病等慢性病严重者应在医师指导下服用；儿童、哺乳期妇女、年老体弱者应在医师指导下服用；对本品过敏者禁用，过敏体质者慎用；本品性状发生改变时禁止使用。

【附注】《中国药典》（2015版）收载的越鞠丸出自朱震亨的《丹溪心法》，又名芎术丸。由川芎、苍术、香附、栀子、神曲组成。功效：理气解郁，宽中除满。用于胸脘痞闷，腹中胀满，饮食停滞，嗳气吞酸。行气消胀作用略逊于本药，可代用。

【方歌】越鞠丸治六般郁，气血痰火食湿因，芎苍香附兼栀曲，木香槟榔畅气郁。

【生产厂家】天津中新药业集团股份有限公司乐仁堂制药厂。

舒肝丸

【处方来源】《中国药典》（2015版）。

【类别】甲类非处方药。

【处方组成】沉香、木香、砂仁、豆蔻仁、朱砂、片姜黄、枳壳、厚朴、陈皮、白芍、川楝子、茯苓、延胡索共13味。

【方解】本方主治肝郁气滞胸胁胀满，胃脘疼痛。方中以川楝子行气疏泄肝热，解郁止痛；白芍补血敛阴，柔肝止痛；沉香、木香、砂仁、豆蔻仁、枳壳、厚朴、陈皮行气理气，健脾和胃，舒肝止痛；片姜黄、延胡索活血祛瘀，理气止痛；茯苓、朱砂渗湿健脾，益气安神。

【功能与主治】舒肝和胃，理气止痛。用于肝郁气滞，胸胁胀满，胃脘疼痛，嘈杂呕吐，嗳气泛酸。

【临床应用】①胃脘胀痛，连及两胁，饮食无味，呕吐酸水，嗳气，大便不畅，脉弦。②胁肋胀满疼痛，攻撑作痛或串痛，嗳气胸闷，脉弦。③急性胃炎、慢性胃炎、溃疡病、胃神经官能症、肋间神经痛、胆囊炎胆石症等。

【功效特点】方中以川楝子为君药，配伍沉香、木香、砂仁、豆蔻仁、枳壳、厚朴、陈皮、片姜黄、元胡行气疏泄肝热，解郁止痛。肝郁气滞胃脘痛临床以胸胁胀满疼痛，嘈杂呕吐，嗳气泛酸或周身串痛为辨证要点。

【剂型规格】蜜丸，每丸重6g。水丸，每20粒2.3g。

【性状】为棕红色至棕色的水蜜丸、小蜜丸、大蜜丸或水丸；气微，味甘、后微苦。

【用法与用量】口服。水丸，一次2.3g；水蜜丸，一次4g；小蜜丸，一次6g；大蜜丸，一次1丸。一日2~3次。

【使用注意】忌生冷及油腻难消化的食物；服药期间要保持情绪乐观，切忌生气恼怒；有高血压、心脏病、肝病、糖尿病、肾病等慢性病严重者应在医师指导下服用；儿童、年老体弱、孕妇、哺乳期妇女及月经量多者应在医师指导下服用；严格按用法用量服用，本品不宜长期服用；服药3天症状无缓解，应去医院就诊；对本品过敏者禁用，过敏体质者慎用；本品性状发生改变时禁止使用。

【附注】本药与沉香舒郁丸、朴沉化郁丸、舒肝调气丸的区别如下。

（1）沉香舒郁丸为本药减去川楝子加入青皮、柴胡、香附，作用与本药相近，行气舒肝解郁作用稍强。

（2）朴沉化郁丸为本药减去川楝子、朱砂、白芍、茯苓加入肉桂、高良姜、丁香、檀香、莪术、青皮、柴胡、香附、甘草，用于肝气郁滞、肝胃不和所致的胃脘刺痛、胸腹胀满、恶心呕吐、停食停水、气滞闷郁。

（3）舒肝调气丸为本药加入龙胆草、牡丹皮、莱菔子、厚朴花、牵牛子、郁李仁，用于气滞化火之口苦，胁肋胀满，消化不良，倒饱嘈杂，便秘。

【方歌】舒肝丸用沉木香，砂蔻二仁朱姜黄，枳朴陈芍川楝茯，再加元胡肝气畅。

【生产厂家】天津中新药业集团股份有限公司乐仁堂制药厂。

木香顺气丸

【处方来源】《沈氏尊生书》、《中国药典》（2015版）。

【类别】甲类非处方药。

【处方组成】木香、枳壳、厚朴、陈皮、香附、苍术、甘草、青皮、砂仁、槟榔、生姜共11味。

【方解】本方主治湿阻气滞所致胸膈胀满。方中以苍术、厚朴、陈皮、砂仁温化寒湿，理气和胃；木香、枳壳、香附、青皮行气消胀，舒肝解郁宽中；槟榔行气利水，消胀去积；生姜散寒降逆止呕；甘草和中益气，调和药性。

【功能与主治】行气化湿，健脾和胃。用于湿浊中阻，脾胃不和所致的胸膈痞闷，脘腹胀痛，恶心呕吐，嗳气纳呆。

【临床应用】①湿阻气滞所致胸膈胀满，脘腹胀痛，嗳气纳呆，恶心呕吐。②急性消化不良，胃肠功能紊乱，不完全性肠梗阻，慢性肝炎，早期肝硬化。

【功效特点】方中以木香、香附为君药，配伍枳壳、青皮、苍术、厚朴、陈皮、砂仁温化寒湿，理气和胃，舒肝解郁。用于湿阻气滞胃脘痛。临床以胸膈胀满，脘腹胀痛，嗳气纳呆，恶心呕吐为辨证要点。

【剂型规格】水丸，每100丸重6g。

【性状】为棕褐色的水丸；气香，味苦。

【用法与用量】口服，一次6~9g，一日2~3次，饭前温开水送服。

【使用注意】孕妇慎用；忌生冷油腻食物；本药宜空腹用温开水送服；本药为香燥之品组成，如遇口干舌燥，手心足心发热感的阴液亏损者慎用；本药对气机郁滞，肝气犯胃的胃痛窜走者效果好，不适用于其他证候的胃痛；服药3天症状无改善或出现胃痛加重或其他症状时，应去医院就诊；长期服用应向医师咨询；对本品过敏者禁用，过敏体质者慎用；本品性状发生改变时禁止使用。

【附注】本方与木香通气丸的区别：木香通气丸是在本方基础上减去厚朴、苍术、砂仁、生姜加入山楂、乌药、莱菔子、茯苓、神曲、麦芽而成。功效：顺气止痛，健胃化食。用于胸膈痞闷，腹肋胀满，停食停水，消化不良（偏于消食导滞）。

【方歌】木香顺气枳朴陈，香附苍草青砂仁，槟榔消胀加生姜，行气化湿消胸闷。

【生产厂家】天津中新药业集团股份有限公司乐仁堂制药厂。

三九胃泰胶囊

【处方来源】《中国药典》（2015版）。

【类别】甲类非处方药。

【处方组成】黄芩、木香、三叉苦、白芍、地黄、九里香、茯苓、两面针共8味。

【方解】本方主治肝郁胃热所致胃脘胀痛。方中以三叉苦清热燥湿，舒气止痛；九里香、木香、两面针行气舒肝，活血化瘀，止痛；黄芩、地黄清热泻火；白芍养血益阴，柔肝止痛；茯苓渗湿健脾，益气安神。

【功能与主治】清热燥湿，行气活血，柔肝止痛。用于湿热内蕴、气滞血瘀所致的胃痛，症见脘腹隐痛、饱胀反酸、恶心呕吐、嘈杂纳减；浅表性胃炎，糜烂性胃炎，萎缩性胃炎见上述症状者。

【临床应用】①肝郁胃热所致胃脘胀痛嗳腐吞酸，倒饱嘈杂。②慢性浅表性胃炎，萎缩性胃炎，糜烂性胃炎。

【功效特点】方中以三叉苦为君药，配伍九里香、两面针、木香、白芍清热燥湿，行气活血，柔肝止痛。用于肝郁胃热胃脘胀痛。临床以嗳腐吞酸，倒饱嘈杂，舌红少津为辨证要点。

【剂型规格】胶囊剂，每粒装 0.5g，颗粒剂，每袋装 20g、10g、2.5g（无蔗糖）。

【性状】本品为硬胶囊，内容物为棕黄色至深黄色颗粒和粉末，味苦；颗粒剂为棕色至深棕色的颗粒，味甜、微苦；或为灰棕色至棕褐色的颗粒，味苦（无蔗糖）。

【用法与用量】胶囊剂，一次 2~4 粒；颗粒剂，一次 1 袋，一日 2 次。温开水送服。小儿酌量。15 天为 1 个疗程。

【使用注意】忌食辛辣、油炸、过酸等刺激性食物及酒类；忌情绪激动或生闷气；浅表性、糜烂性、萎缩性等慢性胃炎应在医师指导下服用；孕妇应在医师指导下服用；慢性胃炎服药 2 周症状无改善，应立即停药，去医院就诊；小儿、年老体弱者应在医师指导下服用；对本药过敏者禁用，过敏体质者慎用；本品性状发生改变时禁止使用。

【方歌】三九胃泰苓木香，两面三叉芍地黄，九里香中加茯苓，肝郁胃热脘痛胀。

【生产厂家】三九药业股份有限公司。

香砂养胃丸

【处方来源】《增补万病回春》（香砂养胃汤加味）、《中国药典》（2015 版）。

【类别】甲类非处方药、国家基本药物。

【处方组成】木香、砂仁、枳实、白术、茯苓、甘草、陈皮、香附、广藿香、豆蔻、姜厚朴、半夏、生姜、大枣共 14 味。

【方解】本方主治胃阳不足，湿阻气滞所致的胃痛，痞满。方中以陈皮、半夏、茯苓、甘草、白术燥湿健脾，益气扶阳；木香、香附、枳实、厚朴行气解郁，通调气机，除胀满；广藿香、砂仁、豆蔻芳香化湿，理气开胃；生姜、大枣调和营卫。

【功能与主治】温中和胃。用于胃阳不足，湿阻气滞所致的胃痛、痞满，症见胃痛隐隐，脘闷不舒，呕吐酸水，嘈杂不适，不思饮食，四肢倦怠。

【临床应用】①胃阳不足，湿阻气滞所致的胃痛，痞满。胃痛隐隐，脘闷不舒，嘈杂不适，不思饮食或胸膈满闷吞酸，便溏。②湿阻中焦腹泻：大便时溏时泻，腹胀肠鸣，倦怠乏力。

【功效特点】方中以二陈汤加白术为君药，配伍木香、砂仁、香附、枳实、厚朴、广藿香、豆蔻燥湿健脾，益气扶阳，调气机，除胀满。用于胃阳不足，湿阻气滞胃痛，临床以胃痛隐隐，脘闷不舒，嘈杂不适或胸膈满闷吞酸，便溏为辨证要点。

【剂型规格】水丸，每袋装9g。颗粒剂，每袋装5g。浓缩丸，每8丸相当于饮片3g。

【性状】本品为黑色的水丸，除去包衣后显棕褐色；气微，味辛、微苦。浓缩丸为棕色或棕褐色；气微，味辛、微苦。颗粒剂为黄棕色至棕色的颗粒；气芳香，味微甜、略苦。

【用法与用量】口服，水丸，一次9g；颗粒剂，开水冲服，一次1袋。一日2次。浓缩丸，一次8丸，一日3次。

【使用注意】饮食宜清淡，忌酒及辛辣、生冷、油腻食物；忌愤怒、忧郁，保持心情舒畅；有高血压、心脏病、肝病、糖尿病、肾病等慢性病严重者应在医师指导下服用；儿童、孕妇、哺乳期妇女、年老体弱者应在医师指导下服用；胃痛严重者，应及时去医院就诊；服药3天症状无缓解，应去医院就诊；对本品过敏者禁用，过敏体质者慎用；本品性状发生改变时禁止使用。

【附注】颗粒剂药物组成是在本方基础上减去生姜、大枣。香砂养胃二方（原天津方）为本方减去枳实加入党参、苍术、麦芽、神曲组成，其消导作用强于本方。

【方歌】香砂养胃二陈附，藿香豆蔻与白术；厚朴枳实和姜枣，燥湿行气止胃痛。

【生产厂家】天津中新药业集团股份有限公司乐仁堂制药厂。

胃痛定

【处方来源】《药品标准》。

【类别】双轨制处方药。

【处方组成】肉桂、红花、沉香、五灵脂、豆蔻、雄黄、人参、白胡椒、枳壳、巴豆霜、高良姜、丁香、木香共13味。

【方解】本方主治胃寒气滞，胃脘痛。方中高良姜、肉桂、白胡椒、丁香温中散寒，暖胃止痛；沉香、枳壳、木香、豆蔻行气解郁，开胃止痛；红花、五灵脂、雄黄活血化瘀止痛；巴豆霜消坚磨积；人参健脾补气扶正。

【功能与主治】舒气，化郁，逐寒止痛。用于胃寒痛，胃气痛，食积疼。

【临床应用】(1) 胃寒痛，呕吐清水或冷涎，口淡喜热饮，舌苔白润。(2) 慢性胃炎。

【功效特点】方中以为高良姜、肉桂君药，配伍白胡椒、丁香、沉香、枳壳、木香、豆蔻温中散寒，行气解郁，开胃止痛；巴豆霜消坚磨积；人参健脾补气。用于胃寒气滞，胃脘痛。临床以胃脘冷痛，呕吐清水或冷涎，口淡喜热饮，舌苔白润为辨证要点。

【剂型规格】薄膜衣片，每片重0.52g。

【性状】本品为棕褐色；气香，味辛。

【用法与用量】口服，一次1片，一日2次；重症一次2片。

【使用注意】勿食生冷及不易消化之食物，孕妇忌服。

【方歌】胃痛定用巴豆霜，木丁桂花参沉香；灵脂雄蔻椒枳壳，温胃散寒高良姜。

【生产厂家】天津隆顺榕发展制药有限公司。

木香分气丸

【处方来源】《中国药典》(2015版)。

【类别】甲类非处方药。

【处方组成】木香、砂仁、丁香、檀香、香附、广藿香、陈皮、厚朴、枳实、豆蔻、莪术、山楂、白术、甘松、槟榔、甘草共16味。

【方解】本方主治肝郁气滞，脾胃不和证。方中木香、香附、檀香、广藿香、厚朴、枳实、槟榔疏肝理气，宽胸消胀，除满止痛；砂仁、豆蔻、山楂、陈皮行气解郁，开胃化湿；丁香、甘松温中散寒，醒脾开胃；莪术活血化瘀止痛；白术燥湿健脾益气；甘草调和诸药。

【功能与主治】宽胸消胀，理气止呕。用于肝郁气滞，脾胃不和所致的胸膈痞闷、两胁胀满、胃脘疼痛、倒饱嘈杂、恶心呕吐、嗳气吞酸。

【临床应用】①肝郁气滞胃脘疼痛、倒饱嘈杂、恶心呕吐、嗳气吞酸、胸膈痞闷、两胁胀满。②闪腰岔气，局部压痛或串痛，俯仰转侧不利。③消化性溃疡、慢性胃炎、慢性肝炎。

【功效特点】方中以木香、香附为君药，配伍众多理气药疏肝理气，宽胸消胀，除满止痛；莪术活血化瘀。用于肝郁气滞，脾胃不和。临床以胸膈痞闷、两胁胀满、胃脘疼痛、倒饱嘈杂、恶心呕吐、嗳气吞酸为辨证要点。

【剂型规格】水丸，每100丸重6g。

【性状】本品为黄褐色的水丸；气香，味微辛。

【用法与用量】口服，一次6g，一日2次。

【使用注意】饮食宜清淡，忌酒及辛辣、生冷、油腻食物；不宜在服药期间同时服用滋补性中药；有高血压、心脏病、肝病、糖尿病、肾病等慢性病严重者应在医师指导下服用；孕妇忌服。儿童、哺乳期妇女、年老体弱者应在医师指导下服用；服药3天症状无缓解，应去医院就诊；对本品过敏者禁用，过敏体质者慎用；本品性状发生改变时禁止使用。

【方歌】木香分气术甘松，香附丁檀广藿香；枳朴楂莪砂陈蔻，理气消胀草槟榔。

【生产厂家】天津中新药业集团股份有限公司乐仁堂制药厂。

调胃丹

【处方来源】《药品标准》。

【类别】甲类非处方药。

【处方组成】木香、砂仁、香附、枳实、槟榔、厚朴、豆蔻、五灵脂、丁香、甘草、肉桂、高良姜共12味。

【方解】本方主治气滞胃寒痛。方中木香、香附、槟榔、枳实、厚朴行气理气，疏肝止痛；高良姜、肉桂、丁香、五灵脂温中散寒，化瘀止痛；砂仁、豆蔻行气解郁，开胃；甘草益气和中，调和诸药。

【功能与主治】健胃宽中，舒肝顺气。用于胃酸胃寒，胸中胀满，倒饱嘈杂，胃口疼痛。

【临床应用】①气滞胃寒痛，脘腹胀满，胃痛喜暖，连及两胁，嗳气，倒饱嘈杂。②食积停滞，食欲不振，嗳腐吞酸，时有恶心。③胃溃疡、急慢性胃炎、胃神经官能症。

【功效特点】方中以木香、香附为君药，配伍枳实、厚朴、豆蔻、砂仁行气理气，疏肝止痛；高良姜、肉桂、丁香、五灵脂温中散寒，化瘀止痛。用于气滞胃寒痛。临床以脘腹胀满，胃痛喜暖拒按，连及两胁，嗳气，倒饱嘈杂为辨证要点。

【剂型规格】水丸，每瓶装3g。

【性状】本品为朱红色光亮水丸，除去外衣显褐黄色；气芳香，味辛苦。

【用法与用量】口服，一次1瓶，一日2次。

【使用注意】孕妇忌服。忌食生冷油腻不易消化食物；忌情绪激动及生闷气；不适用于脾胃阴虚，主要表现为口干、舌红少津、大便干；不适用于有头晕，血压高者；小儿及年老体弱者应在医师指导下服用；不宜与含有人参成分药物同时服用；服药3天症状无改善，或出现其他症状时，应立即停用并到医院诊治；药品性状发生改变时禁止服用。

【方歌】调胃丹用木丁香，甘草灵脂附槟榔；枳实厚朴砂蔻仁，胃寒应用桂良姜。

【生产厂家】天津中新药业集团股份有限公司乐仁堂制药厂。

胃苏颗粒

【处方来源】《中国药典》（2015版）。

【类别】甲类非处方药。

【处方组成】陈皮、紫苏梗、香附、香橼、佛手、枳壳、槟榔、炒鸡内金共8味。

【方解】本方主治气滞胃脘痛。方中以陈皮、紫苏梗行脾胃气滞；香附、香橼、佛手、枳壳舒肝理气，具除胀之功；槟榔、鸡内金健脾消食。诸药合用，共奏理气消胀，和胃止痛之功。

【功能与主治】理气消胀，和胃止痛。用于气滞胃脘痛，胃脘胀痛，窜及两胁，得暖气或矢气则舒，情绪郁怒则加重，胸闷食少，排便不畅，舌苔薄白，脉弦；慢性胃炎及消化性溃疡见上述证候者。

【临床应用】①气滞不舒，脘腹胀痛。②慢性胃炎、胃痛和排便不畅等见胃脘胀痛者。

【功效特点】方中以陈皮、紫苏梗为君药，配伍香附、香橼、佛手、枳壳、槟榔、鸡内金疏肝理气，消食除胀。用于气滞胃脘痛。临床以脘腹胀痛，不思饮食，郁怒加重为辨证要点。

【剂型规格】颗粒剂，每袋装 15g、5g（无蔗糖）。

【性状】本品为淡棕色或淡棕色至棕褐色的颗粒；味微苦或苦。

【用法与用量】开水冲服，一次 1 袋，一日 3 次。15 天为 1 个疗程，可服 1~3 个疗程或遵医嘱。

【注意事项】孕妇忌服；服药期间要保持情绪稳定，切勿恼怒；少吃生冷及油腻难消化的食品；糖尿病患者及有高血压、心脏病、肝病、肾病等慢性病严重者应在医师指导下服用；服药 3 天症状未缓解，应去医院就诊；儿童、年老体弱者应在医师指导下服用；对本品过敏者禁用，过敏体质者慎用；本品性状发生改变时禁止使用。

【方歌】胃苏颗粒壳内金，香橼佛手槟榔陈；苏梗香附消气胀，气滞脘腹胀痛伸。

【生产厂家】扬子江制药股份有限公司。

养胃舒颗粒

【处方来源】《药品标准》。

【类别】甲类非处方药。

【处方组成】玄参、党参、乌梅、黄精、山药、山楂、陈皮、干姜、菟丝子、白术、北沙参共 11 味。

【方解】本方主治阴虚气弱胃痛。方中北沙参、玄参、黄精滋养胃阴，健脾益肾；乌梅、山楂提高胃液酸度，促进胃液分泌，提高胃蛋白酶活性；党参、白术、山药、陈皮健脾补气和胃；干姜、菟丝子补肝肾，助阳散寒。

【功能与主治】滋阴养胃。用于慢性胃炎，胃脘灼热，隐隐作痛。

【临床应用】慢性胃炎，胃脘灼热，隐隐作痛。

【功效特点】方中以北沙参、玄参、黄精为君药，配伍乌梅、山楂滋养胃阴，提高胃液酸度，提高胃蛋白酶活性；党参、白术、山药、陈皮健脾补气和胃。用于阴虚气弱慢性胃炎胃痛。临床以胃脘灼热，隐隐作痛，口干，舌红少苔为辨证要点。

【剂型规格】颗粒剂，每袋装 10g。

【性状】本品为棕黄色至棕色的颗粒；味酸、甜。

【用法与用量】开水冲服，一次 1~2 袋，一日 2 次。

【使用注意】孕妇慎用；湿热胃痛证及重度胃痛应在医师指导下服用；糖尿病患者、儿童及年老体虚者应在医师指导下服用；服本药 3 天症状未改善，应停止服用，并去医院就诊。

【方歌】养胃舒中玄党参，乌梅黄精药楂陈；干姜菟丝与白术，阴虚气弱用沙参。

【生产厂家】合肥神鹿双鹤药业有限责任公司。

陈香露白露片

【处方来源】《药品标准》。

【类别】甲类非处方药。

【处方组成】川木香、陈皮、碳酸氢钠、次硝酸铋、石菖蒲、氧化镁、碳酸镁、甘草、大黄共 9 味。

【方解】本方主治胃酸过多，慢性胃炎胃脘痛。方中陈皮、木香、石菖蒲理气止痛，健胃和中；大黄凉血逐瘀止痛；次硝酸铋内服后因其不溶于水，大部分被覆在肠黏膜表面，呈现机械性保护作用，并有收敛调节胃酸作用；碳酸镁、氧化镁中和胃酸的作用，吸附和结合作用，黏膜保护作用；碳酸氢钠中和胃酸，解除胃酸过多或胃灼热（"烧心"）症状；甘草益气和中，调和药性。

【功能与主治】健胃和中，理气止痛。用于胃酸过多，急、慢性胃炎引起的胃脘痛。胃溃疡，糜烂性胃炎，肠胃神经官能症和十二指肠炎等。

【临床应用】胃溃疡，急、慢性胃炎，糜烂性胃炎，肠胃神经官能症和十二指肠炎。

【功效特点】本方为中西药合用，陈皮、木香、石菖蒲理气止痛，健胃和中；大黄凉血逐瘀止痛；次硝酸铋碳酸镁、氧化镁、碳酸氢钠可保护胃黏膜，调节胃酸。用于胃酸过多，慢性胃炎胃脘痛。临床以胃脘灼热，胀痛，咳痰呈白色泡沫状或咳后作呕为辨证要点。

【剂型规格】片剂，每片重 0.3g（含次硝酸铋 0.066g）。

【性状】本品为淡黄棕色片；气香，味咸、甜。

【用法与用量】口服，每片重0.3g，一次5~8片，一日3次。

【不良反应】可能导致嗜睡，胃口不好，以及腹泻。

【禁忌】孕妇、哺乳期妇女禁用。

【使用注意】饮食宜清淡，忌食辛辣、生冷、油腻食物；忌情绪激动及生闷气；不宜在服药期间同时服用滋补性中药；胃阴虚者不适用，其表现为唇燥口干、喜饮、大便干结；有高血压、心脏病、肝病、肾病、糖尿病等慢性病严重者应在医师指导下服用；本品不能长期或反复服用，服药3天症状无缓解，应去医院就诊。

【方歌】露白露片香陈皮，碳酸氢钠硝酸铋；菖蒲氧化碳酸镁，草黄健胃又理气。

【生产厂家】上海信谊万象药业股份有限公司。

胃康灵胶囊

【处方来源】《中国药典》（2015版）。

【类别】甲类非处方药。

【处方组成】白及、白芍、颠茄浸膏、三七、茯苓、延胡索、甘草、海螵蛸共8味。

【方解】本方主治肝胃不和，瘀血阻络胃脘痛。方中白及、海螵蛸收敛止血，制酸止痛，收湿敛疮；白芍、颠茄柔肝解痉止痛；三七、延胡索活血化瘀止痛；茯苓渗湿利水健脾；甘草益气和中，调和药性。

【功能与主治】柔肝和胃，散瘀止血，缓急止痛，去腐生新。用于肝胃不和，瘀血阻络所致的胃脘疼痛，连及两胁，嗳气，泛酸；急、慢性胃炎，胃、十二指肠溃疡，胃出血见上述证候者。

【临床应用】急、慢性胃炎，胃十二指肠溃疡，胃出血。

【功效特点】方中以白及、海螵蛸为君药，配伍白芍、颠茄、三七、延胡索收敛止血，制酸敛疮，解痉止痛。用于肝胃不和，瘀血阻络胃脘痛。临床以胃脘疼痛，联及两胁，嗳气，泛酸为辨证要点。

【剂型规格】胶囊剂，每粒装0.4g。颗粒剂，每袋装4g、6g、1.6g。片剂，每片重0.4g。

【性状】本品为硬胶囊，内容物为淡黄色至棕褐色的粉末；味甘。颗粒剂为淡黄色至棕褐色的颗粒；味甜、微苦。片剂为薄膜衣片，除去包衣后显褐色；味甘。

【用法与用量】口服，胶囊，一次 4 粒；颗粒剂，一次 1 袋；片剂，一次 4 片。一日 3 次。饭后服用。

【使用注意】饮食宜清淡，忌食辛辣、生冷、油腻食物；忌情绪激动及生闷气；不宜在服药期间同时服用滋补性中药；胃阴虚者不宜用，主要表现为口干欲饮、大便干结、小便短少；青光眼患者忌服；有高血压、心脏病、糖尿病、肝病、肾病等慢性病严重者应在医师指导下服用；服药 3 天症状无缓解，应去医院就诊；儿童、年老体弱者应在医师指导下服用；对本品过敏者禁用，过敏体质者慎用；药品性状发生改变时禁止服用。

【方歌】胃康灵用白及芍，颠茄三七苓胡草，嗳气泛酸胃隐痛，制酸止痛海螵蛸。

【生产厂家】黑龙江葵花药业股份有限公司。

胃复春片

【处方来源】《中国药典》（2015 版）。

【类别】双轨制处方药。

【处方组成】红参、香茶菜、枳壳共 3 味。

【方解】本方辅助治疗胃癌前期病变。方中香茶菜清热利湿，凉血散瘀，含溪黄草素 A、尾叶香茶菜素 A，具有抗癌活性；枳壳理气宽中，行滞消胀；红参健脾补气，培元固本。

【功能与主治】健脾益气，活血解毒。用于胃癌癌前期病变及胃癌手术后辅助治疗。慢性浅表性胃炎属脾胃虚弱证者。

【临床应用】慢性胃炎，胃脘灼热，隐隐作痛。

【剂型规格】片剂，每片重 0.36g。

【性状】本品为薄膜衣片，除去包衣后显棕褐色；味苦、涩。

【用法与用量】口服，一次 4 片，一日 3 次。

【使用注意】尚不明确。

【生产厂家】杭州胡庆余堂药业有限公司。

沉香化气丸

【处方来源】《增补万病回春》（沉香化滞丸）、《中国药典》（2015 版）。

【类别】甲类非处方药。

【处方组成】沉香、陈皮、砂仁、香附、莪术、木香、广藿香、炒神曲、炒麦芽、甘草共 10 味。

【方解】本方主治肝胃气滞，脘腹胀痛，胸膈痞满。方中以沉香、香附舒肝行气降逆；木香、砂仁、陈皮、广藿香疏肝理气，消积化滞，降逆除痞；莪术活血养血；神曲、麦芽消食导滞；甘草益气和中，调和药性。

【功能主治】理气舒肝，消积和胃。用于肝胃气滞，脘腹胀痛，胸膈痞满，不思饮食，嗳气泛酸。

【临床应用】肝胃气滞，脘腹胀痛，胸膈痞满，不思饮食，嗳气泛酸。

【功效特点】方中以沉香、香附为君药，配伍木香、砂仁、陈皮、广藿香、神曲、麦芽舒肝行气，降逆除痞，消食导滞。用于肝胃气滞脘腹胀痛。临床以胸膈痞满，不思饮食，嗳气泛酸，舌淡为辨证要点。

【剂型规格】水丸，每袋装6g。

【性状】本品为灰棕色至黄棕色的水丸；气香，味微甜、苦。

【用法与用量】口服，一次 3~6g，一日 2 次。

【使用注意】饮食宜清淡，忌酒及辛辣、生冷、油腻食物；忌愤怒、忧郁，保持心情舒畅；口干、舌红少津、大便干之脾胃阴虚患者不适用；有高血压、心脏病、肝病、糖尿病、肾病等慢性病严重者应在医师指导下服用；孕妇慎用。儿童、哺乳期妇女、年老体弱者应在医师指导下服用；胃痛严重者，应及时去医院就诊；服药 3 天症状无缓解，应去医院就诊；对本品过敏者禁用，过敏体质者慎用；本品性状发生改变时禁止使用。

【附注】来源于王肯堂《证治准绳》的沉香化气丸由大黄、黄芩、人参、白术、沉香、朱砂、竹沥、姜汁组成。用于痢疾诸积，跌仆损伤，胸膈气逆痞塞，腹胀腹痛，中毒恶气，时疫瘴气，疮疡肿毒。现在市场上使用的沉香化滞丸是在本方基础上减去广藿香、神曲、麦芽、甘草加入枳实、枳壳、山楂、青皮、厚朴、大黄、牵牛子、三棱、五灵脂组成。行气导滞通便作用强于本方。用于气滞不舒，脘腹胀满或腹痛拒按，消化不良，大便不通、气疝。

【方歌】沉香化气曲麦芽，陈皮藿香甘草砂；香附莪术加木香，胸膈痞满痛嘈杂。

【生产厂家】天津中新药业集团股份有限公司乐仁堂制药厂。

九气拈痛丸

【处方来源】《鲁府禁方》（拈痛丸加减）、《中国药典》（2015 版）。

【类别】双轨制处方药。

【处方组成】香附、陈皮、槟榔、郁金、莪术、延胡索、五灵脂、高良姜、甘草、木香共10味。

【方解】本方主治气滞血瘀所致的胸胁胀满疼痛，妇女痛经。方中香附专入气分，郁金兼入血分，两药相伍能疏肝理气并能和络止痛；木香、陈皮行气解郁，和胃除胀满；莪术、延胡索、五灵脂活血化瘀；高良姜温中散寒；槟榔消食除满；甘草益气和中，调和药性。

【功能主治】理气，活血，止痛。用于气滞血瘀所致的胸胁胀满疼痛，痛经。

【临床应用】①用于脘腹疼痛，消化不良，呕吐酸水，倒饱嘈杂，喜温拒按。②胁肋胀满，隐痛或刺痛、昼轻夜重为宜。③妇女痛经，胁肋胀痛或乳房胀痛，月经错后，量少色紫黑。

【功效特点】方中以香附、郁金为君药，配伍木香、陈皮、槟榔、莪术、延胡索、五灵脂、高良姜舒肝理气解郁，和胃除胀，温中散寒。用于气滞血瘀，胃脘胀痛及妇女痛经。临床以胸胁胀满疼痛，消化不良，呕吐酸水，倒饱嘈杂，喜温拒按为辨证要点。

【剂型规格】水丸，每袋装6g。

【性状】本品为黄褐色至棕褐色的水丸；气香，味苦、辣。

【用法与用量】口服，一次6~9g，一日2次。

【使用注意】孕妇禁用，忌生冷、油腻物。

【附注】"九气"，即九种气痛。《素问·举痛论》云："百病生于气也，怒则气上，喜则气缓，悲则气消，恐则气下，寒则气收，灵则气泄，惊则气乱，劳则气耗，思则气结……"九气拈痛丸则运用九气这一概念，用以说明七情的太过及寒温失调，是导致胃脘疼痛的主要原因。九气拈痛丸治胃寒兼气滞血瘀胃痛较好。

【生产厂家】天津中新药业集团股份有限公司乐仁堂制药厂。

十香止痛丸

【处方来源】《中国药典》（2015版）。

【类别】甲类非处方药。

【处方组成】香附、熟大黄、五灵脂、香橼、乌药、延胡索、厚朴、乳香、檀香、蒲黄、降香、木香、沉香、砂仁、丁香、零陵香、香排草、高良姜共 18 味。

【方解】本方主治气滞胃寒，两胁胀满，胃脘刺痛，腹部隐痛。方中十香（檀香、木香、丁香、沉香、降香、乳香、香附、香橼、零陵香、香排草）芳香开窍止痛；砂仁、厚朴、乌药、良姜行气温中、散寒止痛、醒脾开胃；蒲黄、灵脂、延胡索活血止痛，熟大黄通腑气，消积气滞。

【功能主治】疏气解郁，散寒止痛。用于气滞胃寒，两胁胀满，胃脘刺痛，腹部隐痛。

【临床应用】①用于气滞胃痛：表现胃脘胀痛或刺痛，两胁胀满，多与情志有关。②用于腹痛：症见少腹胀满，隐隐作痛或绕脐疼痛，得温则减。

【功效特点】方中以十香为君药，配伍砂仁、厚朴、乌药、高良姜、蒲黄、五灵脂、延胡索、熟大黄芳香开窍，行气温中，活血止痛。用于气滞胃寒痛。临床以两胁胀满，胃脘刺痛，得温则减，舌淡或有瘀斑为辨证要点。

【剂型规格】蜜丸，每丸重 6g。

【性状】本品为深棕褐色的大蜜丸；气香，味微苦。

【用法与用量】口服，一次 1 丸，一日 2 次。

【使用注意】饮食宜清淡，忌酒及辛辣、生冷、油腻食物；忌愤怒、忧郁，保持心情舒畅；服药期间不宜同时服用人参或其制剂；有高血压、心脏病、肝病、糖尿病、肾病等慢性病严重者应在医师指导下服用；孕妇慎服，儿童、哺乳期妇女、年老体弱者应在医师指导下服用；胃痛严重者，应及时去医院就诊；严格按用法用量服用，本品不宜长期服用；服药 3 天症状无缓解，应去医院就诊；对本品过敏者禁用，过敏体质者慎用；本品性状发生改变时禁止使用。

【生产厂家】天津中新药业集团股份有限公司达仁堂制药厂。

开胸消食片

【处方来源】《药品标准》。

【类别】双轨制处方药。

【处方组成】熟大黄、乌药、青皮、莱菔子、山楂、麦芽、槟榔、枳实、木香、神曲、厚朴、甘草共 12 味。

【方解】本方主治食积内停之脘腹胀满、消化不良及痢疾。方中用神曲、山楂、麦芽、槟榔、莱菔子开胃消食；熟大黄泻下祛积；乌药、青皮、木香、枳实、厚朴行气宽胸，甘草和中调药。

【功能主治】开胸顺气，健胃消食。胸腹胀满，消化不良，呕吐恶心，停食停水，红白痢疾。

【临床应用】①用于饮食停滞之实证：症见脘腹胀满，呕吐恶心，消化不良等。②红白痢疾：腹痛，里急后重，具有消导化滞之功。

【功效特点】方中以乌药、青皮为君药，配伍木香、枳实、厚朴行气宽胸；神曲、山楂、麦芽、莱菔子、熟大黄开胃消食，泻下祛积。用于饮食停滞之实证。临床以脘腹胀满，呕吐恶心，消化不良，停食停水为辨证要点。

【剂型规格】片剂，每片重0.3g。

【性状】本品为棕褐色的片；气微香，味酸、苦。

【用法与用量】口服，一次4片，一日2次。

【使用注意】孕妇遵医嘱服用，久病气虚者忌服。

【生产厂家】天津中新药业集团股份有限公司隆顺榕制药厂。

开胸顺气丸

【处方来源】《中国药典》（2015版）。

【类别】双轨制处方药。

【处方组成】牵牛子、槟榔、姜厚朴、木香、陈皮、猪牙皂、醋三棱、醋莪术共8味。

【方解】本方主治气滞食积所致的胸胁胀满，胃脘疼痛，嗳气呕恶，食少纳呆。方中以牵牛子、槟榔泻下去积，行气消胀；厚朴、木香、陈皮行气解郁开胃；猪牙皂消痰开结；三棱、莪术活血散瘀止痛。

【功能主治】消积化滞，行气止痛。用于气滞食积所致的胸胁胀满，胃脘疼痛，嗳气呕恶，食少纳呆。

【临床应用】①用于情志郁结引起的胸闷胁张，饮食不消，食欲不振，大便燥结。②胃脘刺痛：表现疼痛拒按，嗳腐吞酸，恶心呕吐，大便燥结。③饮食积滞：表现呃逆，嗳气，胸胁胀闷，脘腹疼痛拒按，大便不通。

【功效特点】方中以牵牛子、槟榔为君药，配伍厚朴、木香、陈皮、猪牙皂、三棱、莪术泻下去积，行气消胀，活血止痛。用于气滞食积胃脘痛。临床以胸胁胀满，嗳气呕恶，食少纳呆，腹痛拒按，大便不通为辨证要点。

【剂型规格】水丸，每袋装6g。

【性状】本品为浅棕色至棕色的水丸；味微苦、辛。

【用法与用量】口服，一次3~9g，一日1~2次。

【使用注意】孕妇禁用，年老体弱者慎用。

【附注】原天津方开胸顺气丸在本方基础上减去槟榔、厚朴加入大黄、香附、五灵脂、黄芩组成，活血通便作用较强。

【生产厂家】天津中新药业集团股份有限公司乐仁堂制药厂。

茴香橘核丸

【处方来源】《济生方》（橘核丸加味）、《中国药典》（2015版）。

【类别】双轨制处方药。

【处方组成】小茴香、八角茴香、橘核、荔枝核、补骨脂、肉桂、昆布、桃仁、莪术、香附、青皮、槟榔、乳香、穿山甲、川楝子、木香、延胡索共17味。

【方解】本方主治寒凝气滞所致的寒疝。方中以小茴香、橘核温中行气，散结止痛；补骨脂、八角茴香、肉桂温散肝经寒湿；荔枝核、川楝子、木香、香附、青皮、槟榔行气舒肝，散结止痛；乳香、穿山甲、延胡索、桃仁、莪术活血化瘀，消坚止痛；昆布软坚散结。

【功能与主治】散寒行气，消肿止痛。用于寒凝气滞所致的寒疝，症见睾丸坠胀疼痛。

【临床应用】寒湿下注肝经，气机阻滞疝气：阴囊肿大，坚硬疼痛，痛引小腹，舌质淡白，脉沉弦而紧。

【功效特点】方中以小茴香、橘核为君药，配伍荔枝核、川楝子、木香、香附、补骨脂、八角茴香、肉桂温散肝经寒湿，行气活血，散结止痛。用于寒凝气滞疝气。临床以睾丸坠胀疼痛，痛引小腹，舌质淡白，脉沉弦而紧为辨证要点。

【剂型规格】水丸，每100丸重6g。

【性状】本品为黄褐色至棕褐色的水丸；气香，味微酸、辛、苦。

【用法与用量】口服，一次6~9g，一日2次。

【使用注意】阴囊已溃者须配合外科治疗。

【附注】本药为《济生方》橘核丸减去海藻、海带、厚朴、木通、枳实加入小茴香、八角茴香、荔枝核、补骨脂、莪术、香附、青皮、槟榔、乳香、穿山甲而成，其驱逐下焦寒湿作用更强。原方用于癫疝，睾丸肿胀偏坠或坚硬如石或痛引脐腹。

【生产厂家】天津中新药业集团股份有限公司乐仁堂制药厂。

二、降气类中成药

降气类中成药具有降气平喘的作用，适用肺胃气机上逆咳喘、呃逆之证。症见喘咳气短，胸膈满闷；或腰痛脚弱，肢体倦怠或肢体浮肿或心下痞硬，噫气不除，舌苔白滑。治宜：降逆化痰，益气和胃。代表中成药有：苏子降气丸、定喘丸等。

苏子降气丸

【处方来源】《太平惠民和剂局方》、《中国药典》（2015 版）。

【类别】甲类非处方药。

【处方组成】炒紫苏子、姜半夏、当归、前胡、厚朴、甘草、陈皮、沉香共 8 味。

【方解】本方主治上盛下虚，气逆痰盛喘咳。方中紫苏子降气祛痰，止咳平喘；陈皮、沉香、厚朴行气降气宽胸；姜半夏、前胡祛痰止咳；当归养血柔肝；甘草和中益气，调和药性。

【功能与主治】降气化痰，温肾纳气。用于上盛下虚，气逆痰壅所致的咳嗽喘息、胸膈痞塞。

【临床应用】①本方为治疗痰涎壅盛，上盛下虚之喘咳。②老年慢性哮喘，面目肢体浮肿，舌苔白滑或白腻。

【功效特点】方中以紫苏子为君药，配伍陈皮、沉香、厚朴、姜半夏、前胡降气宽胸，祛痰止咳平喘。用于上盛下虚，气逆痰盛喘咳。临床应用以胸膈满闷，痰多稀白，苔白滑或白腻为辨证要点。

【剂型规格】水丸，每 13 粒 1g。

【性状】本品为淡黄色至黄褐色的水丸；气微香，味甜。

【用法与用量】口服，一次 6g，一日 1~2 次。

【使用注意】阴虚，舌红无苔者忌服。

【方歌】苏子降气枣半归，前胡桂朴草姜随，或加沉香去肉桂，化痰平喘此方推。

【生产厂家】天津中新药业集团股份有限公司乐仁堂制药厂。

第三节 理血类中成药

凡以理血药为主组成，具有活血、调血或止血等作用，能治疗血证的一类中药制剂，统称为理血类中成药。

血是营养人体的重要物质。在正常情况下，周流不息地循行于脉中，灌溉五脏六腑，濡养四肢百骸，故《灵枢·营卫生会第十八》说："以奉生身，莫贵于此。"《难经·二十二难》说："血主濡之。"一旦某种原因致使血行不畅；或血不循经，离经妄行；或亏损不足，均可造成血证。血证有血虚证、血热证、血寒证、血瘀证和出血证。

理血类中成药的功用主要在于调理血分，加速血行，消散瘀血及制止出血等，起到使滞血行、瘀血散、出血止、血虚得补的功效。血虚宜补，血热宜清，血寒宜温，这些方药已分别在补益类中成药、清热类中成药和温里类中成药中讲述过，在此不再赘述。本章主要讨论出血证和血瘀证。

出血的原因很多，如血热迫血妄行出血；瘀血阻滞，新血难安出血；脾不统血或气不摄血出血；冲任不固出血等。血瘀证的病情也很复杂，如郁热互结下焦之蓄血证；瘀血内停胸腹之诸痛；瘀阻经脉之半身不遂；妇女经闭、痛经或产后恶露不行，以及瘀积包块、外伤瘀肿、痈肿初起等。

"气为血之帅"，气行则血行，故理血类中成药中常适当配伍理气药，以加强活血祛瘀的作用。此外，还应根据病性的寒、热、虚、实而酌配相应的药物。如血瘀偏寒者，配以温经散寒之品，以血得温则行；瘀血化热，病位在下者，配伍荡涤郁热之药，使瘀血下行，邪有出路；正虚有瘀者，又当与益气养血药同用，则祛邪而不伤正；孕妇而有瘀血癥者，当小量缓图，使瘀去而胎不伤。

使用理血类中成药时，首先必须辨清造成瘀血或出血的原因，分清标本缓急，做到急则治标，缓则治本或标本兼顾。同时应该注意，逐瘀过猛或是久用逐瘀，均易耗血伤正，在使用活血祛瘀类中成药时，常辅以养血益气之品，使祛瘀而不伤正；且峻猛逐瘀，只能暂用，不可久服，中病即止，勿使过之。止血类中成药又有滞血留瘀之弊，必要时，可在止血类中成药中辅以适当的活血祛瘀之品或选用兼有活血祛瘀作用的止血药，使血止而不留瘀；至于瘀血内阻，血不循经所致的出血，法当祛瘀为先，因瘀血不去则出血不止。此外，活血祛瘀类中成药虽能促进血行，但其性破泄，易于动血、伤胎，故凡妇女经期、月经过多及孕妇均当慎用或忌用。

一、止血类中成药

止血类中成药具有止血作用，适用于吐血、衄血、咳血、咯血、便血、尿血、崩漏下血等多种出血证。中医治疗出血的方法有：塞流、澄源、固本。塞流，即止血，属于"急则治标"的方法，如果出现气随血脱，则又急需大补元气，以挽救气脱危症为先。澄源，即"澄其本源"，是消除出血的病因，属于"缓则治本"的方法。固本，即养血补虚，属于调理善后的方法。

血热迫血妄行的出血，治宜：清热凉血止血。代表中成药有：十灰散、槐角丸、脏连丸等。瘀血阻滞，新血难安的出血，治宜：祛瘀止血。代表中成药有：云南白药。脾不统血，气不摄血的出血，治宜：健脾补气，固涩止血。代表中成药有：人参归脾丸、补中益气丸。冲任不固的出血，治宜：补养冲任，兼止血。代表中成药有：安坤赞育丸、乌鸡白凤丸等。

使用止血中成药时应当注意：突然出血，病势急剧，量大不止者重在塞流；而慢性出血证，病势较缓，量小者则不急于止血，应当先找出出血的病因，采用澄源之法；或标本同治。其次，止血不宜过急，以免有血止留瘀之弊。

十灰散

【处方来源】《十药神书》、《药品标准》。

【类别】双轨制处方药。

【处方组成】侧柏叶炭、茜草炭、白茅根炭、荷叶炭、牡丹皮炭、棕榈炭、大蓟炭、小蓟炭、栀子炭、大黄炭共10味。

【方解】本方主治血热迫血妄行的各种出血证。方中以大蓟、小蓟性味甘凉，长于凉血止血，且能祛瘀；荷叶、侧柏叶、白茅根、茜草皆能凉血止血；棕榈炭收涩止血，既能增强澄本清源之力，又有塞流止血之功；栀子、大黄清热泻火，可使邪热从大、小便而去，使气火降而助血止；牡丹皮配大黄凉血祛瘀，使血止而不留瘀。用法中以藕汁和萝卜汁磨京墨调服，藕汁能清热凉血散瘀、萝卜汁降气清热以助止血、京墨有收涩止血之功，皆属佐药之用。诸药炒炭存性，亦可加强收敛止血之力。全方集凉血、止血、清降、祛瘀诸法于一方，但以凉血止血为主，使血热清，气火降，则出血自止。

【功能与主治】凉血止血。用于吐血、衄血、咳血、咯血、便血、尿血、崩漏下血等多种出血证。

【临床应用】血热迫血妄行吐血、衄血、咳血、咯血、便血、尿血、崩漏下血等多种出血证。

【功效特点】方中以大蓟、小蓟为君药，配伍荷叶、侧柏叶、白茅根、茜草凉血止血；牡丹皮、大黄、茜草止血而不留瘀，为急救止血之良剂。用于血热迫血妄行出血。临床以上部出血，血色鲜红，舌红苔黄，脉数为辨证要点。

【剂型规格】散剂，每瓶装3g。

【性状】本品为褐色的粉末；气微香，味淡。

【用法与用量】将白藕捣汁或萝卜汁磨京墨半碗，调服5钱，食后服下（现代用法：各药烧炭存性，为末，藕汁或萝卜汁磨京墨适量，调服9~15g；亦可作汤剂，水煎服，用量按原方比例酌定）。

【方歌】十灰散用十般灰，柏茜茅荷丹棚随；清热凉血止血圣，二蓟栀黄皆炒黑。

【生产厂家】天津宏仁堂药业有限公司。

槐角丸

【处方来源】《太平惠民和剂局方》、《中国药典》（2015版）。

【类别】甲类非处方药、国家基本药物。

【处方组成】槐角、地榆炭、黄芩、防风、枳壳、当归共6味。

【方解】本方主治血热所致的肠风便血，痔疮肿痛。方中以槐角清大肠湿热，凉血止血，消痔核；黄芩清肺热，间接泻大肠火，消肿痛；地榆炭收敛止血；防风散风止血；枳壳行气宽肠；当归补血调血。

【功能与主治】清肠疏风，凉血止血。用于血热所致的肠风便血，痔疮肿痛。

【临床应用】①血热所致的肠风便血，痔疮肿痛。肠风、脏毒、肠癖等。②内痔、外痔、痔漏、肛裂、肛痈、溃疡性结肠炎、慢性菌痢、阿米巴痢疾等。

【功效特点】方中以槐角为君药，配伍地榆炭、黄芩、防风、枳壳、当归清大肠湿热，凉血止血，消痔核。用于痔疮及肠风便血。临床以肛门灼热坠痛，大便干燥，便血鲜红为辨证要点。

【剂型规格】水蜜丸，每丸重9g。

【性状】本品为黑褐色至黑色的水蜜丸、小蜜丸或大蜜丸；味苦、涩。

【用法与用量】口服，水蜜丸，一次6g；小蜜丸，一次9g；大蜜丸，一次1丸。一日2次。

【使用注意】忌烟酒及辛辣、油腻、刺激性食物；保持大便通畅；儿童、孕妇、哺乳期妇女、年老体弱及脾虚大便溏者应在医师指导下服用；有高血压、心脏病、肝病、糖尿病、肾病等慢性病严重者应在医师指导下服用；内痔出血过多或原因不明的便血应去医院就诊；服药3天症状无缓解，应去医院就诊；对本品过敏者禁用，过敏体质者慎用；本品性状发生改变时禁止使用。

【附注】原天津方槐角丸是在本方基础上加入槐花、赤芍、大黄、荆芥穗、地黄、红花组成。通便活血消肿作用更强。

【方歌】槐角丸用地榆炭，黄芩防风枳壳添；当归补血化瘀滞，痔疮肿痛便血鲜。

【生产厂家】天津中新药业集团股份有限公司达仁堂制药厂。

脏连丸

【处方来源】《外科正宗》、《中国药典》（2015版）。

【类别】甲类非处方药。

【处方组成】地黄、槐花、槐角、黄芩、黄连、地榆炭、赤芍、当归、阿胶、荆芥穗共10味。

【方解】本方主治肠热便血，肛门灼热，痔疮肿痛。方中以槐角清大肠湿热，凉血止血，消痔核；黄连、黄芩、地黄、赤芍清湿热，凉血消肿；槐花、地榆炭凉血止血消痔核；荆芥穗祛风胜湿，通肠止血；当归、阿胶养血补虚。

【功能与主治】清肠止血。用于肠热便血，肛门灼热，痔疮肿痛。

【临床应用】①体虚肠热，痔疮便血。②内痔、漏疮、肛裂、脱肛、肛门灼热等。

【功效特点】方中以槐角为君药，配伍黄连、黄芩、地黄、赤芍、槐花、地榆炭清肠热，解脏毒，凉血止血。用于体虚肠热痔疮便血。临床以肛门灼热，大便不干或脱肛为辨证要点。

【剂型规格】蜜丸，每丸重9g。

【性状】本品为棕褐色至黑褐色的水蜜丸、黑褐色的小蜜丸或大蜜丸；味苦。

【用法与用量】口服，水蜜丸，一次6～9g；小蜜丸，一次9g；大蜜丸，一次1丸。一日2次。

【使用注意】忌烟酒及辛辣、油腻、刺激性食物；保持大便通畅；经期及哺乳期妇女慎用，儿童、孕妇、哺乳期妇女、年老体弱及脾虚大便溏者应在医师指导下服用；有高血压、心脏病、肝病、糖尿病、肾病等慢性病严重者应在医师指导下服用；内痔出血过多或原因不明的便血应去医院就诊；服药3天症状无缓解，应去医院就诊；对本品过敏者禁用，过敏体质者慎用；本品性状发生改变时禁止使用。

【方歌】脏连地黄槐花角，芩连地榆芍归胶；芥穗祛风助止血，体虚痔疮便不燥。

【生产厂家】天津中新药业集团股份有限公司达仁堂制药厂。

马应龙麝香痔疮膏

【处方来源】《中国药典》（2015版）。

【类别】甲类非处方药。

【处方组成】冰片、锻炉甘石、人工牛黄、硼砂、人工麝香、珍珠、琥珀共7味。

【方解】本方主治湿热瘀阻所致的各类痔疮。方中炉甘石解毒收湿，止痒敛疮。人工麝香、冰片清热活血，消肿止痛；人工牛黄、硼砂清热解毒，软坚散结；珍珠、琥珀解毒润肤生肌。

【功能与主治】清热燥湿，活血消肿，去腐生肌。用于湿热瘀阻所致的各类痔疮、肛裂，症见大便出血，或疼痛、有下坠感；亦用于肛周湿疹。

【临床应用】①湿热瘀阻所致的痔疮。②肛周湿疹。

【功效特点】方中以炉甘石为君药，配伍麝香、冰片清热活血，消肿止痛；牛黄、硼砂清热解毒，软坚散结；珍珠、琥珀解毒润肤生肌。用于湿热瘀阻所致的痔疮。临床以大便出血，或疼痛、有下坠感为辨证要点。

【剂型规格】软膏剂，每袋装 10g。

【性状】本品为浅灰黄色或粉红色的软膏；气香，有清凉感。

【用法与用量】外用，取适量涂搽患处。

【禁忌】忌烟酒及辛辣、油腻、刺激性食物。

【注意事项】本品为外用药，禁止内服；用毕洗手，切勿接触眼睛、口腔等黏膜处；忌烟酒及辛辣、油腻、刺激性食物；保持大便通畅；孕妇慎用或遵医嘱；儿童、哺乳期妇女、年老体弱者应在医师指导下使用；内痔出血过多或原因不明的便血应去医院就诊；用药 3 天症状无缓解，应去医院就诊；对本品过敏者禁用，过敏体质者慎用；药品性状发生改变时禁止使用；儿童必须在成人监护下使用；请将本品放在儿童不能接触的地方；运动员慎用。

【方歌】马应龙用麝香，炉甘硼砂珀牛黄；珍珠冰片止疼痛，清除湿热治痔疮。

【生产厂家】马应龙药业集团股份有限公司。

二、活血强心类中成药

活血强心类中成药具有活血强心，祛瘀止痛作用，并兼有补气，行气，通阳等作用，适用于瘀血阻滞所致胸痹，真心痛等证。症见胸闷、心前区疼痛，心悸、气短、头晕、乏力。治宜：行气活血，祛瘀止痛。代表中成药有：速效救心丸、复方丹参滴丸、地奥心血康胶囊、麝香保心丸、血府逐瘀胶囊、冠心苏合丸、消栓通络片等。

速效救心丸

【处方来源】《中国药典》（2015 版）。

【类别】双轨制处方药、国家基本药物。

【处方组成】川芎、冰片共 2 味。

【方解】本方主治气滞血瘀型冠心病心绞痛。方中川芎活血行气止痛；冰片清热开窍。两药配伍有明显扩张冠状动脉，增加冠状动脉血流量，改善了心肌缺血、缺氧的状况。其持续时间与硝酸甘油相近，而较长时间连续服用却无硝酸甘油引起的头痛、头晕、面赤、失眠等副作用。

【功能与主治】行气活血，祛瘀止痛，增加冠状动脉血流量，缓解心绞痛。用于气滞血瘀型冠心病心绞痛。

【临床应用】气滞血瘀型冠心病心绞痛。

【功效特点】方中以川芎为君药，配伍冰片扩张冠状动脉，增加冠状动脉血流量，改善了心肌缺血、缺氧的状况。用于气滞血瘀型冠心病心绞痛。临床以胸闷憋气，心前区疼痛或面色苍白，自汗为辨证要点。

【剂型规格】滴丸，每丸重40mg。

【性状】本品为棕黄色的滴丸；气凉，味微苦。

【用法与用量】含服，一次4~6粒，一日3次；急性发作，一次含服10~15粒。

【使用注意】孕妇禁用；寒凝血瘀、阴虚血瘀胸痹心痛不宜单用。有过敏史者慎用。伴有中重度心力衰褐的心肌缺血者慎用。在治疗期间，心绞痛持续发作，宜加用硝酸酯类药

【生产厂家】天津市第六中药厂。

复方丹参滴丸

【处方来源】《中国药典》（2015版）。

【类别】双轨制处方药。

【处方组成】丹参、三七、冰片共3味。

【方解】本方主治气滞血瘀胸痹。方中丹参活血化瘀，通心络；三七、冰片活血化瘀止痛，增加冠状动脉血流量。

【功能与主治】活血化瘀，理气止痛。用于气滞血瘀所致的胸痹，症见胸闷，心前区刺痛，冠心病心绞痛见上述证候者。

【临床应用】①冠心病心绞痛。②颅脑外伤后神经综合征。③色素性紫癜性皮肤病、妇女痛经。

【功效特点】方中以丹参为君药，配伍三七、冰片活血化瘀止痛，增加冠状动脉血流量。用于气滞血瘀所致的胸痹。临床以胸闷，心前区刺痛为辨证要点。

【剂型规格】滴丸，每丸重25mg。薄膜衣滴丸，每丸重27mg。颗粒剂，每袋装1g。硬胶囊，每粒装0.3g。薄膜衣片，每片重0.32g（小片，相当于饮片0.6g）、0.8g（大片，相当于饮片1.8g）。糖衣片（相当于饮片0.6g）。喷雾剂，每瓶装8ml、10ml。

【性状】本品为棕色的滴丸或为薄膜衣滴丸，除去包衣后显黄棕色至棕色；气香、味微苦。颗粒剂为薄膜衣颗粒，研碎后显棕色至棕褐色；气

芳香，味微苦。硬胶囊内容物为棕黄色至棕褐色的颗粒和粉末；气芳香，味微苦。片剂为糖衣片或薄膜衣片，除去包衣后显棕色至棕褐色；气芳香，味微苦。喷雾剂为红橙色至红褐色的澄明液体；气芳香，味苦而后甜。

【用法与用量】吞服或舌下含服，一次 10 丸，一日 3 次，28 天为 1 个疗程或遵医嘱。颗粒剂，一次 1 袋；硬胶囊，一次 3 粒；薄膜衣，小片或糖衣片，一次 3 片；薄膜衣，大片，一次 1 片。一日 3 次。喷雾剂，口腔喷射，吸入。一次喷 1~2 下，一日 3 次或遵医嘱。

【使用注意】孕妇慎用。

【附方】复方丹参片（丹参、三七、冰片）。功能与主治同复方丹参滴丸。

【生产厂家】天津市天士力制药有限公司。

地奥心血康胶囊

【处方来源】《中国药典》（2015 版）。

【类别】双轨制处方药、国家基本药物。

【处方组成】薯蓣科植物黄山药或穿龙薯蓣的根茎提取物。

【方解】本方主治冠心病心绞痛以及瘀血内阻之胸痹。方中黄山药甾体总皂苷活血化瘀，行气止痛，扩张冠脉血管，降血压。

【功能与主治】活血化瘀，行气止痛，扩张冠脉血管，改善心肌缺血。用于预防和治疗冠心病心绞痛以及瘀血内阻之胸痹、眩晕、气短、心悸、胸闷或痛。

【临床应用】①冠心病、心肌缺血：胸闷、心悸、气短、头晕、乏力。②心律失常：频发性室性期前收缩、冠心病合并阵发性心房颤动。③高血压病：具有降压作用温和持久的特点。④高脂血症：具有显著的降血脂作用。⑤病毒性心肌炎。⑥脑栓塞、椎基底动脉供血不足等缺血性脑血管病。

【功效特点】方中以黄山药甾体总皂苷活血化瘀，行气止痛，扩张冠状动脉血管，降血压。用于预防和治疗冠心病心绞痛及高血压病。临床以眩晕，气短，心悸，乏力为辨证要点。

【剂型规格】胶囊剂，每粒含地奥心血康 100mg。

【性状】本品为胶囊剂，内容物为浅黄色或浅棕黄色的颗粒和粉末；

味苦。

【用法与用量】口服，首次服药者，服用初期（15～30天），一次2粒，病情好转后，可改为一次1～2粒，一日3次。

【使用注意】偶有头晕、头痛，可自行缓解。极少数病例空腹服用有胃肠道不适。

【生产厂家】成都地奥制药集团有限公司。

血府逐瘀胶囊（丸、口服液）

【处方来源】《中国药典》（2015版）。

【类别】双轨制处方药、国家基本药物。

【处方组成】当归、地黄、桃仁、红花、赤芍、牛膝、川芎、柴胡、桔梗、枳壳、甘草共11味。

【方解】本方主治瘀血内阻胸部，气机郁滞所致胸痛。方中桃仁破血行滞而润燥，红花活血祛瘀以止痛；赤芍、川芎活血祛瘀；牛膝活血通经，祛瘀止痛，引血下行；地黄、当归养血益阴，清热活血；桔梗、枳壳，一升一降，宽胸行气，桔梗并能载药上行；柴胡舒肝解郁，升达清阳，使气行则血行；甘草调和诸药。全方配伍，特点有三：一为活血与行气相伍，既行血分瘀滞，又解气分郁结；二是祛瘀与养血同施，则活血而无耗血之虑，行气又无伤阴之弊；三为升降兼顾，既能升达清阳，又可降泄下行，使气血和调。合而用之，使血活瘀化气行，则诸证可愈，为治胸中血瘀证之良方。

【功能与主治】活血祛瘀，行气止痛。用于气滞血瘀所致的胸痹，头痛日久，痛如针刺而有定处，内热烦闷，心悸失眠，急躁易怒。

【临床应用】①冠心病心绞痛：胸中血瘀，血行不畅。胸痛，头痛日久不愈，痛如针刺而有定处或呃逆日久不愈或饮水即呛，干呕。②月经不调、痛经，闭经，癥瘕痞块。

【功效特点】方中以桃仁、红花为君药，配伍当归、地黄、赤芍、牛膝、川芎、柴胡、桔梗活血化瘀，行气止痛。用于胸中血瘀证及妇女月经不调、痛经。临床以胸痛，头痛，痛如针刺而有定处，舌暗红或有瘀斑，脉涩或弦紧为辨证要点。

【剂型规格】胶囊剂，每粒装0.4g。大蜜丸，每丸重9g。口服液，每支装10ml。

【性状】本品为胶囊剂，内容物为棕色至棕褐色的颗粒和粉末；气辛，味微苦。大蜜丸为褐色；味甜、辛。口服液为棕红色的液体；味甜、苦、微辛辣。

【用法与用量】口服，胶囊剂，一次6粒；大蜜丸，一次1~2丸。一日2次，1个月为1个疗程。口服液，一次20ml。

【使用注意】忌食辛冷食物，孕妇禁用。血虚经闭忌服。

【方歌】血府逐瘀归地桃，红花赤芍膝芎饶，柴胡桔枳加甘草，血化下行不作痨。

【生产厂家】天津宏仁堂药业有限公司。

麝香保心丸

【处方来源】《中国药典》（2015版）。

【类别】双轨制处方药。

【处方组成】人工麝香、苏合香、蟾酥、人工牛黄、肉桂、冰片、人参提取物共7味。

【方解】本方主治气滞血瘀所致的胸痹。方中以人工麝香芳香开窍，活血通经止痛；苏合香、蟾酥、冰片行气活血，开窍祛瘀，扩张冠状动脉，增加冠状动脉血流量；人工牛黄清心解毒；肉桂、人参提取物振奋心阳，益气强心。

【功能与主治】芳香温通，益气强心。用于气滞血瘀所致的胸痹，症见心前区疼痛，固定不移；心肌缺血所致的心绞痛、心肌梗死见上述证候者。

【临床应用】冠心病心绞痛。

【功效特点】方中以人工麝香为君药，配伍苏合香、蟾酥、牛黄、肉桂、冰片、人参行气开窍，活血通经止痛，扶正祛邪。用于气滞血瘀胸痹。临床以心前区疼痛，固定不移，舌红或有瘀斑为辨证要点。

【剂型规格】水丸，每丸重22.5mg。

【性状】为黑褐色有光泽的水丸，破碎后断面棕黄色；味苦、辛凉，有麻舌感。

【用法与用量】口服，一次1~2丸，一日3次，或症状发作时服用。

【使用注意】①孕妇禁用。个别特异体质服药后有荨麻疹者慎用。②个别患者服药后有口干，头胀，中上腹不适及轻度唇舌麻木感。

【方歌】麝香保心苏合香，人参冰桂蟾牛黄；芳香温通又强心，胸痛缓解心血畅。

【生产厂家】上海和黄药业有限公司。

冠心苏合丸

【处方来源】《中国药典》（2015 版）。

【类别】双轨制处方药、国家基本药物。

【处方组成】苏合香、土木香、乳香、檀香、冰片共 5 味。

【方解】本方主治寒凝气滞、心脉不通所致的胸痹。方中以苏合香、冰片芳香开窍，行气止痛；青木香、檀香温通经脉，行气血郁滞；朱砂、乳香活血化瘀，通心脉止痛，镇静安神。

【功能与主治】理气，宽胸，止痛。用于寒凝气滞、心脉不通所致的胸痹，症见胸闷，心前区疼痛，冠心病心绞痛见上述证候者。

【临床应用】①冠心病心绞痛：胸闷憋气，心前区刺痛。②中寒气闭，心腹卒痛，甚则昏厥或痰壅气阻，突然昏仆。

【功效特点】方中以苏合香为君药，配伍土木香、乳香、檀香、冰片芳香开窍，温通经脉，行气血，通心脉止痛。用于寒凝气滞、心脉不通胸痹。临床以胸闷憋气，心前区疼痛，舌红或有瘀斑为辨证要点。

【剂型规格】蜜丸每丸重 6g；胶囊剂每粒装 0.35g。

【性状】本品为深棕色至棕褐色的大蜜丸；气芳香，味苦、凉。硬胶囊内容物为浅棕色的粉末；或为棕黄色至棕褐色的颗粒和粉末；气香，味苦、凉。

【用法与用量】嚼碎服，一次 1 丸；胶囊剂含服或吞服，一次 2 粒。一日 1~3 次。或疼痛时服用。

【使用注意】孕妇禁用。热郁神昏及气虚津伤者忌服。

【附注】本药为苏合香丸化裁方，用于冠心病心绞痛属寒闭者；另有苏冰滴丸，为本药化裁而成，由苏合香、冰片两药组成，起效速度较快，可用于心绞痛急性发作时抢救。

【方歌】冠心苏合土木香，冰片檀香加乳香；活血理气通心脉，常服救心保安康。

【生产厂家】天津中新药业集团股份有限公司达仁堂制药厂。

舒心口服液

【处方来源】《中国药典》(2015 版)。

【类别】双轨制处方药。

【处方组成】党参、黄芪、红花、当归、川芎、三棱、蒲黄共 7 味。

【方解】本方主治心气不足、瘀血内阻所致的胸痹。方中以党参、黄芪健脾补心气扶正；红花、当归、川芎、三棱、蒲黄活血化瘀，通心脉止痛。

【功能与主治】补益心气，活血化瘀。用于心气不足、瘀血内阻所致的胸痹，症见胸闷憋气，心前区刺痛，气短乏力；冠心病心绞痛见上述证候者。

【临床应用】①心气不足、瘀血内阻所致的胸痹：胸闷憋气，心前区刺痛，气短乏力，倦怠嗜卧。②冠心病心绞痛：胸闷憋气，心前区刺痛。

【功效特点】方中以党参、黄芪为君药，配伍红花、当归、川芎、三棱、蒲黄健脾补心，活血通心脉止痛。用于心气不足、瘀血内阻胸痹。临床以胸闷憋气，心前区刺痛，气短乏力，倦怠嗜卧为辨证要点。

【剂型规格】口服液，每支 20ml。糖浆剂，每瓶装 100ml。

【性状】为棕红色的澄清液体；气微香，味甜、微苦、涩。

【用法与用量】口服，一次 20ml，一日 2 次。

【使用注意】孕妇慎用。

【生产厂家】山东鲁南厚普制药有限公司。

通心络胶囊

【处方来源】《中国药典》(2015 版)。

【类别】双轨制处方药、国家基本药物。

【处方组成】人参、水蛭、全蝎、赤芍、蝉蜕、蜈蚣、降香、土鳖虫、乳香、檀香、冰片、酸枣仁共 12 味。

【方解】本方主治心气虚乏，血瘀络阻冠心病及气虚血瘀络阻型中风病。方中以水蛭、全蝎、蝉蜕、蜈蚣、土鳖虫、赤芍搜通经络，豁痰祛风，活血化瘀；降香、乳香、檀香、冰片行气开窍通心气；人参补心气扶正；酸枣仁安神益智。

【功能与主治】益气活血，通络止痛。用于冠心病心绞痛属心气虚乏，血瘀络阻证。症见胸部憋闷，刺痛，绞痛，固定不移，心悸自汗，气短乏力，舌质紫暗或有瘀斑，脉细涩或结代。亦用于气虚血瘀络阻型中风病，症见半身不遂或偏身麻木、口舌歪斜，言语不利。

【临床应用】①心气虚乏，血瘀络阻的冠心病心绞痛。胸闷，刺痛或绞痛，心悸自汗，气短乏力，舌紫暗或有瘀斑，脉细涩。②气虚血瘀络阻型中风病，症见半身不遂或偏身麻木、口舌歪斜，言语不利。

【功效特点】方中以水蛭、全蝎、蝉蜕、蜈蚣、土鳖虫为君药，配伍降香、乳香、檀香、冰片搜通经络，豁痰祛风行气开窍；人参补心气扶正。用于心气虚乏，血瘀络阻胸痹。临床以胸闷，心前区疼痛，心悸自汗，气短乏力，舌紫暗或有瘀斑，脉细涩为辨证要点。

【剂型规格】胶囊剂，每粒装0.26g。

【性状】本品为胶囊剂，内容物为灰棕色至灰褐色的颗粒和粉末；气香、微腥，味微咸、苦。

【用法与用量】口服，一次2~4粒，一日3次。4周为1个疗程。对轻度、中度心绞痛患者可一次2粒，一日3次；对较重度、重度患者以一次4粒、一日3次为优，心绞痛等症状明显减轻或消失，心电图改善后，可改为一次2粒，一日3次。

【不良反应】个别患者用药后可出现胃部不适或胃痛。

【禁忌】出血性疾患，孕妇及妇女经期及阴虚火旺型中风禁用。

【使用注意】服药后胃部不适者宜改为饭后服。

【生产厂家】新乡恒久远药业有限公司。

通脉养心丸

【处方来源】《内外伤辨惑论》（生脉散加味）、《中国药典》（2015版）。

【类别】双轨制处方药。

【处方组成】地黄、鸡血藤、麦冬、炙甘草、何首乌、阿胶、五味子、党参、醋龟甲、大枣、桂枝共11味。

【方解】本方主治胸痹心痛。方中生地黄、何首乌补肝肾，滋阴养血；炙甘草、人参、大枣益心气，补脾气，以资气血生化之源；阿胶、龟甲、麦冬、五味子、鸡血藤滋心阴，养心血，充血脉；桂枝辛行温通，温心阳，通血脉，诸厚味滋腻之品得桂枝则滋而不腻。

【功能与主治】益气养阴，通脉止痛。用于冠心病心绞痛及心律不齐之气阴两虚证，症见胸痛、胸闷、心悸、气短、脉结代。

【临床应用】①慢性心力衰竭，心胸隐痛，心慌气短，体倦乏力，肢面浮肿。②期前收缩、心房颤动、心动过缓、心动过速等心律失常属气血虚弱者。

【功效特点】方中以生地黄、何首乌为君药，配伍炙甘草、人参、大枣、阿胶、龟甲、麦冬、五味子益心气，滋心阴，补脾气，资化源，充血脉；桂枝温心阳，通血脉。用于胸痹心痛。临床以心胸隐痛，心慌气短，体倦乏力，肢面浮肿，心动过缓为辨证要点。

【剂型规格】水丸，每10丸重1g。

【性状】本品为包糖衣或包薄膜衣的浓缩水丸，除去包衣后显棕褐色；味甘、苦。

【用法与用量】口服，一次40丸，一日1~2次。

【使用注意】孕妇遵医嘱服用。

【方歌】通脉养心炙甘草，生地首乌麦阿胶；参龟枣味鸡血藤，桂枝温阳血脉调。

【生产厂家】天津中新药业集团股份有限公司乐仁堂制药厂。

愈风宁心片

【处方来源】《中国药典》（2015版）。

【类别】双轨制处方药。

【处方组成】葛根共1味。

【方解】本方主治高血压头晕，头痛。方中葛根升阳解肌，除烦止渴。葛根总黄酮能降低血压和脑血管阻力，增加脑和冠状动脉血流量，减少心肌耗氧量，对抗垂体后叶素引起的冠状动脉血管痉挛，改善心肌代谢和脑及冠状动脉循环。

【功能与主治】解痉止痛，增强脑及冠状动脉血流量。用于高血压头晕，头痛，颈项疼痛，冠心病，心绞痛，神经性头痛，早期突发性聋。

【临床应用】①高血压头晕，头痛，颈项疼痛。②冠心病，心绞痛，神经性头痛。③早期突发性聋。

【功效特点】方中用葛根一味药，降低血压和脑血管阻力，增加脑和冠脉血流量，减少心肌耗氧量。用于高血压头晕，头痛。临床以头晕，头痛，颈项疼痛，血压高为辨证要点。

【剂型规格】糖衣片，每片重 0.28g。薄膜衣片，每片重 0.25g。硬胶囊，每粒装 0.4g。

【性状】本品为糖衣片或薄膜衣片，除去包衣后显棕褐色；味微苦、甜。硬胶囊内容物为黄褐色至棕褐色的粉末；气微香，味微苦。

【用法与用量】口服，糖衣片或薄膜衣片，一次 5 片；硬胶囊，一次 4粒。一日 3 次。

【使用注意】孕妇慎用；忌食生冷、辛辣、油腻食物；若症状未缓解，应及时到医院就诊。

【生产厂家】天津隆顺榕发展制药有限公司。

稳心颗粒

【处方来源】《中国药典》（2015 版）。

【类别】双轨制处方药。

【处方组成】党参、黄精、三七、琥珀、甘松共 5 味。

【方解】本方主治气阴两虚，心脉瘀阻证。方中党参补中益气，生津养血，定惊悸；黄精补脾益气，滋心阴；琥珀活血散瘀，定惊安神；三七化瘀止血，活血定痛；甘松行气开郁醒脾。

【功能与主治】益气养阴，活血化瘀。用于气阴两虚，心脉瘀阻所致的心悸不宁，气短乏力，胸闷胸痛；室性早搏、房性早搏见上述证候者。

【临床应用】①气阴两虚，心脉瘀阻所致的心悸不宁，气短乏力，胸闷胸痛。②心律失常、室性期前收缩、房性期前收缩患者。

【功效特点】方中以党参为君药，配伍黄精、三七、琥珀、甘松补心气，养心阴，定惊悸，活血定痛。用于气阴两虚，心脉瘀阻证。临床以心悸不宁，气短乏力，胸闷胸痛为辨证要点。

【剂型规格】颗粒剂，每袋装 9g、5g（无蔗糖）。

【性状】本品为棕黄色至棕色的颗粒；味甜、微苦或味微苦（无蔗糖）。

【用法与用量】开水冲服，一次 1 袋，一日 3 次或遵医嘱。

【不良反应】偶见轻度头晕、恶心，一般不影响用药。

【使用注意】孕妇慎用；用前请将药液充分搅匀，勿将杯底药粉丢弃。

【生产厂家】山东步长制药有限公司。

血栓心脉宁胶囊

【处方来源】《中国药典》（2015 版）。

【类别】双轨制处方药。

【处方组成】川芎、槐花、丹参、水蛭、毛冬青、人工牛黄、人工麝香、人参茎叶总皂苷、冰片、蟾酥共 10 味。

【方解】本方主治气虚血瘀所致的中风，胸痹。方中以人工牛黄、人工麝香、冰片清心解毒，行气开窍；水蛭、蟾酥活血化瘀，通利血脉强心；川芎、槐花、丹参、毛冬青活血通络，开胸痹；人参茎叶总皂苷补气健脾，扶正祛邪。

【功能与主治】益气活血，开窍止痛。用于气虚血瘀所致的中风，胸痹，症见头晕目眩，半身不遂，胸闷心痛，心悸气短，缺血性中风恢复期、冠心病心绞痛见上述证候者。

【临床应用】①气虚血瘀所致的中风，半身不遂或偏身麻木、口舌歪斜，言语不利，心悸气短。②气虚血瘀所致的胸痹，症见头晕目眩，胸闷心痛，心悸气短。

【功效特点】方中以人工牛黄、人工麝香、冰片为君药，配伍水蛭、蟾酥、川芎、槐花、丹参、毛冬青行气开窍，活血通络，开胸痹；人参补气扶正。用于气虚血瘀中风，胸痹。临床以半身不遂或偏身麻木、口舌歪斜，言语不利，心悸气短，舌胖大有瘀斑为辨证要点。

【剂型规格】胶囊剂，每粒装 0.5g。片剂，每片重 40g。

【性状】本品为硬胶囊，内容物为黄棕色至棕褐色的粉末；味辛、微苦。薄膜衣片，除去包衣后显棕色；气微，味微苦。

【用法与用量】口服，硬胶囊，一次 4 粒；片剂，一次 2 片。一日 3 次。

【使用注意】孕妇忌服。

【生产厂家】通化永康药业股份有限公司。

山玫胶囊

【处方来源】《中国药典》（2015 版）。

【类别】双轨制处方药。

【处方组成】山楂叶、刺玫果共 2 味。

【方解】本方主治冠心病、脑动脉硬化。方中刺玫果健脾益气，养血；

山楂叶消食化积，散瘀行滞，降血脂，两药合用，共奏益气化瘀之功。

【功能与主治】益气化瘀。用于冠心病、脑动脉硬化气滞血瘀证，症见胸痛，痛有定处，胸闷憋气，或眩晕、心悸，气短，乏力，舌质紫暗。

【临床应用】冠心病、脑动脉硬化。

【功效特点】方中以刺玫果健脾益气养血；山楂叶散瘀行滞，降血脂。用于冠心病、脑动脉硬化。临床以胸闷憋气，心前区疼痛或眩晕心悸，气短乏力，舌质紫暗为辨证要点。

【剂型规格】胶囊剂，每粒装 0.25g。

【性状】本品为硬胶囊，内容物为棕褐色的粉末，味微苦、酸、涩。

【用法与用量】口服，一次 3 粒，一日 3 次；或遵医嘱。

【使用注意】孕妇慎用。

【生产厂家】承德御室金丹药业有限公司。

脉安颗粒

【处方来源】《药品标准》。

【类别】双轨制处方药。

【处方组成】山楂、麦芽共 2 味。

【方解】本方主治气虚痰盛，消化不良。方中以山楂消肉积、助运化为君；以麦芽健脾胃、化食滞为臣，两者相伍，具有健脾胃、消食积。

【功能与主治】降血脂，助消化。治疗高脂蛋白血症，用于降低血清胆固醇，防止动脉粥样硬化，对降低三酰甘油、β-脂蛋白也有一定作用。

【临床应用】①高脂蛋白血症，用于降低血清胆固醇，防止动脉粥样硬化，对降低三酰甘油、β-脂蛋白也有一定作用。②胃肠积滞，脾运不佳，食欲不振，食后胀满，嗳腐，吞酸，舌苔厚，脉滑。

【功效特点】方中以山楂为君药，配伍麦芽健脾胃，助运化，消食滞。用于气虚痰盛，消化不良。临床以腹胀，脘闷，食欲不振，舌苔厚腻，脉滑为辨证要点。

【剂型规格】颗粒剂，每袋装 18g。

【性状】本品为棕黄色至棕色的颗粒；味甜、微酸。

【用法与用量】开水冲服。成人一次 1 袋，一日 2~3 次；小儿酌减。

【注意事项】忌油腻厚味。

【生产厂家】山东华洋制药有限公司。

三、活血通络类中成药

活血通络类中成药具有活血化瘀，消栓通络，散风祛痰止痛作用。适用于瘀血阻滞经络所致胸痹，中风之中络、中经、中腑诸病证及中风后遗症。症见半身不遂，口眼歪斜，肢体麻木，舌蹇不语。治宜：活血化瘀，温经通络。代表中成药有：消栓通络片、人参再造丸、大活络丸、脑血栓片、天丹通络片等。

消栓通络片

【处方来源】《中国药典》（2015 版）。

【类别】甲类非处方药。

【处方组成】川芎、槐花、丹参、黄芪、泽泻、三七、冰片、山楂、桂枝、郁金、木香共 11 味。

【方解】本方主治瘀血阻络所致的缺血性中风及高脂血症。方中以川芎、丹参活血化瘀，消栓通络；三七、槐花、桂枝、郁金活血化瘀，消肿；木香、冰片行气理气，消栓通络；泽泻、山楂渗利水湿，降血脂；黄芪：益气扶正。

【功能与主治】活血化瘀，温经通络。用于瘀血阻络所致的中风，症见神情呆滞，言语謇涩，手足发凉，肢体疼痛；缺血性中风及高血脂症见上述证候者。

【临床应用】①脑血栓引起的精神呆滞，舌质发硬，言语迟涩，发音不清，手足发凉，活动疼痛。②降血脂，预防或治疗心脑血栓性疾病。③预防和治疗冠状动脉粥样硬化性心脏病，如心绞痛、急性和陈旧性心肌梗死。此类患者多有胸郁憋痛，气短，呼吸不畅，上肢麻木，血脂增高等。④治疗缺血性脑血管疾病。⑤治疗外伤性癫痫，效果良好。⑥治疗脑出血，蛛网膜下腔出血的恢复期和后遗症期。

【功效特点】方中以川芎、丹参为君药，配伍三七、槐花、桂枝、郁金、木香、冰片活血化瘀，行气理气，消栓通络。用于缺血性中风及高脂血症。临床以言语謇涩，手足发凉，肢体疼痛，舌紫暗或有瘀斑为辨证要点。

【剂型规格】薄膜衣片，每片重 0.38g。胶囊剂，每粒装 0.37g。颗粒剂：每袋装 6g（无蔗糖）、12g。

【性状】本品为糖衣片或薄膜衣片，除去包衣后显褐色；气香，味微苦。硬胶囊内容物为棕黄色至棕褐色的颗粒和粉末；气香，味微苦。颗粒剂为棕黄色的颗粒；气香，味微苦。

【用法与用量】口服，糖衣片或薄膜衣片，一次6片；胶囊剂，一次6粒；颗粒剂，一次1袋。一日3次或遵医嘱。

【禁忌】孕妇忌用。

【使用注意】禁食生冷、辛辣、动物油脂食物；患有肝脏疾病、肾脏疾病、出血性疾病及糖尿病患者或正在接受其他治疗的患者应在医师的指导下服药；应按照用法用量服用，年老体虚者应在医师指导下服用；对本品过敏者禁用，过敏体质者慎用；本品性状发生改变时禁止使用。

【方歌】消栓通络芎槐花，丹芪泽七冰山楂，桂枝郁金合木香，活血化瘀效最佳。

【生产厂家】北京同仁堂制药厂。

华佗再造丸

【处方来源】《中国药典》（2015版）。

【类别】双轨制处方药。

【处方组成】川芎、吴茱萸、冰片等药味经加工制成的浓缩水蜜丸。

【方解】本方主治瘀血或痰湿闭阻经络之脑卒中。方中当归、川芎、白芍、红花养血活血，通经化瘀；红参益气助血运行；五味子与红参配合育阴强心，使心气旺，血脉通；马钱子温经通络，祛风散结；天南星祛风化痰，镇惊醒神；吴茱萸疏肝气去寒解郁，疗厥阴头痛；冰片芳香走窜，通窍清心。

【功效特点】方中以当归、川芎、白芍、红花为君药配伍红参、五味子、马钱子、天南星养血活血，温经通络，芳香通窍醒神。用于瘀血或痰湿闭阻经络之脑卒中。临床以半身不遂，拘挛麻木，言语不清，或口角流涎，饮水即呛为辨证要点。

【功能与主治】活血化瘀，化痰通络，行气止痛。用于痰瘀阻络之中风恢复期和后遗症，症见半身不遂，拘挛麻木，口眼歪斜，言语不清。

【临床应用】①冠心病：用于治疗冠心病心绞痛。其作用与硝酸异山梨醇酯、普萘洛尔、潘生丁及冠心苏和丸相似。②脑血管病、中风、脑血管病后遗症。③精液不液化症、男性不育症。

【剂型规格】水蜜丸，每袋装80g。

【性状】本品为黑色的浓缩水蜜丸；气香，味苦。

【用法与用量】口服，一次4~8g，一日2~3次；重症一次8~16g；或遵医嘱。

【使用注意】孕妇忌服；服药期间少数患者可出现口干、舌燥、恶心食欲减退、胃脘不适及皮肤瘙痒现象，不影响继续治疗，可用白菊花蜜糖水送服或减半服用，必要时暂停服用1~2天；常用量：一次8g（48~50粒），早、晚各服1次。连服10天，停药1天，30天为1个疗程，可连服3个疗程；预防量与维持量一次4g，早、晚各服1次；勿食雄鸡、鲤鱼；阴虚阳亢、实火燥热、中风实证忌服。

【生产厂家】北京同仁堂制药厂。

人参再造丸

【处方来源】《中国药典》（2015版）。

【类别】双轨制处方药。

【处方组成】人参、蕲蛇、广藿香、檀香、母丁香、玄参、细辛、醋香附、地龙、熟地黄、三七、乳香、青皮、豆蔻、防风、制何首乌、川芎、片姜黄、黄芪、甘草、黄连、茯苓、赤芍、大黄、桑寄生、葛根、麻黄、骨碎补、全蝎、豹骨、炒僵蚕、附子、琥珀、醋龟甲、粉萆薢、白术、沉香、天麻、肉桂、白芷、没药、当归、草豆蔻、威灵仙、乌药、羌活、橘红、六神曲、朱砂、血竭、人工麝香、冰片、牛黄、天竺黄、胆南星、水牛角浓缩粉共56味。

【方解】本方主治气虚血瘀，风痰阻络所致的中风病。方中以十全大补汤加制何首乌、骨碎补、玄参、龟甲补气养血，培元固本，并能改善血液循环；细辛、防风、葛根、麻黄、白芷、羌活开腠理，疏风邪，张脉，疗六经风邪；藿香、檀香、母丁香、香附、青皮、豆蔻、沉香、草豆蔻行气滞降逆，以助通络；蕲蛇、地龙、三七、乳香、没药、片姜黄、全蝎、血竭活血化瘀通络止痛；豹骨、僵蚕、附子、草薢、天麻、桑寄生、威灵仙、乌药祛风除湿通络止痹痛；人工麝香、冰片、牛黄、水牛角浓缩粉芳香开窍，清心解毒，豁痰息风；天竺黄、胆南星、橘红祛风化痰；黄连、大黄清热泻火通便，防众辛热药物伤正；六神曲健脾和胃；琥珀、朱砂重镇安神定惊。

【功能与主治】益气养血，祛风化痰，活血通络。用于气虚血瘀，风痰阻络所致的中风。症见口眼歪斜，半身不遂，手足麻木，疼痛，拘挛，言语不清。

【临床应用】①气虚血瘀，风痰阻络所致的中风，口眼歪斜，半身不遂，言语不清。②风寒湿痹，手足麻木，疼痛拘挛。

【剂型规格】大蜜丸，每丸重 3g。

【性状】本品为黑色的大蜜丸，味甜、微苦。

【用法与用量】口服，一次 1 丸，一日 2 次。

【禁忌】孕妇忌服。

【使用注意】服用前应除去蜡皮、塑料球壳；本品不可整丸吞服。

【生产厂家】北京同仁堂制药厂。

脑血栓片

【处方来源】《药品标准》。

【类别】双轨制处方药。

【处方组成】红花、当归、水蛭、赤芍、桃仁、川芎、丹参、土鳖虫、羚羊角、牛黄共 10 味。

【方解】本方主治瘀血阻络、肝阳上亢出现之中风先兆及后遗症。水蛭、土鳖虫搜通经络，破血逐瘀；赤芍、桃仁、川芎、丹参、红花活血化瘀助水蛭、土鳖虫搜通经络；羚羊角、牛黄清心火，泻肝热，平上亢的肝阳；当归养血调血。

【功能与主治】活血化瘀，醒脑通络，潜阳息风。用于瘀血阻络、肝阳上亢出现之中风先兆，如肢体麻木、头晕目眩等和脑血栓形成出现的中风不语、口眼歪斜、半身不遂等证。具有预防和治疗作用。

【功效特点】方中以水蛭、土鳖虫为君药，配伍赤芍、桃仁、川芎、丹参、红花、羚羊角、牛黄搜通经络，破血逐瘀，清心火，泻肝热。用于瘀血阻络、肝阳上亢之中风先兆症状和脑血栓形成。临床以头晕目眩，语言不清，肢体麻木或中风不语、口眼歪斜、半身不遂为辨证要点。

【剂型规格】片剂，每片重 0.3g。

【性状】本品为糖衣片，去除糖衣后显棕色；味辛甘。

【用法与用量】口服，一次 6 片，一日 3 次。

【生产厂家】天津同仁堂药业有限公司。

舒脑欣滴丸

【处方来源】《药品标准》。

【类别】甲类非处方药。

【处方组成】川芎、当归共2味。

【方解】本方主治血虚血瘀引起的偏头痛。方中川芎行血气，化瘀止痛；当归养血活血。动物药效学实验表明，本品对大鼠脑血流量有一定的增加作用；对低压缺氧小鼠血液中乳酸含量和全血黏度有一定降低作用；可抑制醋酸所致小鼠扭体疼痛反应；与阈下剂量戊巴比妥钠有一定协同作用，可使小鼠入睡数增加。

【功能与主治】理气活血，化瘀止痛。用于血虚血瘀引起的偏头痛，症见头痛、头晕、视物昏花、健忘、失眠等。

【临床应用】①血虚血瘀引起的偏头痛。②脑出血、脑栓塞恢复期。③原发性高血压头痛、头晕。

【剂型规格】滴丸，每丸重0.42g

【性状】本品为薄膜包衣滴丸，除去包衣显棕褐色；有特异香气，味微苦。

【用法与用量】口服，一次4粒，一日3次。

【禁忌】脑溢血患者禁服；孕妇禁用。

【使用注意】忌烟、酒及辛辣、油腻食物；保持情绪稳定，切忌生气恼怒及焦虑；本品为偏头痛的对症治疗药，用药后症状未缓解或症状严重者应及时去医院就诊。有脑动脉硬化、脑梗死或中风、中风后遗症等脑血管疾病所致头痛的患者应去医院就诊；烦躁、易怒、肝火旺盛者慎服；有出血性疾病的患者不宜使用；高血压头痛及不明原因的头痛，应去医院就诊；儿童、经期及哺乳期妇女、年老体弱者应在医师指导下服用；有心脏病、肝病、糖尿病、肾病等慢性病严重者应在医师指导下服用；头痛、头晕症状严重者，应及时去医院就诊；服药3天症状无缓解，应去医院就诊；对本品过敏者禁用，过敏体质者慎用；本品性状发生改变时禁止使用。

【生产厂家】天津中新药业集团股份有限公司第六中药厂。

四、活血化瘀调经类中成药

活血化瘀调经类中成药具有促进血行、消散瘀血作用，并兼有补气养血、行气止痛作用，适用于多种妇科病。症见月经不调，痛经，崩漏，闭经；癥瘕痞块。治宜：活血调经，破瘀消癥止痛。代表中成药有：益母草膏、七制香附丸、八珍益母丸、妇康宁片、大黄䗪虫丸、痛经丸、乳癖消片等。

益母草膏

【处方来源】《中国药典》（2015版）。

【类别】乙类非处方药、国家基本药物。

【处方组成】益母草1味。

【方解】本方主治妇女血瘀，月经不调。方中益母草活血养血调经，活血不伤新血，养血不滞瘀血。

【功能与主治】活血调经。用于血瘀所致的月经不调，产后恶露不绝，症见月经量少，淋漓不净，产后出血时间过长；产后子宫复旧不全见上述症候者。

【临床应用】①妇产科疾病：月经不调（月经量少，淋漓不净、痛经、闭经）、难产、产后腹痛、产后尿潴留，炎性白带、产后子宫复苏不全、慢性附件炎、盆腔炎。②冠状动脉粥样硬化性心脏病：单纯心肌缺血引起的心绞痛。③血瘀高黏血症。④慢性肾炎。⑤原发性高血压病、产后高血压症。

【功效特点】方中以益母草活血养血调经。用于血瘀所致的月经不调及产后恶露不绝。临床以月经错后，紫黑量少，淋漓不净，腹痛或产后恶露不绝，舌暗紫或有瘀斑为辨证要点。

【剂型规格】膏滋剂，每瓶装125g、250g。

【性状】本品为棕黑色稠厚的半流体；气微，味苦、甜。

【用法与用量】口服，一次10g，一日1~2次。

【禁忌】孕妇禁用。

【使用注意】忌辛辣、生冷食物；糖尿病患者及有高血压、心脏病、肝病、肾病等慢性病严重者应在医师指导下服用；青春期少女及更年期妇女应在医师指导下服用；各种流产后腹痛伴有阴道出血应去医院就诊；平素月经正常，突然出现月经过少或经期错后或阴道不规则出血者应去医院就诊；服药二周症状无缓解，应去医院就诊；对本品过敏者禁用，过敏体质者慎用；本品性状发生改变时禁止使用。

【附注】本药与复方益母草膏的区别：复方益母草膏由益母草、红花、熟地黄、当归、白芍、川芎、红糖组成。养血补虚作用强于本方。

【生产厂家】北京同仁堂制药厂。

七制香附丸

【处方来源】《景岳全书》《中国药典》(2015 版)。

【类别】甲类非处方药。

【处方组成】醋香附、益母草、人参、炒白术、茯苓、甘草、熟地黄、地黄、当归、白芍、川芎、酒萸肉、天冬、阿胶、黄芩、砂仁、艾叶炭、盐小茴香、醋延胡索、艾叶、酸枣仁、粳米共 22 味。(牛乳)

【方解】本方主治气滞血瘀，身体虚弱，月经不调，痛经。方中以香附开郁顺气，调经止痛；益母草、延胡索活血化瘀，调经止痛；砂仁、艾叶炭、艾叶、小茴香温经散寒，行气活血止痛；人参、白术、茯苓、甘草、熟地黄、地黄、当归、白芍、川芎、粳米、牛乳、酒萸肉、天冬、阿胶补气养血，扶正固本；黄芩清血中伏热；酸枣仁安神益智。

【功能与主治】疏肝理气，调经养血。用于气滞血瘀所致的痛经，月经量少、闭经，症见胸胁胀痛、经行量少、行经小腹胀痛，经前双乳胀痛、经水数月不行。

【临床应用】①气滞血瘀，月经不调、痛经：身体虚弱，脘腹痞闷，食欲不振，四肢无力，乳房胀痛。②气滞血瘀闭经。③气滞血瘀胁痛：胸胁胀痛，痛无定处，脘腹胀满，食欲不振，苔薄，脉弦。④妊娠恶阻：妊娠初期，呕吐酸水或苦水，恶闻食嗅，心烦，胸满胁痛。⑤郁证：精神抑郁，胸胁胀痛，痛无定处，大便不调。

【功效特点】方中以香附为君药，配伍益母草、延胡索、砂仁、艾叶炭、艾叶、小茴香开郁顺气，活血化瘀，温经散寒，调经止痛；十全大补汤加牛乳、粳米、阿胶补气养血，扶正固本。用于气滞血瘀兼气血不足的月经不调、痛经。临床以月经提前或错后，紫黑量少，淋漓不净，身体虚弱，两胁胀痛或乳房胀痛，舌淡或有瘀斑为辨证要点。

【剂型规格】水丸，每袋装18g；大蜜丸，每丸重9g。

【性状】本品为黄棕色至棕色的水丸或褐黄色的大蜜丸；味咸、苦。

【用法与用量】口服，水丸，一次6g；蜜丸，一次1丸，一日2次。

【禁忌】孕妇忌服。

【使用注意】忌食生冷食物；服本药时不宜和感冒药同时服用；服本

药时不宜同时服用藜芦、五灵脂、皂荚及其制剂；不宜喝茶和吃萝卜以免影响药效；平素月经周期正常，突然月经错后，应在排除早早孕后才可服药；青春期少女及更年期妇女应在医师指导下服药；按照用法用量服用，服药过程中出现不良反应应停药，并向医师咨询；服药1个月经周期症状不减轻或合并有其他妇科疾病，应去医院就诊；对本品过敏者禁用，过敏体质者慎用；本品性状发生改变时禁止使用。

【方歌】七制香附益母草，八珍牛乳黄冬胶，芩砂艾茴元枣仁，解郁调经腹痛消。

【生产厂家】天津中新药业集团股份有限公司乐仁堂制药厂。

妇康宁片

【处方来源】《中国药典》（2015版）。

【类别】甲类非处方药。

【处方组成】当归、白芍、麦冬、益母草、艾叶炭、香附、三七、党参共8味。

【方解】本方主治气血两虚痛经。方中以白芍敛阴养血，柔肝止痛；党参、当归、麦冬补气养血，益阴扶正；益母草、三七活血化瘀，调经止痛；香附疏肝理气调经；艾叶温经散寒暖胞宫。

【功能与主治】养血理气，活血调经。用于血虚气滞所致的月经不调，症见月经周期后错，经水量少，有血块，经期腹痛。

【临床应用】气血两虚痛经，月经量少，质稀色淡，腹痛喜按，身体瘦弱，面色萎黄，食欲不振，四肢无力。

【功效特点】方中以白芍为君药，配伍党参、当归、麦冬、益母草、三七、香附敛阴养血，疏肝理气，活血调经。用于血虚气滞月经不调。临床以月经量少，质稀色淡，腹痛喜按，身体瘦弱，面色萎黄，舌淡或有瘀斑为辨证要点。

【剂型规格】薄膜衣片，每片重0.26g。糖衣片，片心重0.25g。

【性状】本品为糖衣片或薄膜衣片，除去包衣后显浅棕色至棕褐色；味微苦。

【用法与用量】口服，一次8片，一日2~3次，或经前4~5天服用。

【禁忌】孕妇慎用。

【使用注意】经期忌生冷饮食、不宜洗凉水澡；痛经伴有其他疾病者，应在医师指导下服用；服药后痛经不减轻或重度痛经者，应到医院诊治；服药时间：一般宜在月经来潮前3~7天开始，服至疼痛缓解；如有生育要求（未避孕）宜经行当日开始服药；按用法用量服用，长期应用应向医师咨询；感冒时不宜服用本药；对本品过敏者禁用，过敏体质者慎用；本品性状发生改变时禁止使用。

【方歌】妇康宁用归芍冬，益母艾附三七同，气血两亏加党参，善治虚性经期痛。

【生产厂家】天津中新药业集团股份有限公司乐仁堂制药厂。

大黄䗪虫丸

【处方来源】《金匮要略》、《中国药典》（2015版）。

【类别】双轨制处方药。

【处方组成】大黄、土鳖虫、桃仁、苦杏仁、白芍、水蛭、蛴螬、虻虫、干漆、黄芩、地黄、甘草共12味。

【方解】本方主治瘀血内停所致的干血痨。方中以大黄、土鳖虫破血祛瘀，以通血闭；水蛭、蛴螬、虻虫、干漆、桃仁破血逐瘀调经，消癥痕；地黄、白芍、甘草滋阴养血，缓急止痛；黄芩、苦杏仁清热润燥，宣通肺气以解郁热。

【功能与主治】活血破瘀，通经消癥。用于瘀血内停所致的癥瘕、闭经，症见腹部肿块，肌肤甲错，面色黯黑，潮热羸瘦，经闭不行。

【临床应用】①干血痨：身体羸瘦，目眶黯黑，腹痛拒按，肌肤甲错，经闭不行，骨蒸潮热，舌暗有瘀斑，脉沉涩或弦。②腹中痞块：痞块多发于胁下，初起软而不坚，胀痛或压痛，痛有定处，日久变坚硬，疼痛较重，面色黯黑，身体羸瘦，骨蒸潮热，不思饮食，舌质紫暗。③子宫肌瘤，卵巢管结核，子宫内膜结核，慢性肝炎，肝硬化。

【功效特点】方中以大黄、土鳖虫为君药，配伍水蛭、蛴螬、虻虫、干漆、桃仁、地黄、白芍破血祛瘀调经，消癥痕，滋阴养血，缓急止痛。用于瘀血内停所致的干血痨及癥瘕痞块。临床以身体羸瘦，目眶黯黑，腹痛拒按，肌肤甲错，经闭不行，骨蒸潮热，舌暗有瘀斑，脉沉涩或弦为辨证要点。

【剂型规格】大蜜丸，每丸重3g。

【性状】本品为黑色的水蜜丸、小蜜丸或大蜜丸；气浓，味甘、微苦。

【用法与用量】口服，水蜜丸，一次3g；小蜜丸，一次3~6丸；大蜜丸，一次1~2丸。一日1~2次。

【使用注意】孕妇禁用；皮肤过敏者停服。

【方歌】大黄䗪虫桃杏芍，蛭蛴虻漆芩地草，破瘀通经消癥瘕，善治羸瘦干血痨。

【生产厂家】天津中新药业集团股份有限公司达仁堂制药厂。

少腹逐瘀丸

【处方来源】《医林改错》、《中国药典》（2015版）。

【类别】甲类非处方药。

【处方组成】当归、蒲黄、五灵脂、赤芍、小茴香、延胡索、没药、川芎、肉桂、炮姜共10味。

【方解】本方主治寒凝血瘀所致的月经不调、痛经。方中小茴香、肉桂、炮姜温通血脉，理气活血；当归、赤芍行瘀活血；蒲黄、五灵脂、川芎、元胡、没药活血理气，使气行则血活，气血活畅故能止痛。

【功能与主治】温经活血，散寒止痛。用于寒凝血瘀所致的月经后期、痛经、产后腹痛，症见行经后错、行经小腹冷痛、经血紫暗、有血块、产后小腹疼痛喜热、拒按。

【临床应用】①寒凝血瘀所致的月经不调，行经后错，行经小腹冷痛，经血紫暗，有血块。②痛经、闭经不孕及慢性盆腔炎。③产后小腹疼痛喜热、拒按。

【功效特点】方中以小茴香、肉桂、炮姜为君药，配伍当归、赤芍、蒲黄、五灵脂、川芎、延胡索、没药温通血脉，理气活血止痛。用于寒凝血瘀所致的月经不调、痛经。临床以行经后错，行经小腹冷痛，经血紫暗，有血块为辨证要点。

【剂型规格】大蜜丸，每丸重9克。

【性状】本品为棕黑色的大蜜丸；气芳香，味辛、苦。

【用法与用量】温黄酒或温开水送服，一次1丸，一日2~3次。

【禁忌】孕妇忌服。

【使用注意】忌生冷食物，不宜洗凉水澡；服药期间不宜同时服用人参或其制剂；感冒发热患者不宜服用；有高血压、心脏病、肝病、糖尿病、肾病等慢性病严重者应在医师指导下服用；青春期少女及更年期妇女应在医师指导下服用；月经过多者，应及时去医院就诊；平素月经正常，突然出现月经过少，或经期错后，或阴道不规则出血者应去医院就诊；治疗痛经，宜在经前3~5天开始服药，连服1周。如有生育要求应在医师指导下服用；服药后痛经不减轻，或重度痛经者，应去医院就诊；治疗月经不调，服药1个月症状无缓解，应去医院就诊；对本品过敏者禁用，过敏体质者慎用；本品性状发生改变时禁止使用。

【方歌】少腹逐瘀小茴香，延胡没药归芎姜；官桂赤芍蒲黄脂，经黯腹痛快煎尝。

【生产厂家】天津中新药业集团股份有限公司达仁堂制药厂。

通经甘露丸

【处方来源】《药品标准》。

【类别】双轨制处方药。

【处方组成】当归、桃仁、红花、牡丹皮、干漆、牛膝、三棱、莪术、大黄、肉桂共10味。

【方解】本方主治血瘀阻滞闭经。方中桃仁、红花、牡丹皮活血化瘀调经；干漆、三棱、莪术破血逐瘀，消癥瘕；酒大黄通行经络，推陈出新；牛膝补肝肾，引血下行；当归养血和血调经；肉桂温阳通脉，使瘀血，新血生，月经自来，诸症可除。

【功能与主治】活血祛瘀，通经止痛。用于血瘀阻滞所致的经闭不通，小腹疼痛，或经血量少，小腹疼痛拒按及癥瘕积块。

【临床应用】①血瘀阻滞闭经。②血瘀阻滞月经不调，癥瘕积块。

【功效特点】方中以桃仁、红花、牡丹皮为君药，配伍干漆、三棱、莪术、酒大黄、牛膝破血逐瘀，通脉调经，消癥瘕；酒大黄、牛膝引血下行。用于血瘀阻滞闭经。临床以经闭不通，小腹疼痛，或经血量少，小腹疼痛拒按为辨证要点。

【剂型规格】水丸，每袋装6g。

【性状】本品为灰棕色的水丸；味苦。

【用法与用量】温黄酒或温开水送服，一次6g，一日2次。

【使用注意】孕妇忌服。

【方歌】通经甘露桃当归，红花干漆棱丹桂；牛膝莪术酒大黄，瘀阻闭经血暗黑。

【生产厂家】天津中新药业集团股份有限公司乐仁堂制药厂。

定坤丹

【处方来源】《医宗金鉴》、《中国药典》（2015 版）。

【类别】甲类非处方药。

【处方组成】红参、鹿茸、西红花、红花、鸡血藤、益母草、五灵脂、三七、白芍、熟地黄、当归、白术、枸杞子、黄芩、砂仁、香附、茺蔚子、川芎、鹿角霜、阿胶、延胡索、茯苓、甘草、肉桂、干姜、细辛、柴胡、乌药、杜仲、川牛膝共 30 味。

【方解】本方主治气血两虚、气滞血瘀所致的月经不调，崩漏带下。方中以红参、白术、茯苓、甘草健脾补气，当归、川芎、熟地、白芍、阿胶、枸杞养血滋阴补肾，鹿茸壮元阳，益精血；杜仲、川牛膝补肝肾；肉桂、干姜、细辛温经散寒，暖宫止痛；西红花、红花、鸡血藤、益母草、五灵脂、三七、茺蔚子、延胡索活血化瘀，行气止痛。黄芩、砂仁、柴胡、香附、乌药理气疏肝解郁，止痛安胎；鹿角霜止血止带。全方既补气补血、壮阳益精，又活血行气、舒郁止痛。本方用红参与五灵脂配伍，其妙在红参得五灵脂则补而不滞益气；摄血而无留瘀之弊；五灵脂得人参则扶正祛邪而无伤正虞。

【功效特点】本方以八珍汤合阿胶、枸杞、鹿茸为君药补气养血，滋阴壮阳，配伍众多活血化瘀，理气疏肝，解郁止痛的药物，既补虚又泻实。用于气血两虚、气滞血瘀所致的月经不调，崩漏带下。临床以月经不调，行经腹痛，崩漏下血，肚寒腰困，血晕血脱为辨证要点。

【功能与主治】滋补气血，调经舒郁。用于气血两虚、气滞血瘀所致的月经不调，行经腹痛，崩漏下血，赤白带下，血晕血脱，产后诸虚，骨蒸潮热。

【临床应用】①气血两虚，并兼有郁滞的月经不调，行经腹痛，崩漏下血，肚寒腰困，血晕血脱，产后诸虚等。②月经不调、功能性子宫出血、无器质性改变的不孕症。③心血管疾病，痔疮，防癌抗癌，保健美容等。

【剂型规格】蜜丸，每丸重 10.8g。

【性状】本品为棕褐色至黑褐色的大蜜丸；气微，味先甜而后苦、涩。

【用法与用量】口服，一次半丸至 1 丸，一日 2 次。

【使用注意】忌生冷油腻及刺激性食物；伤风感冒时停服；有高血压、心脏病、肝病、糖尿病、肾病等慢性病严重者应在医师指导下服用；青春期少女及更年期妇女应在医师指导下服用；平素月经正常，突然出现月经过少或经期错后或阴道不规则出血者应去医院就诊；服药1个月症状无缓解，应去医院就诊；对本品过敏者禁用，过敏体质者慎用；本品性状发生改变时禁止使用。

【生产厂家】天津中新药业集团股份有限公司达仁堂制药厂。

痛 经 丸

【处方来源】《中国药典》（2015版）。

【类别】甲类非处方药。

【处方组成】当归、白芍、川芎、熟地黄、醋香附、木香、青皮、山楂、延胡索、炮姜、肉桂、丹参、茺蔚子、红花、益母草、五灵脂共16味。

【方解】本方主治下焦寒凝血瘀所致的痛经，月经不调。方中以当归、白芍、川芎、熟地黄、延胡索、丹参、红花、益母草、茺蔚子、五灵脂活血化瘀，养血调经；炮姜、肉桂温经散寒暖宫；香附、木香、青皮理气解郁，舒肝调经；山楂化滞消积、活血散瘀。

【功能与主治】温经活血，调经止痛。用于下焦寒凝血瘀所致的痛经，月经不调，症见行经错后，经量少有血块，行经小腹冷痛、喜暖。

【临床应用】①治疗寒凝血滞，经来腹痛。②原发性痛经。

【功效特点】方中以四物汤为君药，配伍众多活血化瘀药养血活血调经；炮姜、肉桂温经散寒暖宫。用于下焦寒凝血瘀所致的痛经、月经不调。临床以行经错后，经量少有血块，小腹冷痛，喜暖拒按，舌暗有瘀斑，脉涩为辨证要点。

【剂型规格】浓缩水丸，每瓶装60g。

【性状】本品为棕黑色的浓缩水丸；味苦。

【用法与用量】口服，一次6~9g，一日1~2次。临经时服用，连服3个月为1疗程。

【使用注意】孕妇禁用。

【生产厂家】杭州胡庆余堂药业有限公司。

乳癖消片

【处方来源】《中国药典》（2015 版）。

【类别】双轨制处方药、国家基本药物。

【处方组成】夏枯草、红花、鸡血藤、三七、赤芍、连翘、木香、玄参、蒲公英、天花粉、牡丹皮、漏芦、昆布、海藻、鹿角共 15 味。

【方解】本方主治乳癖。方中昆布、海藻、鹿角软坚散结，消痰除癖；红花、鸡血藤、三七、赤芍活血化瘀止痛；夏枯草清肝降火，散郁结；连翘、玄参、蒲公英、天花粉、牡丹皮、漏芦清热解毒，凉血消肿，排脓治痈；木香行气舒肝解郁。

【功能与主治】软坚散结，活血消痈，清热解毒。用于痰热互结所致的乳癖、乳痈，症见乳房结节、数目不等，大小形态不一，质地柔软，或产后乳房结块，红热疼痛；乳腺增生、乳腺炎早期见上述证候者。

【临床应用】①痰热互结乳癖：乳房出现形状、大小、数量不等的硬结肿块，较硬，推之可移，皮色不变，无恶寒发热，在月经先期胀痛或随情志喜怒消散或增大。②乳痈初起：局部红肿疼痛。③乳腺炎前期，乳腺囊性增生，疗效显著。

【功效特点】方中以昆布、海藻、鹿角为君药，配伍活血化瘀，清热解毒之品，用于乳癖结块，乳痈初起。临床以乳房出现形状、大小、数量不等的硬结肿块，较硬，推之可移，皮色不变，在月经先期胀痛或随情志喜怒消散或增大为辨证要点。

【剂型规格】薄膜衣片，每片重 0.34g（小片）、0.67g（大片）。糖衣片，片心重 0.32g。

【性状】本品为糖衣片或薄膜衣片，除去包衣后显棕褐色至棕黑色；气微，味苦、咸。

【用法与用量】口服，薄膜衣小片或糖衣片，一次 5～6 片；薄膜衣大片，一次 3 片。一日 3 次，1 个月为 1 个疗程。

【使用注意】忌气郁恼怒，孕妇慎服。

【方歌】乳癖消用夏枯草，红花鸡血七芍翘，木玄蒲粉丹漏芦，昆藻消痈加鹿角。

【生产厂家】沈阳东陵药业股份有限公司。

桂枝茯苓丸

【处方来源】《金匮要略》、《中国药典》（2015 版）。

【类别】双轨制处方药、国家基本药物。

【处方组成】桂枝、茯苓、牡丹皮、桃仁、芍药共 5 味。

【方解】本方主治妇人素有癥块，妊娠胎动不安。治宜活血化瘀，缓消癥块。方中桂枝辛甘温，能温通经脉而行瘀滞；桃仁苦甘平，为化瘀消癥要药，牡丹皮辛苦凉，既能散血行瘀，又能清退郁热，芍药酸苦微寒，能和血养血，三药活血养血；茯苓淡渗利湿，健脾消痰；白蜜为丸缓和诸药破泄之力。

【功能与主治】活血，化瘀，消癥。用于妇女宿有癥块或血瘀经闭，行经腹痛，产后恶露不尽。

【临床应用】①瘀血留滞胞宫，妊娠胎动不安，漏下不止。下血色黑晦暗，腹痛拒按。②子宫内膜炎、附件炎、子宫肌瘤、卵巢囊肿等属瘀血阻滞者。③气血凝滞，络脉闭阻所致血栓性静脉炎。④更年期综合征、腰肌劳损。

【功效特点】方中以桂枝为君药，配伍茯苓、牡丹皮、桃仁、芍药温通经脉，化瘀消症。用于瘀血留滞胞宫，崩漏及癥瘕痞块。临床以少腹宿有癥块，漏下不止，血色黑晦暗，腹痛拒按为辨证要点。

【剂型规格】大蜜丸，每丸重 6g。薄膜衣片，每片重 0.32g。胶囊剂，每粒装 0.31g。

【性状】本品为棕褐色大蜜丸；味甜。薄膜衣片，除去包衣后显棕黄色至棕褐色；气微香，味微苦。硬胶囊，内容物为棕黄色至棕褐色的颗粒和粉末；气微香，味微苦。

【用法与用量】口服，大蜜丸，一次 1 丸，一日 1～2 次；薄膜衣片，一次 3 片，一日 3 次。饭后服经期停服。3 个月为 1 个疗程，或遵医嘱。胶囊剂，一次 3 粒，一日 3 次。饭后服。前列腺增生疗程 8 周，其余适应证疗程 12 周，或遵医嘱。

【使用注意】孕妇忌用，或遵医嘱；经期停服；偶见药后胃脘不适、隐痛，停药后可自行消失。

【方歌】金匮桂枝茯苓丸，桃仁芍药和牡丹；等分为末蜜丸服，缓消癥块胎可安。

【生产厂家】山西正元盛邦制药有限公司。

失 笑 散

【处方来源】《太平惠民和剂局方》、《药品标准》。

【类别】双轨制处方药。

【处方组成】五灵脂、蒲黄共2味。

【方解】本方主治瘀血内停，脉络阻滞，血行不畅所致诸痛。治宜活血祛瘀止痛。方中五灵脂甘温，善入肝经血分，能通利血脉而散瘀血；蒲黄甘平，也入肝经有活血止血之功配合五灵脂活血散结祛瘀止痛。

【功能与主治】活血祛瘀，散结止痛。用于瘀血阻滞证。心胸刺痛，脘腹疼痛或产后恶露不行或月经不调，少腹急痛等。

【临床应用】心胸刺痛、妇女月经不调、痛经、慢性胃炎、心绞痛或宫外孕等属瘀血停滞者。

【功效特点】五灵脂为君药，配伍蒲黄活血兼调气，气血兼顾，用于瘀血所致的多种疼痛。临床以心胸脘腹刺痛或妇女月经不调，少腹急痛为辨证要点。

【剂型规格】散剂，每袋装6g。

【性状】本品为黄色粉末。

【用法与用量】一次6～9g，一日1～2次。或用酽醋30ml，熬药成膏，以水150ml，煎至100ml，食前热服。

【使用注意】孕妇忌服；胃弱者慎用，血虚者及无瘀血者也不宜应用。

【方歌】失笑灵脂蒲黄同，等量为散酽醋冲；瘀血阻滞心腹痛，祛瘀止痛有奇功。

【生产厂家】湖北民康制药有限公司。

五、活血消肿止痛类中成药

活血消肿止痛类中成药具有消散瘀血、行气通络、消肿止痛作用，适用于跌打损伤、瘀血疼痛。症见跌打损伤，局部瘀血肿痛。治宜：活血散瘀，消肿止痛。代表中成药有：跌打丸、三七伤药片、沈阳红药片、云南白药。

跌打丸

【处方来源】《中国药典》(2015 版)。

【类别】甲类非处方药。

【处方组成】续断、三七、乳香、没药、北刘寄奴、桃仁、红花、牡丹皮、枳实、防风、土鳖虫、桔梗、当归、甘草、赤芍、白芍、甜瓜子、苏木、血竭、骨碎补、木通、姜黄、三棱、煅自然铜共 24 味。

【方解】本方主治跌打损伤。方中续断、骨碎补、三七、血竭、乳香、没药活血通络，接筋续骨；土鳖虫、自然铜、桃仁、红花、赤芍、苏木、三棱活血化瘀，接骨消肿；当归、北刘寄奴、牡丹皮、姜黄、甜瓜子活血消肿，散结化瘀；白芍、防风、枳实、桔梗、甘草、木通理气通络，清热除湿；甘草调和药性。

【功能与主治】活血散瘀，消肿止痛。用于跌打损伤，筋断骨折，瘀血肿痛，闪腰岔气。

【临床应用】①跌打损伤、皮肤青肿、伤筋动骨、闪腰岔气及瘀血疼痛等证。②腰肌劳损、关节、韧带等软组织损伤。③各类骨折、脱臼、风湿性关节炎及类风湿性关节炎等病。④外用治疗外伤瘀血肿痛，挫伤筋骨，风湿痹痛，虫蛇咬伤，取 1 丸用白酒温化敷于患处有止血消肿之功。

【剂型规格】小蜜丸，每 10 丸重 2g；大蜜丸，每丸重 3g。

【性状】本品为黑褐色至黑色小蜜丸或大蜜丸；气微腥，味苦。

【用法与用量】口服，小蜜丸，一次 3g；大蜜丸，一次 1 丸。一日 2 次。

【使用注意】孕妇禁用；忌食生冷、油腻食物，对胃肠有刺激性，应饭后服用；儿童、年老体弱者应在医师指导下服用；高血压、心脏病患者慎服。肝病、肾病等慢性病严重者应在医师指导下服用；严格按照用法用量服用，服药 3 天症状无缓解，应去医院就诊。本品不宜长期服用；对本品过敏者禁用，过敏体质者慎用。

【方歌】跌打续七乳没奴，桃红丹实防鳖虫，桔梗归草赤白芍，甜瓜苏木竭申通，活血消肿散瘀滞，姜黄三棱自然铜。

【生产厂家】天津中新药业集团股份有限公司达仁堂制药厂。

七厘散

【处方来源】《良方集腋》、《中国药典》（2015 版）。

【类别】双轨制处方药、国家基本药物。

【处方组成】血竭、儿茶、人工麝香、乳香、没药、红花、朱砂、冰片共 8 味。

【方解】本方主治跌打损伤。方中血竭、红花活血化瘀通络；乳香、没药活血化瘀，行气消肿止痛；儿茶清热止血；朱砂镇静安神；人工麝香、冰片芳香走窜，通络散瘀止痛。

【功能与主治】化瘀消肿，止痛止血。用于跌扑损伤，血瘀疼痛，外伤出血。

【临床应用】①跌打损伤，伤处青紫红肿，伤筋动骨、闪腰岔气及瘀血疼痛等证。②刀伤出血及各类骨折、冠心病、心绞痛等病。

【功效特点】方中以血竭为君药，配伍红花、儿茶、人工麝香、乳香、没药、冰片活血化瘀通络，消肿止痛。用于跌扑损伤，血瘀疼痛，外伤出血。临床以局部青紫红肿，疼痛拒按或出血为辨证要点。

【剂型规格】散剂，每瓶装 1.5g、3g。胶囊剂，每粒装 0.5g。

【性状】本品为朱红色至紫红色的粉末或易松散的块；气香，味辛苦、有清凉感。硬胶囊内容物为朱红色至紫红色的粉末或易松散的块；气香，味辛、苦，有清凉感。

【用法与用量】口服，一次 1~1.5g，一日 1~3 次；外用，调敷患处。胶囊剂，一次 2~3 粒，一日 1~3 次。

【使用注意】孕妇禁用；本方因药力较强，内服时剂量不宜过大。

【附注】本方八药同用，展示了活血与止血同用的配方法度，提供了出血与瘀血并存的治疗范例，此方为伤科名方，既可内服又可外用，方内诸药不宜多服，故有"七厘"之名。

【方歌】七厘血竭及儿茶，麝香乳没红朱砂；冰片行气止疼痛，跌打金疮服用它。

【生产厂家】天津宏仁堂药业有限公司。

元胡止痛片

【处方来源】《中国药典》（2015 版）。

【类别】甲类非处方药。

【处方组成】延胡索、白芷共2味。

【方解】本方主治跌打损伤。方中延胡索辛温通散，既入气分又入血分，行气活血止痛；白芷祛风散寒，理气止痛。

【功能与主治】理气，活血，止痛。用于气滞血瘀，胃痛、胁痛、头痛及痛经。

【临床应用】①胃脘痛：胃脘胀痛或刺痛，嗳气，舌暗有瘀点，脉弦。②胸痹（冠心病心绞痛）。③胁痛：胁肋胀痛或刺痛，走窜不定，入夜尤甚胸闷不舒。④头痛：偏头痛或全头痛，痛如针刺，情绪抑郁，心烦失眠。⑤痛经：经前或行经小腹坠胀疼痛，月经色红或紫暗或有血块，行经不畅，乳胀胁痛，烦躁胸闷，舌暗脉弦。

【功效特点】方中以元胡为君药，配伍白芷加强理气止痛之功，用于气滞血瘀所致多种疼痛。临床以局部胀痛或刺痛，舌暗有瘀点，脉弦为辨证要点。

【剂型规格】薄膜衣片，每片重0.26g（小片）、0.31g（大片）。糖衣片，片心重0.25g（小片）、0.3g（大片）。口服液，每支装10ml。胶囊剂，每粒装0.25g、0.45g。软胶囊，每粒装0.5g。颗粒剂，每袋装5g。滴丸剂，每10丸重0.5g。

【性状】本品为薄膜衣片或糖衣片，除去包衣后，显棕黄色至棕褐色；气香，味苦。口服液为棕黄色至棕红色的液体；气微，味微苦、甜、酸。硬胶囊内容物为浅棕黄色至棕褐色的粉末；气香，味苦。软胶囊内容物为棕黄色至棕褐色的油膏状物；气微，味苦。颗粒剂为黄色至棕黄色的颗粒；味甜，微苦。滴丸剂为棕褐色的滴丸；气香，味微苦。

【用法与用量】口服，片剂，一次4~6片；口服液，一次10ml；胶囊剂，一次4~6粒（第1种规格）或2~3粒（第2种规格）软胶囊，一次2粒；颗粒剂，开水冲服，一次1袋；滴丸剂，一次20~30丸。一日3次或遵医嘱。

【使用注意】忌食生冷食物；本品不宜用于虚证痛经，其表现为经期或经后小腹隐痛喜按，月经质稀或色淡，伴有头晕目花，心悸气短等证者；孕妇忌服；服药中如出现皮疹，胸闷，憋气等过敏症状者应停药去医院就诊；重度痛经者或服药后痛经不减轻，应去医院就诊；痛经并伴有其他妇科疾病者，应去医院就诊；按照用法用量服用；药品性状发生改变时禁止服用。孕妇忌服。阴虚火旺者慎用。

【生产厂家】石家庄市华龙药业股份有限公司。

云 南 白 药

【处方来源】《中国药典》（2015 版）。

【类别】双轨制处方药、国家基本药物。

【功能与主治】化瘀止血，活血止痛，解毒消肿。用于跌打损伤，瘀血肿痛，吐血、咳血、痔血、崩漏下血，手术出血，疮疡肿毒及软组织挫伤，闭合性骨折，支气管扩张及肺结核咳血，溃疡病出血，以及皮肤感染性疾病。

【临床应用】①刀、枪、创伤出血及跌打损伤，红肿毒疮。②妇女月经不调，经血过多，崩漏，产后恶露不止。③胃溃疡、十二指肠溃疡出血。

【功效特点】方中以为中医治疗金疮之圣药，用于跌打损伤，瘀血肿痛及多种出血证。

【剂型规格】散剂，每瓶装 4g，附保险子 1 粒；胶囊剂，每粒装 0.25g，每板 16 粒，附保险子 1 粒。

【性状】本品为灰黄色至浅棕黄色的粉末；具特异香气，味略感清凉，并有麻舌感。保险子为红色的球形或类球形水丸，剖面呈棕色或棕褐色；气微；味微苦。胶囊剂内容物为灰黄色至浅棕黄色的粉末；具特异性香气，味略感清凉，并有麻舌感。保险子为红色的球形或类球形水丸，剖面显棕色或棕褐色；气微，味微苦。

【用法与用量】口服，散剂，成人一次 0.25 ~ 0.5g。胶囊剂，刀、枪、跌打诸伤，无论轻重，出血者用温开水送服；瘀血肿痛与未流血者用酒送服；妇科各症，用酒送服；但月经过多，红崩，用温开水送服。毒疮初起，服 0.25g，另取药粉用酒调匀，敷患处，如已化脓，只需内服，其他内出血各症均可内服。口服，一次 0.25 ~ 0.5g；一日 4 次（2 至 5 岁按1/4剂量服用；6 至 12 岁按 1/2 剂量服用）凡遇较重的跌打损伤可先服保险子一粒，轻伤及其他病证不必服。胶囊剂一次 1 ~ 2 粒，一日 4 次（2 至 5 岁按 1/4 剂量服用；5 至 12 岁按 1/2 剂量服用）。凡遇较重的跌打损伤可先服保险子 1 粒，轻伤及其他病证不必服。

【附注】云南白药除散剂、胶囊剂外，还有气雾剂、酊剂、软膏、创可贴、急救包和牙膏。

【使用注意】孕妇忌服。服药 1 日内，忌吃蚕豆、鱼类及酸冷食物。

【生产厂家】云南白药集团股份有限公司。

颈复康颗粒

【处方来源】《中国药典》（2015 版）。

【类别】甲类非处方药、国家基本药物。

【处方组成】土鳖虫、地龙、桃仁、红花、乳香、没药、炒王不留行、川芎、丹参、煅花蕊石、羌活、葛根、苍术、秦艽、威灵仙、黄柏、石决明、党参、黄芪、地黄、白芍共 21 味。

【方解】本方主治风湿瘀阻所致的颈椎病。方中土鳖虫、地龙破血逐瘀，通络；王不留行、桃仁、红花、乳香、没药、川芎、丹参、花蕊石活血化瘀，通络止痛；羌活、葛根、苍术、秦艽、威灵仙祛风除湿，散寒止痛；党参、黄芪、地黄、白芍补气养血，益阴扶正；黄柏、石决明清热平肝，潜阳止头痛。

【功能与主治】活血通络，散风止痛。用于风湿瘀阻所致的颈椎病，症见头晕，颈项僵硬，肩背酸痛，手臂麻木。

【临床应用】用于颈椎病引起的脑供血不足，头晕，颈项僵硬，肩背酸痛，手臂麻木等证。

【功效特点】方中土鳖虫、地龙为君药，配伍众多活血化瘀药破血逐瘀，通络止痛；羌活、葛根、苍术、秦艽、威灵仙祛风除湿散寒。用于风湿瘀阻所致的颈椎病。临床以头晕，颈项僵硬，肩背酸痛，手臂麻木为辨证要点。

【剂型规格】颗粒剂，每袋装 5g。

【性状】本品为黄褐色至棕褐色的颗粒；味微苦。

【用法与用量】开水冲服，一次 1～2 袋，一日 2 次，饭后服用。

【禁忌】孕妇忌服。

【使用注意】消化道溃疡、肾性高血压患者慎服或遵医嘱；如有感冒、发烧、鼻咽痛等患者，应暂停服用；忌生冷、油腻食物；有高血压、心脏病、肝病、糖尿病、肾病等慢性病严重者应在医师指导下服用；儿童、经期及哺乳期妇女、年老体弱者应在医师指导下服用；头晕或手臂麻木严重者，应去医院就诊；服药 7 天症状无缓解，应去医院就诊；对本品过敏者禁用，过敏体质者慎用；本品性状发生改变时禁止使用。

【方歌】颈复康用鳖地龙，桃红乳没不留行；芎丹花蕊羌葛根，苍芁威灵柏决明；参芪地芍补气血，正邪兼顾头轻松。

【生产厂家】承德颈复康药业集团有限公司。

第八章 治风、治燥、祛湿类中成药

第一节 治风类中成药

凡以辛散祛风或息风止痉药为主组成，具有疏散外风或平息内风作用，治疗风病的一类中药制剂，统称治风类中成药。

风为百病之长，为阳邪，其性主动，善行而数变，风邪致病，多有兼夹。或夹寒、或夹热、或夹湿、或夹痰、夹瘀等。且风邪散漫，不拘一经，病变范围亦较广泛，病情也比较复杂，但根据其成因，概括起来可分为外风和内风两大类。风从外来者，名外风，属六淫之一，是指风邪外袭人体，留着于肌表、经络、筋肉、骨节等所致的病证。其他如皮肉破伤、风毒之邪从伤处侵入人体所致的破伤风，亦属外风的范围。风从内生者，名内风，是由脏腑功能失调所致的风病，如热极生风、肝阳化风、阴虚风动以及血虚生风等。

风病的治法为外风治宜疏散，而不宜平息；内风治宜平息，而忌用疏散，故治风类中成药分为疏散外风和平息内风两类。应用此类中成药首先应辨清风病之属内、属外。而外风与内风之间，亦可相互影响，外风可以引动内风，内风亦可兼感外风，对这种错综复杂的证候，应分清主次或以疏散为主兼以平息或以平息为主兼以疏散。另外，还要分清病邪的兼夹以及病情的虚实，进行相应的配伍，如兼寒、兼热、兼湿或夹痰、夹瘀等，则应与散寒、清热、祛湿、化痰以及活血化瘀等法配合运用，以切合具体的病情。

一、疏散外风类中成药

疏散外风类中成药，适用于风邪外袭，侵入经络、鼻窍等处所致的病证。症见头痛，恶风或持续鼻塞，嗅觉迟钝等。治宜：疏风散寒，除湿止痛。代表中成药有：川芎茶调丸、千柏鼻炎片、清眩丸。

若外感风邪，邪在肌表，以表证为主者，治当疏风解表，已在解表类中成药中论述。

川芎茶调丸

【处方来源】《太平惠民和剂局方》《中国药典》（2015 版）。

【类别】甲类非处方药、国家基本药物。

【处方组成】羌活、防风、细辛、川芎、白芷、甘草、薄荷、荆芥共 8 味。

【方解】本方主治外感风邪所致的头痛。方中以白芷、川芎、羌活辛温解表，祛风散寒，止头痛；细辛、防风、荆芥、薄荷解表发汗，祛风散寒；清茶辛、苦、甘、凉，防众药辛散太过伤正；甘草益气，调和药性。

【功能与主治】疏风止痛。用于外感风邪所致的头痛或有恶寒，发热，鼻塞。

【临床应用】①风寒感冒，恶寒重，发热轻，无汗，头痛，鼻塞，肢体酸痛，舌淡苔薄白，脉浮紧。②外感风寒头痛，恶寒重，发热轻，无汗，舌淡苔薄白。③鼻渊头痛，前额痛或眉棱骨痛，鼻塞，浊涕量多。④头风头痛，暴袭风邪，头痛剧烈，伴有恶寒发热表证。

【功效特点】方中以白芷、川芎、羌活为君药，配伍细辛、防风、荆芥、薄荷辛温解表，祛风散寒，止头痛。用于外感风邪所致的偏正头痛、鼻渊头痛。临床以恶寒重，发热轻，无汗，头痛，舌淡苔薄白，脉浮为辨证要点。

【剂型规格】水丸，每袋装 6g；浓缩丸每 8 丸相当于原药材 3g。散剂，每袋装 6g。颗粒剂，每袋装 7.8g、4g（无蔗糖）。片剂，每片重 0.48g。袋泡茶，每袋装 1.6g。

【性状】本品黄棕色至棕褐色的水丸、浓缩丸；气香，味辛、甘、微苦。散剂为黄棕色的粉末；气香，味辛、微苦。颗粒剂，为棕色或棕色至棕褐色的颗粒，气香，味甜、微苦或仅微苦（无蔗糖）。片剂为棕褐色的片；气香，味辛、微苦。袋泡茶为黄褐色的颗粒；气香，味辛、微苦。

【用法与用量】饭后清茶水送服，一次 3~6g；散剂，一次 3~6g；颗粒剂，一次 1 袋。一日 2 次。浓缩丸，一次 8 丸；片剂，一次 4~6 片。一日 3 次。袋泡茶开水泡服，一次 2 袋，一日 2~3 次。

【使用注意】本药以治疗外感风邪引起的感冒头痛效果较好，也用于经过诊断明确的偏头痛、神经性头痛或外伤后遗症所致的头痛等；久痛气虚、血虚或因肝肾不足，阳气亢盛之头痛不宜应用；素有较严重慢性病史者，应在医生指导下服药；孕妇慎服；服药 3 天后症状无改善或病情加重者，应向医生咨询；除非在医生指导下，否则不得超过推荐剂量使用；过敏体质者慎用；药品性状发生改变时禁止服用。

【附注】本药为都梁丸加味而成。

【方歌】川芎茶调散荆防，辛芷薄荷甘草羌；目昏鼻塞风攻上，偏正头痛悉能康。

【生产厂家】天津中新药业集团股份有限公司达仁堂制药厂。

清眩丸

【处方来源】《卫生宝鉴》（上清散加减）、《中国药典》（2015 版）。

【类别】甲类非处方药。

【处方组成】川芎、白芷、薄荷、荆芥穗、石膏共 5 味。

【方解】本方主治外感风热所致的头痛。方中以白芷、川芎辛温解表，散风止头痛；重用石膏辛甘寒，抑制白芷、川芎的温性清上焦风热；荆芥、薄荷解表发汗，祛风。

【功能与主治】散风清热。用于风热头晕目眩，偏正头痛，鼻塞牙痛。

【临床应用】①风热感冒：恶寒发热，头痛鼻塞，周身酸痛。②偏正头痛，鼻渊头痛：头痛头胀时作，遇风加重。③风热上攻牙痛：入夜加剧或牙龈红肿，口臭气秽，咀嚼困难。④慢性鼻炎、鼻窦炎、副鼻窦炎、额窦炎引起的头痛，三叉神经痛，牙周炎、牙龈炎等。

【功效特点】方中以白芷、川芎为君药，配伍石膏辛甘寒，抑制其温性，疏散上焦风热止头痛。用于风热上攻头晕头痛及风热感冒。临床以头晕目眩，偏正头痛，舌红苔薄黄为辨证要点。

【剂型规格】小蜜丸，每 100 丸重 20g。大蜜丸，每丸重 6g。片剂，每片重 0.55g。

【性状】本品为黑褐色的小蜜丸或大蜜丸；气微香，味微甜而后辛、凉。片剂为浅棕色至棕褐色的片；气芳香，味苦、辛。

【用法与用量】口服，小蜜丸，一次 6~12g（30~60 丸）；大蜜丸，一次 1~2 丸；片剂，一次 4 片。一日 2 次。

【附注】本药与川芎茶调丸、天津头痛片的区别：川芎茶调丸来源于《太平惠民和剂局方》由川芎、荆芥、白芷、羌活、防风、细辛、薄荷甘草组成。本药药性寒凉，散风清热，用于风热上攻头晕目眩，偏正头痛，牙痛；天津头痛片药性温热，辛温解表，散风止痛，用于外感风寒，偏正头痛，头风头痛。

【使用注意】阴虚阳亢者不宜服用，其表现为眩晕，头胀痛，口苦，易怒，咽干，目赤，腰膝酸软；有肝病、肾病或其他较严重的慢性病及孕妇，应在医师指导下服用；按照用法用量服用，长期服用或服用无效者应向医师咨询；药品性状发生改变时禁止服用。

【生产厂家】天津中新药业集团股份有限公司达仁堂制药厂。

六经头痛片

【处方来源】《药品标准》。

【类别】甲类非处方药。

【处方组成】藁本、荆芥穗油、白芷、川芎、葛根、辛夷、女贞子、茺蔚子、细辛共9味。

【方解】本方主治外感风寒头痛。方中白芷、川芎解表散风止头痛；细辛、藁本、荆芥穗、葛根祛风散寒，除湿止痛；辛夷散风寒，通鼻窍；茺蔚子清肝明目；女贞子滋补肝肾，明目。其中藁本入太阳，白芷、葛根入阳明，川芎入少阳、厥阴，细辛入少阴，辛夷、荆芥穗入太阴。诸药相合，解六经头痛。

【功能与主治】疏风活络，止痛利窍。用于全头痛、偏头痛及局部头痛。

【临床应用】用于全头痛，偏头痛，局部头痛。

【功效特点】方中以白芷、川芎为君药，配伍细辛、藁本、荆芥穗、葛根、辛夷解表散风，通鼻窍，止头痛。用于外感风寒头痛。临床以头痛或经久不愈，遇风尤甚为辨证要点。

【剂型规格】片剂，每片重0.25g。

【性状】本品为糖衣片或薄膜衣片，除去包衣后显棕褐色；气芳香、味苦。

【用法与用量】口服，一次2~4片，一日3次。

【禁忌】对本药品过敏者禁用。

【使用注意】本药为川芎茶调散基础上加味研制成的，以疏风止痛，利窍活血为主。临床治疗感冒头痛，鼻炎引起的头痛、偏头痛，神经性头痛；如患其他疾病而伴有头痛症状者，应以治疗主病为主；素有某些较严重慢性病史者，应在医师指导下服药；除非有医师指导，一般不宜在服用头痛药期间服用其他中成药；服药后症状无改善或病情加重者，应向医生咨询；除非在医生指导下，否则不得超过推荐剂量使用；过敏体质慎用；药品性状发生改变时禁止服用。

【方歌】六经头痛用藁本，芥穗白芷芎葛根；辛夷女贞莸蔚子，头痛不愈加细辛。

【生产厂家】天津隆顺榕发展制药有限公司。

正天丸

【处方来源】《中国药典》（2015版）。

【类别】甲类非处方药、国家基本药物。

【处方组成】细辛、白芷、钩藤、鸡血藤、当归、川芎、白芍、地黄、羌活、独活、麻黄、防风、桃仁、红花、黑顺片共15味。

【方解】本方主治头风头痛。方中以钩藤、川芎清热平肝，活血行气，祛风止痛；麻黄、细辛、黑顺片祛风散寒止痛；白芍柔肝缓急止痛；羌活、独活、白芷、防风搜风祛湿，通络；地黄、当归、鸡血藤、桃仁补血活血，助川芎活血祛风止痛。诸药合用共凑祛风散寒，除湿通络，养血活血止痛之功效，头痛诸证皆除。

【功能与主治】疏风活血，养血平肝，通络止痛。用于外感风寒、瘀血阻络、血虚失养、肝阳上亢引起的偏头痛，紧张性头痛，神经性头痛，颈椎病型头痛，经前头痛。

【临床应用】用于全头痛，偏头痛，头风头痛。

【功效特点】方中以钩藤、川芎为君药，配伍麻黄、细辛、附子、羌活、独活、白芷、防风清热平肝，活血行气，祛风散寒止痛。用于头风头痛。临床以头痛经久不愈，遇风尤甚为辨证要点。

【剂型规格】水丸，每瓶60g，每袋6g。胶囊剂，每粒装0.45g。

【性状】本品为黑色的水丸；气微香，味微苦。硬胶囊内容物为褐色的颗粒；气微香，味微苦。

【用法与用量】口服，水丸，一次6g，一日2~3次。胶囊剂，一次2粒，一日3次。饭后服用，15天为1个疗程。

【使用注意】用药期间注意血压监测。孕妇慎用。有心脏病史，用药期间注意监测心律情况。忌烟、酒及辛辣、油腻食物；不宜在服药期间同时服用滋补性中药；本品不能长期和反复服用，服药 3 天症状无缓解，应去医院就诊；严格按用法用量服用，儿童、年老体弱者及糖尿病患者应在医师指导下服用；对本品过敏者禁用，过敏体质者慎用；药品性状发生改变时禁止服用。

【方歌】正天辛芷勾血藤、四物羌独麻防风；桃仁红花加附子，平肝散寒止头痛。

【生产厂家】三九医药股份有限公司。

千柏鼻炎片

【处方来源】《中国药典》（2015 版）。

【类别】甲类非处方药。

【处方组成】千里光、卷柏、羌活、决明子、麻黄、川芎、白芷共 7 味。

【方解】本方主治风热犯肺，内郁化火，凝滞气血所致的鼻塞头痛。方中以千里光、卷柏清热解毒，凉血消肿，活血通经；白芷、川芎、麻黄、羌活解表祛风，止头痛；决明子清肝明目。

【功能与主治】清热解毒，活血祛风，宣肺通窍。用于风热犯肺，内郁化火，凝滞气血所致的鼻塞，鼻痒气热，流涕黄稠或持续鼻塞，嗅觉迟钝；急、慢性鼻炎，急、慢性鼻窦炎见上述证候者。

【临床应用】急、慢性鼻炎，急、慢性鼻窦炎见上述证候者。

【功效特点】方中以千里光、卷柏为君药，配伍羌活、麻黄、川芎、白芷清热解毒，凉血消肿，活血通经，散风止头痛。用于风热犯肺，内郁化火，凝滞气血鼻塞及鼻炎。临床以鼻塞流浊涕，量多色黄，甚至前额痛或眉棱骨痛为辨证要点。

【剂型规格】薄膜衣片，每片重 0.44g。胶囊剂，每粒装 0.5g。

【性状】本品为糖衣片或薄膜衣片，除去包衣后显棕褐色至棕黑色；味苦。硬胶囊内容物为棕褐色至棕黑色的粉末和颗粒；气微香，味苦。

【用法与用量】口服，片剂，一次 3 ~ 4 片；胶囊剂，一次 2 粒。一日 3 次。15 天为 1 个疗程。症状减轻后，减量维持或遵医嘱。

【生产厂家】桂林三金药业股份有限公司。

鼻炎片

【处方来源】《中国药典》（2015 版）。

【类别】甲类非处方药。

【处方组成】苍耳子、辛夷、防风、连翘、野菊花、五味子、桔梗、白芷、知母、荆芥、甘草、黄柏、麻黄、细辛共 14 味。

【方解】本方主治风热蕴肺所致急、慢性鼻炎。方中以苍耳子、辛夷散风宣肺，通鼻窍；麻黄、细辛、防风、桔梗、白芷、荆芥疏风解表宣肺；连翘、野菊花、知母、黄柏清热解毒，消痈散结；五味子敛肺滋肾生津；甘草益气和中，调和药性。

【功能与主治】祛风宣肺，清热解毒。用于急、慢性鼻炎风热蕴肺证，症见鼻塞、流涕、发热、头痛。

【临床应用】风热蕴肺所致急、慢性鼻炎，急、慢性鼻窦炎见上述证候者。

【功效特点】方中以苍耳子、辛夷为君药，配伍麻黄、细辛、防风、疏风解表宣肺，通鼻窍，清热消痈散结。用于风热蕴肺鼻塞及鼻炎。临床以恶寒发热，鼻塞头痛，流浊涕，量多腥臭为辨证要点。

【剂型规格】薄膜衣片，每片 0.5g。

【性状】本品为糖衣片或薄膜衣片，除去包衣后显棕色；气香，味苦。

【用法与用量】口服，一次 3～4 片（糖衣片）或 2 片（薄膜衣片），一日 3 次。

【生产厂家】广州白云山中药厂。

鼻渊舒口服液

【处方来源】《中国药典》（2015 版）。

【类别】双轨制处方药。

【处方组成】辛夷、苍耳子、栀子、黄芩、黄芪、川芎、柴胡、细辛、薄荷、川木通、茯苓、白芷、桔梗共 13 味。

【方解】本方主治肺经风热所致鼻炎、鼻窦炎。方中以苍耳子、辛夷散风宣肺，通鼻窍；川芎、白芷、柴胡、细辛、薄荷、桔梗疏风解表止头痛；栀子、黄芩清热解毒泻火；川木通、茯苓清热利水渗湿；黄芪益气和中，防止辛散太过，损伤人体正气。

【功能与主治】疏风清热，祛湿通窍。用于鼻炎、鼻窦炎属肺经风热及胆腑郁热证者。

【临床应用】肺经风热及胆腑郁热所致急、慢性鼻炎，急、慢性鼻窦炎见上述证候者。

【功效特点】方中以苍耳子、辛夷为君药，配伍都梁丸疏风解表止头痛；栀子、黄芩、川木通、茯苓清热泻火，利水渗湿。用于肺经风热及胆腑郁热所致鼻炎、鼻窦炎。临床以流浊涕，量多腥臭，头痛较重为辨证要点。

【剂型规格】口服液，每支 10ml。

【性状】本品为棕黄色至棕褐色的液体；具有特异香气，味甜、微苦。

【用法与用量】口服，一次 10ml，一日 2~3 次，7 日为 1 个疗程。

【使用注意】本品略有沉淀是正常现象，服用本品时，请摇匀或用温开水浸泡药瓶使沉淀溶散。

【生产厂家】成都华神集团股份有限公司制药厂。

鼻窦炎口服液

【处方来源】《中国药典》（2015 版）。

【类别】甲类非处方药。

【处方组成】辛夷、荆芥、薄荷、桔梗、竹叶柴胡、苍耳子、白芷、川芎、黄芩、栀子、茯苓、川木通、黄芪、龙胆共 14 味。

【方解】本方主治风热犯肺、湿热内蕴所致急、慢性鼻炎，鼻窦炎。方中以苍耳子、辛夷散风宣肺，通鼻窍；川芎、白芷、竹叶柴胡、薄荷、荆芥、桔梗疏风解表止头痛；栀子、黄芩、龙胆清肝胆湿热，泻火解毒；川木通、茯苓清热利水渗湿；黄芪益气和中，防止辛散太过，损伤人体正气。

【功能与主治】疏散风热，清热利湿，宣通鼻窍。用于风热犯肺、湿热内蕴所致的鼻塞不通、流黄稠涕；急、慢性鼻炎，鼻窦炎见上述证候者。

【临床应用】风热犯肺、湿热内蕴所致的急、慢性鼻炎，急、慢性鼻窦炎见上述证候者。

【功效特点】方中以苍耳子、辛夷为君药，配伍都梁丸疏风解表止头痛；川木通、茯苓、龙胆清肝胆湿热，泻火解毒利水。用于风热犯肺、湿热内蕴所致的鼻炎、鼻窦炎。临床以流浊涕，量多腥臭，头痛明显，舌苔黄腻为辨证要点。

【剂型规格】口服液，每支 10ml。

【性状】本品为深棕黄色至深棕褐色的液体；气芳香，味苦。

【用法与用量】口服，一次 10ml，一日 3 次。20 日为 1 个疗程。

【使用注意】本品略有沉淀是正常现象，服用本品时，请摇匀或用温开水浸泡药瓶使沉淀溶散。

【方歌】鼻窦辛夷苍耳子，薄荷芥芎荆白芷，黄芩木通柴茯苓，黄芪龙胆加栀子。

【生产厂家】重庆桐君阁股份有限公司。

通窍鼻炎片

【处方来源】《中国药典》（2015 版）。

【类别】甲类非处方药。

【处方组成】苍耳子、防风、黄芪、白芷、辛夷、炒白术、薄荷共 7 味。

【方解】本方主治风热蕴肺、表虚不固所致的慢性鼻炎、过敏性鼻炎、鼻窦炎。方中以苍耳子、辛夷散风宣肺，通鼻窍；防风、白芷、薄荷疏风解表止头痛；黄芪、白术健脾益气，扶正固表。

【功能与主治】散风固表，宣肺通窍。用于风热蕴肺、表虚不固所致的鼻塞时轻时重、鼻流清涕或浊涕、前额头痛；慢性鼻炎、过敏性鼻炎、鼻窦炎见上述证候者。

【临床应用】风热蕴肺、表虚不固所致的慢性鼻炎、鼻窦炎见上述证候者。

【功效特点】方中以苍耳子、辛夷为君药，配伍黄芪、白术健脾益气，扶正固表，宣肺通鼻窍。用于风热蕴肺、表虚不固所致的慢性鼻炎、鼻窦炎。临床以鼻塞时轻时重、鼻流清涕或浊涕、前额痛为辨证要点。

【剂型规格】薄膜衣片，每片重 0.3g（相当于饮片 1.1g）。

【性状】本品为糖衣片或薄膜衣片，除去包衣后显黄棕色至棕褐色；味微苦、辛凉。

【用法与用量】口服，一次 5~7 片，一日 3 次。

【注意事项】外感风热，流清涕的鼻病患者忌用；慢性鼻炎、过敏性鼻炎等病缠绵不愈或鼻息肉引起的鼻塞头痛应去医院就诊；用药后感觉唇部麻木应停药；按照用法用量服用，儿童应在医嘱指导下服用；一般症状在服药 3 天内无改善或出现其他症状者应去医院就诊；药品性状发生改变时禁止服用。

【生产厂家】河南省迪康医药有限责任公司。

二、祛风胜湿类中成药

祛风胜湿类中成药，适用于风、寒、湿三邪共同作用于人体引起的痹证。症见肢体麻木，筋骨拘挛，疼痛，关节屈伸不利或僵直等。治宜：疏风散寒，除湿止痛。代表中成药有：小活络丹、风湿寒痛片、痹祺胶囊、抗骨增生丸、风湿骨痛胶囊、伤湿止痛膏、国公酒。

风湿寒痛片

【处方来源】《药品标准》。

【类别】甲类非处方药。

【处方组成】青风藤、牛膝、茯苓、薏苡仁、枸杞子、当归、赤芍、木香、延胡索、羌活、独活、秦艽、桂枝、桑寄生、威灵仙、黄芪、附子、鹿茸、党参、白术、黄芩共 21 味。

【方解】本方主治外感风寒湿邪所致的风湿痹痛。方中以羌活、独活、秦艽、桂枝、桑寄生、威灵仙祛风除湿，通络止痛；党参、白术、黄芪健脾补气，扶正固本；附子温经散寒；鹿茸壮阳补虚，强筋壮骨；黄芩清虚热，防众多温热药物伤阴。

【功能主治】祛风散寒，除湿活络，滋补肝肾。用于肝肾不足，风寒湿痹，关节肿痛，四肢麻木，腰膝酸痛。

【临床应用】风湿性关节痛，腰背酸痛，四肢麻木。

【功效特点】方中以羌活、独活为君药，配伍党参、白术、黄芪健脾补气；附子、鹿茸壮阳补虚温经散寒。用于肝肾不足，风寒湿痹及风湿性关节炎。临床以关节肿痛，腰背酸痛，四肢麻木为辨证要点。

【剂型规格】片剂，每片重 0.3g。

【性状】本品糖衣片，除去糖衣后显棕褐色；味微苦。

【用法与用量】口服，一次 6～8 片，一日 2 次。

【禁忌】孕妇禁用。

【注意事项】忌食生冷、油腻食物；哺乳期妇女慎用；儿童、年老体弱者应在医师指导下服用；感冒时不宜服用；高血压、心脏病患者慎用；肝病、糖尿病、肾病等慢性病严重者应在医师指导下服用；服药过程中如有口干咽痛等现象应请医师处理；严格按照用法用量服用，服药 7 天症状无缓解，应去医院就诊；本品不宜长期服用；对本品过敏者禁用，过敏体质者慎用；本品性状发生改变时禁止使用。

【生产厂家】天津同仁堂药业股份有限公司。

痹祺胶囊

【处方来源】《中国药典》（2015 版）。

【类别】双轨制处方药。

【处方组成】马钱子调整粉、地龙、党参、茯苓、白术、甘草、川芎、丹参、三七、牛膝共 10 味。

【方解】本方主治气血不足，风湿瘀阻所致的风湿痹痛。方中以马钱子通络止痛，散结消肿；地龙、川芎、丹参、三七活血通络，消肿止痛；党参、茯苓、白术、甘草健脾益气；牛膝补肝肾，强筋骨。

【功能与主治】益气养血，祛风除湿，活血止痛。用于气血不足，风湿瘀阻，肌肉关节酸痛，关节肿大、僵硬变形或肌肉萎缩，气短乏力；风湿、类风湿性关节炎，腰肌劳损，软组织损伤见上述证候者。

【临床应用】①风湿性关节炎，类风湿关节炎，腰背酸痛，四肢麻木。②腰椎间盘突出；骨性关节炎；髌骨软骨病；肩周炎；颈椎病。③腰肌劳损；急、慢性扭、挫伤。

【功效特点】方中以马钱子为君药，配伍地龙、川芎、丹参、三七活血通络，散结消肿止痛；四君子汤健脾益气。用于气血不足，风湿瘀阻所致的风湿痹痛。临床以肌肉关节酸痛，关节肿大、僵硬变形或肌肉萎缩，气短乏力为辨证要点。

【剂型规格】胶囊剂，每粒装 0.3g。

【性状】本品为胶囊剂，内容物为浅黄棕色的粉末；味苦。

【用法与用量】口服，一次 4 粒；一日 2～3 次。4 盒为 1 个疗程。

【禁忌】高血压患者、孕妇禁服。

【注意事项】含剧毒药，不可多服或久服或遵医嘱。服用若出现恶心、头晕、口干症状应停止用药，症状轻者可灌以冷茶水或用甘草、绿豆各

60g 煮汤。

【生产厂家】天津达仁堂京万红药业有限公司。

尪痹颗粒

【处方来源】《中国药典》(2015 版)。

【类别】双轨制处方药、国家基本药物。

【处方组成】地黄、熟地黄、续断、附子、独活、骨碎补、桂枝、淫羊藿、防风、威灵仙、皂角刺、羊骨、白芍、狗脊、知母、伸筋草、红花共 17 味。

【方解】本方主治肝肾不足尪痹。方中以附子、独活、威灵仙、伸筋草、桂枝、防风、皂角刺祛风散寒除湿，通经活络；羊骨、骨碎补、续断、狗脊、淫羊藿助阳补肾，强筋壮骨；白芍、地黄、熟地黄滋阴补肾，养血益阴；知母清虚火，坚真阴。

【功能与主治】补肝肾，强筋骨，祛风湿，通经络。用于肝肾不足、风湿阻络所致的尪痹，症见肌肉，关节疼痛，局部肿大，僵硬畸形，屈伸不利，腰膝酸软，畏寒乏力；类风湿关节炎见有上述证候者。

【临床应用】肝肾不足风湿、类风湿关节炎，日久不愈，关节肿痛，僵硬畸形，屈伸不利。

【功效特点】方中以附子、独活为君药，配伍羊骨、骨碎补、续断、狗脊、淫羊藿祛风散寒除湿，助阳补肾，强筋壮骨。用于肝肾不足风湿痹痛。临床以关节肿痛，日久不愈，僵硬畸形，屈伸不利为辨证要点。

【剂型规格】颗粒剂，每袋装 3g、6g。

【性状】本品为棕黄色或棕色的颗粒；味微苦。

【用法与用量】口服，一次 6g，一日 3 次。

【使用注意】孕妇禁用。忌食生冷食物。

【生产厂家】本溪天印药业有限公司。

万通筋骨片

【处方来源】《药品标准》。

【类别】双轨制处方药。

【处方组成】制川乌、制草乌、马钱子、淫羊藿、牛膝、羌活、贯众、黄柏、乌梢蛇、鹿茸、续断、乌梅、细辛、麻黄、桂枝、红花、刺五加、金银花、地龙、桑寄生、甘草、骨碎补、地枫皮、没药、红参共25味。

【方解】本方主治风寒湿痹及肩周炎、颈椎病。方中以马钱子、川乌、草乌通络止痛，散结消肿；乌梢蛇搜通经络，消肿止痛；羌活、细辛、麻黄、桂枝、地枫皮祛风散寒除湿，通经活络；淫羊藿、鹿茸、续断、骨碎补、牛膝、桑寄生壮阳补肝肾，强筋骨，除风湿，通经络；地龙、红花、没药活血化瘀，搜通经络；红参、刺五加、甘草健脾补气扶正；乌梅生津润燥；贯众、黄柏、金银花清热解毒。

【功能与主治】祛风散寒，通络止痛。用于痹证，腰腿痛，肌肉关节疼痛，屈伸不利以及肩周炎、颈椎病、风湿关节炎、类风湿性关节炎见以上证候者。

【临床应用】肩周炎、颈椎病、风湿性关节炎、类风湿关节炎。

【功效特点】方中以马钱子、川乌、草乌为君药，配伍乌梢蛇通络止痛，散结消肿；淫羊藿、鹿茸、续断、骨碎补、牛膝、桑寄生壮阳补肝肾，强筋骨，除风湿，通经络红参、刺五加补气助阳固本。用于风寒湿痹及肩周炎、颈椎病。临床以肌肉关节疼痛，屈伸不利，颈肩部沉重，手臂麻木为辨证要点。

【剂型规格】片剂，每片重0.28g。

【性状】本品为糖衣片，除去包衣显棕褐色；味苦。

【用法与用量】口服，一次2片，一日2~3次；或遵医嘱。

【禁忌】孕妇禁服。

【使用注意】本品宜在医生指导下服用，不宜超量服用。定期复查肾功能；高血压、心脏病患者慎用或在医生指导下服用。

【生产厂家】吉林省通化市万通药业股份有限公司。

抗骨增生丸

【处方来源】《中国药典》（2015版）。

【类别】双轨制处方药。

【处方组成】肉苁蓉、淫羊藿、狗脊、女贞子、牛膝、熟地黄、炒莱菔子、骨碎补、鸡血藤共9味。

【方解】本方主治增生性骨病。方中熟地黄、肉苁蓉滋阴助阳，补肝益肾，强筋壮骨；女贞子滋阴补肾；淫羊藿、骨碎补助阳补肾，强筋壮骨；狗脊、牛膝、鸡血藤补肝肾，强筋骨，舒筋活血；莱菔子利气，行滋腻。

【功能与主治】补腰肾，强筋骨，活血止痛。用于骨性关节炎，肝肾不足，瘀血阻络证，症见关节肿胀、麻木、疼痛、活动受限。

【临床应用】①增生性脊椎炎，退行性脊椎炎。②颈椎综合征，骨刺等骨质增生症。

【功效特点】方中以熟地黄、肉苁蓉为君药，配伍女贞子、淫羊藿、骨碎补、狗脊、牛膝滋阴助阳，补肝肾，强筋壮骨。用于肝肾不足骨质增生症。临床以关节疼痛，腰痛屈伸不利为辨证要点。

【剂型规格】大蜜丸，每丸重3g。胶囊剂，每粒装0.35g。

【性状】本品为黑色的包衣浓缩水蜜丸，或为浓缩小丸或浓缩大蜜丸；味甜甘、微涩。硬胶囊内容物为棕黄色至棕褐色的颗粒和粉末；味甜、微涩，或味微苦涩。

【用法与用量】口服，水蜜丸，一次2.2g；小蜜丸，一次3g；大蜜丸，一次1丸；胶囊剂，一次5粒。一日3次。

【使用注意】痹证属风湿热邪所致者不宜服用；感冒发热或其他原因引起的高热禁用。

【方歌】抗骨增生肉苁蓉，羊藿狗脊女贞从，膝地莱菔骨碎补，舒筋活血鸡血藤。

【生产厂家】陕西欧珂药业有限公司。

风湿骨痛胶囊

【处方来源】《中国药典》（2015版）。

【类别】双轨制处方药。

【处方组成】制川乌、制草乌、红花、甘草、木瓜、乌梅、麻黄共7味。

【方解】本方主治寒湿闭阻经络所致的痹证。方中川乌、草乌祛风除湿，温通经络止痛；木瓜、麻黄散风除湿；红花活血化瘀通络；乌梅生津益阴，防止川乌、草乌温燥伤阴；甘草调和药性。

【功能与主治】温经散寒，通络止痛。用于寒湿闭阻经络所致的痹证，症见腰脊疼痛、四肢关节冷痛；风湿性关节炎见以上证候者。

【临床应用】①风寒湿痹所致的手足、四肢、腰脊疼痛。②颈椎病、骨质增生、骨质疏松，关节、肌肉等软组织损伤所致的后遗症。

【功效特点】 方中以川乌、草乌为君药，配伍红花、木瓜、麻黄祛风除湿，温通经络止痛。用于寒湿闭阻经络所致的痹证。临床以腰脊疼痛，关节冷痛，肌肉挛痛为辨证要点。

【剂型规格】 胶囊剂，每粒装 0.3g。

【性状】 本品为胶囊剂，内容物为黄褐色的粉末；味微苦、酸。

【用法与用量】 口服，一次 2~4 粒，一日 2 次，15 天为 1 个疗程。

【使用注意】 本品含毒性药，不可多服；增强肌肉训练，改善功能，避免过劳；孕妇忌服。

【方歌】 风湿骨痛用胶囊，川乌草乌与麻黄；木瓜红花乌梅草，风寒湿痹肌肉伤。

【生产厂家】 安徽精方药业股份有限公司。

小活络丸

【处方来源】 《中国药典》（2015 版）。

【类别】 双轨制处方药、国家基本药物。

【处方组成】 制川乌、制草乌、地龙、乳香、没药、胆南星共 6 味。

【方解】 本方主治风寒湿邪留滞经络痹证。方中川乌、草乌祛风除湿，温通经络止痛；地龙、乳香、没药活血化瘀通络止痛；胆南星燥湿化痰，除经络痰湿止痛。

【功能与主治】 祛风散寒，化痰除湿，活血止痛。用于风寒湿邪闭阻，痰瘀阻络所致的痹病，症见肢体关节疼痛，或冷痛，或刺痛，或疼痛夜甚、关节屈伸不利、麻木拘挛。

【临床应用】 ①风寒湿痹所致的手足、四肢、腰脊疼痛，疼痛游走不定，关节伸屈不利。②中风，手足麻木不仁，日久不愈，腰腿沉重。

【功效特点】 方中以川乌、草乌为君药，配伍地龙、乳香、没药、胆南星祛风除湿，温通经络，活血化瘀止痛。用于风寒湿痰瘀血留滞经络痹痛。临床以肢体筋脉挛痛，关节屈伸不利，舌淡紫，苔白为辨证要点。

【剂型规格】 小蜜丸，每 100 丸重 20g；大蜜丸，每丸重 3g。

【性状】 本品为黑褐色至黑色的小蜜丸或大蜜丸；气腥，味苦。

【用法与用量】 黄酒或温开水送服。小蜜丸，一次 3g（15 丸）；大蜜丸，一次 1 丸。一日 2 次。

【使用注意】 孕妇禁用。

【方歌】小活络丸用二乌，地龙乳没胆南星；中风手足皆麻木，湿痰恶血总能清。

【生产厂家】天津中新药业集团股份有限公司达仁堂制药厂。

伤湿止痛膏

【处方来源】《中国药典》（2015版）。

【类别】乙类非处方药。

【处方组成】伤湿止痛流浸膏、水杨酸甲酯、薄荷脑、冰片、樟脑、芸香浸膏、颠茄流浸膏等。

【方解】本方主治关节炎、肌肉痛。方中伤湿止痛流浸膏祛风除湿、散寒通络，活血止痛（生草乌、生川乌、乳香、没药、生马钱子、丁香各1分，肉桂、荆芥、防风、老鹳草、香加皮、积雪草、骨碎补各2分，白芷、山奈、干姜各3分，粉碎成粗粉，用90%乙醇制成相对密度约为1.05的流浸膏）；薄荷脑、冰片、樟脑、芸香浸膏、水杨酸甲酯、颠茄流浸膏增强镇痛作用。

【功能与主治】祛风湿、活血止痛。用于风湿性关节炎、肌肉疼痛、关节肿痛。

【临床应用】①关节痹痛、跌扑闪挫等病。②风湿关节炎、类风湿关节炎、软组织扭伤、腮腺炎、婴儿腹泻、慢性咽炎、神经性皮炎及预防晕车等。

【剂型规格】贴膏剂，每片6.5cm×4cm、7cm×10cm、8cm×13cm。

【性状】本品为淡黄绿色至淡黄色的片状橡胶膏；气芳香。

【用法与用量】外用，贴于患处。

【使用注意】孕妇慎用；凡对橡皮膏过敏、皮肤糜烂有渗液及外伤合并化脓者，不宜贴用。

【生产厂家】天津同仁堂药业股份有限公司。

国公酒

【处方来源】《证治准绳》《中国药典》（2015版）。

【类别】甲类非处方药。

【处方组成】当归、羌活、牛膝、防风、独活、牡丹皮、广藿香、槟榔、麦冬、陈皮、五加皮、姜厚朴、红花、制天南星、枸杞子、白芷、白芍、紫草、盐补骨脂、醋青皮、炒白术、川芎、木瓜、栀子、麸炒苍术、麸炒枳壳、乌药、佛手、玉竹、红曲共 30 味。

【方解】本方主治风寒湿邪闭阻所致的痹病。方中羌活、独活、防风、白芷、广藿香祛风散寒除湿，通经活络；苍术、白术、木瓜、红曲祛湿健脾；枸杞子、当归、白芍、川芎、五加皮、麦冬、玉竹养血益阴；补骨脂、牛膝助阳补肝肾扶正；紫草、红花活血通脉；天南星祛风止痉，化痰散结；青皮、枳壳、陈皮、厚朴、佛手、槟榔、乌药行气止痛，温肾散寒；栀子、牡丹皮清热凉血。

【功效特点】方中以羌活、独活、防风、白芷、广藿香为君药，配伍紫草、红花、天南星祛风散寒除湿，通经活络；枸杞子、当归、白芍、川芎、五加皮、麦冬、玉竹养血益阴；补骨脂、牛膝助阳补肝肾扶正；紫草、红花活血通脉。用于风寒湿邪闭阻所致的痹病。临床以关节疼痛、沉重、屈伸不利、手足麻木、腰腿疼痛、半身不遂，口眼歪斜，下肢痿软，行步无力为辨证要点。

【功能与主治】散风祛湿，舒筋活络。用于风寒湿邪闭阻所致的痹病，症见关节疼痛、沉重、屈伸不利、手足麻木、腰腿疼痛；也用于经络不和所致的半身不遂，口眼歪斜，下肢痿软，行步无力。

【临床应用】①风湿痹痛，筋脉拘挛，屈伸不利，腰腿疼痛，四肢麻木等证。②风湿关节炎，类风湿性关节炎，中风后遗症等。

【剂型规格】酒剂，每瓶装 328ml。

【性状】本品为深红色的澄清液体；气清香，味辛、甜、微苦。

【用法与用量】口服，一次 10ml，一日 2 次。

【使用注意】孕妇忌服。

【生产厂家】天津达仁堂京万红药业有限公司。

健步壮骨丸

【处方来源】《药品标准》。

【类别】双轨制处方药。

【处方组成】木瓜、枸杞子、牛膝、豹骨、补骨脂、锁阳、杜仲、菟丝子、附子、人参、续断、黄芪、白芍、龟甲、熟地黄、独活、秦艽、黄柏、当归、防风、茯苓、羌活、远志、知母、酸枣仁、石菖蒲共 26 味。

【方解】本方主治肝肾不足，寒湿阻络痹证。方中豹骨、附子、补骨脂、续断、菟丝子、牛膝、锁阳、杜仲补肝肾，助阳驱寒湿，强筋骨；木瓜、独活、秦艽、羌活、防风祛风湿，止痹痛；人参、黄芪、茯苓、白芍、龟甲、熟地黄、当归、枸杞子补气养血，益阴扶正；远志、酸枣仁、石菖蒲交通心肾，安神益智；知母、黄柏清虚热，坚真阴。

【功能与主治】补益肝肾，祛风散寒，除湿通络。用于肝肾不足，寒湿阻络之久痹，腰膝酸痛，肢软乏力，关节疼痛，阴冷加重。

【临床应用】①肝肾不足，寒湿阻络之久痹，腰膝酸痛，肢软乏力，关节疼痛，阴冷加重。②风湿性关节炎、类风湿关节炎。

【功效特点】方中以为豹骨、附子、补骨脂君药，配伍续断、菟丝子、牛膝、锁阳、杜仲、木瓜、独活、秦艽、羌活、防风补肝肾，强筋骨；祛风湿，止痹痛。用于肝肾不足，寒湿阻络痹证。临床以痹痛日久，腰膝酸痛，肢软乏力，关节疼痛，阴冷加重为辨证要点。

【剂型规格】大蜜丸，每丸重9g。

【性状】本品为黑褐色的大蜜丸；味甜、微苦。

【用法与用量】口服，一次1丸，一日2次。

【生产厂家】天津中新药业集团股份有限公司达仁堂制药厂。

风湿关节炎丸

【处方来源】《药品标准》。

【类别】处方药。

【处方组成】马钱子、麻黄、当归、苍术、续断、桃仁、红花、乳香、没药、千年健、地枫皮、羌活、地龙、桂枝、穿山甲、木瓜、牛膝共17味。

【方解】本方主治风湿痹痛。方中马钱子舒筋活血，散寒通络止痛；麻黄、羌活、桂枝辛温解表，散寒除湿；苍术、千年健、地枫皮、木瓜祛风湿，止痹痛；地龙、穿山甲、桃仁、红花、乳香、没药、当归活血化瘀，搜通经络；牛膝、续断补肝肾强腰膝。

【功能与主治】祛风燥湿，活血止痛。用于风湿痹痛，腰腿疼痛，风湿性关节炎等症。

【临床应用】①风湿闭阻痹证，腰腿疼痛，关节疼痛，遇冷加重。②风湿关节炎、类风湿性关节炎、增生性关节炎、坐骨神经痛。

【功效特点】方中以马钱子为君药，配伍麻黄、羌活、桂枝、苍术、千年健、地枫皮、木瓜祛风湿，止痹痛；地龙、穿山甲、桃仁、红花、乳香、没药、当归活血化瘀，搜通经络。用于风湿闭阻痹证。临床以腰腿疼痛，关节疼痛，遇冷加重为辨证要点。

【剂型规格】蜜丸，每丸重6g。片剂，基片重0.25 g

【性状】本品为糖衣片，除去糖衣后显棕褐色；气微香，味苦。

【用法与用量】口服，丸剂，一次1丸，一日1次。片剂，一次仅服4片，一日2次。

【使用注意】孕妇及高血压症者忌服；运动员慎用。

【生产厂家】丸剂：天津中新药业集团股份有限公司达仁堂制药厂。片剂：天津中新药业集团股份有限公司达仁堂制药厂。

舒筋丸

【处方来源】《药品标准》。

【类别】处方药。

【处方组成】马钱子、麻黄、独活、羌活、桂枝、甘草、千年健、牛膝、乳香、木瓜、没药、防风、杜仲、地枫皮、续断共15味。

【方解】本方主治感受风寒湿痹痛。方中马钱子舒筋活血，散寒通络止痛；麻黄、羌活、独活、桂枝、防风辛温解表，散寒除湿；千年健、地枫皮、木瓜祛风湿，止痹痛；乳香、没药、当归活血化瘀，搜通经络；杜仲、牛膝、续断补肝肾强腰膝；甘草益气和中，调和药性。

【功能与主治】祛风除湿，舒筋活血。受风受寒，四肢麻木，筋骨疼痛，行步艰难。

【临床应用】①外感风寒，四肢麻木，筋骨疼痛，行步艰难。②风湿性关节炎、坐骨神经痛。

【功效特点】方中以马钱子为君药，配伍麻黄、羌活、独活、桂枝、防风辛温解表，舒筋活血，散寒除湿；千年健、地枫皮、木瓜祛风湿，止痹痛。用于感受风寒湿痹痛。临床以四肢麻木，筋骨疼痛，行步艰难，怕风怕冷为辨证要点。

【剂型规格】大蜜丸，每丸重3g。

【性状】本品为棕褐色大蜜丸；味苦。

【用法与用量】口服，一次1丸，一日1次。

【使用注意】孕妇忌服。

【方歌】舒筋丸中用马钱，麻桂羌独千年健；牛膝木瓜防乳没，杜仲地枫草续断。

【生产厂家】天津中新药业集团股份有限公司达仁堂制药厂。

第二节　治燥类中成药

凡以轻宣辛散或甘凉滋润药物为主组成，具有轻宣燥邪或滋阴润燥作用，能治疗燥证的一类中药制剂，统称为治燥类中成药。

燥证有外燥与内燥之分。外燥是外感燥邪所致，属六淫之一，其性干燥，易耗人体阴津，多从口鼻而入最易伤肺，症见发热恶寒，口干咽痛，干咳无痰或咳嗽痰少，伤及血络痰中带血，甚至咯血。内燥多由脏腑精亏液耗所致，诸如大病而攻伐太过，吐利而亡津液，房劳致虚，辛热太过，均能损伤人体真阴而成燥病。由于脏腑的生理特点不同，燥邪累及的部位各异，临床表现也多种多样，如上燥则干咳；中燥则呕吐上逆而食不下；下燥则消渴或大便燥结。治宜：滋阴润燥，益气生津，润肠通便。代表中成药有：百合固金丸、养阴清肺膏、玉露保肺丸、二冬膏、罗汉果颗粒等。

百合固金丸

【处方来源】《慎斋遗书》《中国药典》（2015 版）。

【类别】甲类非处方药。

【处方组成】百合、地黄、熟地黄、玄参、川贝母、桔梗、甘草、麦冬、白芍、当归共 10 味。

【方解】本方主治肺肾阴虚燥咳。方中地黄、熟地黄滋阴补肾，凉血止血；百合、川贝母、麦冬润肺养阴，化痰止咳；玄参滋阴凉血，清虚热；白芍、当归滋阴润燥养血；桔梗宣肺利气，止咳化痰，利咽；甘草调和药性。

【功能与主治】养阴润肺，化痰止咳。用于肺肾阴虚，燥咳少痰，痰中带血，咽干喉痛。

【临床应用】①治疗肺肾阴虚，燥咳少痰，痰中带血，咽干喉痛，腰膝酸软，心烦少寐，五心烦热，盗汗，颧红。②自发性气胸，肺结核，慢性支气管炎，支气管扩张咯血，小儿久咳，遗精及泌尿系统感染等。

【功效特点】方中以百合为君药，配伍川贝母、麦冬、桔梗润肺养阴，化痰止咳；地黄、熟地黄、玄参、白芍、当归滋阴润燥养血。用于肺肾阴亏，虚火上炎咳嗽。临床以燥咳少痰，痰中带血，咽干喉痛，舌红少苔，脉细数为辨证要点。

【剂型规格】小蜜丸，每100丸重20g；大蜜丸，每丸重9g。

【性状】本品为黑褐色的水蜜丸、小蜜丸或大蜜丸；味微甜。

【用法与用量】口服，水蜜丸，一次6g；小蜜丸，一次9g；大蜜丸，一次1丸，一日2次，小儿酌减。

【使用注意】忌烟、酒及辛辣食物；风寒咳嗽者不宜服用，其表现为咳嗽声重，鼻塞流清涕；脾胃虚弱，食少腹胀，大便稀溏者不宜服用；痰湿壅盛的患者不宜服用，其表现为痰多黏稠或稠厚成块；有支气管扩张、肺脓疡、肺结核、肺源性心脏病及糖尿病的患者，应在医师指导下服用；服用3天，症状无改善，应去医院就诊；按照用法用量服用，小儿、年老体虚者应在医师指导下服用；长期服用，应向医师咨询；药品性状发生改变时禁止服用。

【方歌】百合固金二地黄，玄参贝母桔草藏；麦冬芍药当归配，喘咳痰血肺家伤。

【生产厂家】天津中新药业集团股份有限公司达仁堂制药厂。

养阴清肺丸

【处方来源】《重楼玉钥》《中国药典》（2015版）。

【类别】甲类非处方药、国家基本药物。

【处方组成】地黄、玄参、麦冬、甘草、薄荷、白芍、川贝母、牡丹皮共8味。

【方解】本方主治阴虚肺燥咳嗽。方中地黄、玄参、麦冬滋养肺肾之阴，清虚热解毒；川贝母养阴润肺，化痰止咳；牡丹皮凉血消肿，清血分虚热；白芍敛阴泄热；薄荷散风利咽，止痛痒；甘草清热解毒，调和药性。

【功能与主治】养阴润燥，清肺利咽。用于阴虚肺燥，咽喉干痛，干咳少痰或痰中带血。

【临床应用】①治疗久咳、肺痨、白喉、咯血等。临床见咳嗽痰少或痰中带血，口燥咽干，舌红少苔，脉细数。②男子遗精，女子月经不调，舌红少苔，脉细数，凡肺肾两虚出现以上症状均可应用。③急、慢性咽炎，扁桃腺炎、白喉、支气管炎、肺结核等。

【功效特点】方中以增液汤为君药，配伍川贝母养阴润肺，化痰止咳；丹皮、白芍敛阴清虚热；薄荷散风止痛痒。用于阴虚肺燥咳嗽及咽炎。临床以咽喉干痛，干咳无痰，少痰，痰中带血，鼻干唇燥，舌红少苔，脉数无力为辨证要点。

【剂型规格】水蜜丸，每100粒重10g。大蜜丸，每丸重9g。口服液，每支装10ml。膏滋剂每瓶装60ml。

【性状】本品为棕黑色至黑色的大蜜丸或水蜜丸；味甜、微苦。口服液黄棕色至红棕色的澄清液体；有薄荷及牡丹皮的香气，味甜、微苦、有清凉感。膏滋剂为棕褐色稠厚的半流体；气香，味甜，有清凉感。

【用法与用量】口服，水蜜丸，一次6g；大蜜丸，一次1丸，一日2次，小儿酌减。口服液一次10ml，膏滋剂一次10~20ml，一日2~3次。

【使用注意】忌烟、酒及辛辣食物；痰湿壅盛者不宜服用，其表现为痰多黏稠或稠厚成块；风寒咳嗽者不宜服用，其表现为咳嗽声重，鼻塞流清涕；有支气管扩张、肺脓、肺源性心脏病的患者及孕妇，应在医师指导下服用，糖尿病患者服用前应向医师咨询；服用前3天，症状无改善，应去医院就诊；按照用法用量服用，小儿、年老体虚者应在医师指导下服用；长期服用应向医师咨询；药品性状发生改变时禁用服用。

【附注】养阴清肺糖浆、养阴清肺膏两种剂型在临床上应用也很广泛。

【方歌】养阴清肺一两生，八钱元参六钱冬；甘草二钱薄二五，芍贝丹皮四钱同。

【生产厂家】天津中新药业集团股份有限公司达仁堂制药厂。

玉露保肺丸

【处方来源】《药品标准》。

【类别】双轨制处方药。

【处方组成】地黄、熟地黄、麦冬、天冬、石斛、知母、黄柏共7味。

【方解】本方主治阴虚咳嗽。方中地黄、麦门冬、天门冬、石斛甘寒清润，滋养肺阴；熟地黄、知母、黄柏滋养肺肾之阴，清虚热，以达到"金水相生"的目的。

【功能与主治】滋阴清热，润肺止咳。用于阴虚咳嗽，失音声哑，口渴咽干，痰中带血。

【功效特点】方中以地黄、麦冬、天冬、石斛为君药，配伍知母、黄柏滋养肺肾之阴，清虚热。用于阴虚咳嗽。临床以失音声哑，口渴咽干，痰中带血为辨证要点。

【剂型规格】蜜丸，每丸重9g；膏滋剂；糖浆剂等。

【性状】本品为黑褐色的大蜜丸；味甘、微苦。

【用法与用量】口服，一次1丸，一日2次。

【使用注意】感冒咳嗽者忌服。

【方歌】玉露保肺二冬母，地黄熟地加石斛；知母黄柏清虚热，阴虚咳嗽失音除。

【生产厂家】天津中新药业集团股份有限公司达仁堂制药厂。

肺安片

【处方来源】《药品标准》。

【类别】甲类非处方药。

【处方组成】知母、麻黄、马兜铃、甘草、旋覆花、川贝母、橘红、葶苈子、阿胶、桔梗、苦杏仁、半夏、款冬花共13味。

【方解】本方主治阴虚久嗽。方中知母、阿胶、款冬花滋阴清热，润肺止咳；麻黄、橘红、川贝母、桔梗宣肺止咳化痰；马兜铃、旋覆花、葶苈子、苦杏仁、半夏降气平喘止嗽；甘草调和药性。

【功能与主治】润肺定喘，止嗽化痰。用于阴虚久嗽，喘息不宁，痰壅气闷，夜卧不安。

【临床应用】①阴虚久嗽，痰少而黏，不易咳出，舌红少苔。②哮喘，喘息不宁，痰壅气闷，夜卧不安。

【功效特点】方中以知母、阿胶、款冬花为君药，配伍麻黄、橘红、川贝母、马兜铃、旋覆花、葶苈子、杏仁、半夏滋阴清热，宣肺化痰，降气平喘。用于阴虚久嗽。临床以咳嗽日久不愈，痰少色黄而黏，不易咳出，喘息不宁，胸闷，夜卧不安，舌红少苔为辨证要点。

【剂型规格】片剂，每片重0.35g。

【性状】本品为棕褐色片；味苦辛。

【用法与用量】口服，一次3~5片，一日3次。

【使用注意】服药期间忌食辛辣、油腻食物；本品适用于痰浊阻肺及有阴虚久嗽者，不适宜用于哮喘发作期；服用3天病证无改善，应停止服用，去医院就诊；服药期间，若患者哮病又急性发作；或是出现外感发热恶寒，或是咳嗽喘息加重，痰量明显增多者均应停药，并到医院就诊；高血压、心脏病及肾病患者慎用，本品不宜长期服用；儿童、孕妇、体质虚弱者慎用；对本品过敏者禁用，过敏体质者慎用；药品性状发生改变时禁止服用；运动员慎用。

【方歌】肺安知麻马兜草，旋贝橘红葶苈胶；桔杏半夏款冬花，阴虚久嗽痰黄少。

【生产厂家】天津中新药业集团股份有限公司隆顺榕制药厂。

秋梨润肺膏

【处方来源】《药品标准》。

【类别】甲类非处方药。

【处方组成】秋梨、百合、麦冬、川贝、款冬花共5味。

【方解】本方主治阴虚久咳。方中秋梨甘微酸，性凉，入肺、胃经，生津润燥，清热化痰；百合、麦冬滋阴润肺；川贝宣肺化痰止咳；款冬花润肺下气，化痰止嗽。

【功能主治】润肺止咳，生津利咽。用于久咳，痰少质黏，口燥咽干。

【临床应用】可用于久咳，痰少质黏，口燥咽干。

【功效特点】方中以秋梨为君药，配伍百合、麦冬滋阴润肺，生津化痰；川贝宣肺；款冬花润肺下气，化痰止嗽。用于阴虚久咳。临床以咳嗽日久，痰少而黏，口燥咽干为辨证要点。

【剂型规格】煎膏剂，每瓶装50g。

【性状】本品为黑褐色黏稠的半流体，味甜。

【用法与用量】口服，一次10~20g，一日2次。

【使用注意】忌烟、酒及辛辣食物；外感咳嗽，伴恶寒发热，头痛者不宜服用；痰湿壅盛患者不宜服用，其表现为痰多黏稠或稠厚成块；有支气管扩张、肺脓疡、肺结核、肺源性心脏病的患者，应在医师指导下服用；服用3天，症状无改善，应去医院就诊；按照用法用量服用，小儿、年老体虚者应在医师指导下服用。糖尿病患者服用前应向医师咨询；对本品过敏者禁用，过敏体质者慎用；本品性状发生改变时禁止使用。

【方歌】秋梨润肺膏，麦冬百合好；川贝款冬花，久咳咽干燥。

【生产厂家】北京同仁堂科技发展股份有限公司制药厂。

二冬膏

【处方来源】《摄生秘剖》《中国药典》（2015 版）。

【类别】乙类非处方药。

【处方组成】天冬、麦冬共 2 味。

【方解】本方主治肺阴虚损，虚火上炎所致燥咳，治宜养阴润肺、止咳。方中天门冬兼能滋肾；麦门冬兼可清心，两药均有润肺止咳，养阴生津作用。

【功能与主治】养阴润肺。用于肺阴不足引起的燥咳痰少，痰中带血，鼻干咽痛。

【临床应用】①阴虚咳嗽、咽痛、痰少音哑、口渴烦热。②肺结核病的配合治疗。③本品甘寒腻滞，有碍脾胃之弊，故脾胃虚寒者不宜使用或者配伍芳香理气，开胃之香砂枳术丸等使用，疗效较佳。

【功效特点】方中以麦冬、天冬润肺止咳，养阴生津。用于肺阴虚损，虚火上炎所致燥咳。临床以干咳无痰，失音声哑，口渴咽干，舌红少津为辨证要点。

【剂型规格】煎膏剂，每瓶装 30g、60g。

【性状】本品为黄棕色稠厚的半流体；味甜、微苦。

【用法与用量】口服，一次 9~15g，一日 2 次。

【附注】本品选自《药品标准》，本品与养阴清肺膏滋阴功效近似，而功力稍缓，但无凉血解毒之效。《千家妙方》收载的"二冬膏"其处方有天冬、麦冬、瓜蒌仁、橘红、蒸百部、天竺黄、竹茹。

【生产厂家】天津达仁堂京万红药业有限公司。

罗汉果颗粒

【处方来源】《药品标准》。

【类别】乙类非处方药。

【处方组成】罗汉果 1 味。

【方解】本方主治阴虚咳嗽。方中罗汉果味甘性凉，具有清解暑热、润肺止咳、润肠通便的功效。

【功能与主治】清热润肺、止咳化痰。咳嗽、咽干舌燥、咯吐不利，痰中带血及久咳不愈、百日咳、气管炎、扁桃体炎、咽喉炎等证。

【临床应用】肺燥咳嗽及暑热伤津口渴等证。咽喉炎、气管炎、扁桃体炎、百日咳、急性胃炎等证。

【功效特点】方中以罗汉果清解暑热、润肺止咳、润肠通便。用于肺燥咳嗽及暑热伤津口渴。临床以干咳无痰，咽干舌燥，咯吐不利，舌红少津为辨证要点。

【剂型规格】颗粒剂，每袋装12g。

【性状】本品为黄棕色至棕褐色的颗粒，味甜。

【用法与用量】冲服，一次1块，一日2~3次。

【附注】复方罗汉果颗粒剂，功效近似。

【生产厂家】广西药用植物园制药厂。

杏苏散

【处方来源】《温病条辨》《药品标准》。

【类别】双轨制处方药。

【处方组成】苏叶、苦杏仁、半夏、茯苓、橘皮、前胡、苦桔梗、枳壳、甘草、生姜、大枣共11味。

【方解】本方主治凉燥证。方中苏叶辛温不燥，解肌发表，开宣肺气，使凉燥从表而解；苦杏仁苦温而润，宣肺止咳化痰；前胡疏风降气化痰，助杏、苏轻宣达表而兼化痰；桔梗、枳壳一升一降，助苦杏仁以宣利肺气。半夏、橘皮、茯苓理气化痰，甘草合桔梗宣肺祛痰，生姜、大枣调和营卫，通行津液。诸药合用，共奏发表宣化之功，使表解痰消，肺气调和。

【功能与主治】轻宣凉燥，理肺化痰。外感凉燥证。头微痛，恶寒无汗，咳嗽痰稀，鼻塞咽干，苔白，脉弦。

【临床应用】①本方是治疗凉燥证的代表方剂。临床以恶寒无汗，咳嗽稀痰，咽干，苔白脉弦为辨证要点。②无汗，脉弦甚或紧，加羌活以解表发汗；汗后咳不止，去苏叶，加苏梗以降肺气；兼泄泻腹满者，加苍术、厚朴以化湿除满；头痛兼眉棱骨痛者，加白芷以祛风止痛。③可用治流行性感冒、慢性支气管炎、肺气肿等，辨证属外感凉燥（或外感风寒轻证），肺气不宣，痰湿内阻者。

【剂型规格】散剂。

【性状】本品为黄色粗粉末。

【用法与用量】水煎温服。

【方歌】杏苏散内夏陈前，枳桔苓草姜枣研，轻宣温润治凉燥，咳止痰化病自痊。

第三节　祛湿类中成药

凡以祛湿药为主组成，具有化湿利水、通淋泄浊作用，治疗水湿病证的一类中药制剂，统称为祛湿类中成药。

湿邪重浊黏腻，湿邪为病，有外感与内生之别。从外袭者，每由久居湿地，天雨湿蒸，冒雨涉水，汗出沾衣，正不胜邪所致，外感湿邪多伤人体肌表经络。从内生者，多因恣食生冷肥甘，过度饮酒，湿浊困脾，脾失健运所致。湿邪为病常兼挟风、寒、暑、热之邪，风寒湿共同作用于人体，则会引发痹证；暑多挟湿引发中暑（去暑类药讨论）；湿与热郁结肝胆会引发胆囊炎、胆石症；湿热下注则会引发淋证、妇女带下病。祛湿类中成药分为化湿和胃类中成药、清热祛湿类中成药、利水渗湿类中成药三类。

本类中成药多由辛香温燥或甘淡渗利之药组成，易于耗伤阴津，故对素体阴虚津病后体弱及孕妇等，用之宜慎。

一、化湿和胃类中成药

化湿和胃类中成药具有化湿理气、和中健胃等作用，适用于湿阻中焦或内伤湿滞所引起的胃脘疼痛、霍乱吐泻等。症见恶寒发热，头痛，胸膈满闷，脘腹疼痛，不思饮食，舌苔白腻。治宜：健脾化湿，和胃。代表中成药有：香砂平胃丸、藿香正气丸、去暑丸、六合定中丸、胃肠安、小儿四症丸、香苏正胃丸等。

香砂平胃丸

【处方来源】《太平惠民和剂局方》《中国药典》（2015 版）。

【类别】甲类非处方药、国家基本药物。

【处方组成】姜厚朴、陈皮、苍术、甘草、木香、砂仁共 6 味。

【方解】本方主治肠胃虚弱，消化不良。方中以苍术辛香苦温，燥湿健脾；木香、厚朴行气化湿，消胀除满；陈皮、砂仁理气化滞，温中散寒；甘草益气，调和药性。

【功能与主治】健胃，舒气，止痛。用于肠胃虚弱，消化不良，胸膈满闷，胃痛呕吐。

【临床应用】①湿阻中焦胃痛。不思饮食，倒饱嘈杂，恶心呕吐，脘腹胀痛，便溏，舌苔白腻。②脾虚食滞。脘腹虚满，不思饮食，肢体倦怠。

【功效特点】方中以苍术为君药，配伍木香、砂仁、陈皮、厚朴行气化湿，消胀除满，温中散寒。用于肠胃虚弱，湿阻中焦胃脘痛。临床以脘腹胀满，胃痛呕吐，舌苔厚白腻为辨证要点。

【剂型规格】水丸，每袋装6g，每瓶装60g。

【性状】本品为棕褐色的水丸；气芳香，味辛苦。

【用法与用量】口服，一次6g，一日1~2次。

【使用注意】脾胃阴虚者慎用，其表现为食欲不振，口干舌燥，手足心热等；忌食生冷食物；重度胃痛应在医师指导下服用；按照用法用量服用，小儿及年老体虚者应在医师指导下服用；服药3天症状未改善，应停止服用，并去医院就诊；对本品过敏者禁用，过敏体质者慎用；药品性状发生改变时禁止服用。

【附注】本药为《太平惠民和剂局方》平胃散加入木香、砂仁而成。原方用姜枣煎汤送服。与本药相比其散寒作用较差。

【方歌】平胃散用朴陈皮，苍术甘草四味齐；燥湿宽胸消胀满，香砂行气此方宜。

【生产厂家】天津中新药业集团股份有限公司乐仁堂制药厂。

藿香正气水

【处方来源】《太平惠民和剂局方》、《中国药典》（2015版）。

【类别】甲类非处方药。

【处方组成】广藿香油、大腹皮、生半夏、白芷、甘草浸膏、紫苏叶油、厚朴、陈皮、苍术、茯苓共10味。

【方解】本方主治外感风寒，内伤湿滞。方中以藿香芳香化湿，辛散风寒，升清降浊；白芷、紫苏解表发汗，芳香祛湿；生半夏、陈皮燥湿和胃，降逆止呕；苍术、茯苓健脾运湿，和中止泻；大腹皮、厚朴行气化湿，畅中除满；甘草调和脾胃，益气和药性。

【功能与主治】解表化湿，理气和中。用于外感风寒，内伤湿滞或夏伤暑湿所致的感冒。症见头痛昏重，胸膈满闷，脘腹胀痛，呕吐泄泻，胃肠型感冒见上述证候者。

【临床应用】①外感风寒，内伤湿滞。恶寒，发热，胸膈满闷，脘腹疼痛，腹泻，舌苔白腻。②急性胃肠炎，霍乱上吐下泻。③中暑头痛，恶心呕吐，山岚瘴疟。④痢疾初起，恶寒发热，脘腹疼痛。

【功效特点】方中以藿香为君药，配伍白芷、紫苏解表发汗，芳香祛湿；二陈汤、大腹皮、厚朴行气化湿，畅中除满。用于外感风寒，内伤湿滞证。临床以恶寒发热，上吐下泻，舌苔白腻为辨证要点。

【剂型规格】水剂，每支10ml。口服液，每支10ml。软胶囊，每粒装0.45g。滴丸剂，每袋装2.6g。

【性状】水剂为深棕色的澄清液体（久贮略有沉淀）；味辛，苦。口服液为棕色的澄清液体；味辛、微甜。软胶囊内容物为棕褐色的膏状物；气芳香，味辛、苦。滴丸剂为薄膜衣滴丸，除去包衣后显黄棕色至棕色；气香，味辛、微甜、苦。

【用法与用量】口服，水剂和口服液一次5～10ml，一日2次。用时摇匀。软胶囊，一次2～4粒；滴丸剂，一次1～2袋。一日2次。

【使用注意】饮食宜清淡；不宜在服药期间同时服用滋补性中成药；有高血压、心脏病、肝病、糖尿病、肾病等慢性病严重者、孕妇或正在接受其他治疗的患者，均应在医师指导下服用；服药3天后症状未改善或出现吐泻明显，并有其他严重症状时应去医院就诊；按照用法用量服用，小儿、年老体虚者应在医师指导下服用；长期服用应向医师咨询；药品性状发生改变时禁止服用。

【附注】①天津方藿香正气水不含桔梗、半夏、生姜、大枣，用生半夏、苍术燥湿作用更强。②本药与去暑丸、六合定中丸的区别：本药以利湿止泻为主，用于外感风寒，内伤湿滞。恶寒发热，胸膈满闷，脘腹疼痛，舌苔白腻；去暑丸以发汗止泻为主，用于外感风寒阴暑证，恶寒发热，无汗，腹胀，腹痛，腹泻；六合定中丸以消导止泻为主，用于饮食不调，内伤生冷，发热，胸膈满闷，脘腹胀痛，恶心呕吐，腹泻。

【方歌】藿香正气大腹皮，半夏白芷甘草比；苏朴陈术赤茯苓，四时感冒苔白腻。

【生产厂家】软胶囊：天津中新药业集团股份有限公司达仁堂制药厂；水剂：天津中新药业集团股份有限公司隆顺榕制药厂。

小儿四症丸

【处方来源】《药品标准》。

【类别】甲类非处方药。

【处方组成】广木香、苏叶、陈皮、厚朴、藿香、白术、茯苓、麦芽、苍术、花粉、泽泻、山楂、猪苓、半夏、白芷、桔梗、滑石、砂仁、神曲共19味。

【方解】本方主治小儿消化不良，腹泻。以苏叶、藿香、白芷解表和中；广木香、陈皮、厚朴、白术、苍术、半夏、砂仁健脾化湿，和胃止呕；茯苓、泽泻、猪苓、滑石利水渗湿止泻；桔梗升提止泻；花粉生津止渴。

【功能与主治】健脾消食，利尿止泻。小儿消化不良，呕吐腹泻，小便不利，肚腹胀痛；中暑中寒，头痛身热，口渴舌干，烦躁不宁。

【临床应用】①小儿暑湿感冒。头痛身热，口渴舌干，烦躁不宁。②小儿消化不良。呕吐腹泻，小便不利，肚腹胀痛。

【功效特点】本方为藿香正气散合四苓散加减而成。用于小儿暑湿感冒，消化不良。临床以呕吐，腹痛，腹泻，舌苔白腻为辨证要点。

【剂型规格】大蜜丸，每丸重3g。

【性状】本品为棕褐色的大蜜丸；气香，味甜、微苦。

【用法与用量】口服，一次1丸，一日1~2次，周岁以内酌减。

【使用注意】忌食生冷油腻食物。

【生产厂家】天津达仁堂京万红药业有限公司。

香苏正胃丸

【处方来源】《中国药典》（2015版）。

【类别】双轨制处方药。

【处方组成】广藿香、紫苏叶、香薷、陈皮、姜厚朴、麸炒枳壳、砂仁、炒白扁豆、炒山楂、炒六神曲、炒麦芽、茯苓、甘草、滑石、朱砂共15味。

【方解】本方主治小儿消化不良，腹泻。方中以藿香、苏叶、香薷解表退热，芳香化湿，和中止呕；白扁豆、茯苓、滑石健脾利湿止泻；陈皮、厚朴、枳壳、砂仁行气理气宽中；山楂、六神曲、麦芽消食导滞健胃；朱砂镇静安神；甘草调和药性。

【功能与主治】解表化湿，和中消食。用于小儿暑湿感冒，症见头痛发热，停食停乳，腹痛胀满，呕吐泄泻，小便不利。

【临床应用】①小儿暑湿感冒。头痛发热。②小儿消化不良。停食停乳，呕吐泄泻，腹痛胀满，小便不利。

【功效特点】本方为藿香正气散合三物香薷饮加减而成。用于小儿暑湿感冒。临床以恶寒发热，消化不良，停食停乳，呕吐泄泻为辨证要点。

【剂型规格】大蜜丸，每丸3g。

【性状】本品为棕褐色至黑褐色的大蜜丸；味微甜、略酸苦。

【用法与用量】口服，一次1丸，一日1～2次，1周岁以内小儿酌减。

【使用注意】忌食生冷油腻食物。

【附注】香苏调胃片为本品减去滑石、朱砂，加入木香、葛根、生姜组成。功效：解表和中，健胃化滞。用于胃肠积滞、外感时邪所致的身热体倦，饮食少进，呕吐乳食，腹胀便泻，小便不利。解表散寒作用较强，利尿、镇静作用较弱。

【生产厂家】天津中新药业集团股份有限公司达仁堂制药厂。

二、清热祛湿类中成药

清热祛湿类中成药具有清热燥湿、利湿、通淋止痛、止带止遗等作用，适用于湿热下注所致的淋证、足膝热痛、妇女带下病；湿与热郁结肝胆会引发胆囊炎、胆石症等。

湿热淋证，症见小便频数，短涩，淋漓不爽，尿道刺痛，舌苔黄腻。治宜：清热利湿，通淋止痛。代表中成药有：八正合剂、分清五淋丸、癃清片、石淋通片、三金片、二妙丸、三妙丸、龙胆泻肝丸。

湿热郁结肝胆引发胆囊炎、胆石症，症见右胁疼痛，痞渴呕恶，黄疸口苦。治宜：清热利湿，利胆排石。代表中成药有：利胆排石片、金胆片、胆石通胶囊、胆乐胶囊等。

妇女湿热下注带下病，症见妇女湿热下注，口苦胁痛，带下黄稠，量多臭秽。治宜：清热利湿止带。代表中成药有：二妙丸、龙胆泻肝丸。

八正合剂

【处方来源】《太平惠民和剂局方》（八正散）、《中国药典》（2015

版)。

【类别】甲类非处方药。

【处方组成】川木通、车前子、瞿麦、萹蓄、滑石、甘草、大黄、栀子、灯心草共9味。

【方解】本方主治湿热下注。热淋，血淋。方中以川木通、车前子清热泻火，利湿通淋；瞿麦、萹蓄、滑石利水通淋；大黄、栀子清热泻火解毒通便；灯心草导热下行；甘草调和药性。

【功能与主治】清热，利尿，通淋。用于湿热下注，小便短赤，淋漓涩痛，口燥咽干。

【临床应用】①热淋，小便浑赤，溺时涩痛，淋漓不畅，小腹急满，口燥咽干，舌苔黄腻，脉滑数。②血淋，尿血，小便浑赤，溺时涩痛。应配服小蓟饮子。③癃闭。

【功效特点】方中以川木通、车前子为君药，配伍瞿麦、萹蓄、滑石、大黄、栀子清热泻火解毒，利水通淋。用于湿热淋证。临床以小便浑赤，溺时涩痛，淋漓不畅，舌苔黄腻，脉滑数为辨证要点。

【剂型规格】合剂，每瓶装100ml、120ml、200ml。

【性状】本品为棕褐色的液体；味苦、微甜。

【用法与用量】口服，一次15~20ml；一日3次，用时摇匀。

【使用注意】忌服辛辣刺激性食物；不宜在服药期间同时服用温补性中成药；心脏病、肝病、糖尿病、肾病等慢性病严重者应在医师指导下服用；严格按用法用量服用，小儿、年老体弱患者，应在医师指导下服用；服药3天后症状未改善或出现其他严重症状时，应到医院就诊；对本品过敏者禁用，过敏体质者慎用；药品性状发生改变时禁止服用。

【方歌】八正木通与车前，瞿麦萹蓄滑石研；草梢大黄兼栀子，煎加灯心痛淋安。

【生产厂家】四川豪运药业有限公司。

清淋颗粒

【处方来源】《中国药典》(2015版)。

【类别】双轨制处方药。

【处方组成】瞿麦、萹蓄、木通、盐车前子、滑石、栀子、大黄、炙甘草共8味。

【方解】本方主治膀胱湿热所致的淋证、癃闭。本方为八正散化裁而成（减灯芯草）。

【功能与主治】清热泻火，利水通淋。用于膀胱湿热所致的淋证、癃闭。症见尿频涩痛、淋沥不畅、小腹胀满、口干咽燥。

【临床应用】①泌尿系统感染：急慢性尿道炎、非淋菌性尿道炎、膀胱炎、前列腺炎（增生）、肾盂肾炎。②妇科炎症等引起的尿频、尿痛、刺痒、尿道口红肿、尿滴沥不尽、有脓性分泌物、白带增多、阴道炎等证患。③腰腹胀满疼痛、口干咽燥、舌苔黄腻、脉滑数者。④尿结石及尿路结石、肾结石，下疳等。⑤生殖系统感染：淋病、衣原体感染等。⑥湿热下注之热淋、血淋、膏淋等，小便浑赤、溺时涩痛、淋漓不畅、癃闭不通者。⑦产后及术后尿潴留患者。

【功效特点】同八正合剂。

【剂型规格】颗粒剂，每袋装 10g。

【性状】本品为黄褐色的颗粒；味甜、微苦。

【用法与用量】开水冲服，一次 1 袋。一日 2 次，小儿酌减。

【注意】孕妇忌服，体质虚弱者不宜服。

【生产厂家】聚力医药科技有限公司。

分清五淋丸

【处方来源】《中国药典》（2015 版）。

【类别】双轨制处方药。

【处方组成】木通、盐车前子、瞿麦、萹蓄、滑石、甘草、大黄、栀子、知母、黄柏、黄芩、猪苓、茯苓、泽泻共 14 味。

【方解】本方主治湿热下注膀胱之淋证。本方在八正散基础上减去灯芯草加入知母、黄柏、黄芩、猪苓、茯苓、泽泻而成，增强了清热泻火、利湿作用。

【功能与主治】清热泻火，利尿通淋。用于湿热下注所致的淋证，症见小便黄赤，尿频尿急，尿道灼热涩痛。

【临床应用】①泌尿系统感染。②妇科炎症等引起的尿频、尿痛、刺痒、尿道口红肿、尿滴沥不尽、有脓性分泌物、白带增多、阴道炎等证患。③尿结石及尿路结石、肾结石，下疳等。④湿热下注之热淋、血淋、膏淋等。

【剂型规格】水丸，每袋装6g。

【性状】为白色至灰白色光亮的水丸，丸芯为黄棕色至深棕色；味甘、苦。

【用法与用量】口服，一次6g；一日2~3次。

【使用注意】孕妇慎用。

【生产厂家】天津中新药业集团股份有限公司乐仁堂制药厂。

癃清片

【处方来源】《中国药典》（2015版）。

【类别】双轨制处方药、国家基本药物。

【处方组成】金银花、黄连、黄柏、白花蛇舌草、牡丹皮、泽泻、车前子、仙鹤草、败酱草、赤芍共10味。

【方解】本方主治膀胱湿热型热淋、癃闭。方中以泽泻、车前子清热利湿通淋；金银花、黄连、黄柏、白花蛇舌草、败酱草清热泻火解毒；牡丹皮、仙鹤草、赤芍清热凉血，活血祛瘀。

【功能与主治】清热解毒，凉血通淋。用于下焦湿热所致的热淋，症见尿频、尿急、尿痛、腰痛、小腹坠胀；亦用于慢性前列腺炎湿热蕴结兼瘀血证，症见小便频急，尿后余沥不尽，尿道灼热，会阴少腹腰骶部疼痛或不适等。

【临床应用】①膀胱湿热型热淋。尿频，尿急，尿赤，尿痛，小腹拘急疼痛。②湿热瘀阻型癃闭。尿频，尿细如线，小腹胀满或小便不通，小腹急胀。③前列腺增生有以上证候者也可应用。

【功效特点】方中以泽泻、车前子为君药，配伍银花、黄连、黄柏、白花蛇舌草、败酱草清热泻火解毒；牡丹皮、仙鹤草、赤芍凉血活血祛瘀。用于湿热淋证及癃闭。临床以尿频，尿急，尿痛，牵及小腹，舌苔黄腻，脉滑数为辨证要点。

【剂型规格】片剂，每片重0.6g。

【性状】本品为棕色至棕褐色的片或薄膜衣片，除去包衣后显棕色至棕褐色；气芳香，味微苦。

【用法与用量】口服，一次6片；一日2次；重症一次8片；一日3次。

【使用注意】体虚胃寒者不宜服用。

【生产厂家】天津中新药业集团股份有限公司隆顺榕制药厂。

千金止带丸

【处方来源】《中国药典》（2015 版）。

【类别】甲类非处方药。

【处方组成】党参、炒白术、盐杜仲、续断、盐补骨脂、当归、白芍、川芎、香附、木香、小茴香、砂仁、醋延胡索、青黛、鸡冠花、椿皮、煅牡蛎共 17 味。

【方解】本方主治脾肾两虚，湿热带下。方中以党参、白术健脾且益元气，杜仲、续断、补骨脂，补肾而固下元，是为治本之策，脾健则内湿不生，肾固则精微不失；当归、白芍、川芎养血活血而调经；香附、木香、小茴香行气止痛而调经，砂仁和胃进食，延胡索活血利气，青黛清肝经之郁热，鸡冠花、椿皮除湿热止带下，煅牡蛎收涩固经止带。诸药合用，共奏健脾益肾、调经止带之功。

【功能与主治】健脾补肾，调经止带。用于脾肾两虚所致的月经不调，带下病，症见月经先后不定期，量多或淋漓不净，色淡无块，或带下量多，色白清稀，神疲乏力，腰膝酸软。

【临床应用】脾肾两虚，冲任失调，湿热下注所致的赤白带下，月经不调，腰酸腹痛。

【功效特点】方中以党参、白术为君药，配伍杜仲、续断、补骨脂健脾益气，补肾固精；四物汤加砂仁、延胡索养血活血而调经；鸡冠花、椿皮、煅牡蛎除湿热，收涩止带。用于脾肾两虚，湿热带下。临床以带下黄稠，量多臭秽，月经不调，腰酸腹痛为辨证要点。

【剂型规格】水丸，每袋装 6g。大蜜丸，每丸重 9g。

【性状】本品为灰黑色的水丸；气微香，味涩、微苦。大蜜丸为黑褐色；气微香，味甜、涩、微苦。

【用法与用量】口服，水丸一次 6~9g，一日 2~3 次。大蜜丸，一次 1 丸，一日 2 次。

【使用注意】忌食生冷寒凉之物。阴虚火旺者忌服。

【生产厂家】广东国医堂制药有限公司。

妇科千金片

【处方来源】《中国药典》（2015 版）。

【类别】甲类非处方药。

【处方组成】千斤拔、单面针、金樱根、穿心莲、功劳木、党参、鸡血藤、当归共 8 味。

【方解】本方主治湿热下注，气血不足带下病。方中千斤拔、单面针、穿心莲、功劳木清热解毒，除湿止带；金樱根固涩止带；鸡血藤活血调经；党参、当归益气养血扶正。

【功能与主治】清热除湿，补气化瘀。用于湿热瘀阻所致的带下病腹痛。症见带下量多，色黄质稠，臭秽，小腹疼痛，腰骶酸痛，神疲乏力；慢性盆腔炎、子宫内膜炎、慢性宫颈炎见上述证候者。

【临床应用】①湿热下注，气血不足带下病。②盆腔炎、子宫内膜炎、宫颈炎。

【功效特点】方中以千斤拔、单面针、穿心莲、功劳木为君药，配伍金樱根、鸡血藤清热解毒，除湿和血，固涩止带活血调经；党参、当归益气养血扶正。用于湿热下注，气血不足带下病。临床以带下黄稠，量多臭秽，面色萎黄，倦怠乏力为辨证要点。

【剂型规格】片剂，基片重 0.32g。

【性状】本品为糖衣片或薄膜衣片，除去包衣后显灰褐色；味苦。硬胶囊内容物为棕黄色至棕褐色的粉末和颗粒；气微，味苦。

【用法与用量】口服，片剂，一次 6 片；胶囊剂，一次 2 粒。一日 3 次。14 天为 1 个疗程。

【使用注意】孕妇禁用。忌辛辣、生冷、油腻食物；有高血压、心脏病、肝病、糖尿病、肾病等慢性病严重者应在医师指导下服用；少女、绝经后患者均应在医师指导下服用；伴有赤带者，应去医院就诊；腹痛较重者，应及时去医院就诊；服药 2 周症状无缓解，应去医院就诊；对本品过敏者禁用，过敏体质者慎用；本品性状发生改变时禁止使用。

【方歌】妇科千金单面针，鸡血功劳归党参，穿心莲能千斤拔，除湿止带金樱根。

【生产厂家】株州千金药业股份有限公司。

花红片

【处方来源】《中国药典》（2015 版）。

【类别】甲类非处方药。

【处方组成】一点红、白花蛇舌草、地桃花、白背叶根、桃金娘根、菥蓂、鸡血藤共 7 味。

【方解】本方主治湿热带下证。方中一点红清热解毒，活血散瘀，利水消肿止带；白花蛇舌草、白背叶根、地桃花清热解毒、消痛散结、利尿除湿；鸡血藤、桃金娘根养血活血，通络收敛。

【功能与主治】清热解毒，燥湿止带，祛瘀止痛。用于湿热瘀滞所致的带下病、月经不调。症见带下量多、色黄质稠、小腹隐痛、腰骶酸痛、经行腹痛；慢性盆腔炎、附件炎、子宫内膜炎见上述证候者。

【临床应用】①湿热下注，带下黄稠，反复下腹隐痛，坠胀，月经滴沥不尽，月经期前后疼痛加剧。②子宫内膜炎，附件炎，盆腔炎。

【功效特点】方中以一点红为君药，配伍白花蛇舌草、地桃花、白背叶根、桃金娘根、菥蓂、鸡血藤清热解毒，活血散瘀，利尿除湿止带。用于湿热带下证。临床以带下黄稠，下腹隐痛坠胀，月经滴沥不尽，经期腹痛为辨证要点。

【剂型规格】薄膜衣片，每片重 0.29g。糖衣片，片心重 0.28g。胶囊剂，每粒装 0.25g。

【性状】本品为糖衣片或薄膜衣片，除去包衣后显灰褐色至棕褐色；味微苦、咸。硬胶囊内容物为棕色至棕褐色的颗粒和粉末；味微苦、咸。

【用法与用量】口服，片剂，一次 4~5 片；胶囊剂，一次 3 粒。一日 3 次，7 天为 1 个疗程，必要时可连服 2~3 个疗程，每疗程之间停药 3 天。

【使用注意】孕妇禁用。忌食辛辣、生冷、油腻食物；妇女经期、哺乳期慎用。月经过多者慎用；患有糖尿病或其他疾病者，应在医师指导下服用；带下清稀者不宜选用。伴有赤带者，应去医院就诊；服药 7 天症状无缓解，应去医院就诊；对本品过敏者禁用，过敏体质者慎用；本品性状发生改变时禁止使用。

【方歌】花红片中一点红，桃金娘根鸡血藤、地桃菥蓂蛇舌草，清热除湿白背桐。

【生产厂家】广西壮族自治区花红药业股份有限公司。

洁尔阴洗液

【处方来源】《药品标准》。

【类别】乙类非处方药。

【处方组成】蛇床子、苦参、黄柏、黄芩、独活、石菖蒲、苍术、土荆皮、艾叶、地肤子、茵陈、栀子、薄荷、金银花共14味。

【方解】本方主治湿热带下。方中以蛇床子、苦参清热燥湿，杀虫止痒；黄柏、黄芩清热燥湿，独活祛风除湿；石菖蒲、苍术芳香化湿；土荆皮杀虫止痒；艾叶温经止血；地肤子、茵陈清热利湿；栀子清热泻火；薄荷疏散风热；金银花清热解毒。诸药合用，共奏清热除湿，止痒止带之功。

【功能与主治】清热燥湿，杀虫止痒。主要用于真菌性、滴虫性及非特异性阴道炎，中医辨证属湿热下注者。症见阴部瘙痒红肿，带下量多、色黄或如豆渣状，口苦口干，尿黄便结。

【临床应用】①湿热带下，阴部瘙痒红肿，带下量多、色黄或如豆渣状，口苦口干，尿黄便结。②妇科炎症。③湿疹，寻常性痤疮，皮肤瘙痒症，脂溢性皮炎，尖锐湿疣属湿热下注证者。

【功效特点】方中以蛇床子、苦参为君药，配伍黄柏、苍术、土荆皮、地肤子、茵陈清热燥湿，杀虫止痒。外用主治湿热带下及皮肤病。临床以带下量多、黄稠或如豆渣状，口苦口干，尿黄便结为辨证要点。

【剂型规格】洗剂，每瓶装 60ml、120ml、140ml、160ml、200ml、220ml、240ml、260ml、280ml、300ml、350ml。

【性状】棕色至深棕色液体，气芳香。

【用法与用量】①外阴、阴道炎：用10%浓度洗液（即取本品10ml加温开水至100ml混匀），搽洗外阴，用冲洗器将10%的洁尔阴洗液送至阴道深部冲洗阴道，一日1次，7天为1个疗程。②一般皮肤病：先湿润皮肤患处，再涂药液，揉搓3分钟以上，然后洗净。重症患者可直接涂搽患部。③痤疮：除局部（用20%～25%）涂搽外，宜口服维生素 B_2、维生素 B_6 各10mg，一日3次。

【注意事项】经期、孕期妇女慎用；本品为外用药，禁止内服；忌食辛辣、生冷、油腻食物；切勿接触眼睛、口腔等黏膜处。皮肤破溃处禁用；治疗期间忌房事，配偶如有感染应同时治疗；未婚或绝经后患者，应在医师指导下使用；外阴白色病变、糖尿病所致的瘙痒不宜使用；带下伴血性分泌物或伴有尿频、尿急、尿痛者，应去医院就诊；若使用中出现刺痛，皮肤潮红加重，暂停使用；带下量多服药7天、湿疹及体股癣用药2周症状无缓解，应去医院就诊；严格按说明书要求使用，不可随意提高浓度；外阴、肛门等处勿直接用原液涂搽；对本品过敏者禁用，过敏体质者慎用；本品性状发生改变时禁止使用。

【生产厂家】成都恩威制药有限公司。

石淋通片

【处方来源】《中国药典》（2015版）。

【类别】双轨制处方药。

【处方组成】广金钱草1味。

【方解】本方主治湿热阻滞胆结石和尿路结石。广金钱草清热解毒，利尿通淋，排结石。

【功能与主治】清热利尿，通淋排石。用于湿热下注所致的热淋、石淋，症见尿频、尿急、尿痛或尿有砂石；尿路结石、肾盂肾炎见上述证候者。

【临床应用】①用于湿热阻滞，气机不畅黄疸；②湿热下注所致的水肿，尿路结石，淋浊，带下；③痈肿疮癣。

【功效特点】方中以广金钱草清热解毒，利尿通淋，排结石。用于湿热阻滞胆结石和湿热下注所致的尿路结石。临床以脘腹或右胁胀痛或腰痛牵及小腹，舌苔黄腻为辨证要点。

【剂型规格】片剂，每片含干浸膏0.12g。

【性状】本品为棕褐色的片或糖衣片或薄膜衣片，包衣片除去包衣后显棕褐色；味苦、涩。

【用法与用量】口服，一次5片；一日3次。

【使用注意】长期大量服用广金钱草，可产生头晕心悸，可能与利尿排钾有关。

【生产厂家】云南省个旧市药业有限责任公司。

三金片

【处方来源】《中国药典》（2015版）。

【类别】甲类非处方药、国家基本药物。

【处方组成】金樱根、菝葜、羊开口、金沙藤、积雪草共5味。

【方解】本方主治下焦湿热小便淋漓涩痛、急慢性尿路感染。方中以金沙藤、金樱根、菝葜清湿热，利小便通淋，固精益肾；羊开口理气舒肝，利尿通淋；积雪草清热除湿，解毒利尿。

【功能与主治】清热解毒，利湿通淋，益肾。用于下焦湿热所致的热淋，小便短赤，淋沥涩痛，尿急频数；急慢性肾盂肾炎、膀胱炎、尿路感染见上述证候者。

【临床应用】①肾虚湿热下注淋证：小便短赤，淋漓涩痛。②急、慢性肾盂肾炎、膀胱炎、尿路感染，症见尿频、尿涩痛、尿急、尿短淋漓、尿赤黄、腰痛、腹胀痛等。③前列腺炎。

【功效特点】方中以金沙藤、金樱根、菝葜为君药，配伍羊开口、积雪草清下焦湿热，利小便通淋，固精益肾。用于肾虚湿热下注淋证。临床以尿频，尿急，腰痛，小腹胀痛，舌苔黄腻、脉滑数为辨证要点。

【剂型规格】薄膜衣，每片重0.18g（小片，相当于饮片2.1g）、（大片，相当于饮片3.5g）；糖衣小片片心重0.17g（相当于饮片2.1g）。糖衣片，片心重0.28g（大片，相当于饮片3.5g）。

【性状】本品为糖衣片或薄膜包衣片，除去包衣后显棕色至黑褐色；味酸、涩、微苦。

【用法与用量】口服，小片一次5片，大片一次3片，一日3~4次。

【禁忌】孕妇禁用；糖尿病患者禁服（糖衣片）。

【生产厂家】桂林三金药业股份有限公司。

二妙丸

【处方来源】《丹溪心法》、《中国药典》（2015版）。

【类别】甲类非处方药。

【处方组成】苍术、黄柏共2味。

【方解】本方主治湿热下注诸证。方中以苍术苦温健脾燥湿；黄柏苦寒清下焦湿热两药相伍，使热去湿清，诸证自愈。

【功能与主治】燥湿清热。用于湿热下注，足膝红肿热痛，下肢丹毒，白带，阴囊湿痒。

【临床应用】①湿热所致的筋骨疼痛，下部湿疮，痿证等。②泌尿系统感染（急性肾炎、膀胱炎及尿道炎等）；崩漏，白带过多；消化系统疾病（口腔溃疡、胃炎、胃溃疡、十二指肠溃疡、肠炎、痢疾、肝炎）；坐骨神经痛及湿疹等。

【功效特点】本方为中医清热燥湿的基础方。用于湿热下注，足膝红肿热痛，下肢丹毒，白带，阴囊湿痒。临床以足膝红肿热痛，小便短赤，舌苔黄腻为辨证要点。

【剂型规格】水丸，每袋装6g。

【性状】本品为黄棕色的水丸；气微香，味苦涩。

【用法与用量】口服，一次6~9g，一日2次。

【使用注意】忌烟酒、辛辣、油腻及腥发食物；有高血压、心脏病、肝病、糖尿病、肾病等慢性病严重者应在医师指导下服用；儿童、孕妇、哺乳期妇女、年老体弱者应在医师指导下服用；服药期间，如局部皮疹需要使用外用药时，应向专科医师咨询；如瘙痒重者，应去医院就诊；服药七天症状无缓解，应去医院就诊；对本品过敏者禁用，过敏体质者慎用；本品性状发生改变时禁止使用。

【附注】二妙散方名出自《丹溪心法》，但本方药物组成并非率先出自《丹溪心法》。此方，最早见于元代危亦林所著《世医得效方》卷9的"脚气"门中，名苍术散。治一切风寒湿热，足膝痛或赤肿。朱震亨将其改名为"二妙散"。明代虞抟所著《医学正传》加入川牛膝，名曰"三妙丸"，主治湿热下流，两脚麻木或如火烙之热，现治疗湿热下注引起的脚气病、腰膝关节酸痛，湿疮以及带下、淋浊。清代吴谦《医宗金鉴》中将苍术散加入槟榔亦称"三妙散"，但此方不内服，只供外用，治湿癣，收干止痒效称强。近代人秦伯未在《谦斋医学讲稿》中将二妙散加知母名三妙丸，亦用治下肢痛属湿热下注者。《成方便读》又在苍术散的基础上加入怀牛膝，薏苡仁，名四妙丸，主治湿热下注，下焦痿弱，肿痛，小便不利，使湿热从小便而出。

【生产厂家】天津中新药业集团股份有限公司乐仁堂制药厂。

利胆排石片

【处方来源】《中国药典》（2015版）。

【类别】双轨制处方药。

【处方组成】金钱草、茵陈、大黄、槟榔、黄芩、木香、郁金、麸炒枳实、姜厚朴、芒硝共 10 味。

【方解】本方主治胆管结石，胆管感染。方中以金钱草、茵陈清热利湿，利胆排石；大黄、黄芩、槟榔、芒硝清热泻下，通便去积；木香、郁金、枳实、厚朴行气解郁止痛。

【功能与主治】清热利湿，利胆排石。用于湿热蕴毒，腑气不通所致的胁痛、胆胀，症见胁肋胀痛、发热、尿黄、大便不通；胆囊炎、胆结石症见上述证候者。

【临床应用】①肝胆湿热身目俱黄，胁肋疼痛，口干而苦，小便黄赤，大便干燥，舌苔黄腻。②胆管结石，急性胆管感染，胆囊炎。

【功效特点】方中以金钱草、茵陈为君药，配伍大黄、黄芩、芒硝清热利湿，利胆排石，泻下通便，木香、枳实、厚朴解郁止痛。用于胆管结石、胆囊炎。临床以口干而苦，小便黄赤，大便干燥，舌苔黄腻为辨证要点。

【剂型规格】片剂，每片重 0.25g。颗粒剂，每袋装 3g。

【性状】本品为糖衣片或薄膜衣片，除去包衣后显棕褐色；味苦、咸。颗粒剂为棕色至棕褐色的颗粒；味苦、咸。

【用法与用量】口服，片剂，排石，一次 6～10 片；炎症，一次 4～6 片，一日 2 次。颗粒剂，排石，一次 2 袋；炎症，一次 1 袋，一日 2 次。

【使用注意】孕妇禁用。体弱，肝功能不良者慎用。

【附注】利胆片为本品减去槟榔、郁金、枳实、厚朴加入知母、大青叶、柴胡、白芍、金银花组成。功效：舒肝止痛，清热利湿。用于肝胆湿热所致的胁痛，症见胁肋及胃腹部疼痛、按之痛剧，大便不通，小便短赤，身热头痛，呕吐不食；胆囊炎、胆结石症。行气消胀作用略差，清热解毒作用较强。

【生产厂家】天津同仁堂药业股份有限公司。

胆石通胶囊

【处方来源】《中国药典》（2015 版）。

【类别】双轨制处方药。

【处方组成】蒲公英、水线草、绵茵陈、广金钱草、溪黄草、枳壳、柴胡、大黄、黄芩、鹅胆粉共 10 味。

【方解】本方主治肝胆湿热，右胁胀痛之证。方中以广金钱草、茵陈清热利湿，利胆排石；蒲公英、水线草、溪黄草、鹅胆干膏粉清热利湿，凉血散瘀，排除肝脏毒素；大黄、黄芩清热泻下通便；枳壳、柴胡行气解郁止痛。

【功能与主治】清热利湿，利胆排石。用于肝胆湿热所致的胁痛、胆胀，症见右胁胀痛、痞满呕恶、尿黄口苦，胆石症、胆囊炎见上述证候者。

【功效特点】方中以金钱草、茵陈为君药，配伍蒲公英、水线草、溪黄草、鹅胆粉清热利湿，凉血散瘀，大黄、黄芩清热利湿，泻下通便。用于胆管结石、胆囊炎。临床以口苦，右胁疼痛、痞满呕恶，舌苔黄腻为辨证要点。

【剂型规格】胶囊剂，每粒装 0.65g。

【性状】本品为胶囊剂，内容物为黄褐色至棕褐色的粉末，味略咸，微苦。

【用法与用量】口服，一次 4～6 粒，一日 3 次，10 天为 1 个疗程。若服药结石已排出即可停药。

【使用注意】孕妇慎服。严重消化道溃疡、心脏病及重症肌无力者忌服。忌烟酒及辛辣油腻食物。

【生产厂家】广东万年青制药有限公司。

金胆片

【处方来源】《药品标准》。

【类别】双轨制处方药。

【处方组成】龙胆、金钱草、虎杖、猪胆膏共 4 味。

【方解】本方主治急、慢性胆囊炎、胆石症。方中以金钱草清热利湿，利胆排石；龙胆清利肝胆湿热；虎杖、猪胆膏利湿清热破瘀。

【功能与主治】利胆消炎。用于急、慢性胆囊炎，胆石症，以及胆管感染。

【临床应用】急、慢性胆囊炎，胆石症，胆管感染，胆管手术后综合征。

【功效特点】方中以金钱草为君药，配伍龙胆、金钱草、虎杖、猪胆膏清利肝胆湿热，利胆排石。用于胆管结石、胆囊炎及胆管手术后综合征。临床以右胁疼痛、口苦咽干，舌苔黄腻为辨证要点。

【剂型规格】片剂，每片重0.32g。

【性状】本品为糖衣片，除去糖衣后，显棕褐色；味苦。

【用法与用量】口服，一次5片，一日2~3次。

【使用注意】孕妇慎用。

【生产厂家】海南海力制药有限公司。

胆乐胶囊

【处方来源】《中国药典》（2015版）。

【类别】双轨制处方药。

【处方组成】猪胆汁酸、陈皮、南山楂、郁金、连钱草共5味。

【方解】本方主治肝郁气滞所致的胆囊炎，胆石症。方中以猪胆汁酸、连钱草清热解毒，活血化瘀；陈皮、郁金舒肝解郁，理气；南山楂消食导滞开胃。

【功能与主治】理气止痛，利胆排石。用于肝郁气滞所致的胁痛胆胀。症见胁肋胀痛，纳呆尿黄；慢性胆囊炎、胆石症见上述证候者。

【临床应用】胆囊炎、胆管结石、肝内胆管结石、酒后过量造成的胆损伤及急性肝炎、慢性肝炎、黄疸、肝胆郁结、湿热胃滞、隆病、食积不化、胆管结石合并感染、胆囊术后综合征等。

【功效特点】方中以猪胆汁酸、连钱草为君药，配伍陈皮、南山楂、郁金清热解毒，活血化瘀，舒肝解郁，消食开胃。用于肝郁气滞胆囊炎、胆管结石。临床以胁肋胀痛，纳呆，尿黄，舌红苔黄为辨证要点。

【剂型规格】胶囊剂，每粒装0.3g。

【性状】本品为胶囊剂，内容物为棕黄色至棕色的粉末；味苦。

【用法与用量】口服，一次4粒，一日3次。

【使用注意】忌食生冷油腻食物。

【生产厂家】浙江永宁药业股份有限公司。

胆宁片

【处方来源】《中国药典》（2015版）。

【类别】双轨制处方药、国家基本药物。

【处方组成】大黄、虎杖、青皮、白茅根、陈皮、郁金、山楂共7味。

【方解】本方主治胆囊炎。方中以虎杖利湿清热解毒，散瘀止痛；大黄清热泻下，通便去积；青皮、陈皮、郁金行气解郁止痛。白茅根凉血止血，清热利尿；山楂消食健胃，增进食欲，行气散瘀，化浊降脂。

【功能与主治】疏肝利胆，清热通下。用于肝郁气滞、湿热未清所致的右上腹隐隐作痛、食入作胀、胃纳不香、嗳气、便秘；慢性胆囊炎见上述证候者。

【临床应用】①右上腹隐隐作痛、食入作胀、胃纳不香、嗳气、便秘，舌苔黄腻。②胆囊炎。

【功效特点】方中以虎杖为君药，配伍大黄、青皮、白茅根、陈皮、郁金行气解郁利湿，清热解毒，散瘀止痛，泻下通便；山楂消食健胃，增进食欲，行气散瘀，化浊降脂。用于胆囊炎。临床以右上腹隐隐作痛、食入作胀、胃纳不香、嗳气、便秘，舌苔黄腻为辨证要点。

【剂型规格】片剂，每片重 0.36g。

【性状】本品为薄膜衣片，除去包衣后显棕褐色；味甘、苦。

【用法与用量】口服，一次 5 片，一日 3 次。饭后服用。

【使用注意】服用本品后，如每日排便增至 3 次以上者，应酌情减量。

【生产厂家】上海和黄药业有限公司。

三、利水渗湿类中成药

利水渗湿类中成药具有健脾渗湿利水的作用，适用于脾不健运、水湿内停证，症见小便不利，水肿，泻泄等。治宜：渗湿利水。代表中成药有：五苓散。

五苓散

【处方来源】《伤寒论》、《中国药典》（2015 版）。

【类别】双轨制处方药、国家基本药物。

【处方组成】猪苓、泽泻、炒白术、茯苓、肉桂共 5 味。

【方解】本方主治太阳蓄水证。方中重用泽泻甘淡性寒，直达肾与膀胱，利水渗湿；茯苓、猪苓之淡渗，增强利水渗湿之力；白术健脾而运化水湿，肉桂一药两用，外解太阳之邪，内助膀胱气化。五药合用，利水渗湿，化气解表，使水行气化，表邪得解，脾气运化，则蓄水留饮诸证自除。本方重在利水渗湿，故又用于水湿内盛之水肿，小便不利。

【功能与主治】温阳化气，利湿行水。用于阳不化气、水湿内停所致的水肿，症见小便不利、水肿腹胀、呕逆泄泻、渴不思饮。

【临床应用】①本方为利水之剂。临床以小便不利，舌苔白，脉浮或缓为辨证要点。湿热者忌用。②若水肿兼有表证者，可与越婢汤合用；水湿壅盛者，可与五皮散合用；泻泄偏于热者，须去桂枝，加车前子、木通以利水清热。③常用于肾炎、肝硬化所引起的水肿，以及急性肠炎、尿潴留、脑积水等，属水湿内盛者。

【剂型规格】散剂，每袋装6g、9g。

【性状】本品为淡黄色粉末；气微香，味微辛。

【用法与用量】口服。一次6~9g，一日2次。

【附方】四苓散、茵陈、五苓散、胃苓汤如下。

（1）四苓散（《明医指掌》）：白术、茯苓、猪苓、泽泻，水煎服。功用：利水渗湿。主治：内伤饮食有湿，小便赤少，大便溏泻。

（2）茵陈五苓散（《金贵要略》）：五苓散加茵陈蒿末，先食饮方，日三服。功用：利水退黄。主治：湿热黄疸，湿多热少，小便不利等证。

（3）胃苓汤（《丹溪心法》）：五苓散与平胃散等分，用姜枣汤送服，空腹服。功用：祛湿和胃，行气利水。主治：春夏之间，脾胃伤冷，水谷不分，泻泄不止。

【方歌】五苓散治太阳府，泽泻白术与二苓；温阳化气添桂枝，利便解表治水停。

【生产厂家】天津宏仁堂药业有限公司。

第九章 祛痰、消导类中成药

第一节 祛痰类中成药

凡以祛痰止咳药为主组成，能够促进痰的排出或能消除引发致痰的原因，具有祛痰止咳平喘作用，用于治疗外感、热痰、湿痰、寒痰、燥热或阴虚、阳虚、肺肾两虚等所致的多种咳喘的一类中药制剂，统称为祛痰类中成药。

咳喘为中医内科的证候，临床大致可分为实证和虚证两大类。实证多由外感、寒热、湿燥、痰饮等引起，治法以宣肺祛邪为主；虚证多因脏腑功能失调，阴阳虚损所致，治法以调整脏腑，补益阴阳为主；对于外感内伤，虚实兼杂者应分清标本缓急而治之。

祛痰止咳类中成药可分为解表止咳类中成药、清热化痰类中成药、燥湿化痰类中成药三类。

一、解表止咳类中成药

解表止咳类中成药具有解表宣肺、止咳平喘等作用，适用于外感风寒或风热、肺气失宣引起的咳嗽。症见恶寒，发热，头痛，咳嗽痰多，无汗或有汗，鼻塞流涕，脉浮等。其又有风寒、风热之别。外感风寒治宜辛温解表，宣肺止咳。代表中成药有：通宣理肺丸、参苏理肺丸、解肌宁嗽丸、小青龙合剂、杏苏止咳糖浆等；外感风热治宜辛凉解表，止咳祛痰。代表中成药有：桑菊感冒片、止嗽定喘口服液、小儿清热止咳口服液等。

通宣理肺丸

【处方来源】《证治准绳》（参苏饮加减）、《中国药典》（2015 版）。

【类别】甲类非处方药、国家基本药物。

【处方组成】陈皮、半夏、茯苓、甘草、麻黄、苦杏仁、前胡、黄芩、枳壳、桔梗、紫苏叶共 11 味。

【方解】本方主治风寒感冒初起咳嗽。方中以麻黄、紫苏叶辛温解表，宣肺止咳；苦杏仁、前胡、桔梗宣肺止咳祛痰；陈皮、半夏、茯苓、甘草理气燥湿祛痰；黄芩清肺热止咳；枳壳行气消痰。

【功能与主治】解表散寒，宣肺止嗽。用于风寒束表、肺气不宣所致的感冒咳嗽，症见发热，恶寒，咳嗽，鼻塞流涕，头痛，无汗，肢体酸痛。

【临床应用】①风寒感冒初起，发热恶寒，鼻塞流涕，头痛无汗。②风寒咳嗽，痰多色白，清稀。

【功效特点】方中以麻黄、苏叶为君药，配伍二陈汤、苦杏仁、前胡、桔梗辛温解表，宣肺止咳祛痰。用于风寒咳嗽。临床以发热恶寒，无汗，咳嗽痰多，色白清稀，舌淡苔白，脉浮为辨证要点。

【剂型规格】水蜜丸，每100丸重10g。大蜜丸，每丸重6g。薄膜衣，每片重0.3g。糖衣片，片心重0.29g。胶囊剂，每粒装0.36g。颗粒剂，每袋装9g、3g（无蔗糖）。

【性状】本品为黑棕色至黑褐色的水蜜丸或大蜜丸；味微甜，略苦。片剂为糖衣片或薄膜衣片，除去包衣后显灰棕色至棕褐色；气香，味微苦。硬胶囊内容物为混有白色粉末的棕色粉末；味苦。颗粒剂为黄棕色的颗粒；气香，味甜、微苦或气香、味微苦（无蔗糖）。

【用法与用量】口服，水蜜丸，一次7g，大蜜丸，一次2丸；片剂，一次4片；胶囊剂，一次2粒；颗粒剂，一次1袋。一日2～3次。

【使用注意】忌烟、酒及辛辣、生冷、油腻食物；不宜在服药期间同时服用滋补性中药；风热或痰热咳嗽、阴虚干咳者不适用；支气管扩张、肺脓疡、肺源性心脏病、肺结核患者出现咳嗽时应去医院就诊；高血压、心脏病患者慎用。有肝病、糖尿病、肾病等慢性病严重者应在医师指导下服用；儿童、孕妇、哺乳期妇女、年老体弱者应在医师指导下服用；服药期间，若患者发热体温超过38.5℃或出现喘促气急者或咳嗽加重、痰量明显增多者应去医院就诊；服药3天症状无缓解，应去医院就诊；对本品过敏者禁用，过敏体质者慎用；本品性状发生改变时禁止使用。

【方歌】通宣理肺用二陈，麻杏前胡兼黄芩；枳壳桔梗葛苏叶，风寒咳嗽此方神。

【生产厂家】蜜丸：天津中新药业集团股份有限公司达仁堂制药厂；片剂：天津中新药业集团股份有限公司隆顺榕制药厂。

参苏理肺丸

【处方来源】《证治准绳》（参苏饮加减）、《药品标准》。

【类别】甲类非处方药。

【处方组成】沙参、紫苏叶、黄芩、葛根、橘红、前胡、半夏、浙贝母、天花粉、苦杏仁、桔梗、厚朴、生姜、大枣共 14 味。

【方解】本方主治风寒感冒初起咳嗽。方中以葛根、紫苏叶、生姜辛温解表，宣肺止咳；橘红、半夏、苦杏仁、浙贝母、前胡、桔梗宣肺止咳祛痰；沙参、天花粉、大枣滋阴润肺，生津止渴；黄芩清肺热止咳；厚朴行气宽中利痰。

【功能与主治】散风解热，止嗽化痰。用于四时感冒，风寒咳嗽。头痛无汗，鼻塞声重，发热恶寒，鼻流清涕，四肢无力。

【临床应用】①风寒感冒初起，发热恶寒，头痛无汗，鼻塞声重，鼻流清涕，咳嗽，痰少而黏。②风寒伤阴的咳嗽，痰少而黏色白。

【功效特点】方中以葛根、紫苏叶、生姜为君药，配伍沙参、天花粉、大枣辛温解表，润肺止咳。风寒感冒伤阴的咳嗽。临床以发热恶寒，无汗，咳嗽痰少而黏色白，舌淡，脉浮为辨证要点。

【剂型规格】大蜜丸，每丸重9g。

【性状】本品为黑棕色的大蜜丸；味甜，微苦。

【用法与用量】口服，一次 1 丸，一日 2 次。

【使用注意】忌烟、酒及辛辣、生冷、油腻食物；不宜在服药期间同时服用滋补性中成药；不适用于风热感冒，其表现为发热明显，微恶风，有汗，口渴，鼻流浊涕，咽喉肿痛，咳吐黄痰；高血压、心脏病、肝病、糖尿病、肾病等慢性病严重者应在医师指导下服用；服药 3 天后症状无改善或症状加重或出现新的严重症状（如胸闷、心悸等）应立即停药，并去医院就诊；小儿、年老体弱者、孕妇应在医师指导下服用；对本品过敏者禁用，过敏体质者慎用；药品性状发生改变时禁止服用。

【附注】本药与通宣理肺丸的区别：通宣理肺丸辛温解表兼去湿痰，用于外感风寒无汗，咳嗽痰多色白，清稀，肢体酸痛；参苏理肺丸辛温解表兼滋阴清热，用于外感风寒内热阴伤，咳嗽痰少色白而黏。

【方歌】参苏理肺芩葛根，橘红前夏贝花粉；苦杏仁桔梗朴姜枣，风寒咳嗽又伤阴。

【生产厂家】天津中新药业集团股份有限公司达仁堂制药厂。

解肌宁嗽丸

【处方来源】《沈氏尊生书》（宁嗽汤加减）、《中国药典》（2015 版）。

【类别】甲类非处方药。

【处方组成】紫苏叶、葛根、陈皮、半夏、茯苓、甘草、苦杏仁、桔梗、天花粉、玄参、前胡、木香、枳壳、浙贝母共 14 味。

【方解】本方主治小儿风寒感冒咳嗽。方中以紫苏叶、葛根辛温解表，宣肺退热；苦杏仁、桔梗、前胡、浙贝母宣肺止咳祛痰；陈皮、半夏、茯苓、甘草燥湿祛痰；木香、枳壳行气利痰；花粉、玄参滋阴润肺。

【功能与主治】解表宣肺，止咳化痰。用于外感风寒，痰浊阻肺所致的小儿感冒发热，咳嗽痰多。

【临床应用】①小儿风寒感冒，恶寒重，发热轻，鼻流清涕，无汗，咳嗽，舌淡苔白腻。②外感风寒，肺气失宣的咳嗽，痰多清稀。③气管炎，慢性支气管炎。

【功效特点】方中以苏叶、葛根为君药，配伍二陈汤、苦杏仁、前胡、桔梗、浙贝辛温解表，宣肺止咳祛痰。用于小儿风寒感冒咳嗽。临床以恶寒发热，无汗，咳嗽痰多，色白清稀，舌淡苔白腻为辨证要点。

【剂型规格】大蜜丸，每丸重 3g。口服液每支装 10ml。

【性状】本品为黑绿色或棕褐色的大蜜丸；味微苦、辛。口服液为棕红色液体；味甜、微苦。

【用法与用量】口服，大蜜丸，小儿 1 周岁，一次半丸；2 至 3 岁，一次 1 丸。一日 2 次，温开水送服。口服液，小儿 3 岁以内，一次 2～5ml；3 至 12 岁，一次 5～10ml。一日 3 次。

【使用注意】忌食生冷辛辣食物；在服用咳嗽药时，应停止服用补益中成药；按照用法用量服用，可用温开水化后服；服药期间症状加重或兼见其他症状，应及时去医院就诊；对本品过敏者禁用，过敏体质者慎用；本品性状发生改变时禁止使用。

【附注】本品与小儿感冒颗粒的区别：本药用于风寒感冒，恶寒重，发热轻，鼻流清涕，无汗，咳嗽，舌淡苔白腻；小儿感冒颗粒用于风热感冒发热重，咳嗽痰黏，咽喉肿痛及流感证。

【方歌】解肌宁嗽苏葛根，二陈杏仁桔花粉；玄参前胡木枳壳，解表宣肺浙贝随。

【生产厂家】天津中新药业集团股份有限公司达仁堂制药厂。

止嗽青果丸

【处方来源】《药品标准》。

【类别】甲类非处方药。

【处方组成】西青果、麻黄、苦杏仁、石膏、甘草、紫苏子、紫苏叶、半夏、浙贝母、桑白皮、白果仁、黄芩、款冬花、冰片共 14 味。

【方解】本方主治风寒束肺证。方中麻黄、紫苏叶宣肺定喘兼解表寒；白果仁敛肺止咳，化痰平喘。散中有收，即宣肺止咳平喘，又不至耗散肺气；苦杏仁、紫苏子、半夏、款冬花降气化痰；石膏、黄芩、浙贝母、桑白皮、西青果清泄肺热，润肺平喘；冰片开窍辟秽；甘草调和诸药。

【功能与主治】宣肺化痰，止咳定喘。用于风寒束肺引起的咳嗽痰盛，胸膈满闷，气促作喘，口燥咽干。

【临床应用】①风寒束肺，咳嗽痰盛。②气管炎。

【功效特点】方中以麻黄、紫苏叶、白果仁为君药，配伍苦杏仁、紫苏子、半夏、石膏、黄芩、浙贝母宣肺散寒，清肺热平喘。用于风寒束肺证。临床以咳嗽痰盛，胸膈满闷，气促作喘，口燥咽干为辨证要点。

【剂型规格】大蜜丸，每丸重 3g。

【性状】本品为黑褐色的大蜜丸；气微香，味凉、涩、微甜。

【用法与用量】口服，一次 2 丸，一日 2 次。

【使用注意】运动员慎用；服用前应除去蜡皮、塑料球壳；本品可嚼服，也可分份吞服。

【附注】原天津方与本方相比，天津方药物组成含有马兜铃和百合，不含紫苏子、紫苏叶和冰片。滋阴润肺作用稍强。

【方歌】止嗽青果桑杏夏，紫苏子叶白果麻；贝母芩草冰石膏，风寒束肺款冬花。

【生产厂家】天津中新药业集团股份有限公司达仁堂制药厂。

感冒止咳颗粒

【处方来源】《中国药典》（2015 版）。

【类别】甲类非处方药。

【处方组成】柴胡、山银花、连翘、黄芩、葛根、苦杏仁、桔梗、青蒿、薄荷脑共9味。

【方解】本方主治风热感冒和流行性感冒。方中山银花、连翘清热解毒，疏散上焦风热；葛根发表解肌散风；青蒿清热解暑，透散表邪；桔梗、苦杏仁宣肺祛痰，止咳平喘利咽。

【功能与主治】清热解表，止咳化痰。用于外感风热所致的感冒，症见发热恶风，头痛鼻塞，咽喉肿痛，咳嗽，周身不适。

【临床应用】风热感冒，流行性感冒。

【功效特点】方中以山银花、连翘为君药，配伍葛根、青蒿清热解毒，疏散上焦风热；桔梗、苦杏仁宣肺祛痰利咽。用于风热感冒和流行性感冒。临床以咳嗽，咽喉肿痛，发热头痛，四肢怠倦为辨证要点。

【剂型规格】颗粒剂，每袋装10g、3g（无蔗糖）。糖浆剂，每瓶装100ml。

【性状】本品为黄色至棕黄色的颗粒；味甜、微苦，具清凉感，或味微苦，具清凉感（无蔗糖）。糖浆剂深棕色的澄清液体；味甜、微苦，具清凉感。

【用法与用量】开水冲服，一次1袋；糖浆剂，一次10ml。一日3次。

【使用注意】忌烟、酒及辛辣、生冷、油腻食物；不宜在服药期间同时服用滋补性中成药；风寒感冒者不适用，其表现为恶寒重，发热轻，无汗，头痛，鼻塞，流清涕，喉痒咳嗽；高血压、心脏病、肝病、肾病等慢性病严重者应在医师指导下服用；服药3天后症状无改善或症状加重或出现新的严重症状如胸闷、心悸等应立即停药，并去医院就诊；小儿、年老体弱者、孕妇应在医师指导下服用；脾胃虚寒，症见腹痛、喜暖、泄泻者慎用；糖尿病患者慎用；对本品过敏者禁用，过敏体质者慎用；药品性状发生改变时禁止服用。

【方歌】感冒止咳柴银翘，芩葛杏仁桔青蒿；清热解表止咳痰，伤风咳嗽薄荷脑。

【生产厂家】北京同仁堂股份有限公司同仁堂制药厂。

感冒炎咳灵片

【处方来源】《药品标准》。

【类别】甲类非处方药。

【处方组成】板蓝根、生姜、甘草、一枝黄花、一点红共 5 味。

【方解】方中主治风热感冒咳嗽咽痛。方中一枝黄花、生姜疏风解表，清热解毒利咽，抗菌消炎；板蓝根、一点红清热利水，凉血解毒；甘草清热解毒，祛痰止咳。

【功能与主治】清热解毒，止咳。用于风热感冒所致的咳嗽，咽喉肿痛；咽炎，扁桃体炎及慢性支气管炎见上述症状者。

【临床应用】上呼吸道感染、流行性感冒咳嗽。

【功效特点】方中以一枝黄花、生姜为君药，配伍板蓝根、一点红疏风解表，清热解毒利咽。用于风热感冒咳嗽咽痛。临床以发热重，恶寒轻，咽喉肿痛或干痛，咳嗽为辨证要点。

【剂型规格】片剂，每片重 0.4g。

【性状】本品为棕黄色至灰褐色的片；味苦、微甘。

【用法与用量】口服，一次 4~6 片，一日 3 次。

【禁　忌】孕妇禁用。

【使用注意】忌烟、酒及辛辣、生冷、油腻食物；不宜在服药期间同时服用滋补性中药；风寒感冒者不适用，其表现为恶寒重，发热轻，无汗，头痛，鼻塞，流清涕，喉痒咳嗽；高血压、心脏病、肝病、糖尿病、肾病等慢性病严重者应在医师指导下服用；儿童、年老体弱者应在医师指导下服用；扁桃体有化脓及全身高热者应去医院就诊；服药 3 天症状无缓解，应去医院就诊；对本品过敏者禁用，过敏体质者慎用；本品性状发生改变时禁止使用。

【方歌】感冒炎咳灵片好，板蓝生姜和甘草；一枝黄花一点红，感冒咳嗽挺见效。

【生产厂家】福州屏山制药厂。

杏苏止咳糖浆

【处方来源】《中国药典》（2015 版）。

【类别】甲类非处方药。

【处方组成】苦杏仁、紫苏叶、陈皮、甘草、桔梗、前胡共 6 味。

【方解】本方主治风寒感冒初起咳嗽。方中以紫苏叶辛温解表散寒；苦杏仁宣肺止咳，降气平喘；桔梗、前胡宣肺止咳祛痰；陈皮理气和胃化痰；甘草益气，调和药性。

【功能与主治】宣肺散寒，止咳祛痰。用于感冒风寒，咳嗽气逆。

【临床应用】①风寒感冒，恶寒发热，鼻流清涕，咳嗽气逆，舌淡苔白腻。②气管炎，支气管炎。

【功效特点】方中以苦杏仁、苏叶为君药，配伍桔梗、前胡、陈皮辛温解表，止咳降气平喘。用于风寒感冒咳嗽气逆。临床以恶寒发热，咳嗽气逆痰盛，舌淡苔白腻为辨证要点。

【剂型规格】糖浆剂，每瓶装100ml。颗粒剂，每袋装12g。

【性状】本品为浅棕黄色至棕黄色的黏稠液体；气芳香，味甜。颗粒剂为浅黄棕色至黄棕色的颗粒；气芳香，味甜、微苦。

【用法与用量】口服，糖浆剂，一次10～15ml；颗粒剂，一次1袋，开水冲服。一日3次，小儿酌减。

【使用注意】忌食辛辣、油腻食物；本品适用于风寒咳嗽，其表现为咳嗽声重，气急，咳痰稀薄色白，常伴鼻塞，流清涕；支气管扩张、肺脓疡、肺源性心脏病、肺结核、糖尿病患者应在医师指导下服用；服用1周病证无改善，应停止服用，去医院就诊；服药期间，若患者出现高热，体温超过38℃或出现喘促气急者或咳嗽加重，痰量明显增多，痰由白变黄者应到医院就诊；长期服用，应向医师或药师咨询；对本品过敏者禁用，过敏体质者慎用；本品性状发生改变时禁止使用。

【方歌】杏苏糖浆陈皮草，桔梗前胡通肺窍；解表消痰理气机，风寒咳嗽用之妙。

【生产厂家】湖北午时药业股份有限公司。

桂龙咳喘宁胶囊

【处方来源】《中国药典》（2015版）。

【类别】甲类非处方药、国家基本药物。

【处方组成】桂枝、龙骨、白芍、生姜、大枣、炙甘草、牡蛎、黄连、法半夏、瓜蒌皮、苦杏仁共11味。

【方解】本方主治外感风寒、痰湿阻肺引起的咳嗽、支气管炎。方中以桂枝、生姜辛温解表，散寒宣肺；龙骨、牡蛎咸涩入肾，软坚化痰，敛气逐湿；法半夏、苦杏仁燥湿化痰，降气平喘；瓜蒌皮、黄连清化热痰，利气宽胸；白芍、大枣敛阴和营，益气养血；炙甘草益气和中，调和药性。

【功能与主治】止咳化痰，降气平喘。用于外感风寒、痰湿阻肺引起的咳嗽、气喘、痰涎壅盛；急、慢性支气管炎见上述证候者。

【临床应用】①外感风寒、痰湿阻肺引起的咳嗽、气喘、痰涎壅盛。②急、慢性支气管炎，哮喘。

【功效特点】方中以桂枝、龙骨为君药，配伍法半夏、苦杏仁、瓜蒌皮、生姜、牡蛎辛温解表，散寒宣肺，敛气逐湿，降气平喘。用于外感风寒、痰湿阻肺引起的咳嗽气喘及支气管炎。临床以动则气喘，痰涎壅盛，舌淡胖大为辨证要点。

【剂型规格】胶囊剂，每粒装 0.5g（相当于饮片 1.67g）。颗粒剂，每袋装 6g。

【性状】本品为硬胶囊，内容物为浅棕色粉末；气方香，味微苦而甜。颗粒剂为浅黄棕色的颗粒；气香，味甜。

【用法与用量】口服，一次 3 粒；颗粒剂，一次 1 袋，开水冲服。一日 3 次。

【使用注意】服药期间忌烟、酒、猪肉及生冷食物；本品适用于风寒咳嗽，其表现为咳嗽声重，气急，咽痒，咳痰稀薄色白，常伴鼻塞，流清涕，头痛，肢体酸痛，恶寒发热，无汗等表证。舌苔薄白，脉浮或浮紧；支气管扩张、肺脓疡、肺源性心脏病、肺结核患者应在医师指导下服用；服用 1 周病证无改善，应停止服用，去医院就诊；服药期间，若患者出现高热，体温超过 38.5℃ 或是出现喘促气急者或是咳嗽加重，痰量明显增多或是痰由白转黄者应到医院就诊；长期服用，应向医师或药师咨询；对本品过敏者禁用，过敏体质者慎用；药品性状发生改变时禁止服用。

【生产厂家】山西桂龙药业有限公司。

止嗽定喘口服液

【处方来源】《伤寒论》、《中国药典》（2015 版）。

【类别】甲类非处方药。

【处方组成】麻黄、苦杏仁、甘草、石膏共 4 味。

【方解】本方主治风寒感冒化热咳喘。方中以麻黄宣肺止咳；石膏用量倍于麻黄，使宣肺不助热，清肺不留邪，肃降肺气平喘；苦杏仁肃降肺气，止咳平喘；甘草益气和中，助石膏甘寒育阴，调和药性。

【功能与主治】辛凉宣泄，清肺平喘。用于表寒里热，身热口渴，咳嗽痰盛，喘促气逆，胸膈满闷，急性支气管炎见上述证候者。

【临床应用】①风寒之邪化热入里，热壅于肺，咳嗽痰盛，喘促气急，胸膈满闷。②急、慢性支气管炎，哮喘。

【功效特点】方中以麻黄、石膏为君药，配伍苦杏仁、甘草辛凉宣泄，清肺平喘。用于表邪未解，邪热壅肺的喘咳。临床以发热，痰盛喘促，苔薄黄，脉数为辨证要点。

【剂型规格】口服液，每支装10ml。

【性状】本品为棕黄色的液体；气微香，味甜，微酸、涩。

【用法与用量】口服，一次10ml，一日2~3次。儿童酌减。

【使用注意】忌烟、酒及辛辣、生冷、油腻食物；不宜在服药期间同时服用滋补性中药；支气管扩张、肺脓疡、肺源性心脏病、肺结核患者出现咳嗽时应去医院就诊；高血压、心脏病患者慎用。糖尿病患者及有肝病、肾病等慢性病严重者应在医师指导下服用；儿童、孕妇、哺乳期妇女、年老体弱者应在医师指导下服用；服药期间，若患者发热体温超过38.5℃或出现喘促气急者或咳嗽加重、痰量明显增多者应去医院就诊；服药3天症状无缓解，应去医院就诊；对本品过敏者禁用，过敏体质者慎用；本品性状发生改变时禁止使用。

【生产厂家】天津中新药业集团股份有限公司乐仁堂制药厂。

小儿清热止咳口服液

【处方来源】《中国药典》（2015版）。

【类别】甲类非处方药。

【处方组成】麻黄、炒苦杏仁、石膏、甘草、黄芩、板蓝根、北豆根共7味。

【方解】本方主治小儿风热感冒咳嗽咽痛。方中以麻杏石甘汤辛凉宣泄，清肺平喘；黄芩清泄肺经实火；板蓝根、北豆根清热解毒，利咽止痛。

【功能与主治】清热宣肺，平喘利咽。用于小儿外感风热所致的感冒，症见发热恶寒，咳嗽痰黄，气促喘息，口干音哑，咽喉肿痛。

【临床应用】小儿风热感冒，肺热咳嗽，痰多色黄，咽痛气促。

【功效特点】方中以麻杏石甘汤加黄芩、板蓝根、北豆根辛凉宣泄，清泄肺热，解毒平喘。用于小儿表邪未解，邪热壅肺的喘咳。临床以发热，痰盛喘促，苔薄黄，脉数为辨证要点。

【剂型规格】口服液，每支装 10ml、100ml、120ml。

【性状】本品为棕黄色的液体；久置有少量沉淀；味甘、微苦。

【用法与用量】口服，1 至 2 岁，一次 3 ~ 5ml；3 至 5 岁，一次 5 ~ 10ml；6 至 14 岁，一次 10 ~ 15ml。一日 3 次，用时摇匀。

【使用注意】忌食辛辣、生冷、油腻食物；风寒感冒者不适用，表现为发热畏冷、肢凉、流清涕，咽不红者；有高血压、心脏病患儿慎服；婴儿及糖尿病患儿应在医师指导下服用；脾虚易腹泻者慎服；服药 3 天症状无缓解，应去医院就诊；对本品过敏者禁用，过敏体质者慎用；药品性状发生改变时禁止服用。

【方歌】小儿清热止咳液，麻杏石甘黄芩协；北豆板蓝泄肺热，黄痰喘咳咽痛歇。

【生产厂家】北京协和康友制药有限公司。

二、清热化痰类中成药

清热化痰类中成药具有清肺化痰、止咳平喘的作用，适用于热痰证。热痰可由外感热邪或风寒入里郁久化热或由肺经实火或肝郁化火犯肺，酿液为痰，引起咳嗽。症见咳嗽声重，痰多色黄黏稠，胸闷气喘，口渴咽痛，大便秘结，甚至高热，神昏，惊悸狂躁。治宜：清热泻肺热，止咳通便。代表中成药有：清肺抑火丸、除痰降火丸、礞石滚痰丸、急支糖浆、鲜竹沥水、蛇胆川贝散、清肺消炎丸、清气化痰丸。

清肺抑火丸

【处方来源】《寿世保元》（清咽抑火汤加减）、《中国药典》（2015版）。

【类别】甲类非处方药。

【处方组成】黄芩、知母、黄柏、前胡、苦参、天花粉、栀子、桔梗、大黄、浙贝母共 10 味。

【方解】本方主治肺热咳嗽，大便干燥。方中以黄芩、大黄清泄肺经实火，解毒通便；知母、黄柏、苦参、栀子清热泻火解毒；浙贝母、桔梗、前胡宣肺止咳祛痰；花粉清热生津止渴。

【功能与主治】清肺止咳，化痰通便。用于痰热阻肺所致的咳嗽，痰黄稠黏，口干咽痛，大便干燥。

【临床应用】①肺热咳嗽，痰稠量多，咽喉肿痛，大便干燥。②肺热衄血：鼻孔干燥，生疮，大便干燥。

【功效特点】方中以黄芩、大黄为君药，配伍知母、黄柏、苦参、栀子清热泻火解毒；浙贝母、桔梗、前胡宣肺止咳祛痰。用于肺经实热咳嗽及衄血。临床以咳嗽咽痛，痰黄稠量多，大便干燥为辨证要点。

【剂型规格】大蜜丸，每丸重9g。

【性状】本品为淡黄色至黄褐色的水丸或棕褐色的大蜜丸；气微，味苦。

【用法与用量】口服，水丸，一次6g；大蜜丸，一次1丸，一日2~3次。温开水送服。

【使用注意】服药期间忌食辛辣、油腻食物；本品适用于痰热阻肺，咳嗽痰多证；支气管扩张、肺脓疡、肺源性心脏病、肺结核患者应在医师指导下服用；服用1周病证无改善，应停止服用，去医院就诊；服药期间，若患者出现高热，体温超过38.5℃或是出现喘促气急者或是咳嗽加重，痰量明显增多或是痰中带脓血者应到医院就诊；儿童、老人、孕妇、体质虚弱及脾胃虚寒者慎用，本品不宜长期服用；对本品过敏者禁用，过敏体质者慎用；药品性状发生改变时禁止服用。

【方歌】清肺抑火用黄芩，知柏前胡与苦参；花粉浙贝栀桔梗，咳痰便秘入川军。

【生产厂家】蜜丸：天津中新药业集团股份有限公司达仁堂制药厂；片剂：天津中新药业集团股份有限公司隆顺榕制药厂。

清金止嗽化痰丸

【处方来源】《药品标准》。

【类别】甲类非处方药。

【处方组成】百部、甘草、苦杏仁、桔梗、前胡、枳壳、浙贝母、知母、黄芩、熟大黄、天花粉、桑白皮、麦冬、化橘红共14味。

【方解】本方主治肺热咳嗽。方中以黄芩、熟大黄清肺泄热通便；前胡、桔梗、浙贝母、桑白皮、苦杏仁、化橘红宣肺理气，化痰止咳；知母、百部、天花粉、麦冬清热润肺；枳壳行气利痰；甘草润肺止咳，调和诸药。

【功能与主治】清肺，化痰，止嗽。用于肺热痰盛引起的咳嗽黄痰，胸膈不畅，喉痛音哑，大便干燥。

【临床应用】①肺热咳嗽，痰多黄稠，不易咳出，咽痛，大便秘结。②支气管炎、上呼吸道感染、肺部感染。

【功效特点】方中以黄芩、熟大黄为君药，配伍众多宣肺理气，化痰止咳药，知母、百部、天花粉、麦冬清热润肺。用于肺热壅盛咳嗽。临床以咳嗽痰多黄稠，咽痛口渴，大便秘结为辨证要点。

【剂型规格】水丸，每袋装6g。

【性状】本品为黄褐色的水丸；味微苦。

【用法与用量】口服，一次6g，一日1～2次。温开水送服。

【使用注意】忌食辛辣、油腻食物；支气管扩张、肺脓疡、肺源性心脏病、肺结核患者应在医师指导下服用；服用1周病证无改善，应停止服用，去医院就诊；服药期间，若患者出现高热，体温超过38℃或出现喘促气急者或咳嗽加重，痰量明显增多者应到医院就诊；儿童、孕妇、体质虚弱及脾胃虚寒者慎用；对本品过敏者禁用，过敏体质者慎用；本品性状发生改变时禁止使用。

【生产厂家】天津中新药业集团股份有限公司乐仁堂制药厂。

除痰降火丸

【处方来源】《北京市中药成方选集》、《药品标准》。

【类别】甲类非处方药。

【处方组成】大黄、栀子、枳实、陈皮、前胡、黄芩、连翘、枳壳、天花粉、桔梗共10味。

【方解】本方主治肺热咳嗽痰盛。方中以大黄、黄芩、栀子、连翘清热解毒，降火通便；枳实、枳壳、陈皮行气宽中，泻痰除痞；天花粉清热滋阴，润燥生津；前胡宣肺化痰止咳；桔梗利咽消肿，载药上行。

【功能与主治】清热止嗽，降火化痰。实热咳嗽，痰涎壅盛，咽喉肿痛，口鼻生疮，大便干燥，小便赤黄。

【临床应用】本药临证适用于肺热火盛所致咳嗽、口鼻生疮、痰盛、咽肿、便秘等实热证。

【功效特点】方中以黄芩、大黄为君药，配伍栀子、连翘、枳实、陈皮清热解毒，降火通便；前胡、桔梗宣肺化痰止咳。用于实热咳嗽。临床以痰涎壅盛，咽喉肿痛，大便干燥为辨证要点。

【剂型规格】水丸，每袋装6g。

【性状】本品为黄色的水丸；气微，味苦。

【用法与用量】口服，一次6g，一日1次。

【附注】本药与清肺抑火丸功效相近，但泻痰除痞、行气宽中及清泄作用较强。

【生产厂家】北京同仁堂药业有限公司同仁堂制药厂。

清肺消炎丸

【处方来源】《中国药典》（2015版）。

【类别】甲类非处方药。

【处方组成】麻黄、石膏、葶苈子、人工牛黄、炒苦杏仁、羚羊角、牛蒡子、地龙共8味。

【方解】本方主治痰热阻肺，咳嗽气喘。方中以麻黄、石膏、苦杏仁辛凉宣肺，清热化痰，止咳平喘；葶苈子泻肺利水，祛痰平喘；人工牛黄、羚羊角清心泻肝，豁痰定惊，息风退热；地龙、牛蒡子活血化瘀，解毒散肿。

【功能与主治】清肺化痰，止咳平喘。用于痰热阻肺，咳嗽气喘，胸胁胀痛，吐痰黄稠；上呼吸道感染、急性支气管炎、慢性支气管炎急性发作见上述证候者。

【功效特点】方中以麻黄、石膏、苦杏仁为君药，配伍葶苈子、人工牛黄、羚羊角、地龙辛凉宣肺，化痰止咳，泻肺利水，息风退热。用于痰热阻肺，咳嗽气喘。临床以胸胁胀痛，吐痰黄稠，舌红苔黄为辨证要点。

【剂型规格】小蜜丸，每60丸重8g。

【性状】本品为棕褐色的水蜜丸；气腥，味微辛、苦。

【用法与用量】口服，1周岁以内，小儿，一次10丸，1至3岁，一次20丸；3至6岁，一次30丸；6至12岁，一次40丸；12岁以上及成人，一次60丸。一日3次。

【使用注意】忌烟、酒及辛辣、生冷、油腻食物；不宜在服药期间同时服用滋补性中药；风寒表证引起的咳嗽、心功能不全者慎用；支气管扩张、肺脓疡、肺源性心脏病、肺结核患者出现咳嗽时应去医院就诊；高血压、心脏病患者慎用。有肝病、糖尿病、肾病等慢性病严重者应在医师指导下服用；儿童、孕妇、哺乳期妇女、年老体弱及脾虚便溏者应在医师指导下服用；服药期间，若患者发热体温超过38.5℃或出现喘促气急者或咳嗽加重、痰量明显增多者应去医院就诊；服药3天症状无缓解，应去医院就诊；对本品过敏者禁用，过敏体质者慎用；本品性状发生改变时禁止使用。

【方歌】清肺消炎麻牛黄，石膏地龙加羚羊；杏仁牛蒡葶苈子，化痰止咳喘不慌。

【生产厂家】天津中新药业集团股份有限公司达仁堂制药厂。

急支糖浆

【处方来源】《中国药典》（2015版）。

【类别】甲类非处方药、国家基本药物。

【处方组成】鱼腥草、金荞麦、四季青、紫菀、枳壳、麻黄、前胡、炙甘草共8味。

【方解】本方主治痰热阻肺，咳嗽气喘。方中以鱼腥草、金荞麦、四季青清热解毒，消痈排脓祛瘀；麻黄、前胡、紫菀宣肺化痰止咳；枳壳行气宽胸；炙甘草益气和中，调和药性。

【功能与主治】清热化痰，宣肺止咳。用于外感风热所致的咳嗽，症见发热、恶寒、胸膈满闷、咳嗽咽痛；急性支气管炎、慢性支气管炎急性发作见上述证候者。

【临床应用】主要用于治疗上呼吸道感染，急、慢性支气管炎，感冒后咳嗽，肺脓疡等证。

【功效特点】方中以鱼腥草、金荞麦、四季青为君药，配伍麻黄、前胡、紫菀清热解毒，消痈排脓，宣肺化痰止咳。用于急、慢性支气管炎。临床以咳嗽痰盛黄稠，胸胁胀痛，舌红苔黄为辨证要点。

【剂型规格】糖浆剂，每瓶装100ml、200ml。

【性状】本品为棕黑色的黏稠液体；味甜、微苦。

【用法与用量】口服，成人，一次20~30ml，一日3~4次。儿童1周岁以内，一次5ml；1至3岁，一次7ml；3至7岁，一次10ml；7岁以上，一次15ml。一日3~4次。

【使用注意】忌烟、酒及辛辣、生冷、油腻食物；不宜在服药期间同时服用滋补性中药；高血压、心脏病、甲状腺功能亢进患者慎服；有支气管扩张、肺脓疡、肺源性心脏病、肺结核患者出现咳嗽时应去医院就诊；服药3天症状无缓解，应去医院就诊；严格按用法用量服用，儿童，年老体弱者应在医师指导下服用；对急支糖浆过敏者禁用，过敏体质者慎用；药品性状发生改变时禁止服用。

【方歌】急支糖浆鱼腥草，荞麦四季菀枳壳；麻黄前胡止咳喘，感冒咳嗽炙甘草。

【生产厂家】太极集团重庆涪陵制药厂有限公司。

复方鲜竹沥液

【处方来源】《中国药典》（2015版）。

【类别】甲类非处方药。

【处方组成】鲜竹沥、鱼腥草、生半夏、生姜、枇杷叶、桔梗、薄荷素油共7味。

【方解】本方主治痰热阻肺、肺失清肃所致咳嗽气短。方中鲜竹沥、鱼腥草清肺化痰；生半夏燥湿化痰；枇杷叶化痰止咳；生姜发散风寒，温肺化饮；桔梗宣肺祛痰，能载药上行；薄荷油发散风热。

【功能主治】清热化痰，止咳。用于痰热咳嗽，痰黄黏稠。

【功效特点】方中以鲜竹沥、鱼腥草为君药，配伍生半夏、生姜、枇杷叶清肺燥湿，化痰止咳；桔梗、薄荷油宣肺祛痰，发散风热。用于痰热阻肺、肺失清肃所致咳嗽。临床以咳嗽声重，痰黄黏稠为辨证要点。

【剂型规格】合剂，每瓶装10ml、20ml、30ml、100ml、120ml、20ml（无蔗糖）。

【性状】本品为黄棕色至棕色的液体；气香，味甜。

【用法与用量】口服，一次20ml，一日2~3次。

【使用注意】忌烟、酒及辛辣、生冷、油腻食物；不宜在服药期间同时服用滋补性中药；风寒咳嗽者不适用；支气管扩张、肺脓疡、肺源性心脏病、肺结核患者出现咳嗽时应去医院就诊；糖尿病患者及有高血压、心脏病、肝病、肾病等慢性病严重者应在医师指导下服用；儿童、孕妇、哺乳期妇女、年老体弱及脾虚便溏者应在医师指导下服用；服药期间，若患者发热体温超过38.5℃或出现喘促气急者或咳嗽加重、痰量明显增多者应去医院就诊；严格按用法用量服用，本品不宜长期服用；服药3天症状无缓解，应去医院就诊；对本品过敏者禁用，过敏体质者慎用；本品性状发生改变时禁止使用。

【方歌】复方竹沥姜鱼腥，半夏枇杷荷桔梗；清热化痰又止咳，痰黄黏稠属肺热。

【生产厂家】江西南昌济生制药厂。

复方百部止咳糖浆

【处方来源】《药品标准》。

【类别】乙类非处方药。

【处方组成】百部、天南星、桑白皮、苦杏仁、知母、黄芩、桔梗、麦冬、陈皮、枳壳、甘草共 11 味。

【方解】本方主治肺热咳嗽。方中百部润肺下气止咳；知母、黄芩清肺泄热；天南星、苦杏仁、桑白皮、桔梗宣肺降气，化痰止咳；麦冬滋养肺阴；陈皮、枳壳行气宽胸利膈；甘草调和药性。

【功能与主治】清肺止咳。用于肺热咳嗽，痰黄黏稠，百日咳。

【临床应用】①肺热咳嗽，痰多色黄黏稠，舌红苔黄。②百日咳。

【功效特点】方中以百部为君药，配伍知母、黄芩、天南星、苦杏仁、桑白皮、桔梗清肺泄热，宣肺降气，化痰止咳。用于肺热咳嗽。临床以咳嗽声重，痰多色黄黏稠，舌红苔黄为辨证要点。

【剂型规格】糖浆剂，每瓶装 100ml。

【性状】本品为褐色的黏稠液体；味甜。

【用法与用量】口服，一次 10～20ml，一日 2～3 次。小儿酌减。

【使用注意】孕妇遵医嘱服用。

【方歌】复方百部天南星，桑杏知芩桔麦冬；陈皮枳壳和甘草，痰黄黏稠咳声重。

【生产厂家】重庆科瑞制药有限责任公司。

京都念慈庵川贝枇杷膏

【处方来源】《药品标准》。

【类别】甲类非处方药。

【处方组成】川贝、枇杷叶、南沙参、茯苓、化橘红、桔梗、法半夏、五味子、款冬花、远志、苦杏仁、生姜、甘草、苦杏仁水、薄荷脑共 15 味。

【方解】本方主治伤风咳嗽。方中川贝、枇杷叶清肺降气化痰；化橘红、桔梗、法半夏、款冬花、苦杏仁宣肺降气，化痰止咳；生姜、薄荷脑疏风解表；南沙参润肺生津；远志、五味子、茯苓安神益智；甘草清热祛痰止咳，调和药性。

【功能主治】润肺化痰，止咳平喘，护喉利咽，生津补气，调心降火。本品适用于伤风咳嗽，痰稠，痰多气喘，咽喉干痒及声音嘶哑。

【功效特点】方中以川贝、枇杷叶为君药，配伍橘红、桔梗、半夏、款冬花、苦杏仁清肺降气，化痰止咳；生姜、薄荷脑疏风解表；远志、五味子、茯苓安神益智。用于伤风咳嗽。临床以咽喉干痒，声音嘶哑，痰多痰稠，气喘为辨证要点。

【剂型规格】煎膏剂，每瓶装 300ml。

【性状】本品为棕褐色稠厚的半流体；具杏仁香气，味甜，辛凉。

【用法与用量】口服，成人一日 3 次，一次 1 汤匙，小儿减半。

【使用注意】忌烟、酒及辛辣、生冷、油腻食物；患有肝病、肾病等慢性病严重者应在医生指导下服用；服用 1 周病情无改善或服药期间症状加重者，应停止服用，去医院就诊；对本品过敏者禁用，过敏体质者慎用；本品性状发生改变时禁止使用。

【方歌】京都念慈庵枇杷，川贝橘红桔半夏；茯苓五味杏仁水，款冬远志姜草沙；疏风再加薄荷脑，善治咽痒声嘶哑。

【生产厂家】京都念安堂制药总厂集宁有限公司。

治咳川贝枇杷滴丸

【处方来源】《中国药典》（2015 版）。

【类别】甲类非处方药。

【处方组成】枇杷叶、川贝母、桔梗、水半夏、薄荷脑共 5 味。

【方解】本方主治痰热郁肺所致咳嗽。方中川贝母、枇杷叶清肺降气化痰；水半夏降气祛痰；桔梗宣肺利咽止咳；薄荷脑疏风解表。

【功能与主治】清热化痰止咳。用于感冒、支气管炎属痰热阻肺证，症见咳嗽、痰黏或黄。

【临床应用】临床上主要用于痰热郁肺所致咳嗽，症见咳嗽、咯痰、咽干、咽痛、发热、全身不适；感冒及支气管炎见上述证候者。

【功效特点】方中以川贝、枇杷叶为君药，配伍桔梗、半夏清肺降气，化痰止咳；薄荷脑疏风解表。用于痰热郁肺所致咳嗽。临床以咳嗽咯痰，咽干咽痛，发热，全身不适为辨证要点。

【剂型规格】丸剂，每丸重30mg。露剂：每瓶装150ml、180ml。

【性状】本品为包衣滴丸，除去包衣后显棕色至深棕色；气香，味微苦，有清凉感。露剂为棕红色的澄清液体；气香、味甜、有清凉感。

【用法与用量】口服或含服。丸剂，一次3～6丸；露剂，一次10～20ml。一日3次。

【使用注意】孕妇忌服。忌烟、酒及辛辣、生冷、油腻食物；不宜在服药期间同时服用滋补性中药；有支气管扩张、肺脓疡、肺源性心脏病、肺结核患者出现咳嗽时应去医院就诊；服药3天症状无缓解，应去医院就诊；严格按用法用量服用，儿童、年老体弱者应在医师指导下服用；对治咳川贝枇杷滴丸过敏者禁用，过敏体质者慎用。

【方歌】治咳川贝枇杷丸，桔梗半夏薄荷全；咳嗽咯痰咽干痛，宣肺降气清热痰。

【生产厂家】天津第六中药厂。

华山参滴丸

【处方来源】《药品标准》。

【类别】双轨制处方药。

【处方组成】华山参1味。

【方解】本方主治痰热阻肺，咳嗽气喘。华山参平喘止咳，温中安神镇惊。

【功能与主治】定喘，止咳，祛痰。用于慢性支气管炎，喘息性气管炎。

【功效特点】方中以华山参平喘止咳，温中安神镇惊。用于哮喘。临床以喉间痰鸣，喘息不能平卧为辨证要点。

【剂型规格】滴丸，每10丸0.2g。

【性状】本品为棕色的滴丸；味微苦。

【用法与用量】含服，一次1～2丸，一日3～6丸。极量，一次4丸，一日6丸。

【使用注意】青光眼患者忌服。孕妇及前列腺极度肥大者慎用。

【生产厂家】天津市第六中药厂。

蛤蚧定喘丸

【处方来源】《中国药典》（2015 版）。

【类别】甲类非处方药、国家基本药物。

【处方组成】蛤蚧、瓜蒌子、苦杏仁、甘草、黄芩、黄连、麻黄、麦冬、石膏、煅石膏、醋鳖甲、百合、炒紫苏子、紫菀共 14 味。

【方解】本方主治痰热阻肺，咳嗽气喘。方中以蛤蚧、鳖甲补肺益肾，纳气定喘；麦冬、百合、紫菀滋阴生津润肺；麻杏石甘汤辛凉宣泄，清肺平喘；黄芩、黄连清热泻虚火；瓜蒌子、苏子降气平喘。

【功能与主治】滋阴清肺，止咳定喘。用于肺肾两虚，阴虚肺热所致的虚劳久嗽，年老哮喘，气短烦热，胸满郁闷，自汗盗汗。

【临床应用】①虚劳久嗽，痰中带血，发热，自汗盗汗，咽干口燥或午后作烧，两颧潮红，手足心热。②老年哮喘，喘急气短，言语无力，动则喘甚，咳痰不爽。

【功效特点】方中以蛤蚧、鳖甲为君药，配伍麻杏石甘汤辛凉宣泄，清肺平喘；麦冬、百合、紫菀滋阴润肺。用于虚劳久嗽及老年哮喘。临床以喘急气短，言语无力，动则喘甚，咳痰不爽，自汗盗汗为辨证要点。

【剂型规格】小蜜丸，每 60 丸重 9g；大蜜丸，每丸重 9g。颗粒剂，每粒装 0.5g。

【性状】本品为棕色至棕黑色的水蜜丸、黑褐色小蜜丸或大蜜丸；气微，味苦、甜。硬胶囊内容物为黄棕色至棕色的颗粒与粉末；味苦。

【用法与用量】口服，水蜜丸，一次 5~6g；小蜜丸，一次 9g；大蜜丸，一次 1 丸；胶囊剂，一次 3 粒。一日 2 次，或遵医嘱。

【使用注意】忌食辛辣燥热食物，咳嗽寒证者忌服。

【方歌】虚劳蛤蚧定喘丸，瓜蒌杏草黄芩连；麻黄麦生煅石膏，鳖甲百合苏紫菀。

【生产厂家】天津中新药业集团股份有限公司达仁堂制药厂。

百花定喘丸

【处方来源】《成方切用》（百花膏加味）、《药品标准》。

【类别】甲类非处方药。

【处方组成】百合、款冬花、生紫菀、生石膏、花粉、麦冬、天冬、前胡、苦杏仁、薄荷、北沙参、麻黄、陈皮、牡丹皮、桔梗、生五味子、黄芩共 17 味。

【方解】本方主治痰热阻肺，阴伤咳喘。方中以百合、款冬花滋阴润肺，降气平喘；麻黄、薄荷、生紫菀、前胡、苦杏仁、桔梗宣肺利咽，止咳定喘；花粉、麦冬、天门冬、北沙参、生五味子滋阴润肺；生石膏、黄芩、丹皮清热泻虚火；陈皮理气和胃。

【功能与主治】疏风解热，止嗽定喘。用于咳嗽痰喘，日夜不息，不能安眠，呼吸困难，胸满不畅，咽干口渴。

【临床应用】①阴虚久嗽，咳嗽痰喘，日夜不息，呼吸困难，胸满不畅，咽干口渴，声音嘶哑，午后作烧。②慢性支气管炎，喘息性气管炎。

【功效特点】方中以百合、款冬花为君药，配伍花粉、麦冬、天冬、沙参滋阴润肺，降气平喘。用于阴虚久嗽及热哮。临床以气粗息涌，喉中痰鸣如吼，胸高胁胀，咳呛阵作，咳痰色黄或白，黏浊稠厚，咯吐不利，烦闷不安，汗出、面赤、口渴喜饮，不恶寒。舌苔黄腻，质红，脉滑数或弦滑为辨证要点。

【剂型规格】蜜丸，每丸重 9g。

【性状】本品为棕褐色至黑褐色的大蜜丸；味甜、微苦。

【用法与用量】口服，一次 1 丸，一日 2 次。

【使用注意】服药期间忌食辛辣、油腻食物；哮病急性发作，伴呼吸困难、心悸、紫绀者或是喘息明显，表现为端坐呼吸者或是哮病持续状态等均应去医院诊治；本品不宜长期服用，服用 3 天病证无改善，应停止服用，去医院就诊；服药期间，若患者出现高热，体温超过 38.5℃或是喘促气急加重，痰量明显增多或是痰中带脓血者应到医院就诊；高血压、心脏病患者慎用；儿童、老人、孕妇、体质虚弱者及脾胃虚寒者慎用；对本品过敏者禁用，过敏体质者慎用；药品性状发生改变时禁止服用。

【方歌】百花定喘紫石粉，二冬前杏荷沙参；麻陈丹皮桔五味，肺热喘满加黄芩。

【生产厂家】天津中新药业集团股份有限公司达仁堂制药厂。

百令胶囊

【处方来源】《中国药典》（2015 版）。

【类别】乙类非处方药。

【处方组成】发酵冬虫夏草菌粉（中华被毛孢经液体深层发酵所得菌丝体的干燥粉末）1 味。

【方解】本方主治肺肾两虚咳嗽。发酵冬虫夏草菌粉含虫草酸、甘露醇、甾体及 19 种氨基酸。具有提高机体免疫，升高白细胞，降低血脂、消除疲劳、抗炎、抗肿瘤等作用。

【功能与主治】补肺肾，益精气。用于肺肾两虚引起的咳嗽，气喘，咯血，腰背酸痛，面目虚浮，夜尿清长；慢性支气管炎、慢性肾功能不全的辅助治疗。

【临床应用】慢性支气管炎、慢性肾功能不全的辅助治疗。

【剂型规格】胶囊剂，每粒装 0.2g、0.5g。

【性状】本品为硬胶囊，内容物为灰色至灰黄粉末，气微腥，味微咸。

【用法与用量】口服，一次 1～3g，一日 3 次。慢性肾功能不全：一次 2g，一日 3 次；8 周为 1 个疗程。

【使用注意】忌辛辣、生冷、油腻食物。

【生产厂家】杭州中美华东制药有限公司。

川贝枇杷糖浆

【处方来源】《中国药典》（2015 版）。

【类别】乙类非处方药。

【处方组成】川贝母流浸膏、桔梗、枇杷叶、薄荷脑共 4 味。

【方解】本方主治痰热阻肺，咳嗽气喘。方中以川贝母流浸膏清热润肺，化痰止咳；枇杷叶清肺降逆止咳；桔梗、薄荷脑疏散风热，宣肺止咳。

【功能与主治】清热宣肺，化痰止咳。用于风热犯肺，痰热内阻所致的咳嗽痰黄或咯痰不爽，咽喉肿痛，胸闷胀痛，感冒、支气管炎见上述证候者。

【临床应用】①风热犯肺，内郁化火所致的咳嗽痰黄或吐痰不爽，咽喉肿痛，胸闷胀痛，感冒咳嗽等证。②伤风感冒、支气管炎、肺炎、胸膜炎等引起的咳嗽、哮喘，尤其对小儿的咳嗽疗效更佳。

【功效特点】方中以川贝母为君药，配伍桔梗、枇杷叶、薄荷脑疏散风热，宣肺止咳。用于风热犯肺，内郁化火所致的咳嗽。临床以咳嗽，咯痰不爽，痰黏稠或稠黄，喉燥咽痛，咳时汗出，常伴有鼻流黄涕，口渴，头痛，恶风，身热等表证。舌苔薄黄，脉浮数或滑数为辨证要点。

【剂型规格】糖浆剂，每瓶装 100ml。

【性状】本品为棕红色的黏稠液体；气香，味甜、微苦、凉。

【用法与用量】口服，一次 10ml，一日 3 次，小儿酌减。

【使用注意】服药期间忌食辛辣、油腻食物；支气管扩张、肺脓疡、肺源性心脏病、肺结核、糖尿病患者应在医师指导下服用；服用 1 周病证无改善，应停止服用，去医院就诊；服药期间，若患者出现高热，体温超过 38.5℃或是出现喘促气急者或是咳嗽加重，痰量明显增多或是痰中出现脓血者应到医院就诊；长期服用，应向医师或药师咨询；对本品过敏者禁用，过敏体质者慎用；药品性状发生改变时禁止服用。

【生产厂家】广东宏兴集团股份有限公司。

儿童清肺丸

【处方来源】《中国药典》（2015 版）。

【类别】甲类非处方药。

【处方组成】麻黄、苦杏仁、石膏、甘草、蜜桑白皮、瓜蒌皮、黄芩、板蓝根、橘红、法半夏、炒紫苏子、葶苈子、蜜枇杷叶、白前、前胡、石菖蒲、天花粉、煅青礞石、浙贝母、紫苏叶、细辛、薄荷共 22 味。

【方解】本方主治痰热阻肺，咳嗽气喘。方中以麻杏石甘汤加紫苏叶、细辛、薄荷疏风解表，清肺平喘；浙贝母、桑白皮、瓜蒌皮、橘红、前胡宣肺化痰止咳；法半夏、白前、紫苏子、葶苈子、枇杷叶、青礞石降气平喘；黄芩、天花粉、板蓝根清泄虚火，润燥生津；石菖蒲芳香开窍。

【功能与主治】清肺，解表，化痰，止嗽。用于小儿风寒外束，肺经痰热所致的面赤身热，咳嗽气促，痰多黏稠，咽痛声哑。

【临床应用】①小儿风寒外束，肺经痰热，面赤身热，咳嗽气促，痰多黏稠，咽痛声哑。②小儿支气管炎、病毒性肺炎、支气管肺炎、百日咳等病。

【功效特点】方中以麻杏石甘汤加紫苏叶、细辛、薄荷疏风解表，清肺平喘，配伍众多宣肺化痰，降气平喘药。用于小儿风寒外束，肺经痰热咳嗽。临床以面赤身热，咳嗽气促，痰多黏稠，咽痛声哑为辨证要点。

【剂型规格】水蜜丸，每袋装 1.7g；大蜜丸，每丸重 3g。

【性状】本品为棕褐色至黑褐色的水蜜丸或大蜜丸；味苦、辛辣。

【用法与用量】口服，水蜜丸，一次1袋；大蜜丸，一次1丸。一日2次。3岁以下儿童，一次半袋或半丸。

【使用注意】忌辛辣、生冷、油腻食物；不宜在服药期间同时服用滋补性中药；婴幼儿应在医师指导下服用；内蕴痰热咳嗽，阴虚燥咳、体弱久嗽者不适用；高血压、心脏病患儿慎用。脾虚易腹泻者应在医师指导下服用；发热体温超过38.5℃的患者，应去医院就诊；喘憋、面青唇紫者，应及时就医；严格按用法用量服用，本品不宜长期服用；服药3天症状无缓解，应去医院就诊；对本品过敏者禁用，过敏体质者慎用；本品性状发生改变时禁止使用。

【附注】本药与小儿清肺口服液名近功异，本药为清肺热药；小儿清肺口服液为治疗风寒咳嗽痰盛，咳嗽气促，声音嘶哑。

【生产厂家】佛山市安的药业有限公司。

泻白糖浆

【处方来源】《药品标准》。

【类别】甲类非处方药。

【处方组成】麻黄、苦杏仁、石膏、甘草、紫苏叶、川贝母、瓜蒌子、桑白皮、葶苈子、紫菀、款冬花、前胡、薄荷共13味。

【方解】本方主治小儿伤风咳嗽，痰多胸满。方中以麻黄、苦杏仁、石膏、甘草辛凉宣散清肺止咳；紫苏叶、薄荷辛凉解表，散风宣肺；川贝母、前胡、桑白皮、葶苈子、瓜蒌子降气化痰，止咳定喘；紫菀、款冬花清热润肺，化痰止咳。

【功能与主治】宣肺解热，化痰止咳。用于伤风咳嗽，痰多胸满，口渴舌干，鼻塞不通。

【临床应用】①肺热咳嗽。痰多色黄，胸满，口渴舌干。②伤风感冒咳嗽。鼻塞不通，口渴舌干。

【功效特点】方中以麻杏石甘汤配伍苏叶、薄荷辛凉宣泄，清肺平喘；川贝、前胡、桑白皮、葶苈子、瓜蒌子降气化痰，止咳定喘。用于小儿伤风咳嗽。临床以鼻塞不通，痰多胸满，脉浮为辨证要点。

【剂型规格】糖浆剂，每瓶装20ml。

【性状】本品为浅棕色澄清液体，具有杏仁香气，味甜。

【用法与用量】口服，一次20ml，一日3次。1周岁以内小儿酌减，2

岁以上酌情加量。

【使用注意】服药期间忌食辛辣、油腻食物；支气管扩张、肺脓疡、肺源性心脏病、肺结核患者应在医师指导下服用；服用 1 周病证无改善，应停止服用，去医院就诊；服药期间，若患者出现高热，体温超过 38.5℃ 或是出现喘促气急者或是咳嗽加重，痰量明显增多或是痰中出现脓血者应到医院就诊；高血压、心脏病、糖尿病患者慎用；本品不宜长期服用，儿童、老人、孕妇、体质虚弱及脾胃虚寒者慎用；对本品过敏者禁用，过敏体质者慎用；药品性状发生改变时禁止服用。

【附注】现市场上还有泻白散，此方即《小儿药证直诀》收载泻白丸，由地骨皮、桑白皮、炙甘草、粳米组成。亦属泻肺清热之剂，用于肺热咳嗽，气急喘息，痰黄发热，舌红苔黄，其解表、滋阴降气作用较本药差。

【方歌】泻白麻杏石甘汤，苏贝蒌桑葶苈装；紫菀冬花前薄荷，化痰止咳肺热降。

【生产厂家】天津中新药业集团股份有限公司隆顺榕制药厂。

小儿清肺丸

【处方来源】《药品标准》。

【类别】双轨制处方药。

【处方组成】前胡、天花粉、薄荷、桑白皮、苦杏仁、紫苏子、桔梗、紫苏、甘草、旋覆花、枳壳、化橘红、莱菔子、黄芩、浮海石共 15 味。

【方解】本方主治小儿外感风邪，内有痰热证。方中前胡、桔梗、桑白皮、化橘红宣肺化痰止咳；苦杏仁、紫苏子、旋覆花肃降肺气，降逆平喘；枳壳、莱菔子降气化痰宽胸；薄荷、紫苏解表疏风；黄芩、浮海石清肺热，化老痰；甘草润肺止咳。

【功能与主治】宣肺解表，止咳化痰。用于急性气管炎，风热感冒，咳嗽，吐白黏痰或黄稠痰。

【临床应用】①上呼吸道感染。②急慢性支气管炎。

【功效特点】方中以前胡、桔梗、桑白皮、化橘红为君药，配伍苦杏仁、紫苏子、旋覆花宣肺化痰，降逆平喘；枳壳、莱菔子降气化痰宽胸；薄荷、紫苏解表疏风。用于小儿外感风邪，内有痰热证。临床以咳嗽痰盛，吐白黏痰或黄稠痰，大便如常为辨证要点。

【剂型规格】大蜜丸，每丸重3g。

【性状】本品为深褐色的大蜜丸，味微苦。

【用法与用量】口服，1周岁，一次半丸；2岁，一次1丸；3岁，服1.5丸；3岁以上酌增。一日2次。

【禁忌】风寒感冒忌用。

【使用注意】忌烟、酒及辛辣、生冷、油腻食物；不宜在服药期间同时服用滋补性中药；风寒表证引起的咳嗽、心功能不全者慎用；支气管扩张、肺脓疡、肺源性心脏病、肺结核患者出现咳嗽时应去医院就诊；高血压、心脏病患者慎用。有肝病、糖尿病、肾病等慢性病严重者应在医师指导下服用；儿童、孕妇、哺乳期妇女、年老体弱及脾虚便溏者应在医师指导下服用；服药期间，若患者发热体温超过38.5℃，或出现喘促气急者，或咳嗽加重、痰量明显增多者应去医院就诊；服药3天症状无缓解，应去医院就诊；对本品过敏者禁用，过敏体质者慎用；本品性状发生改变时禁止使用。

【方歌】小儿清肺粉前胡，薄桑桔杏草紫苏；橘红莱菔紫苏子，枳壳浮海芩旋覆。

【生产厂家】天津中新药业集团股份有限公司达仁堂制药厂。

小儿久咳丸

【处方来源】《药品标准》。

【类别】甲类非处方药。

【处方组成】石膏、枇杷叶、竹茹、桑白皮、海浮石、葶苈子、紫苏子、苦杏仁、款冬花、法半夏、桑叶、金银藤、麻黄、藿香、僵蚕、沉香、石菖蒲共17味。

【方解】本方主治热郁于肺所致咳嗽、痰多、久咳。方中以石膏清泄肺热；枇杷叶、竹茹、桑白皮、海浮石、葶苈子、紫苏子、苦杏仁、款冬花、法半夏清泄肺热、降逆下气、化痰止咳；桑叶、金银藤、麻黄、藿香宣肺散郁，僵蚕疏散风热、化痰、镇惊，沉香温肾降气、平喘，石菖蒲化痰祛湿、开窍醒脑。

【功能与主治】疏风解热，止咳化痰。用于肺热咳嗽，痰多而稠，久咳及百日咳。

【临床应用】肺热久咳、胸闷痰多及百日咳等证。

【功效特点】本方以麻杏石甘汤为基础，增加理气化痰、清热燥湿、解痉宣散药物。用于小儿肺热久嗽。临床以咳嗽气促，胸闷痰多，咽痛为辨证要点。

【剂型规格】蜜丸，每丸重3g。

【性状】本品为黑褐色蜜丸；气微，味微甜、微苦。

【用法与用量】口服，一次1丸，1周岁以内酌减，一日2次。

【生产厂家】天津中新药业集团股份有限公司达仁堂制药厂。

蛇胆川贝散

【处方来源】《中国药典》（2015版）。

【类别】乙类非处方药、国家基本药物。

【处方组成】蛇胆汁、川贝母共2味。

【方解】本方主治痰热阻肺，咳嗽气喘。方中以蛇胆汁行气化痰，搜风祛湿；川贝母清热润肺，化痰止咳。

【功能与主治】清肺，止咳，除痰。用于肺热咳嗽，痰多。

【临床应用】①肺热咳嗽，痰盛气促，痰黄黏稠等证。②支气管哮喘、急、慢性支气管炎，上呼吸道感染，慢性咽炎，小儿肺炎，复发性口疮，百日咳等。

【功效特点】方中以蛇胆汁配伍川贝母清热润肺，搜风祛湿，化痰止咳。用于肺热咳嗽。临床以咳嗽，痰盛气促，痰黄黏稠为辨证要点。

【剂型规格】散剂，每瓶装0.3g、0.6g。

【性状】本品为浅黄色至浅棕黄色的粉末；味甘、微苦。

【用法与用量】口服，一次0.3g~0.6g，一日2~3次。

【使用注意】对于风寒咳嗽、痰湿犯肺、身体素弱之咳嗽或久咳不已，大便溏泄的患者禁用。

【生产厂家】广西玉林药业股份有限公司。

蛇胆陈皮散

【处方来源】《中国药典》（2015版）。

【类别】乙类非处方药。

【处方组成】蛇胆汁、陈皮共2味。

【方解】本方主治热痰内阻所致高热咳嗽喘促。方中以蛇胆汁清内热；陈皮理气化痰。

【功能与主治】理气化痰，祛风和胃。用于痰浊阻肺，胃失和降，咳嗽，呕逆。

【功效特点】方中以蛇胆汁为君药，配伍陈皮清热理气，化痰。用于痰浊阻肺，胃失和降所致的咳嗽。临床以咳嗽喘促，痰盛呕逆为辨证要点。

【剂型规格】散剂，每瓶装 0.3g、0.6g。胶囊剂，每粒装 0.3g。素片、每片重 0.22g、0.32g。薄膜衣片，每片重 0.4g。

【性状】本品为黄棕黄色至红棕色的粉末；气微香，味甘、微辛、微苦。硬胶囊内容物为黄棕色至红棕色的粉末；气微香，味甘、辛、微苦。片剂为棕黄色至棕褐色的片或薄膜衣片，薄膜衣片除去包衣后显棕黄色至棕褐色；气微香，味甘、辛、微苦。

【用法与用量】口服，片剂，一次 0.3～0.6g,；胶囊剂，一次 1～2 粒。一日 2～3 次。片剂，一次 2～4 片或 1～2 片（薄膜衣片），一日 3 次。

【生产厂家】江西余江制药厂责任有限公司。

鹭鸶咯丸

【处方来源】《中国药典》（2015 版）。

【类别】双轨制处方药。

【处方组成】麻黄、苦杏仁、石膏、甘草、炒紫苏子、细辛、瓜蒌皮、射干、天花粉、栀子、炒芥子、青黛、人工牛黄、炒牛蒡子、蛤壳共 15 味。

【方解】本方主治痰浊阻肺久咳、百日咳。方中以麻黄、苦杏仁、石膏、甘草辛凉宣散清肺止咳；细辛、紫苏子、白芥子、瓜蒌皮、蛤壳降气宽胸，化浊祛痰；天花粉、栀子、青黛、牛蒡子、射干清热解毒利咽；人工牛黄清热解毒，化痰开窍。

【功能与主治】宣肺，化痰，止咳。用于痰浊阻肺所致的顿咳、咳嗽，症见咳嗽阵作，痰鸣气促，咽干声哑，百日咳见上述证候者。

【功效特点】方中以麻杏石甘汤配伍细辛、紫苏子、白芥子、瓜蒌皮、蛤壳辛凉宣泄，清肺平喘，降气宽胸；人工牛黄清热解毒，化痰开窍。用于痰浊阻肺久咳及百日咳。临床以阵发性咳嗽，痰鸣气促，咽干声哑为辨证要点。

【剂型规格】大蜜丸，每丸重 1.5g。

【性状】本品为黑绿色的大蜜丸；气微，味甜、苦。

【用法与用量】口服，一次 1 丸，一日 2 次，梨汤或温开水送服。

【生产厂家】天津中新药业集团股份有限公司达仁堂制药厂。

止嗽太和丸

【处方来源】《药品标准》。

【类别】甲类非处方药。

【处方组成】胆南星、石膏、桑白皮、紫苏子、陈皮、香橼、麻黄、苦杏仁、桔梗、茯苓、黄芩、熟大黄、紫菀、厚朴、橘红、清半夏、薄荷、前胡、川贝母、甘草共 20 味。

【方解】本方主治肺热痰盛咳嗽。方中以胆南星清热化痰、定惊；黄芩、石膏、熟大黄清泄肺经实热，桑白皮、紫菀、紫苏子泻肺热、化痰、降逆下气、止咳平喘；厚朴、陈皮、橘红、香橼、清半夏理气宽中、化痰，麻黄、薄荷、苦杏仁、前胡、桔梗散风宣肺、止咳平喘，川贝母清热润肺止咳，茯苓和中化饮；甘草调和诸药。

【功能与主治】清热化痰，止嗽。用于肺热咳嗽，内热发烧，痰涎壅盛，喘满气促，呕吐恶心，烦躁不宁。

【临床应用】小儿肺热痰盛所致发热、喘满气促、惊风等证。

【功效特点】方中以胆南星为君药，配伍黄芩、石膏、熟大黄清热化痰，泻肺经实火，桑白皮、紫菀、紫苏子降逆下气、止咳平喘；厚朴、陈皮、橘红、香橼、清半夏理气宽中化痰。用于小儿肺热痰盛所致的咳嗽。临床以发热、喘满气促，烦躁不宁，甚至惊风为辨证要点。

【剂型规格】大蜜丸，每丸重 3g。

【性状】本品为黑褐色的大蜜丸；味甜、微苦。

【用法与用量】口服，一次 1 丸，1 周岁小儿以内酌减，一日 2~3 次。

【附注】本品与泻白丸功用相似，而本成药则偏重于化痰、镇惊，主要用于痰盛的患者。本品也适用于病因、病证相同的成人，使用剂量一次 9g。

【生产厂家】天津中新药业集团股份有限公司达仁堂制药厂。

气管炎丸

【处方来源】《药品标准》。

【类别】甲类非处方药。

【处方组成】胆汁、蒲公英、山豆根、瓜蒌、前胡、半夏、白芥子、枇杷叶、地龙、百部、天花粉、淫羊藿、胎盘共13味。

【方解】本方主治痰郁化火，久咳伤及肺肾所致上盛下虚证。方中以胆汁、蒲公英、山豆根清泄肺热；瓜蒌、前胡清肺化痰；半夏燥湿祛痰、下气；白芥子豁痰逐饮；枇杷叶、地龙清泄肺热、化痰下气平喘；百部润肺止久咳；天花粉清热润肺、生津止渴；淫羊藿补肾阳；胎盘补气血。诸药相合以奏功效。

【功能与主治】消炎去痰，止咳平喘。用于咳嗽气喘，痰涎壅盛，合并感染等证。

【临床应用】①肺热痰盛的急性支气管炎。②上盛下虚的发作期性支气管炎。

【功效特点】方中以胆汁、蒲公英、山豆根为君药，配伍瓜蒌、前胡、半夏、白芥子清泄肺热，豁痰逐饮；淫羊藿、胎盘补肾阳，益气血。用于肺热痰盛，上盛下虚的急性支气管炎。临床以咳嗽气喘，痰涎壅盛，咽干舌红为辨证要点。

【剂型规格】水丸，每丸重10g。

【性状】本品为白色光亮的水丸，除去外衣后显灰绿色；味微苦。

【用法与用量】口服，一次1丸，一日2次，小儿酌减。

【使用注意】忌烟、酒及辛辣、生冷、油腻食物；不宜在服药期间同时服用滋补性中药；高血压、心脏病患者及脾胃虚寒泄泻者慎服。有肝病、糖尿病、肾病等慢性病严重者应在医师指导下服用；有支气管扩张、肺脓疡、肺源性心脏病、肺结核患者出现咳嗽时应去医院就诊；服药3天症状无缓解，应去医院就诊；严格按用法用量服用，儿童、年老体弱者应在医师指导下服用；对本品过敏者禁用，过敏体质者慎用；本品性状发生改变时禁止使用。

【生产厂家】天津中新药业集团股份有限公司达仁堂制药厂。

消咳颗粒

【处方来源】《药品标准》。

【类别】甲类非处方药。

【处方组成】枇杷叶、罂粟壳、百部、麻黄、桔梗、薄荷脑共6味。

【方解】本方主治急、慢性支气管炎引起的咳嗽。方中枇杷叶清肺降逆止咳；罂粟壳敛肺止咳、化痰平喘、百部润肺止咳；麻黄、桔梗、薄荷脑解表疏风，宣肺止咳。

【功能与主治】止咳化痰，平喘。用于急、慢性支气管炎引起的咳嗽，咳喘，咳痰。

【临床应用】①感冒咳嗽，咳嗽气促，胸闷痰盛，黄稠量多，发热恶寒、头痛鼻塞。②急、慢性支气管炎引起的咳嗽，咳喘，胸闷痰盛，黄稠量多。

【功效特点】方中以枇杷叶、罂粟壳为君药，配伍麻黄、桔梗、薄荷脑解表疏风，敛肺止咳，化痰平喘。用于急、慢性支气管炎引起的咳嗽。临床以咳嗽气促，胸闷痰盛，黄稠量多为辨证要点。

【剂型规格】颗粒剂，每袋装5g。

【性状】本品为棕黄色至棕褐色的颗粒；味甜。

【用法与用量】一次5g，一日3次。

【使用注意】心脏病患者慎服。

【方歌】消咳颗粒枇杷叶、米壳百部麻黄桔，急慢支炎加薄荷，止咳平喘祛风邪。

【生产厂家】贵州百灵企业集团制药有限公司。

清气化痰丸

【处方来源】《景岳全书》（载朱震亨清气化痰丸加味）、《中国药典》（2015版）。

【类别】甲类非处方药。

【处方组成】胆南星、酒黄芩、瓜蒌仁霜、枳实、陈皮、半夏、苦杏仁、茯苓共8味。

【方解】本方主治肺热痰盛、气机不畅之咳喘胸闷。方中以胆南星清热化痰、息风解痉、定惊；黄芩、瓜蒌仁清肺热、化痰，枳实、陈皮降逆清气、消痰，半夏燥湿化痰、降逆消痞；苦杏仁宣肺下气止咳平喘，茯苓健脾渗湿，杜痰之源。

【功能与主治】清肺化痰。用于痰热阻肺所致的痰多，痰黄稠黏，胸腹满闷。

【临床应用】①用于肺热痰盛，咳嗽痰黄，气急喘促，胸膈痞闷。②

用于小儿痰热壅盛，惊悸不安，小便短赤。

【功效特点】方中以胆南星为君药，配伍黄芩、瓜蒌仁、枳实、陈皮、半夏、苦杏仁清热化痰，宣肺下气，止咳平喘。用于肺热咳喘。临床以咳嗽痰黄，气急喘促，胸膈痞闷为辨证要点。

【剂型规格】水丸，每袋装18g。

【性状】本品为灰黄色的水丸；气微，味苦。

【用法与用量】口服，一次6~9g，一日2次；小儿酌减。

【生产厂家】江西正心药业有限责任公司。

橘红丸

【处方来源】《古今医鉴》（清金降火汤加减）、《中国药典》（2015版）。

【类别】甲类非处方药、国家基本药物。

【处方组成】化橘红、陈皮、半夏、石膏、浙贝母、瓜蒌皮、紫菀、款冬花、苦杏仁、紫苏子、桔梗、麦冬、地黄、茯苓、甘草共15味。

【方解】本方主治肺胃湿热咳嗽。方中以化橘红、陈皮、半夏理气燥湿祛痰；石膏、浙贝母、紫菀、款冬花清热化痰；苦杏仁、瓜蒌皮、紫苏子下气降逆，止咳平喘；桔梗宣肺祛痰，利咽消肿；麦冬、地黄滋阴生津；茯苓、甘草健脾利湿和中；诸药相合，以治湿阻气机、痰盛喘咳之症。

【功能与主治】清肺，化痰，止咳。用于痰热咳嗽，痰多，色黄黏稠，胸闷口干。

【临床应用】本药临证适用于肺胃湿热，咳嗽痰喘气促、胸痞恶心、肢体困倦、舌苔白腻、口中无味等证。

【功效特点】方中以化橘红、陈皮、半夏为君药，配伍石膏、浙贝母、紫菀、款冬花理气燥湿，清热化痰；苦杏仁、瓜蒌皮、紫苏子下气降逆，止咳平喘。用于肺胃湿热咳嗽。临床以咳嗽声重，痰黄稠或喘促、胸痞恶心为辨证要点。

【剂型规格】水蜜丸，每100丸重10g。大蜜丸，每丸重6g。片剂，每片重0.6g。胶囊剂每粒装0.5g。

【性状】本品为棕褐色的水蜜丸、小蜜丸或大蜜丸；气微香，味甜、微苦。片剂为浅黄棕色至黄褐色的片；气香，味微甘、苦。硬胶囊内容物为棕褐色的粉末和颗粒；味苦，微甜。

【用法与用量】口服，水蜜丸，一次7.2g，小蜜丸，一次12g，大蜜丸，一次2丸（每丸重6g）或4丸（每丸重3g）；片剂，一次6片；胶囊剂，一次5粒。一日2次。

【使用注意】忌烟、酒及辛辣、生冷、油腻食物；不宜在服药期间同时服用滋补性中药；气虚咳喘及阴虚燥咳者不适用；支气管扩张、肺脓疡、肺源性心脏病、肺结核患者出现咳嗽时应去医院就诊；有高血压、心脏病、肝病、糖尿病、肾病等慢性病严重者应在医师指导下服用；儿童、孕妇、哺乳期妇女、年老体弱者应在医师指导下服用；服药期间，若患者发热体温超过38.5℃或出现喘促气急者或咳嗽加重、痰量明显增多者应去医院就诊；服药3天症状无缓解，应去医院就诊；对本品过敏者禁用，过敏体质者慎用；本品性状发生改变时禁止使用。

【方歌】橘红丸中二陈汤，苏子桔贝麦地黄；蒌皮膏杏菀冬花，咳嗽声重痰稠黄。

【生产厂家】天津中新药业集团股份有限公司达仁堂制药厂。

竹沥化痰丸

【处方来源】《药品标准》。

【类别】双轨制处方药。

【处方组成】竹沥水、黄芩、陈皮、法半夏、金礞石、沉香、熟大黄、白术、甘草共9味。

【方解】本方主治痰热咳喘。方中以竹沥水、黄芩清肺热、豁痰止咳；陈皮、法半夏理气燥湿化痰，金礞石性烈质重，功长镇坠，合沉香下气清热坠痰，以疗顽痰壅滞、惊痫，熟大黄除积通便清泄肺热；白术健脾燥湿，杜绝生痰之源，甘草清热润肺、止咳，调和诸药。

【功能与主治】开郁豁痰，利湿通便。用于湿热痰盛，顽痰壅滞，咳嗽喘促，胸膈阻塞，郁闷便燥。

【临床应用】①治疗湿热痰盛之中，胸膈痞塞，咳嗽喘促，痰黄黏稠，咯吐不利。②痰热壅滞，肝风挟痰上冲，蒙蔽清窍，神昏不省，语言不清，喉中痰声漉漉，胸满气促。③心悸怔忡、头晕头痛，惊狂烦乱，夜寐不宁或言语错乱或骤然昏倒，时作痫症，口中臭秽，大便秘实。

【功效特点】方中以竹沥水、黄芩为君药，配伍金礞石、沉香、熟大黄清肺豁痰，下气除积通便。用于湿热痰盛，顽痰壅滞所致的咳嗽。临床以喘促咯痰不爽，胸膈满闷，大便干燥为辨证要点。

【剂型规格】水丸，每袋装 6g。

【性状】本品为黄色至棕褐色的水丸；味苦微辛。

【用法与用量】口服，一次 6g，一日 1~2 次。

【附注】明·龚云林《万病回春》收载的竹沥化痰丸异名"导痰小胃丹"，由南星、半夏、陈皮、枳实、白术、苍术、桃仁、苦杏仁、红花、白芥子、大戟、芫花、甘遂、黄柏、大黄组成。主治中风不语，瘫痪初起，湿痰上攻，头风头痛，痰火眩晕；痰痞积块；哮吼；喉痹肿痛。

【方歌】竹沥化痰熟大黄，芩夏陈术草沉香；豁痰开郁金礞石，顽痰喘咳便燥狂。

【生产厂家】天津中新药业集团股份有限公司乐仁堂制药厂。

白金丸

【处方来源】《外科全生集》（马氏经验秘方）、《药品标准》。

【类别】双轨制处方药。

【处方组成】郁金、白矾共 2 味。

【方解】本方主治痰阻心窍所致癫痫症。方中以郁金清心行气、开窍；白矾消痰涎。"治痰先理气"，两药同用，即可达开郁、豁痰、镇惊的目的。

【功能与主治】豁痰通窍，清心安神。用于痰气壅塞，癫痫发狂，猝然昏倒，口吐涎沫。

【临床应用】本药适用于痰蔽心窍所致惊痫抽搐等证，配合其他成药，可治各种痰证，提高疗效。

【功效特点】本方为中医豁痰通窍的基础方。

【剂型规格】水丸，每袋装 1.5g。

【性状】本品为灰白色或灰黄色的水丸；味涩。

【用法与用量】口服，一次 0.3g，一日 1 次。

【生产厂家】天津中新药业集团股份有限公司乐仁堂制药厂。

礞石滚痰丸

【处方来源】《丹溪心法附余》、《中国药典》（2015 版）。

【类别】双轨制处方药、国家基本药物。

【处方组成】金礞石、大黄、黄芩、沉香共4味。

【方解】本方主治实热顽痰症。方中以金礞石下气坠痰，散顽痰癖结；大黄泻火通便，荡涤实热，黄芩清泄肺火；沉香速降利气。

【功能与主治】逐痰降火。用于痰火扰心所致的癫狂惊悸，或喘咳痰稠，大便秘结。

【临床应用】①实热顽痰所致癫狂惊悸、怔忡昏迷等证。②咳嗽痰稠、胸脘痞闷、眩晕、大便干燥等证。③精神分裂症、狂躁；④非痰实证及气虚脾弱、阴虚内热咳嗽、中气下陷者或孕妇等均不宜使用。

【功效特点】方中以金礞石为君药，配伍大黄、黄芩、沉香下气坠痰，散顽痰癖结，泻火通便，除实火肺热。用于实热顽痰所致癫狂惊悸。临床以咳嗽痰稠、胸脘痞闷，大便干燥为辨证要点。

【剂型规格】水丸，每袋（瓶）装6g。

【性状】本品为棕色至棕褐色的水丸；味苦。

【用法与用量】口服，一次6~12g，一日1次。

【使用注意】孕妇忌用。

【方歌】礞石滚痰治癫狂，沉香黄芩与大黄；百病多因痰作祟，顽痰怪症力能康。

【生产厂家】天津中新药业集团股份有限公司乐仁堂制药厂。

三、燥湿化痰类中成药

燥湿化痰类中成药具有燥湿化痰、理气和中等作用，适用于湿痰证。症见咳嗽痰多，色白易咳出，胸闷气喘，舌苔白腻或有恶心呕吐。治宜：健脾和胃，燥湿化痰。代表中成药有：二陈丸等。

二陈丸

【处方来源】《太平惠民和剂局方》（二陈汤）、《中国药典》（2015版）。

【类别】甲类非处方药。

【处方组成】陈皮、半夏、茯苓、甘草共4味。

【方解】本方主治痰湿停滞导致的咳嗽痰多。方中半夏燥湿化痰，降逆和胃止呕；陈皮理气燥湿，使气顺痰消；茯苓健脾渗湿，杜绝生痰之源；甘草润肺和中，调和诸药。

【功能与主治】燥湿化痰，理气和胃。用于痰湿停滞导致的咳嗽痰多，胸脘胀闷，恶心呕吐。

【临床应用】①湿痰咳嗽。痰多色白，清稀，脘痞纳呆，肢体沉重，舌苔白润。②眩晕。头晕目眩，恶心呕吐，胸脘痞满，食少神疲，舌苔白腻。

【功效特点】本方为中医燥湿化痰的基础方。临床以咳嗽，呕恶，痰多色白，易咳出，舌苔白腻，脉滑为辨证要点。

【剂型规格】水丸，每袋装9g。

【性状】本品为灰棕色至黄棕色的水丸，气微香、味甘、微辛。

【用法与用量】口服，一次9~15g，一日2次。温开水送服。

【使用注意】忌烟、酒及辛辣、生冷、油腻食物；不宜在服药期间同时服用滋补性中药；肺阴虚所致的燥咳不适用；支气管扩张、肺脓疡、肺源性心脏病、肺结核患者出现咳嗽时应去医院就诊；有高血压、心脏病、肝病、糖尿病、肾病等慢性病严重者应在医师指导下服用；儿童、孕妇、哺乳期妇女、年老体弱者应在医师指导下服用；服药期间，若患者发热体温超过38.5℃或出现喘促气急者或咳嗽加重、痰量明显增多者应去医院就诊；服药7天症状无缓解，应去医院就诊；对本品过敏者禁用，过敏体质者慎用；本品性状发生改变时禁止使用。

【附注】二陈汤：半夏、橘红、白茯苓、炙甘草、生姜、乌梅 用法：上药㕮咀，一次四钱，用水一盏，生姜七片，乌梅一个，同煎六分，去滓，热服，不拘时候（现代用法：加生姜7片，乌梅1个，水煎温服）。功效：燥湿化痰，理气和中。主治：湿痰证。咳嗽痰多，色白易咯，恶心呕吐，胸膈痞闷，肢体困重或头眩心悸，舌苔白滑或腻，脉滑。

【方歌】二陈汤用半夏陈，苓草梅姜一并存；利气祛痰兼燥湿，湿痰为患此方珍。

【生产厂家】天津中新药业集团股份有限公司乐仁堂制药厂。

第二节　消导类中成药

凡以消导药为主组成，具有消食导滞、消痞化积作用，治疗食积痞块的一类中药制剂，统称为消导类中成药。

脾胃同居中焦，互为表里，为人体"后天之本"。脾有运化水谷精微之功，脾气以升为健，脾为阴脏，喜燥恶湿；胃主受纳，腐熟水谷，为水谷之海，胃气以降为和，胃为阳腑，喜润恶燥。脾胃阴阳相合，升降有序才能维持人体饮食物的消化吸收功能。消导类中成药适用于消化不良及食积不消之证。症见脘腹胀满，嗳气吞酸，恶心呕吐，大便失常。治宜：消食，导滞，和胃。代表中成药有：大山楂丸、保和丸、胃肠安丸、摩罗丹、枳术丸、香砂枳术丸、桔半枳术丸、开胃健脾丸、健胃宽胸丸、木香槟榔丸、槟榔四消丸等。

大山楂丸

【处方来源】《丹溪心法》《中国药典》（2015 版）。

【类别】乙类非处方药。

【处方组成】山楂、六神曲、麦芽共 3 味。

【方解】本方主治消化不良。方中以山楂助脾健胃，促进消化，为消油腻肉食积滞之要药；神曲、麦芽消谷面积滞；本药为传统"三仙散"方制成。

【功能与主治】开胃消食。用于食积内停所致的食欲不振，消化不良，脘腹胀闷。

【临床应用】①食积内停所致食欲不振，消化不良，脘腹胀闷。②治疗消化不良、食欲不振，尤其小儿食滞症及厌食症等。

【功效特点】方中以山楂为君药，配伍神曲、麦芽助脾健胃，促进消化。用于食积内停所致的食欲不振，消化不良。临床以脘腹胀闷，不思饮食为辨证要点。

【剂型规格】蜜丸，每丸重 9g。

【性状】本品为棕红色或褐色的大蜜丸；味酸、甜。

【用法与用量】口服，一次 1~2 丸，一日 1~3 次，小儿酌减。

【使用注意】饮食宜清淡，忌酒及辛辣、生冷、油腻食物；不宜在服药期间同时服用滋补性中药；脾胃虚弱，无积滞而食欲不振者不适用；有高血压、心脏病、肝病、糖尿病、肾病等慢性病严重者应在医师指导下服用；儿童、孕妇、哺乳期妇女、年老体弱者应在医师指导下服用；服药 3 天症状无缓解，应去医院就诊；对本品过敏者禁用，过敏体质者慎用；本品性状发生改变时禁止使用。

【生产厂家】天津中新药业集团股份有限公司达仁堂制药厂。

保和丸

【处方来源】《丹溪心法》《中国药典》（2015 版）。

【类别】甲类非处方药。

【处方组成】六神曲、焦山楂、陈皮、连翘、炒莱菔子、茯苓、半夏、炒麦芽共 8 味。

【方解】本方主治消化不良，嗳腐吞酸。方中以焦山楂脾健胃，助消化，尤擅消油腻肉食积滞；六神曲消食健脾，擅化酒食陈腐之积；莱菔子消食下气，并长于消谷面痰积；麦芽健脾，消面乳之积；半夏、陈皮燥湿化痰，行气化滞，和胃止呕；茯苓健脾利湿，和中止泻；连翘清热散结（食积化热）。

【功能与主治】消食，导滞，和胃。用于食积停滞，脘腹胀满，嗳腐吞酸，不欲饮食。

【临床应用】①食积停滞，脘腹胀满，嗳腐吞酸，不欲饮食，呕恶腹泻等证。②消化不良，胆管系统感染，幽门不全梗阻等。

【功效特点】方中以焦山楂为君药，配伍六神曲、麦芽、莱菔子、陈皮、半夏消食健脾，行气化滞，和胃止呕。用于食积停滞证。临床以脘腹胀满，嗳腐吞酸，苔厚腻，脉滑为辨证要点。

【剂型规格】水丸，每袋装 6g；小蜜丸，每 100 丸重 20g；大蜜丸，每丸重 9g。薄膜衣片，每片重 0.4g。颗粒剂，每袋装 4.5g。

【性状】本品为灰棕色至褐色的水丸，气微香，味微酸、涩或为棕色至褐色的小蜜丸或大蜜丸，气微香，味微酸、涩、甜。素片为深棕色；薄膜衣片除去包衣后显深棕色；味酸、微苦。颗粒剂为黄棕色至黄褐色的颗粒；气微香，味微酸、甜。

【用法与用量】口服，水丸，一次 6～9g；小蜜丸，一次 9～18g；大蜜丸，一次 1～2 丸；颗粒剂，一次 1 袋。一日 2 次；小儿酌减。片剂，一次 4 片，一日 3 次。

【使用注意】饮食宜清淡，忌酒及辛辣、生冷、油腻食物；不宜在服药期间同时服用滋补性中药；有高血压、心脏病、肝病、糖尿病、肾病等慢性病严重者应在医师指导下服用；儿童、孕妇、哺乳期妇女、年老体弱者应在医师指导下服用；服药 3 天症状无缓解，应去医院就诊；对本品过敏者禁用，过敏体质者慎用；本品性状发生改变时禁止使用。

【方歌】保和神曲与山楂，陈翘莱菔苓半夏；消食化滞和胃气，煎服亦可加麦芽。

【生产厂家】天津中新药业集团股份有限公司乐仁堂制药厂。

胃肠安丸

【处方来源】《中国药典》（2015 版）。

【类别】双轨制处方药。

【处方组成】木香、大黄、巴豆霜、沉香、厚朴、大枣、枳壳、川芎、檀香、人工麝香共 10 味。

【方解】本方主治消化不良，腹泻，肠炎，菌痢。方中以木香、沉香、厚朴、枳壳、檀香、麝香芳香化浊，理气除胀止痛；大黄、巴豆霜泻下通便，攻积导滞；川芎活血化瘀助理气药止痛；大枣健脾益气和中。

【功能与主治】芳香化浊，理气止痛，健胃导滞。用于湿浊中阻，食滞不化所致的腹泻，纳差，恶心，呕吐，腹胀，腹痛；消化不良，肠炎，痢疾见上述证候者。

【临床应用】肠炎，菌痢，脘腹胀满，腹痛，食积乳积。

【功效特点】方中以大黄、巴豆霜为君药，配伍木香、沉香、厚朴、枳壳、檀香、麝香泻下通便，攻积导滞，理气除胀止痛。用于消化不良、肠炎及菌痢。临床以脘腹胀满，腹痛，腹泻，舌苔黄腻为辨证要点。

【剂型规格】水丸，每 20 丸重 0.08g（小丸）、每 4 丸重 0.08g（大丸）。

【性状】本品为薄膜包衣水丸，除去包衣后显黄色至棕黄色；气芳香，味甘、辛、苦。

【用法与用量】口服，小丸，一次 20 丸，一日 3 次；小儿，1 周岁以内，一次 4~6 丸，一日 2~3 次；1 至 3 岁，一次 6~12 丸，一日 3 次；3 岁以上酌加。大丸，成年人，一次 4 丸，一日 3 次；小儿 1 周岁以内，一次 1 丸，一日 2~3 次；1 至 3 岁一次 1~2 丸，一日 3 次；3 岁以上酌加。

【使用注意】忌食生冷油腻食物。

【方歌】胃肠安丸巴豆霜，厚朴沉木檀麝香；川芎大枣和枳壳，化浊理气加大黄。

【生产厂家】天津中新药业集团股份有限公司乐仁堂制药厂。

摩罗丹

【处方来源】《药品标准》。

【类别】甲类非处方药。

【处方组成】鸡内金、白术、当归、白芍、三七、地榆、蒲黄、延胡索、石斛、泽泻、茵陈、茯苓、百合、乌药、九节菖蒲共15味。

【方解】本方主治慢性胃炎，胃溃疡。方中以白术燥湿健脾，以资化源；鸡内金消食健胃；茯苓健脾渗湿和中；泽泻淡渗利湿，擅逐三焦、膀胱之水；助术、苓通调水道，健运脾气；当归、白芍、三七、延胡索、蒲黄、地榆养血补血，活血去瘀，止血止痛；乌药温通行气，消胀止痛；百合、石斛、茵陈、九节菖蒲养胃生津，清胃中虚热。

【功能与主治】健脾养胃，消胀止痛。用于脾胃虚弱，胃痛痞满，嗳气烧心，不思饮食。

【临床应用】①湿困中焦，脾失健运，胃痛痞满，嗳气烧心，不思饮食，舌苔白腻。②气滞血瘀，脘腹胀满疼痛，嗳腐吞酸，不思饮食。③慢性胃炎，胃溃疡，十二指肠溃疡。

【功效特点】方中以白术为君药，配伍鸡内金健脾消食和胃；三七、延胡索、蒲黄、地榆活血去瘀，止血止痛；百合、石斛、茵陈、九节菖蒲养胃生津，清胃中虚热。用于脾胃虚弱胃痛。临床以脘腹痞满，嗳气烧心，不思饮食，舌苔白腻为辨证要点。

【剂型规格】大蜜丸，每丸重9g；小蜜丸，每袋装9g。

【性状】本品为棕褐色的浓缩丸；味微苦。

【用法与用量】口服，大蜜丸，一次1丸；小蜜丸，一次9～18g，一日3次。饭前用米汤或温水送服。

【使用注意】饮食宜清淡，忌烟、酒及辛辣、生冷、油腻食物；忌情绪激动及生闷气；有高血压、心脏病、肝病、糖尿病、肾病等慢性病严重者应在医师指导下服用；儿童、哺乳期妇女、年老体弱者应在医师指导下服用；服药3天症状未缓解，应去医院就诊；对本品过敏者禁用，过敏体质者慎用；本品性状发生改变时禁止使用。

【方歌】摩罗内金炒白术，归芍七榆蒲元胡；石斛泽茵苓百合，止痛乌药节菖蒲。

【生产厂家】邯郸制药有限公司。

枳术丸

【处方来源】《脾胃论》《中国药典》（2015 版）。

【类别】乙类非处方药。

【处方组成】炒枳实、麸炒白术共 2 味。

【方解】本方主治脾胃气机升降失常，脘腹痞满证。方中以白术燥湿健脾，助脾运化，主升；枳实下气化滞，消痞除满，主降。白术用量重于枳实一倍，意在以补为主，补重于消，寓消于补。两药一升清，一降浊，使脾胃之气升降有序，达到脾健积消，气调胃和，痞满得除，饮食如常。

【功能与主治】健脾消食，行气化湿。用于脾胃虚弱，食少不化，脘腹痞满。

【临床应用】①脾胃虚弱，食滞湿阻中焦所致脘腹痞满证：胸脘痞满，呃逆，食欲不振，消化不良。②治疗胃下垂，胃肠功能紊乱，胆囊炎等。

【功效特点】本方为中医调畅脾胃气机，消除脘腹痞满的基础方。临床以胸脘痞满，呃逆，食欲不振为辨证要点。

【剂型规格】水丸，每袋装 6g。颗粒剂，每袋装 6g。

【性状】本品为褐色的水丸；气微香，味微苦。颗粒剂为浅黄棕色至棕褐色颗粒；气微香，味微苦。

【用法与用量】口服，一次 6g，一日 2 次。颗粒剂，开水冲服。一次 1 袋，一日 3 次；或遵医嘱。1 周为 1 个疗程。

【使用注意】忌食生冷油腻不易消化食物；不适用于脾胃阴虚，主要表现为口干、舌少津、大便干、脘腹作胀；服药 3 天症状无改善或出现其他症状时，应立即停用并到医院诊治；药品性状发生改变时禁止服用。

【附注】本药与香砂枳术丸、桔半枳术丸、开胃健脾丸、健胃宽胸丸的区别。

（1）香砂枳术丸是在枳术丸基础上加入木香、砂仁、陈皮、香附、神曲、山楂、麦芽而成，增强了行气消导作用，用于脾胃不和气滞的消化不良，脘腹痞满疼痛，吐泻。

（2）桔半枳术丸是在枳术丸基础上加入陈皮、半夏、桔梗、黄芩而成，用以清肺利湿去痰，用于脾肺两虚脘腹痞满，呕吐痰涎。

（3）开胃健脾丸是在枳术丸基础上加入厚朴、陈皮而成，用以理气消食除胀，用于脾虚消化不良，停食停水，脘腹痞满。

（4）健胃宽胸丸是在桔半枳术丸基础上减去桔梗加入香附、厚朴、苍术、生姜、莱菔子、神曲、山楂、连翘、茯苓而成。其行气消食导滞作用强于桔半枳术丸，用于气滞不舒，脾胃不和嗳腐吞酸，消化不良，大便不调。

【生产厂家】天津中新药业集团股份有限公司乐仁堂制药厂。

槟榔四消丸

【处方来源】《古今医方集成方》《中国药典》（2015版）。

【类别】甲类非处方药。

【处方组成】槟榔、炒牵牛子、大黄、猪牙皂、醋香附、五灵脂共6味。

【方解】本方主治痰、食、气、水停滞的急性消化不良。方中以槟榔行气利水，化滞消胀；大黄、牵牛子攻积导滞，泻热通便去积；香附行气理气，舒肝解郁；猪牙皂豁痰散结；五灵脂活血化瘀止痛。

【功能与主治】消食导滞，行气泻水。用于食积痰饮，消化不良，脘腹胀满，嗳气吞酸，大便秘结。

【临床应用】①急性消化不良：脘腹痞满或胀痛拒按，嗳腐吞酸大便秘结，舌苔黄厚腻。②气滞不舒：两胁胀满，胸腹胀痛，嗳腐吞酸，大便不通。

【功效特点】方中以槟榔为君药，配伍牵牛子、大黄、皂角、五灵脂消痰、食、气、水。用于食积痰饮所致的消化不良。临床以脘腹胀满，嗳气吞酸，大便秘结为辨证要点。

【剂型规格】水丸，每袋装6g；大蜜丸，每丸重9g。

【性状】本品为浅褐色至褐色的水丸；气微香，味苦、辛。大蜜丸黄褐色；气微香，味甜、苦、微辛。

【用法与用量】口服，水丸，一次6g；大蜜丸，一次1丸；一日2次。

【使用注意】忌食油腻及生冷食物，孕妇忌服。久病气虚者慎用。

【方歌】槟榔四消牵牛子，大黄牙皂附灵脂；痰食气水齐作祟，嗳腐便秘停食水。

【生产厂家】天津中新药业集团股份有限公司乐仁堂制药厂。

消积化滞片

【处方来源】《药品标准》。

【类别】双轨制处方药。

【处方组成】大黄、三棱、牵牛子、莪术、枳实共5味。

【方解】本方主治消化不良。方中大黄、牵牛子泻下通便，攻积导滞；枳实行气消痞除胀；三棱、莪术行气活血止痛。

【功能与主治】清理肠胃，消积化滞。用于消化不良，胸闷胀满，肚腹疼痛，恶心倒饱，大便不通。

【临床应用】①急性消化不良，大便不通，胸闷胀满，肚腹疼痛。②便秘，肚腹疼痛，恶心倒饱。

【功效特点】方中以大黄、牵牛子为君药，配伍枳实、三棱、莪术泻下通便，行气活血，消痞除胀止痛。用于急性消化不良。临床以大便不通，胸闷胀满，肚腹疼痛，恶心倒饱为辨证要点。

【剂型规格】片剂，每片重0.6g。

【性状】本品为棕黄色片；气微香，味苦。

【用法与用量】口服，一次4片，一日2次，小儿减半。

【使用注意】孕妇及久病体虚者忌服。

【方歌】消积化滞片，大黄枳实牵；三棱加莪术，消积又通便。

【生产厂家】天津隆顺榕发展制药有限公司。

烂积片

【处方来源】《药品标准》。

【类别】甲类非处方药。

【处方组成】三棱、莪术、山楂、青皮、陈皮、枳实、槟榔、牵牛子、大黄共9味。

【方解】本方主治脾胃不和引起的食滞积聚。方中大黄、牵牛子泻下通便，攻积导滞；枳实、青皮、陈皮行气和胃，消痞除胀；山楂消食导滞；槟榔杀虫去积，利水消胀；三棱、莪术行气活血止痛。

【功能与主治】消积，化滞，驱虫。用于脾胃不和引起的食滞积聚，胸满，痞闷，腹胀坚硬，嘈杂吐酸，虫积腹痛，大便秘结。

【临床应用】①急性消化不良，大便不通，胸闷胀满，肚腹疼痛。②虫积腹痛。

【功效特点】方中以大黄、牵牛子为君药，配伍枳实、青皮、陈皮泻下通便，行气消痞；山楂消食导滞；槟榔杀虫去积，利水消胀。用于脾胃不和引起的食滞积聚。临床以大便不通，胸满，痞闷，腹胀坚硬，嘈杂吐酸，或虫积腹痛为辨证要点。

【剂型规格】水丸，每袋装6g。

【性状】本品为红褐色的水丸，除去外衣后，显深褐色；味苦、微酸。

【用法与用量】口服，一次6g，一日2次；小儿酌减。

【使用注意】因含破气破血、攻下导滞之品，孕妇忌用；脾胃虚弱者慎用；注意饮食卫生，忌食生冷油腻、不易消化及刺激性食物。

【附注】本方是在消积化滞片的基础上加入山楂、青皮、陈皮、槟榔而成。消食导滞，和胃除胀作用强于消积化滞片。

【方歌】烂积片中莪三棱，山楂枳实陈皮青；大黄槟榔牵牛子，驱虫消积大便通。

【生产厂家】天津中新药业集团股份有限公司乐仁堂制药厂。

山楂内消丸

【处方来源】《药品标准》。

【类别】甲类非处方药。

【处方组成】香附、陈皮、山楂、麦芽、五灵脂、清半夏、青皮、莱菔子、砂仁、莪术、三棱共11味。

【方解】本方主治消化不良便秘。方中山楂、麦芽消食导滞去积；清半夏、莱菔子降逆和胃，破气消食；香附、陈皮、青皮、砂仁行气理气，开胃化滞；五灵脂、莪术、三棱活血化瘀，理气止痛。

【功能与主治】开胃化滞，破气消食。用于倒饱吞酸，胸满气胀，肚腹疼痛，大便燥结。

【临床应用】①气滞食积，胸满，腹胀，腹痛，倒饱吞酸，大便燥结。②急性消化不良。

【功效特点】方中以山楂、麦芽为君药，配伍清半夏、莱菔子消食去积破气降逆；五灵脂、莪术、三棱活血理气止痛。用于消化不良便秘。临床以胸满腹胀痛，倒饱吞酸，大便不通为辨证要点。

【剂型规格】水丸，每瓶装9g。

【性状】本品为棕黄色的水丸；气香，味酸，微苦。

【用法与用量】口服，一次9g，一日1~2次。

【禁忌】孕妇禁用。

【使用注意】忌食生冷油腻不易消化食物；不适用于小儿、年老体弱者，主要表现为身倦乏力，气短嗜卧，易汗出；本品不宜久服，服药3天后，症状无减轻或加重者，应立即停药并到医院就诊；妇女月经量多者慎服；不宜与含有人参成分药物同时服用；哺乳期妇女慎用；对本品过敏者禁用，过敏体质者慎用；本品性状发生改变时禁止使用。

【方歌】山楂内消陈麦芽，青砂莱菔附半夏；莪术三棱五灵脂，便燥腹胀痛嘈杂。

【生产厂家】天津中新药业集团股份有限公司乐仁堂制药厂。

第十章　其他类中成药

第一节　驱虫类中成药

凡以驱虫药为主组成，具有杀虫消积作用，用于治疗人体寄生虫病的一类中药制剂，统称为驱虫类中成药。

人体寄生虫病种类很多，多由饮食不洁，虫卵随饮食入口而引起。驱虫类中成药主要驱除消化道中蛔虫、蛲虫、绦虫、钩虫等寄生虫。消化道寄生虫病的共同症状：脐腹疼痛，时发时止，痛而能食，面色萎黄或面白唇红或面生干癣样白色虫斑或夜寐龄齿或胃脘嘈杂，呕吐清水，舌苔剥落，脉象乍大乍小等。失治或误治，迁延日久，则可见肌肉消瘦，不思饮食，精神萎靡，目暗视弱，毛发枯槁，肚腹胀大，青筋暴露，成为疳积之证。此外，由于虫的种类不同，在症状上又各有特殊表现：如耳鼻作痒，嗜食异物，下嘴唇内侧有红白疹点，白睛上有青灰色斑块，是有蛔虫的见症；若蛔虫钻入胆管，会出现右上腹钻顶样疼痛，时发时止或食入吐蛔，手足厥冷；肛门作痒，是蛲虫独有的症状；便下白色虫体节片，是绦虫的特征；嗜食异物，面色萎黄，浮肿者，多为钩虫所致。代表中成药有：乌梅丸、肥儿丸、布袋丸、化虫丸等。

内服驱虫类中成药时应注意：服药时应忌食油腻食物，并以空腹为宜；有些驱虫药含有毒性，因此在使用时要注意剂量，用量过大，易伤正或中毒，用量不足则难生效；老年人、体弱患者及孕妇应当慎用或禁用；对脾胃虚弱患者，宜适当配伍调补脾胃类中成药，以善其后；凡见有寄生虫症状者，应先做粪便检查，发现虫卵，再辨证用药，可达到安全、准确的目的。

乌梅丸

【处方来源】《伤寒论》《中国药典》（2015 版）。

【类别】双轨制处方药。

【处方组成】乌梅肉、细辛、桂枝、黄连、黄柏、当归、人参、附子、花椒、干姜共 10 味。

【方解】本方主治蛔厥证。方中乌梅肉味酸能制蛔，以安其动扰；细辛、川椒、桂枝、附子、干姜辛温安蛔，并温脏驱寒；黄连、黄柏苦能下蛔，寒能清上热；人参、当归补养气血，协温药益气温中，以温补下焦，养血通脉，调和阴阳，消除四肢厥冷。柯琴曾将该药的治疗机制概括为："蛔……得酸则静，见辛则伏，遇苦则下，以甘诱之，以寒制之，以温杀之。"其释义可谓简明扼要。

【功能与主治】缓肝调中，清上温下。用于蛔厥，久痢，厥阴头痛，症见腹痛下痢、巅顶头痛、时发时止、躁烦呕吐、手足厥冷。

【临床应用】①蛔厥证。（胆管蛔虫症，吐蛔证）心烦呕吐，右上腹钻顶样疼痛，时发时止或食入吐蛔，手足厥冷。②寒热错杂，正气不足的久泻久痢。

【功效特点】方中以乌梅肉为君药，配伍细辛、川椒、桂枝、附子、干姜温脏驱寒安蛔；人参、当归补养气血扶正，用于蛔厥证。临床以腹痛时作，烦闷呕吐，手足厥冷，甚至吐蛔为辨证要点。

【剂型规格】水丸，每袋（瓶）装 3g；大蜜丸，每丸重 3g。

【性状】本品为黄褐色的水丸；味苦、酸；大蜜丸棕黑色至黑色；味微甜、苦、酸。

【用法与用量】口服，水丸一次 3g，大蜜丸一次 2 丸，一日 2～3 次。

【使用注意】肾脏病患者、孕妇、新生儿禁用。

【方歌】乌梅丸用细辛桂，黄连黄柏及当归；人参附子椒姜入，温脏驱寒并安蛔。

【生产厂家】天津中新药业集团股份有限公司达仁堂制药厂。

肥儿丸

【处方来源】《太平惠民和剂局方》《中国药典》（2015 版）。

【类别】双轨制处方药。

【处方组成】使君子仁、煨肉豆蔻、木香、胡黄连、炒六神曲、炒麦芽、槟榔共 7 味。

【方解】本方主治小儿消化不良，虫积腹痛。方中以使君子、槟榔杀虫驱虫；神曲、麦芽消食导滞，健脾和中；黄连、猪胆汁泄郁热；木香理中气，止腹痛；肉豆蔻芳香健胃止泻。

【功能与主治】健胃消积、驱虫。用于小儿消化不良，虫积腹痛，面黄肌瘦，食少腹胀泄泻。

【临床应用】慢性胃肠炎，蛔虫病等属食虫寄居者。

【剂型规格】蜜丸，每丸重3g。

【性状】本品为黑棕色至黑褐色的大蜜丸；味微甜、苦。

【用法与用量】口服，一次1~2丸，一日1~2次，3岁以内小儿酌减，温开水送服。

【方歌】肥儿丸内有使君，豆蔻香连曲麦槟；健胃消积又驱虫，疳虫食积一扫清。

【生产厂家】天津中新药业集团股份有限公司达仁堂制药厂。

第二节　痈疡类中成药

凡具有解毒消肿、托里排脓、生肌敛疮等作用，用以治疗痈疽疮疡的一类中药制剂，统称为痈疡类中成药。

痈疡多发于皮肤，常见的痈疡有痈、疽、疔、疮、疖、丹毒、流注、瘰瘤、瘰疬等。很少发于内脏，如肺痈、肠痈等。痈疡的病因主要分为两大类，即内因和外因。内因主要有：内伤七情，恣食肥甘、辛热之品；外因主要有：外感六淫或外来伤害如烫伤、烧伤、金刃所伤、跌扑损伤及虫兽咬伤等。这些病因导致经脉阻滞，气血不和，久而瘀积化热，甚至肉腐成脓；或寒湿痰来自内生，流注经脉、肌肉或附着于筋膜关节之间，聚而不散，发为痈疡。体表痈疡的辨证与一般疾病辨证有所不同，即将体表的局部症状与全身症状结合在一起辨证，以此分清阴阳虚实及善恶顺逆。一般肿势高大，范围局限，根脚收缩，皮肤红赤，灼热疼痛者多属阳证，如痈、疮等；而漫肿平塌，坚硬或绵软，边界不清，皮色不变，不疼或少痛者多属阴证，如搭背疮、瘰瘤、瘰疬等。内脏痈疡主要分清寒热虚实，已成脓或未成脓，其余皆与一般疾病辨证相类似。

体表痈疡的治法分为内治法和外治法两类。内治法，一般根据痈疡病程的初起、成脓、溃后三个时期，分别采用消、托、补的方法。消法，一般用于痈疡初期，尚未成脓，可使其毒散肿消，防止成脓，避免手术。托法，一般用于痈疡中期，邪盛毒深或正虚邪陷，脓成难溃，可使其内毒移深就浅，易溃易敛。补法，一般用于痈疡后期，正气不足，脓液清稀，疮口久溃不敛，促使其生肌敛疮。内脏痈疡主要采用清热解毒、逐瘀排脓、散结消肿等方法，使其毒解瘀化。代表中成药有：连翘败毒膏、西黄丸、醒消丸、梅花点舌丹、京万红烫伤膏、如意金黄散等。

连翘败毒膏

【处方来源】《药品标准》。

【类别】双轨制处方药、国家基本药物。

【处方组成】连翘、甘草、地丁、防风、白芷、白鲜皮、蝉蜕、浙贝母、蒲公英、天花粉、玄参、桔梗、赤芍、大黄、栀子、黄芩、金银花、木通共18味。

【方解】本方主治疮疖痈肿、风疹、湿疹。方中以连翘清心火，散瘀解毒，为治十二经疮毒之圣药；地丁、蒲公英、金银花清热解毒，消散疮毒；防风、白芷、白鲜皮、蝉蜕疏风散结，除湿止痒；大黄、栀子、黄芩、木通清热泻火解毒，通利二便；赤芍、玄参、天花粉、浙贝母凉血活血，消肿散结；桔梗升提气血，表散毒邪；甘草调和药性。

【功能与主治】清热解毒，消毒止痛。用于疮疖溃烂，灼热发烧，流脓流水，丹毒疱疹，疥癣痛痒。

【临床应用】①疮疖痈肿。发热，局部红肿灼热疼痛，常伴有恶寒、发热，小便短赤，大便干燥。②风疹、湿疹、疱疹。③预防春瘟，疮疖。④防治痄腮、大头瘟（头面丹毒）

【功效特点】方中以连翘为君药，配伍地丁、蒲公英、金银花清热解毒，消散疮毒；防风、白鲜皮、蝉蜕疏风散结，除湿止痒。用于疮疖痈肿、风疹、湿疹，可预防春瘟，疮疖。临床以疮疖红肿，灼热疼痛，伴有恶寒发热，小便短赤，大便干燥为辨证要点。

【剂型规格】膏滋剂，每袋装15g；水丸，每袋装6g；片剂，每片重0.6g。

【性状】本品为黄褐色稠厚的半流体；味甜，微苦。水丸为黄褐色，气微，味苦。片剂为棕黄色片；味苦。

【用法与用量】口服，膏滋剂，一次6g；片剂，一次4片。一日2次。水丸，一次9g，一日1次。小儿酌减。

【使用注意】孕妇忌服。忌食辛辣荤腥食物，忌烟酒。

【方歌】连翘败毒草地丁，防芷鲜蝉贝公英；花粉玄参桔赤芍，大黄栀芩银木通。

【生产厂家】天津华美医药保健品有限公司。

荆防败毒丸

【处方来源】《外科理例》（加减）、《药品标准》。

【类别】乙类非处方药。

【处方组成】防风、荆芥、土茯苓、羌活、独活、川芎、柴胡、薄荷、前胡、桔梗、枳壳、党参、甘草共13味。

【方解】本方主治气虚外感风寒湿邪，客于肌表，郁遏表阳，有化热之势。方中防风、荆芥解表散风寒；土茯苓清热解毒利湿；羌活、独活除湿止痛且助荆防解表；川芎辛散，能祛血中之风而宣痹止痛，增强解表之力；柴胡、薄荷辛凉透表，可疏泄肌表郁热；前胡、桔梗、枳壳宣肺化痰，宽胸利气；党参鼓舞正气，托邪外出，并使其邪祛而正不伤；甘草调和诸药。合而用之，有解表散寒、疏风祛湿、透达郁热之效，对于外感风寒湿邪之后，病情缠绵且有郁热见证者尤宜。

【功能与主治】发汗解表，消疮止痛。用于疮肿初起，红肿疼痛，恶寒发热，无汗不渴，舌苔薄白。

【临床应用】①疮肿初起，红肿疼痛，恶寒发热，无汗不渴，舌苔薄白，脉浮数。②外感风寒湿邪而有郁热之证。

【功效特点】方中以防风、荆芥为君药，配伍土茯苓、羌活、独活辛温解表，除湿止痛；前胡、桔梗、枳壳宣肺化痰，宽胸利气；党参、甘草补气扶正。用于体虚患者外感风寒挟湿感冒。临床以发热恶寒，头项强痛，咳嗽，鼻塞咽疼，舌淡苔白而腻，脉浮为辨证要点。

【剂型规格】水丸剂，每袋装9g。

【性状】本品为黄褐色的水丸；气微清凉，味微苦。

【用法与用量】口服，一次服1袋，一日2次。

【注意事项】忌烟、酒及辛辣、生冷、油腻食物；不宜在服药期间同时服用滋补性中成药；高血压、心脏病、肝病、糖尿病、肾病等慢性病严重者应在医师指导下服用；服药3天后症状无改善或症状加重或出现新的严重症状如胸闷、心悸等应立即停药，并去医院就诊；小儿、年老体弱者、孕妇应在医师指导下服用；对本品过敏者禁用，过敏体质者慎用；本品性状发生改变时禁止使用。

【生产厂家】四川禾邦阳光制药有限责任公司。

化毒丹

【处方来源】《药品标准》。

【类别】甲类非处方药。

【处方组成】连翘、金银花、地黄、黄连、龙胆、牛蒡子、芒硝、赤芍、桔梗、水牛角浓缩粉、玄参、甘草、青黛共13味。

【方解】本方主治小儿热毒实火证。方中金银花、连翘、青黛、黄连清热解毒，消肿散结；地黄、玄参、赤芍、牛蒡子、龙胆清热凉血，滋阴生津；桔梗宣肺利咽；水牛角浓缩粉清热解毒，凉血定惊；芒硝泻下通便去积；甘草益气和中，调和药性。

【功能与主治】清热解毒。用于小儿热毒实火，口舌生疮，牙根出血，颈颊赤肿，周身常生疮疖，疹后余毒不净。

【临床应用】①外科斑疹、荨麻疹、湿疹等疹后余毒不净。②口炎、舌炎、牙周炎。

【功效特点】方中以金银花、连翘、青黛、黄连为君药，配伍地黄、玄参、赤芍、牛蒡子、龙胆清热凉血，滋阴生津；芒硝泻下通便去积。用于小儿热毒实火证。临床以口舌生疮，牙根出血，颈颊赤肿，疮疖肿痛为辨证要点。

【剂型规格】蜜丸，每丸重3g。

【性状】本品为黑色的大蜜丸；味苦、微甜。

【用法与用量】口服，一次1丸，一日2次。

【使用注意】偶见过敏。疹后泻痢忌服。

【方歌】化毒丹用连银翘，地黄龙胆水牛角；牛蒡赤芍玄青黛，芒硝通便桔甘草。

【生产厂家】天津中新药业集团股份有限公司达仁堂制药厂。

西黄丸

【处方来源】《外科全生集》《中国药典》（2015版）。

【类别】双轨制处方药。

【处方组成】牛黄或体外培育牛黄、麝香或人工麝香、乳香、没药共4味。

【方解】本方主治疮疡痈疽，乳疮乳岩。方中以牛黄清热解毒，化痰散结；麝香窜通消散，活血开壅散瘀止痛；乳香、没药活血祛瘀，消肿定痛。

【功能与主治】清热解毒，消肿散结。用于热毒壅结所致的痈疽疔毒、瘰疬，流注、癌肿。

【临床应用】①乳岩（乳结核）。乳房有硬结，溃后流血水，腐烂如岩窪，患处翻花，疼痛连心。②流注痰核，肺痈，肠痈。③乳腺癌，肺癌，淋巴癌等。

【功效特点】方中以牛黄为君药，配伍麝香、乳香、没药清热解毒，化痰散结，化瘀止痛。用于疮疡痈疽，乳疮乳岩。临床以疮疡溃后流血水，腐烂如岩窪，患处翻花为辨证要点。

【剂型规格】糊丸，每20丸重3g。

【性状】本品为棕褐色至黑褐色的糊丸；气芳香，味微苦。

【用法与用量】口服，一次3g，一日2次。

【使用注意】孕妇禁用，气血虚损者慎用。

【附注】本药原名"犀黄丸"指方中牛黄之珍贵，本药使用天然牛黄取自黄牛，已十分稀少贵重，犀牛原本稀少，如能取其黄则更珍贵，寓意此药贵重。

【方歌】西黄丸中用麝香，乳香没药与牛黄；乳岩横痃或瘰疬，正气未虚均可尝。

【生产厂家】天津中新药业集团股份有限公司乐仁堂制药厂。

醒消丸

【处方来源】《外科全生集》《药品标准》。

【类别】双轨制处方药。

【处方组成】雄黄、麝香、乳香、没药共4味。

【方解】本方主治各种疮疖痈毒。方中以雄黄辛苦温，以毒攻毒，燥湿祛风；麝香窜通消散，活血开壅，散瘀止痛；乳香、没药活血祛瘀，消肿定痛。

【功能与主治】解毒活血，消肿止痛。用于各种疮疖痈毒初起，红肿疼痛。

【临床应用】①乳痈。乳房胀痛或有硬结，红肿疼痛，排乳困难，疼痛连心，发热恶寒。②疔疮，瘰疬等。

【功效特点】方中以雄黄为君药，配伍麝香、乳香、没药燥湿祛风、活血开壅，消肿定痛。用于各种疮疖痈毒初起。临床以局部红、肿、热、痛并见为辨证要点。

【剂型规格】水丸，每瓶装 3g。

【性状】本品为棕黄色至暗黄色的水丸；气芳香，味微苦。

【用法与用量】口服，一次 1 瓶，一日 1 次。黄酒或白酒送服。

【使用注意】孕妇禁用，气血虚损者慎用。

【附注】①本药须用酒送药至患者微醉，热蒙被取汗，借酒之升发之力以行药力，待酒醒后肿痛全消而得名"醒消"。②本药与西黄丸的区别：西黄丸方中用牛黄性凉，偏于清热解毒，化痰散结；用于乳岩，流注痰核，肺痈，肠痈及乳腺癌，肺癌，淋巴癌；本药方中用雄黄性温，偏于以毒攻毒，燥湿祛风散邪。用于各种疮疖痈毒初起，痈疮未溃，红肿疼痛。

【生产厂家】天津中新药业集团股份有限公司乐仁堂制药厂。

梅花点舌丸

【处方来源】《外科证治全生集》《中国药典》（2015 版）。

【类别】双轨制处方药。

【处方组成】牛黄、冰片、乳香、没药、珍珠、朱砂、熊胆粉、沉香、硼砂、血竭、人工麝香、葶苈子、雄黄、蟾酥共 14 味。

【方解】本方主治疮毒恶疮，痈疽发背。方中以牛黄、麝香、蟾酥清热解毒，消肿散结，通络止痛；雄黄、冰片、珍珠、熊胆凉血清热解毒；血竭、乳香、没药、沉香芳香辟秽，行气活血，消肿定痛；葶苈子利水消肿；硼砂除胸膈热痰，去腐解毒；朱砂镇静安神。

【功能与主治】清热解毒，消肿止痛。用于火毒内盛所致的疔疮痈肿初起、咽喉牙龈肿痛、口舌生疮。

【临床应用】①乳痈。乳房胀痛，疔疮，恶疮等。②实火牙痛，口舌生疮，鼻渊等。

【功效特点】方中以牛黄、麝香、蟾酥为君药，配伍雄黄、冰片、珍珠、熊胆、血竭、乳香、没药清热解毒，消肿散结，通络止痛。用于疮毒恶疮，痈疽发背，乳痈红肿疼痛及实火牙痛。临床以疮痈局部红、肿、热、痛并见为辨证要点。

【剂型规格】水丸，每 10 丸重 1g。

【性状】本品为朱红色的包衣水丸，除去包衣后显棕黄色至棕色；气香，味苦、麻舌。

【用法与用量】含服，一次3丸，一日1～2次。外用醋化开，敷于患处。

【使用注意】孕妇忌服。不可过量服用。

【方歌】梅花点舌用冰硼，牛黄乳没珍朱熊；沉香血竭麝葶苈，雄黄蟾酥疗乳痈。

【生产厂家】天津中新药业集团股份有限公司乐仁堂制药厂。

小金丸

【处方来源】《外科全生集》《中国药典》（2015版）。

【类别】甲类非处方药、国家基本药物。

【处方组成】麝香或人工麝香、制草乌、五灵脂、枫香脂、醋没药、醋乳香、木鳖子、地龙、当归、香墨共10味。

【方解】本方主治阴性疮疽。方中以草乌温经散寒，温脾阳，化痰湿；木鳖子祛痰毒，消结肿；五灵脂、没药、乳香、地龙活血化瘀，通络止痛；枫香脂、京墨调气血，消痈疽；麝香走窜通络，散结开壅；当归和血益阴。

【功能与主治】散结消肿，化瘀止痛。用于痰气凝滞所致的瘰疬、瘿瘤、乳岩、乳癖，症见肌肤或肌肤下肿块一处或数处，推之能动，或骨及骨关节肿大，皮色不变，肿硬作痛。

【临床应用】①阴性疮疽初起，皮色不变，肿硬作痛及多发性脓肿。②鹦瘤，瘰疬，乳岩，乳癖，无名肿痛。

【功效特点】方中以草乌为君药，配伍麝香、五灵脂、枫香脂、木鳖子、地龙温经散寒，化痰除湿，活血化瘀，消肿止痛。用于阴疽初起。临床以局部皮色不变，漫肿平塌，木硬少痛，溃后易形成多疮头为辨证要点。

【剂型规格】糊丸，每100丸重3g、6g，每10丸重6g，每瓶（袋）装0.6g。

【性状】本品为黑褐色的糊丸；气香，味微苦。

【用法与用量】打碎后口服。一次1.2～3g，一日2次，小儿酌减。

【使用注意】孕妇禁用。忌食辛辣荤腥食物，忌烟酒。

【附注】①本药原以金箔包衣故名小金丹。②2015 版《中国药典》收载小金片和小金胶囊处方组成和功能与本品相同，但主治证为阴疽初起，皮色不变，肿硬作痛，多发性脓肿，瘰疬，瘰疬，乳岩，乳癖。③本药与小儿金丹药名相近，但药物组成和作用相差甚远，不可混用。

【方歌】小金丹内麝草乌，灵脂枫香没药乳；木鳖地龙归京墨，诸疮肿痛最宜服。

【生产厂家】天津中新药业集团股份有限公司乐仁堂制药厂。

如意金黄散

【处方来源】《外科正宗》、《中国药典》（2015 版）。

【类别】甲类非处方药、国家基本药物。

【处方组成】姜黄、天花粉、白芷、黄柏、大黄、苍术、陈皮、甘草、生天南星、厚朴共 10 味。

【方解】本方主治无名肿毒。方中以天花粉清热消肿排脓；厚朴、姜黄、白芷、天南星行气活血，散结消肿，止痛；黄柏、大黄清热燥湿；苍术、陈皮行气燥湿；甘草清热解毒消肿。

【功能与主治】清热解毒，消肿止痛。用于热毒瘀滞肌肤所致疮疡肿痛，丹毒流注，症见肌肤红、肿、热、痛，亦可用于跌打损伤。

【临床应用】①热毒炽盛无名肿毒，疔疮。②乳痈初起红肿疼痛，尚未成脓。③湿疮、丹毒、两腮赤肿，痛风结节，灼热疼痛。

【功效特点】方中以天花粉为君药，配伍厚朴、姜黄、大黄、苍术、南星清热排脓，行气活血，散结消肿，止痛。外用治疗无名肿毒，乳痈初起。临床以局部红肿，灼热疼痛为辨证要点。

【剂型规格】散剂，每瓶装 15g。

【性状】本品为黄色至金黄色的粉末；气微香，味苦、微甘。

【用法与用量】外用。红肿，烦热，疼痛，取适量药粉用清茶调敷；漫肿无头，用醋或葱酒调敷；亦可用植物油或蜂蜜调敷；一日数次。

【使用注意】本品为外用药，不可内服；用毕洗手，切勿接触眼睛、口腔等黏膜处。皮肤破溃处禁用；忌辛辣刺激性食物；儿童、孕妇、哺乳期妇女、年老体弱者应在医师指导下使用；疮疖较重或局部变软化脓或已破溃者应去医院就诊；全身高热者应去医院就诊；本品不宜长期或大面积使用，用药后局部出现皮疹等过敏表现者应停用；用药 3 天症状无缓解，应去医院就诊；对本品过敏者禁用，过敏体质者慎用；本品性状发生改变时禁止使用。

【方歌】如意金黄散姜黄，花粉白芷柏大黄；苍术陈草天南星，消肿解毒定肿痛。

【生产厂家】天津宏仁堂药业有限公司。

生肌散

【处方来源】《万病回春》、《药品标准》。

【类别】双轨制处方药。

【处方组成】制象皮、乳香、没药、血竭、冰片、龙骨、儿茶、赤石脂共8味。

【方解】本方主治疮疖久溃，久不收口。方中以制象皮、龙骨、赤石脂生肌敛疮，促进疮面愈合；血竭散瘀消肿生肌敛疮；乳香、没药活血化瘀消肿止痛；冰片散郁热火毒，祛腐杀虫，除臭秽；儿茶清热解毒，收湿敛疮。

【功能与主治】解毒生肌。用于疮疖久溃，肌肉不生，久不收口。

【临床应用】湿热瘀滞所致颈痈、背痈、乳痈、疮疖等破溃日久，腐肉大部已去，脓水将尽，肌肉不生，久不收口。

【剂型规格】散剂，每瓶装3g。

【性状】本品为棕红色的粉末；气微腥，有清凉感。

【用法与用量】外用。取适量药粉，均匀撒布在疮面上，再用油纱布包扎，一日换药1次。

【使用注意】只可外用。忌食辛辣荤腥食物，忌烟酒。疮疡破溃初期禁用。疮口腐肉未脱净，脓水较多时不宜使用。

【方歌】生肌散中制象皮，乳没血竭冰片依；龙骨儿茶赤石脂，收敛疮口又生肌。

【生产厂家】天津宏仁堂药业有限公司。

京万红软膏

【处方来源】《中国药典》（2015版）。

【类别】乙类非处方药、国家基本药物。

【处方组成】地榆、地黄、当归、桃仁、黄连、木鳖子、罂粟壳、血余炭、棕榈、半边莲、土鳖虫、白蔹、黄柏、紫草、金银花、红花、大黄、苦参、五倍子、槐米、木瓜、苍术、白芷、赤芍、黄芩、胡黄连、川芎、栀子、乌梅、冰片、血竭、乳香、没药共33味。

【方解】方中的地榆、五倍子、罂粟壳、血余炭、棕榈敛疮止血镇痛；金银花、黄芩、胡黄连、黄连、黄柏、栀子、大黄、半边莲、紫草清热解毒凉血，泻火疗疮；白蔹、乌梅清热解毒，消痈散结，敛疮生肌；桃仁、红花、赤芍、川芎、血竭、土鳖虫、乳香、没药活血化瘀止痛，消肿生肌；地黄、当归补血托疮，消肿排脓；冰片抗炎止痛；槐米、木鳖子散结消肿，攻毒疗疮；苦参清热燥湿；木瓜、苍术、白芷散风除湿。

【功能与主治】活血解毒，消肿止痛，去腐生肌。用于轻度水、火烫伤、疮疡肿痛、创面溃烂。

【临床应用】①蒸汽、沸水、烈火、滚油、钢水、炸药、化学物质、放射线、电灼等所致的深浅各型烧、烫伤。②局部皮肤红斑水肿或水疱，溃破糜烂或继发感染，疮口久不愈合者。③病久成卧床过久褥疮，皮色暗红，糜烂，流黄水者。④鼻前庭炎、毛囊炎、带状疱疹、老年性阴道炎、脚癣、痔疮、肛裂、蚊虫叮咬、小儿尿布皮炎。⑤糖尿病足、冻疮、丹毒、痤疮、皮肤皲裂、手掌脱皮、静脉炎。

【剂型规格】软膏，每瓶装500g（大瓶）、30g（小瓶）。

【性状】本品为深棕红色软膏；具特殊的油腻气。

【用法与用量】外用：一般烧伤，经清洗创面后，可直接敷一薄层药或覆一层含药纱布，如无感染，可不换药，直至痊愈。对已感染的深度烧伤创面，经过清创后，涂敷本品或敷盖含有本品的纱布，即可收去腐生肌之效，但需一日换药1次。若重度烧伤，可同时结合其他方法治疗。

【生产厂家】天津达仁堂京万红药业有限公司。

各章小结

第二章　解表类中成药小结

方名	处方组成	功能	适应证
清瘟解毒丸	大青叶、连翘、玄参、天花粉、桔梗、牛蒡子、羌活、防风、葛根、柴胡、黄芩、白芷、川芎、赤芍、甘草、淡竹叶	清瘟解毒	外感时疫。憎寒壮热，头痛无汗，口渴咽干，疟腮，大头瘟
九味羌活丸	羌活、防风、苍术、细辛、川芎、白芷、黄芩、地黄、甘草	疏风解表，散寒除湿	外感风寒挟湿所致的感冒。恶寒，发热，无汗，头重而痛，肢体酸痛
午时茶颗粒	苍术、柴胡、羌活、防风、川芎、白芷、广藿香、前胡、连翘、陈皮、山楂、枳实、炒麦芽、甘草、桔梗、六神曲、紫苏叶、厚朴、红茶	祛风解表，化湿和中	外感风寒，内伤食积证。恶寒发热，头痛身楚，胸脘满闷，恶心呕吐，腹痛腹泻
风寒感冒颗粒	麻黄、葛根、紫苏叶、防风、桂枝、白芷、陈皮、苦杏仁、桔梗、干姜、甘草	解表发汗，疏散风寒	风寒表证偏重，感冒身热，头痛，鼻塞，流涕，咳嗽较轻
感冒清热颗粒	薄荷、荆芥穗、柴胡、防风、白芷、桔梗、紫苏叶、葛根、苦杏仁、苦地丁、芦根	疏风散寒，解表清热	外感风寒，内有蕴热。表寒内热较轻。咳嗽偏重，无汗，咽干
小青龙颗粒	麻黄、桂枝、白芍、干姜、细辛、炙甘草、法半夏、五味子	解表化饮，止咳平喘	风寒水饮。恶寒发热，无汗，喘咳痰稀，或痰饮喘咳，不能平卧，肢面浮肿，舌苔白滑
感冒软胶囊	麻黄、桂枝、荆芥穗、黄芩、苦杏仁、羌活、川芎、防风、葛根、薄荷、白芷、石菖蒲、当归、桔梗	散风清热	外感风寒头痛。发热，鼻塞流涕，恶寒无汗，骨节酸痛，咽喉肿痛
银翘解毒片	金银花、连翘、薄荷、荆芥、淡豆豉、牛蒡子、桔梗、淡竹叶、甘草	疏风解表，清热解毒	风热感冒。发热头痛，咳嗽口干，咽喉疼痛
桑菊感冒片	桑叶、菊花、桔梗、连翘、苦杏仁、甘草、薄荷素油、芦根	疏风清热，宣肺止咳	风热感冒初起。头痛，咳嗽，口干，咽痛

续表

方名	处方组成	功能	适应证
感冒退热颗粒	大青叶、连翘、板蓝根、拳参	清热解毒，疏风解表	上呼吸道感染、急性扁桃体炎、咽喉炎属外感风热、热毒壅盛证。发热、咽喉肿痛
风热感冒颗粒	板蓝根、连翘、桑叶、菊花、荆芥穗、薄荷、牛蒡子、苦杏仁、芦根、桑枝、神曲	清热解毒，宣肺利咽	风温邪毒，病邪在表。身热，头痛，咳嗽，痰多
感冒舒颗粒	大青叶、连翘、荆芥、防风、薄荷、牛蒡子、桔梗、白芷、甘草	疏风清热，发表宣肺	风热感冒。头痛体困，发热恶寒，鼻塞流涕，咳嗽咽痛
苦甘颗粒	麻黄、薄荷、蝉蜕、金银花、黄芩、苦杏仁、桔梗、浙贝母、甘草	疏风清热，宣肺化痰，止咳平喘	风热感冒及风温肺热。恶风发热，头痛咽痛，咳嗽气喘及上呼吸道感染、流行性感冒、急性气管-支气管炎
连花清瘟胶囊	连翘、金银花、炙麻黄、炒苦杏仁、石膏、板蓝根、绵马贯众、鱼腥草、广藿香、大黄、红景天、薄荷脑、甘草	清瘟解毒，宣肺泄热	流行性感冒属热毒袭肺证。发热，恶寒，肌肉酸痛，鼻塞流涕，咳嗽，头痛，咽干咽痛，舌偏红苔黄或黄腻
柴胡滴丸	柴胡	退热解表	感冒发热面赤、头痛身楚、口干而渴及肺部感染发热
速感宁胶囊	大青叶、贯众、银花、柴胡、人工牛黄、咖啡因、对乙酰氨基酚、马来酸氯苯那敏	清热解毒，消炎止痛	感冒、流行感冒、咽喉肿痛
热毒平颗粒	金银花、连翘、甜地丁、玄参、地黄、栀子、黄芩、龙胆、知母、麦冬、生石膏、板蓝根	清热解毒	流感，上呼吸道感染及各种发热疾病
双黄连颗粒	金银花、黄芩、连翘	疏风解表，清热解毒	外感风热所致的感冒。发热、咳嗽、咽痛。栓剂还可用于上呼吸道感染，肺炎
金感欣片	柴胡、金银花、对乙酰氨基酚、马来酸氯苯那敏、盐酸金刚烷胺	清热疏风，解毒止痛	流行性感冒引起的头痛。发热、鼻塞、咽痒、咳嗽、咯痰
感冒灵胶囊	马来酸氯苯那敏、对乙酰氨基酚、咖啡因；三叉苦、薄荷、野菊花、岗梅、金盏银盘	解热镇痛	感冒引起的头痛。发热、鼻塞流涕、咽痛

续表

方名	处方组成	功能	适应证
重感灵片	板蓝根、毛冬青、青蒿、羌活、葛根、石膏、马鞭草、马来酸氯苯那敏、安乃近	解表清热，疏风止痛	表邪未解、郁里化热引起的重症感冒。恶寒，高热，头痛，四肢酸痛，咽痛，鼻塞，咳嗽等流行性感冒
清感穿心莲片	穿心莲、买麻藤	清热利咽，止咳化痰	风热感冒，咽喉肿痛，支气管炎，扁桃腺炎
清开灵口服液	胆酸、珍珠母、猪去氧胆酸、栀子、水牛角、板蓝根、黄芩苷、金银花	清热解毒，镇静安神	外感风热时毒，火毒内盛。高热不退，烦躁不安，咽喉肿痛，舌质红绛，苔黄。上呼吸道感染、病毒性感冒、急性化脓性扁桃体炎、急性咽炎、急性气管炎、不明原因的高热
小儿感冒颗粒	广藿香、菊花、连翘、大青叶、板蓝根、地黄、地骨皮、白薇、薄荷、石膏	疏风解表，清热解毒	小儿风热感冒。发热重，头胀痛，咳嗽痰黏，咽喉肿痛；流感证
妙灵丸	川贝母、地黄、葛根、桔梗、前湖、清半夏、羌活、玄参、木通、薄荷、赤芍、天南星、钩藤、化橘红、朱砂、冰片、羚羊角、水牛角浓缩粉	清热化痰，散风镇惊	外感风热夹痰的感冒。咳嗽发烧，头痛眩晕，咳嗽，呕吐痰涎，鼻干口燥，咽喉肿痛
太和妙灵丸	钩藤、僵蚕、全蝎、天麻、羌活、荆芥穗、防风、柴胡、薄荷、蓼大青叶、金银花、法半夏、天竺黄、天南星、化橘红、赤芍、栀子、黄芩、木通、麦冬、玄参、甘草、羚羊角粉、琥珀粉、朱砂、冰片	散寒解表，清热镇惊、化痰止咳	小儿肺胃痰热、外感风寒。发烧恶寒，头痛鼻塞，咳嗽气促，烦躁不安，内热惊风，四肢抽搐
小儿热速清口服液	柴胡、黄芩、板蓝根、葛根、金银花、水牛角、连翘、大黄	清热解毒，泻火利咽	小儿外感风热所致的感冒。高热，头痛，咽喉肿痛，鼻塞流涕，咳嗽，大便干结
小儿解热丸	胆南星、天竺黄、青礞石、猪牙皂、陈皮、甘草、全蝎、僵蚕、蜈蚣、天麻、钩藤、羌活、麻黄、薄荷、防风、牛黄、琥珀、冰片、朱砂、珍珠、人工麝香、茯苓	清热化痰，镇惊息风	小儿感冒发热，痰涎壅盛，高热惊风，项背强直，手足抽搐，神志昏蒙，呕吐咳嗽

续表

方名	处方组成	功能	适应证
参苏丸	党参、紫苏叶、葛根、前胡、茯苓、半夏、陈皮、枳壳、桔梗、甘草、木香	益气解表，疏风散寒，祛痰止咳	身体虚弱，感受风寒所致的感冒。恶寒发热，头痛鼻塞，咳嗽痰多，胸闷呕逆，乏力气短及急性支气管炎、肺炎
败毒散	党参、茯苓、甘草、枳壳、桔梗、柴胡、前胡、羌活、独活、川芎	发汗解表，散风祛湿	外感热病，憎寒壮热，项强头痛，四肢酸痛，噤口痢疾，无汗鼻塞，咳嗽有痰

第三章　泻下、和解类中成药小结

方名	处方组成	功能	适应证
九制大黄丸	熟大黄	泻下导滞	胃肠积滞所致的便秘、湿热下痢。口渴不休，停食停水，胸热心烦，小便赤黄
更衣丸	芦荟、朱砂	泻火通便	肠胃热结大便不通
复方芦荟胶囊	芦荟、青黛、朱砂、琥珀	调肝益肾，清热润肠，宁心安神	习惯性便秘。大便燥结或因大便数日不通引起的腹胀、腹痛
大黄清胃丸	大黄、芒硝、牵牛子、槟榔、滑石粉、木通、黄芩、白芷、羌活、胆南星	清热通便	胃火炽盛所致的口燥舌干，头痛目眩，大便燥结
清宁丸	大黄、麦芽、桃枝、绿豆、黑豆、车前草、桑叶、侧柏叶、姜厚朴、炒白术、制半夏、香附、陈皮、牛乳	清热泻火，消肿通便	火毒内盛所致的咽喉肿痛，口舌生疮，头晕耳鸣，目赤牙痛，腹中胀满，大便秘结
莫家清宁丸	大黄、桃仁、苦杏仁、枳壳、厚朴、黄芩、半夏、香附、木香、麦芽等	清理胃肠，泻热润便	饮食停滞，腹肋膨胀，头昏耳鸣，口燥舌干，咽喉不利，两目红赤，牙齿疼痛，大便秘结，小便赤黄
五仁润肠丸	地黄、陈皮、肉苁蓉、熟大黄、当归、桃仁、火麻仁、柏子仁、郁李仁、松子仁	润肠通便、化滞	老年人体弱患者，产妇血虚便秘、腹胀食少，消化不良
麻仁丸	火麻仁、苦杏仁、大黄、厚朴、枳实、白芍	润肠通便	肠热津亏所致便秘。大便干结难下，腹部胀满不舒；习惯性便秘

续表

方名	处方组成	功能	适应证
麻仁滋脾丸	制大黄、当归、火麻仁、苦杏仁、郁李仁、厚朴、枳实、白芍	润肠通便，消食导滞	胃肠炽热，肠燥津伤所致的大便秘结。胸腹胀满，饮食无味，烦躁不宁，舌红少津
麻仁润肠丸	火麻仁、苦杏仁、大黄、木香、陈皮、白芍	润肠通便	肠胃积热，胸腹胀满，大便秘结
益气润肠膏	白术、地黄、女贞子、莱菔子、升麻	润肠通便，健胃利气	大便秘结引起的腹胀。饮食乏味，口干舌燥等证，对老年人便秘效果尤佳
搜风顺气丸	熟大黄、山药、独活、火麻仁、车前子、菟丝子、槟榔、郁李仁、牛膝、防风、枳壳	搜风顺气，润肠通便	肠胃积热，胸膈痞闷，大便燥结
舟车丸	牵牛子、大黄、甘遂、大戟、芫花、木香、青皮、陈皮、轻粉	行气利水	蓄水腹胀。四肢浮肿，停饮喘急，大便秘结，小便短少
小柴胡颗粒	柴胡、姜半夏、党参、甘草、黄芩、生姜、大枣	解表散热，疏肝和胃	外感病，邪犯少阳证。寒热往来，胸胁胀满，食欲不振，心烦喜呕，口苦咽干
加味逍遥丸	当归、白芍、柴胡、茯苓、白术、甘草、薄荷、牡丹皮、栀子	舒肝清热，健脾养血	肝郁血虚，肝脾不和。两胁胀痛，头晕目眩，倦怠食少，月经不调，脐腹胀痛
防风通圣丸	防风、荆芥穗、薄荷、麻黄、大黄、芒硝、栀子、滑石、桔梗、石膏、川芎、当归、白芍、黄芩、连翘、甘草、白术	解表通里，清热解毒	外寒内热，表里俱实。恶寒壮热，头痛咽干，小便短赤，大便秘结，瘰疬初起，风疹湿疮
葛根芩连片	葛根、黄芩、黄连、炙甘草	解肌清热，止泻止痢	湿热蕴结所致的泄泻、痢疾。身热烦渴，下痢臭秽，腹痛不适

第四章　清热类中成药小结

方名	处方组成	功能	适应证
黄连上清丸	黄连、酒大黄、连翘、旋覆花、菊花、蔓荆子、荆芥穗、桔梗、白芷、甘草、黄芩、黄柏、栀子、川芎、薄荷、防风、石膏	散风清热，泻火止痛	风热上攻，肺胃热盛所致的头晕目眩，暴发火眼，牙齿疼痛，口舌生疮，咽喉肿痛，耳痛耳鸣，大便秘结，小便短赤

方名	处方组成	功能	适应证
万氏牛黄清心丸	牛黄、朱砂、黄连、黄芩、栀子、郁金	清热解毒，镇惊安神	热入心包，热盛动风证。高热烦躁，神昏谵语及小儿高热惊厥
凉膈丸	大黄、石膏、连翘、黄芩、芒硝、栀子、薄荷、甘草、淡竹叶	消炎解热，消火凉膈	上焦热盛，咽喉不利，牙齿疼痛，大便秘结，小便赤黄
明目上清片	黄芩、黄连、菊花、栀子、熟大黄、天花粉、石膏、蝉蜕、蒺藜、当归、赤芍、玄参、麦冬、荆芥油、枳壳、车前子、甘草、桔梗、连翘、薄荷脑、陈皮	清热散风，明目止痛	外感风热所致的暴发火眼。红肿作痛，头晕目眩，眼边刺痒，大便秘结，小便短赤
清咽丸	乌梅肉、诃子肉、青黛、硼砂、冰片、薄荷、桔梗、甘草、北寒水石	清热利咽，生津止渴	肺胃热盛所致的咽喉肿痛。声音嘶哑，口舌干燥，咽下不利
清音丸	诃子肉、川贝母、百药煎、乌梅肉、葛根、茯苓、甘草、天花粉	清热利咽，生津润燥	肺热津亏所致的咽喉不利，声哑失音
黄氏响声丸	薄荷、浙贝母、连翘、蝉蜕、胖大海、酒大黄、川芎、儿茶、桔梗、诃子肉、甘草、薄荷脑	疏风清热，化痰散结，利咽开音	风热外束，痰热内盛所致的急、慢性喉瘖。声音嘶哑，咽喉肿痛，咽干灼热，咽中有痰或寒热头痛或便秘尿赤；急、慢性喉炎及声带小结、声带息肉初起
清喉利咽颗粒	黄芩、西青果、竹茹、橘红、枳壳、桑叶、香附、紫苏子、紫苏梗、胖大海、桔梗、沉香、薄荷脑	清热利咽，宽胸润喉	外感风热所致的咽喉发干，声音嘶哑。急慢性咽炎、扁桃体炎，常用有保护声带作用
金莲花胶囊	金莲花	清热解毒	风热邪毒袭肺，热毒内盛引起的上呼吸道感染、咽炎、扁桃体炎
吴太咽炎片	地黄、玄参、麦冬、天冬、木蝴蝶、蝉蜕、牡丹皮、滑石粉、青果、板蓝根、薄荷油、百部、款冬花	养阴润肺，清热解毒，清利咽喉，镇咳止痒	慢性咽炎引起的咽干，咽痒，刺激性咳嗽
清喉咽合剂	黄芩、连翘、地黄、玄参、麦冬	养阴清肺，利咽解毒	阴虚燥热，火毒内蕴所致的咽喉肿痛。咽干少津，咽部白腐有苔膜，喉核肿大，局限性的咽白喉，轻度中毒型白喉，急性扁桃体炎，咽峡炎

方名	处方组成	功能	适应证
铁笛丸	麦冬、玄参、瓜蒌皮、诃子肉、青果、凤凰衣、桔梗、浙贝母、茯苓、甘草	润肺利咽，生津止渴	阴虚肺热津亏引起的咽干声哑，咽喉疼痛，口渴烦躁
西瓜霜润喉片	西瓜霜、冰片、薄荷素油、薄荷脑	清音利咽，消肿止痛	防治咽喉肿痛，声音嘶哑，喉痹、喉痛、喉蛾、口糜、口舌生疮、牙痛；急、慢性咽喉炎，急性扁桃体炎，口腔溃疡，口腔炎，牙龈肿痛
金果含片	地黄、玄参、麦冬、蝉蜕、西青果、胖大海、南沙参、太子参、陈皮、薄荷素油	养阴生津，清热利咽	肺热阴伤所致的咽部红肿、咽痛、口干咽燥。急、慢性咽炎
清咽滴丸	薄荷脑、青黛、冰片、诃子、甘草、人工牛黄	疏风清热，解毒利咽	风热喉痹。咽痛，咽干，口渴；或微恶风，发热，咽部红肿，急性咽炎
金嗓子喉片	桉油、八角茴香油、西青果、罗汉果、薄荷脑、石斛、橘红、金银花	疏风清热，解毒利咽，芳香辟秽	改善急性咽炎所致的咽喉肿痛，干燥灼热，声音嘶哑
复方草珊瑚含片	肿节风浸膏、薄荷脑、薄荷素油	疏风清热，消肿止痛，清利咽喉	外感风热所致的喉痹。咽喉肿痛，声哑失音；急性咽喉炎
银黄口服液	黄芩提取物、金银花提取物	清热疏风，利咽解毒	外感风热所致的咽干咽痛。喉核肿大，口渴，发热，急慢性扁桃体炎，急慢性咽炎，上呼吸道感染
清热解毒口服液	生石膏、金银花、玄参、地黄、连翘、栀子、甜地丁、黄芩、龙胆、板蓝根、知母、麦冬	清热解毒	热毒壅盛所致发热面赤，烦躁口渴，牙痛，咽喉肿痛。流感、上呼吸道感染
穿心莲片	穿心莲	清热解毒，凉血消肿	邪毒内盛所致的感冒。发热，咽喉肿痛，口舌生疮，顿咳劳嗽，泄泻痢疾，热淋涩痛，痈肿疮疡，毒蛇咬伤
板蓝根颗粒	板蓝根	清热解毒，凉血利咽	肺胃热盛所致的咽喉肿痛。口咽干燥、腮部肿胀；急性扁桃体炎、腮腺炎

续表

方名	处方组成	功能	适应证
炎立消片	丁香叶	清热解毒、消炎止痢	急性菌痢、肠炎及上呼吸道感染、咽喉肿痛、急慢性桃体炎等细菌感染性疾病
北豆根片	北豆根提取物	清热解毒，止咳化痰	咽喉肿痛，扁桃体炎，慢性支气管炎
牛黄消炎丸	人工牛黄、珍珠母、蟾酥、青黛、天花粉、大黄、雄黄	清热解毒，消肿止痛	热毒蕴结所致的咽喉肿痛、疔、痈、疮疖，急性咽喉炎，扁桃体炎
牛黄解毒片	人工牛黄、大黄、甘草、黄芩、冰片、雄黄、桔梗、生石膏	清热解毒	火热毒内盛，口舌生疮，咽喉肿痛，牙龈肿痛，目赤肿痛，疮疖肿痛，急性咽喉炎，扁桃体炎，舌炎，牙龈炎，面颌炎
西羚丹	羚羊角、黄柏、黄芩、黄连、大黄、地黄、栀子、甘草、玄参、川芎、水牛角浓缩粉、龙胆、冰片、玄明粉	退热消炎，清胃利便	头疼牙痛，口舌生疮，暴发火眼，咽喉肿痛，大便不通，烦躁口渴
三黄片	大黄、黄芩浸膏、盐酸小檗碱	清热解毒，泻火通便	三焦热盛所致目赤肿痛，口鼻生疮，咽喉肿痛，牙龈肿痛，心烦口渴，尿黄便秘；急性胃肠炎，痢疾
功劳去火片	功劳木、黄柏、黄芩、栀子	清热解毒	实热火毒所致的急性咽喉炎、急性胆囊炎、急性肠炎
当归龙荟丸	当归、龙胆、芦荟、大黄、黄芩、黄连、黄柏、栀子、青黛、木香、人工麝香	泻火通便	肝胆火旺，心烦不宁，头晕目眩，耳鸣耳聋，胁肋疼痛，脘腹胀痛，大便秘结
龙胆泻肝丸	龙胆、栀子、黄芩、甘草、地黄、车前子、泽泻、木通、柴胡、当归	清肝胆，利湿热	肝胆湿热，头晕目赤，耳鸣耳聋，耳肿疼痛，胁痛口苦，尿赤涩痛，湿热带下
复方鸡骨草胶囊	鸡骨草 栀子 枸杞子 白芍 茵陈 五味子 三七 人工牛黄 珍珠层粉	清利肝胆湿热	肝胆湿热所致的胁肋不舒，脘腹胀满，疲倦乏力，口苦尿黄，舌红苔腻
左金丸	黄连、吴茱萸	泻火、舒肝、和胃、止痛	肝火犯胃，脘胁疼痛，口苦嘈杂，呕吐酸水，不喜热饮

续表

方名	处方组成	功能	适应证
泻青丸	龙胆、栀子、酒大黄、羌活、防风、当归、川芎、青黛	清肝泻火	肝火上炎所致耳鸣耳聋，口苦头晕，两胁疼痛，小便赤涩
苦胆草片	坚龙胆	清热燥湿，泻肝胆火	目赤口燥，咽喉肿痛。
清胃黄连丸	黄连、黄芩、黄柏、栀子、玄参、生地、知母、石膏、天花粉、桔梗、赤芍、连翘、丹皮、甘草	清胃泻火，解毒消肿	肺胃火盛所致的口舌生疮、齿龈、咽喉肿痛。口腔炎，牙周炎，齿龈炎，三叉神经痛
牛黄清胃丸	牛黄、黄芩、栀子、黄柏、大黄、枳实、牵牛子、番泻叶、生石膏、冰片、菊花、薄荷、连翘、桔梗、生甘草、元参、麦冬	清热泻火	胃经实火口舌生疮、牙龈肿痛，乳蛾肿痛，大便秘结，小便黄少，苔黄而燥。急性牙周炎、牙龈炎、蜂窝织炎、急性扁桃体炎、急性咽峡炎
口炎清颗粒	天冬、麦冬、玄参、山银花、甘草	滋阴清热，解毒消肿	用于阴虚火旺所致的口腔炎症。
齿痛消炎灵颗粒	石膏、荆芥、防风、青皮、牡丹皮、地黄、青黛、细辛、白芷、甘草	疏风清热，凉血止痛	脾胃积热，风热上攻所致的头痛身热，口干口臭，便秘燥结，牙龈肿痛；急性齿根尖周炎、智齿冠周炎、急性牙龈（周）炎、急性牙髓炎
栀子金花丸	栀子、金银花、黄连、黄柏、大黄、黄芩、知母、天花粉	清热泻火，凉血解毒	肺胃热盛，口舌生疮，牙龈肿痛，目赤眩晕，咽喉肿痛，吐血衄血，大便秘结
清火栀麦片	穿心莲、栀子、麦冬	清热解毒，凉血消肿	肺胃热盛所致的咽喉肿痛，发热，牙痛，目赤
孕妇金花丸	黄芩、栀子、金银花、黄柏、黄连、生地、当归、白芍、川芎	清热，安胎	孕妇头痛，眩晕，口鼻生疮，咽喉肿痛，双目赤肿，牙龈疼痛，或胎动下坠，小腹作痛，心烦不安，口干咽燥，渴喜冷饮，小便短黄
导赤丸	连翘、黄连、栀子、木通、玄参、天花粉、滑石、赤芍、大黄、黄芩	清热泻火，利尿通便	火热内盛所致的口舌生疮，咽喉疼痛，心胸烦热，小便短赤，大便秘结

续表

方名	处方组成	功能	适应证
清降片	大黄、麦冬、蚕砂、生地、赤芍、皂角子、牡丹皮、甘草、金银花、薄荷、玄参、板蓝根、白茅根、青黛、连翘	清热凉营，解毒消肿	小儿急性咽炎，扁桃体炎，腮腺炎，猩红热，疱疹性口腔炎及内热外感，大便秘结
木香槟榔丸	木香、槟榔、青皮、陈皮、枳壳、黄柏、黄连、莪术、三棱、大黄、炒牵牛子、香附、芒硝	行气导滞，泻热通便	湿热内停，赤白痢疾，里急后重，胃肠积滞，脘腹胀痛，大便不通
香连化滞丸	木香、黄连、黄芩、当归、炒白芍、醋青皮、陈皮、枳实、厚朴、滑石、炒槟榔、甘草	清热利湿，行血化滞	大肠湿热所致的痢疾。大便脓血，里急后重，发热腹痛
久痢丸	木香、黄连、党参、白术、茯苓、甘草、枳实、厚朴、椿皮、当归、鸦胆子	健脾益气，除湿化滞	湿热久痢，休息痢
香连丸	黄连、木香	清热化湿，行气止痛	大肠湿热所致的痢疾。大便脓血，里急后重，发热腹痛；肠炎、细菌性痢疾
六一散	滑石、甘草	祛暑利湿	感受暑湿所致的发热，身倦，口渴，泄泻，小便黄少；外用治痱子
仁丹	藿香叶、薄荷脑、檀香、木香、豆蔻、砂仁、丁香、陈皮、冰片、儿茶、朱砂、甘草	清暑开窍	伤暑引起的恶心胸闷、头昏及晕车晕船
祛暑丸	藿香、香薷、茯苓、丁香、紫苏叶、木瓜、檀香、甘草	清暑祛湿，和胃止泻	中暑外感，恶寒发热，头痛身倦，腹胀吐泻，胃肠性感冒，急性胃肠炎
六合定中丸	广藿香、紫苏叶、香薷、茯苓、炒白扁豆、陈皮、厚朴、木瓜、炒枳壳、木香、檀香、炒麦芽、炒稻芽、炒山楂、炒六神曲、桔梗、甘草	祛暑除湿，和中消食	夏伤暑湿，宿食停滞，寒热头痛，胸闷恶心，吐泻腹痛
清暑益气丸	黄芪、苍术、升麻、人参、六神曲、陈皮、炒白术、麦冬、当归、炙甘草、青皮、黄柏、葛根、泽泻、五味子	祛暑利湿，补气生津	中暑受热，气津两伤。头晕身热，四肢倦怠，自汗心烦，咽干口渴
纯阳正气丸	广藿香、木香、麝香、丁香、雄黄、硼砂、冰片、硝石、苍术、茯苓、白术、肉桂、陈皮、半夏、金礞石、朱砂	温中散寒	暑天感寒受湿，腹痛吐泻，胸膈胀满，头痛恶寒，肢体酸重

第五章　补益类中成药小结

方名	处方组成	功能	适应证
四君子丸	党参、白术、茯苓、甘草	益气健脾	脾胃气虚，胃纳不佳，食少便溏
补中益气丸	党参、白术、陈皮、升麻、柴胡、黄芪、炙甘草、当归	补中益气，升阳举陷	脾胃虚弱、中气下陷所致的泄泻、脱肛、阴挺。体倦乏力、食少腹胀、便溏久泻、肛门下坠或脱肛、子宫脱垂及气虚感冒
参苓白术丸	人参、茯苓、白术、白扁豆、山药、甘草、莲子、砂仁、薏苡仁、桔梗	补脾胃，益肺气	脾胃虚弱，食少便溏，气短咳嗽，肢倦乏力。慢性胃炎、小儿营养不良、慢性支气管炎
生脉饮	红参、麦冬、五味子	益气复脉，养阴生津	气阴两亏，心悸气短，自汗脉虚及心源性休克、体位性低血压
玉屏风口服液	黄芪、防风、白术	益气，固表，止汗	表虚不固，自汗恶风，面色㿠白，体虚易感风邪，鼻炎，反复上呼吸道感染
人参健脾丸	人参、茯苓、山药、木香、砂仁、炙黄芪、当归、酸枣仁、远志、白术、陈皮	健脾益气，和胃止泻	脾胃虚弱所致的饮食不化，脘闷嘈杂，恶心呕吐，腹痛便溏，不思饮食，体弱倦怠
启脾丸	人参、白术、茯苓、甘草、陈皮、山药、莲子、山楂、六神曲、麦芽、泽泻	健脾和胃	脾胃虚弱，消化不良，腹胀便溏
四物合剂	当归、川芎、白芍、熟地	养血调经	血虚所致的面色萎黄，头晕眼花，心悸气短，月经不调
生血丸	鹿茸、紫河车、白术、山药、黄柏、稻芽、桑枝、白扁豆	补肾健脾，填精养血	脾肾虚弱的血虚证及放化疗后全血细胞减少、再生障碍性贫血
阿胶补血口服液	阿胶、熟地、黄芪、党参、白术、枸杞子	补益气血，滋阴润肺	气血两虚所致的久病体弱，目昏，虚劳咳嗽
人参归脾丸	人参、白术、黄芪、当归、甘草、茯苓、远志、酸枣仁、木香、党参、香附、陈皮	开胃健脾，安神益智	身体虚弱，消化不良，心悸失眠，多梦，腰酸腿软，精神不振。功能性子宫出血，贫血

方名	处方组成	功能	适应证
养血生发胶囊	熟地黄、当归、羌活、木瓜、川芎、白芍、菟丝子、天麻、制何首乌	养血祛风，益肾填精	血虚风盛，肾精不足所致的脱发。毛发松动或呈稀疏状脱落，毛发干燥或油腻，头皮瘙痒；斑秃、全秃，脂溢性脱发与病后、产后脱发
七宝美髯颗粒	制何首乌、茯苓、牛膝、当归、枸杞子、菟丝子、补骨脂	滋补肝肾	肝肾不足，须发早白，遗精早泄，腰酸背痛。中年早衰之白发及脱发
八珍丸	党参、白术、茯苓、炙甘草、当归、川芎、白芍、熟地黄	补气益血	气血两虚，面色萎黄，食欲不振，四肢乏力，月经过多
十全大补丸	党参、白术、茯苓、炙甘草、当归、川芎、白芍、熟地黄、炙黄芪、肉桂	温补气血	气血两虚，面色苍白，气短心悸，头晕自汗，体倦乏力，四肢不温，月经量多及疮疡溃后久不收口
人参养荣丸	人参、土白术、茯苓、炙甘草、当归、熟地黄、白芍、炙黄芪、陈皮、远志、肉桂、五味子	温补气血	心脾不足，气血两亏，形瘦神疲，食少便溏，病后虚弱。缺铁性贫血、神经衰弱、肺结核
八珍益母丸	益母草、党参、白术、茯苓、甘草、熟地、当归、白芍、川芎	益气养血，活血调经	气血两虚兼有血瘀所致的月经不调，症见月经周期错后，行经量少，淋漓不净，精神不振，肢体乏力
八宝坤顺丸	熟地黄、地黄、白芍、当归、川芎、人参、益母草、牛膝、橘红、沉香、木香、甘草、白术、茯苓、黄芩、砂仁、琥珀	益气养血调经	气血两虚所致的月经不调、痛经。经期后错、经血量少、行经腹痛
乌鸡白凤丸	乌鸡、鹿角胶、鳖甲、煅牡蛎、桑螵蛸、人参、黄芪、当归、白芍、香附、天冬、甘草、地黄、熟地黄、川芎、银柴胡、丹参、山药、芡实、鹿角霜	补气养血，调经止带	气血两虚，身体瘦弱，腰膝酸软，月经不调，崩漏带下
清宫寿桃丸	驴肾、鹿肾、狗肾、枸杞子、人参、天冬、麦冬、地黄、当归、益智、蚕砂、酸枣仁、分心木	补肾生精，益元强壮	肾虚衰老所致头晕疲倦，记忆力衰退，腰膝酸软，耳鸣耳聋，眼花流泪，夜尿多，尿有余沥

续表

方名	处方组成	功能	适应证
海马补肾丸	熟地黄、鲜雀肉（带头去嘴爪）、驴肾、狗肾、鹿筋、干海米、附子、肉苁蓉、覆盆子、母丁香、淫羊藿、山药、党参、核桃仁、补骨脂、茴香、菟丝子、沙苑子、当归、山茱萸、牛膝、枸杞子、五味子、茯苓、人参、鹿茸、黄芪、煅龙骨、海马、海蛆、狗脊、肉桂、甘草、蛤蚧、豹骨、杜仲炭	滋阴补肾，强壮健脑	身体衰弱，气血两亏，肾气不足，面黄肌瘦，心跳气短，腰酸腿疼，健忘虚喘
催乳丸	当归、通草、麦芽、川芎、穿山甲、漏芦、地黄、黄芪、鹿角霜、白芍、木香、王不留行	助气补血，活络、下乳	产后气血亏损，乳汁不通，乳汁稀少
六味地黄丸	熟地黄、酒萸肉、牡丹皮、山药、茯苓、泽泻	滋阴补肾	肾阴亏损，头晕耳鸣，腰膝酸软，骨蒸潮热，盗汗遗精，消渴
杞菊地黄丸	枸杞子、菊花、熟地黄、酒萸肉、牡丹皮、山药、茯苓、泽泻	滋肾养肝	肝肾阴亏，眩晕耳鸣，羞明畏光，迎风流泪，视物昏花
明目地黄丸	熟地黄、酒萸肉、牡丹皮、山药、茯苓、泽泻、枸杞子、菊花、当归、白芍、蒺藜、石决明	滋肾，养肝，明目	肝肾阴虚，目涩畏光，视物模糊，迎风流泪
知柏地黄丸	知母、黄柏、熟地黄、酒萸肉、牡丹皮、山药、茯苓、泽泻	滋阴降火	阴虚火旺，潮热，盗汗，口干咽痛，耳鸣遗精，小便短赤
麦味地黄丸	麦冬、五味子、熟地黄、酒萸肉、牡丹皮、山药、茯苓、泽泻	滋肾养肺	肺肾阴亏。潮热盗汗，咽干咳血，眩晕耳鸣，腰膝酸软，消渴
归芍地黄丸	当归、白芍、熟地黄、酒萸肉、牡丹皮、山药、茯苓、泽泻	滋肝肾，补阴血，清虚热	肝肾两亏，阴虚血少，头晕目眩，耳鸣咽干，午后潮热，腰腿酸痛，足跟疼痛
耳聋左慈丸	竹叶柴胡、磁石、熟地黄、酒萸肉、牡丹皮、山药、茯苓、泽泻	滋肾平肝	肝肾阴虚。耳鸣耳聋，头晕目眩
大补阴丸	熟地黄、龟甲、知母、黄柏、猪脊髓	滋阴降火	阴虚火旺，潮热盗汗，咳嗽咯血，耳鸣遗精
左归丸	熟地黄、酒萸肉、山药、鹿角胶、龟甲胶、枸杞子、菟丝子、牛膝	补肝肾，益精血	真阴不足。腰膝酸软，盗汗遗精，神疲口燥

方名	处方组成	功能	适应证
更年安片	地黄、泽泻、麦冬、熟地黄、玄参、茯苓、仙茅、磁石、牡丹皮、珍珠母、五味子、首乌藤、制何首乌、浮小麦、钩藤	滋阴清热，除烦安神	肾阴虚所致的绝经前后诸证。烦热出汗、眩晕耳鸣、手足心热、烦躁不安；更年期综合征
桂附地黄丸	肉桂、附子、熟地黄、酒萸肉、牡丹皮、山药、茯苓、泽泻	温补肾阳	肾阳不足，腰膝酸冷，肢体浮肿，小便不利或反多，痰饮喘咳，消渴
济生肾气丸	肉桂、附子、熟地黄、酒萸肉、牡丹皮、山药、茯苓、泽泻、牛膝、车前子	温肾化气，利水消肿	肾阳不足，水湿内停所致的肾虚水肿，腰膝酸重，小便不利，痰饮喘咳及慢性肾炎、慢性肾功能衰竭
肾炎康复片	西洋参、人参、帝皇、杜仲、山药、白花蛇舌草、黑豆、桔梗、土茯苓、益母草、丹参、泽泻、白茅根	益气养阴，补肾健脾，清除余毒	慢性肾小球肾炎属于气阴两虚，脾肾不足，水湿内停所致的水肿，症见神疲乏力，腰酸腿软，面浮肢肿，头晕耳鸣；蛋白尿，血尿
右归丸	熟地黄、山药、酒萸肉、枸杞子、菟丝子、鹿角胶、杜仲、肉桂、当归、制附子	温补肾阳，填精止遗	肾阳不足，命门火衰，腰膝酸冷，精神不振，怯寒畏冷，阳痿遗精，大便溏薄，尿频而清
五子衍宗丸	枸杞子、菟丝子、覆盆子、五味子、车前子	补肾益精	肾虚精亏所致的阳痿不育，遗精早泄，腰痛，尿后余沥，慢性前列腺炎，更年期综合征
肾宝合剂	补骨脂、菟丝子、淫羊藿、胡芦巴、蛇床子、小茴香、肉苁蓉、何首乌、熟地黄、枸杞子、五味子、金樱子、覆盆子、车前子、黄芪、红参、白术、茯苓、山药、川芎、当归、炙甘草	温阳补肾，固精益气	肾阳亏虚，精气不足所致的阳痿遗精，腰腿酸痛，精神不振，夜尿频多，畏寒肢冷，月经过多，白带清稀
金鸡虎补丸	大枣、金樱子、狗脊、牛大力、桑寄生、千斤拔、黑老虎根、骨碎补、鸡血藤	补气补血，舒筋活络，健肾固精	水气凝滞，四肢麻木，腰膝酸痛，夜尿频数，梦遗滑精
刺五加片	刺五加浸膏	益气健脾，补肾安神	脾肾阳虚，体虚乏力，食欲不振，腰膝酸痛，失眠多梦
金芪降糖片	黄连、黄芪、金银花	清热益气	消渴病气虚内热证，症见口渴喜饮，易饥多食，气短乏力。轻、中度型非胰岛素依赖型糖尿病

续表

方名	处方组成	功能	适应证
玉泉颗粒	天花粉、葛根、人参、地黄、五味子、麦冬、茯苓、乌梅、黄芪、甘草	生津止渴，清热除烦，养阴益气	气阴不足，口渴多饮，消食善饥，糖尿病

第六章 温里、固涩、安神类中成药小结

方名	处方组成	功能	适应证
附子理中丸	甘草、党参、白术、干姜、附子	温中健脾	脾胃虚寒，脘腹冷痛，呕吐泄泻，手足不温
虚寒胃痛颗粒	炙黄芪、炙甘草、桂枝、党参、白芍、高良姜、大枣、干姜	益气健脾，温胃止痛	脾虚胃弱所致的胃痛。胃脘隐痛、喜温喜按、遇冷或空腹加重及十二指肠球部溃疡、慢性萎缩性胃炎
温胃舒颗粒	党参、附子、黄芪、肉桂、山药、肉苁蓉、白术、山楂、乌梅、砂仁、陈皮、补骨脂	温中养胃，行气止痛	中焦虚寒所致的胃痛。胃脘冷痛、腹胀嗳气、纳差食少、畏寒无力；慢性萎缩性胃炎、浅表性胃炎
良附丸	高良姜、香附	温胃理气	寒凝气滞，脘痛吐酸，胸腹胀满
小建中颗粒	白芍、桂枝、炙甘草、生姜、大枣、饴糖	温中补虚，缓急止痛	脾胃虚寒，脘腹疼痛，喜温喜按，嘈杂吞酸，食少。胃及十二指肠溃疡
黑锡丹	硫黄、黑锡、葫芦巴、阳起石、补骨脂、小茴香、沉香、木香、肉桂、附子、川楝子、肉豆蔻	温壮下元，镇纳浮阳	肾阳不足，肾不纳气虚喘。痰壅胸中，四肢厥逆，冷汗不止，舌淡苔白及寒疝腹痛；肠鸣滑泄；阳痿，不孕
青娥丸	杜仲、补骨脂、核桃仁、大蒜	补肾强腰	肾虚腰痛，起坐不利，膝软乏力
温经丸	人参、白术、黄芪、沉香、郁金、干姜、茯苓、厚朴、吴茱萸、附子、肉桂	补气调经，散寒止痛	气虚血寒，月经不调，行经腹痛，子宫虚寒，带下清冷
艾附暖宫丸	艾叶炭、香附、当归、川芎、白芍、地黄、黄芪、吴茱萸、续断、肉桂	理气养血，暖宫调经	血虚气滞，下焦虚寒所致的月经不调，痛经。行经后错，经量少，有血块，小腹疼痛，经行小腹冷痛喜热，腰膝酸痛

方名	处方组成	功能	适应证
坎离砂	当归、川芎、防风、透骨草（辅料：铁粉、木粉、活性炭、氯化钠）	祛风散寒，活血止痛	风寒湿痹，四肢麻木，关节疼痛，脘腹冷痛
药艾条	艾叶、桂枝、高良姜、广藿香、降香、香附、白芷、陈皮、丹参、生川乌	行气血，逐寒湿	风寒湿痹，肌肉酸麻，关节四肢疼痛，脘腹冷痛
龙牡壮骨颗粒	党参、黄芪、山麦冬、龟甲、白术、山药、五味子、龙骨、煅牡蛎、茯苓、大枣、甘草、乳酸钙、鸡内金、维生素 D_2、葡萄糖酸钙	强筋壮骨，和胃健脾，	治疗和预防小儿佝偻病，软骨病及小儿多汗、夜惊啼、食欲不振、消化不良、发育迟缓
牡蛎散	黄芪、麻黄根、牡蛎、浮小麦	固表敛汗	诸虚不足。身常汗出，夜卧尤甚，久而不止，心悸惊惕，短气烦倦
橘红化痰丸	化橘红、苦杏仁、甘草、五味子、白矾、罂粟壳、锦灯笼、川贝母	敛肺化痰，止咳平喘	肺气不敛，痰浊内阻，咳嗽，咯痰，喘促，胸膈满闷
二母安嗽丸	知母、浙贝母、紫菀、款冬花、罂粟壳、百合、玄参、苦杏仁、麦冬	清肺化痰，止嗽定喘	虚劳久嗽，咳嗽痰喘，骨蒸潮热，音哑声重，口燥舌干，痰涎壅盛
九仙散	人参、款冬花、桑白皮、桔梗、五味子、阿胶、乌梅、贝母、罂粟壳	敛肺止咳，益气养阴	久咳不止，咳甚者则气喘自汗，痰少而黏及慢性气管炎 肺气肿
泻痢固肠丸	人参、白术、茯苓、甘草、陈皮、罂粟壳、肉豆蔻、诃子、白芍	涩肠固脱，温补脾肾	久泻久痢，脾肾虚寒。大便滑脱不禁，腹痛喜温喜按，肠鸣下痢赤白，不思饮食，身体倦怠及慢性痢疾，慢性肠炎，慢性结肠炎
四神丸	肉豆蔻、补骨脂、五味子、吴茱萸、大枣	温肾散寒，涩肠止泻	肾阳不足所致的泄泻。肠鸣腹胀，五更溏泻，食少不化，久泻不止，面黄肢冷。
补脾益肠丸	外层：黄芪、党参、砂仁、白芍、当归、白术、肉桂内层：延胡索、荔枝核、炮姜、炙甘草、防风、木香、盐补骨脂、煅赤石脂	益气养血，温阳行气，涩肠止泻	脾虚气滞所致的泄泻，症见腹胀疼痛、肠鸣泄泻、黏液血便及慢性结肠炎，溃疡性结肠炎，过敏性结肠炎

续表

方名	处方组成	功能	适应证
固肠胶囊	赤石脂、黄连、黄柏、诃子、肉豆蔻、厚朴、吴茱萸、建曲、肉桂、干姜、花椒、川芎、牡蛎、五倍子、乌梅	散寒清热、调和气血、涩肠止泻	寒热错杂、虚实互见的肠易激综合征。大便清稀，或夹有少许白黏冻，或完谷不化，甚则滑脱不禁，腹痛肠鸣，畏寒肢冷，腰膝酸软
固经丸	盐关黄柏、酒黄芩、麸炒椿皮、醋香附、炒白芍、醋龟甲	滋阴清热，固经止带	阴虚血热，月经先期，经血量多，色紫黑，赤白带下及绝经期综合征、子宫肌瘤
锁阳固精丸	锁阳、肉苁蓉、制巴戟天、补骨脂、菟丝子、杜仲、八角茴香、韭菜子、芡实、熟地黄、酒萸肉、莲子、莲须、鹿角霜、煅牡蛎、煅龙骨、牡丹皮、山药、茯苓、泽泻、黄柏、知母、牛膝、大青盐	温肾固精	肾阳不足所致的腰膝酸软，头晕耳鸣，遗精早泄
缩泉丸	益智仁、乌药、山药	补肾缩尿	肾虚所致的小便频数，夜间遗尿
朱砂安神丸	朱砂、当归、甘草、麦冬、芍药、川芎、地黄、茯苓、陈皮、酸枣仁、黄连、远志	清心养血，镇惊安神	心火亢盛灼伤阴血的失眠心悸，胸中烦热，健忘多梦，神经衰弱
磁朱丸	磁石、朱砂、神曲	重镇安神，潜阳明目	心火偏亢，心肾失调的失眠心悸，耳鸣耳聋，视物昏花。神经衰弱症、老年白内障、早期耳源性眩晕
交泰丸	黄连、肉桂	交通心肾，安神定志	心肾不交的失眠多梦，记忆力减退，小便频数
柏子养心丸	柏子仁、党参、炙黄芪、川芎、远志、酸枣仁、肉桂、五味子、半夏曲、当归、朱砂、茯苓、炙甘草	补气，养血，安神	心气虚寒，心悸易惊，失眠多梦，健忘
天王补心丸	柏子仁、酸枣仁、天冬、麦冬、地黄、甘草、当归、桔梗、朱砂、五味子、远志、茯苓、党参、丹参、石菖蒲、玄参	滋阴养血，补心安神	心阴不足，心悸健忘，失眠多梦，大便干燥
养血安神片	熟地黄、生地黄、旱莲草、夜交藤、鸡血藤、仙鹤草、合欢皮	益气养血，宁心安神	阴虚血少，虚火内生的心悸，失眠多梦，头晕，手足心热

续表

方名	处方组成	功能	适应证
二至丸	旱莲草、女贞子	补肾养肝，滋阴止血	肝肾阴虚，眩晕耳鸣，咽干鼻燥，腰膝酸软，月经量多
安神补脑液	鹿茸、制何首乌、淫羊藿、干姜、甘草、大枣、维生素B₁	生精补髓，益气养血，强脑安神	肾精不足，气血两亏所致的头晕乏力，健忘，失眠；神经衰弱症
安神补心丸	丹参、五味子、石菖蒲、安神膏（合欢皮、菟丝子、旱莲草、首乌藤、地黄、珍珠母、女贞子）	养心安神	心血不足，虚火内扰所致的心悸失眠，头晕耳鸣
安神补气丸	茯苓、远志、黄芪、党参、熟地黄、柏子仁、酸枣仁、五味子、朱砂	补气养神，宁心健脑	气血两亏，虚损发热，心跳气短，夜不安眠，神经衰弱
和胃安眠丸	姜半夏、天南星、茯苓、北秫米、麦冬	化痰和胃，宁心安神	痰浊内扰，胃失和降，失眠多梦，胃纳不佳，食少呕恶
安神胶囊	酸枣仁、川芎、知母、麦冬、制何首乌、五味子、丹参、茯苓	补血滋阴，养心安神	阴血不足，失眠多梦，心悸不宁，五心烦热，盗汗耳鸣
七叶安神片	三七叶总皂苷	益气安神，活血止痛	心气不足，心血瘀阻所致的心悸，失眠，胸闷，胸痛

第七章　开窍、理气、理血类中成药小结

方名	处方组成	功能	适应证
安宫牛黄丸	水牛角浓缩粉、牛黄、黄芩、黄连、冰片、雄黄、栀子、麝香或人工麝香、郁金、朱砂、珍珠	清热解毒，镇惊开窍	热病，邪入心包，高热惊厥，神昏谵语，中风昏迷及脑炎，脑膜炎，中毒性脑病。脑出血，败血症
紫雪	芒硝、硝石、寒水石、滑石、磁石、生石膏、丁香、沉香、木香、人工麝香、水牛角浓缩粉、羚羊角、朱砂、升麻、玄参、甘草	清热开窍，止痉安神	热入心包，热动肝风致高热烦躁，神昏谵语，惊风抽搐，斑疹吐衄，尿赤便秘
局方至宝丹	朱砂、安息香、人工麝香、雄黄、水牛角浓缩粉、牛黄、冰片、琥珀、玳瑁	清热解毒，开窍镇惊	热病属热入心包，热盛动风证。症见高热惊厥，烦躁不安，神昏谵语及小儿急热惊风

续表

方名	处方组成	功能	适应证
七珍丸	雄黄、天竺黄、全蝎、炒僵蚕、巴豆霜、胆南星、人工麝香、朱砂、寒食曲	定惊豁痰,消积通便	小儿急惊风,身热,昏睡,气粗,烦躁,痰涎壅盛,停食停乳,大便秘结
牛黄清心丸	朱砂、麝香或人工麝香、雄黄、水牛角浓缩粉、牛黄、冰片、人参、炒白术、白芍、黄芩、防风、当归、桔梗、柴胡、川芎、山药、大枣、肉桂、茯苓、甘草、大豆黄卷、阿胶、麦冬、羚羊角、炒苦杏仁、白薇、干姜、炒蒲黄、六神曲	清心化痰,镇惊祛风	风痰阻窍所致的头晕目眩,痰涎壅盛,神志混乱,言语不清及惊风抽搐,癫痫
牛黄降压丸	羚羊角、水牛角浓缩粉、人工牛黄、冰片、黄芪、白芍、珍珠、郁金、川芎、党参、薄荷、决明子、黄芩提取物、甘松	清心化痰,平肝安神	心肝火旺,痰热壅盛所致的头晕目眩,头痛失眠,烦躁不安,高血压病
降压避风片	落花生叶、黄芩、槐角、盐酸甲基丙炔苄胺、氢氯噻嗪	清热平肝	肝胆火盛而致的头痛眩晕诸证,原发性高血压病
松龄血脉康胶囊	鲜松叶、葛根、珍珠层粉	平肝潜阳,镇心安神	肝阳上亢所致的头痛眩晕,急躁易怒,心悸失眠;高血压病及原发性高血脂
脑立清丸	磁石、赭石、清半夏、牛膝、珍珠母、薄荷脑、冰片、猪胆汁或猪胆粉、酒曲、炒酒曲	平肝潜阳,醒脑安神	肝阳上亢,头目眩晕,耳鸣口苦,心烦难寐;高血压
醒脑降压丸	黄芩、郁金、朱砂、玄精石、黄连、栀子、雄黄、辛夷、珍珠母、冰片、零陵香	通窍醒脑,清心镇静,解热消炎	内热壅盛,肝阳上亢的头目眩晕,口苦烦躁,语言不清,高血压
苏合香丸	苏合香、安息香、人工麝香、木香、丁香、乳香、荜茇、檀香、水牛角浓缩粉、冰片、白术、沉香、诃子肉、香附、朱砂	芳香开窍,行气止痛	痰迷心窍所致的痰厥昏迷,中风偏瘫,肢体不利,以及中暑、心胃气痛
十香返生丸	丁香、醋香附、降香、广藿香、沉香、檀香、土木香、苏合香、乳香、莲子心、安息香、人工麝香、冰片、牛黄、朱砂、琥珀、煅金礞石、甘草、郁金、天麻、僵蚕、瓜蒌子、诃子肉	开窍化痰,镇静安神	中风痰迷心窍引起的言语不清,神志昏迷,痰涎壅盛,牙关紧闭

续表

方名	处方组成	功能	适应证
紫金锭	人工麝香、朱砂、雄黄、五倍子、千金子霜、红大戟、山慈菇	辟瘟解毒，消肿止痛	中暑，脘腹胀痛，恶心呕吐，痢疾泄泻，小儿痰厥；外治疔疮疖肿，痄腮，丹毒，喉风
越鞠保和丸	川芎、苍术、香附、栀子、神曲、木香、槟榔	舒肝解郁，开胃消食	气食郁滞所致的胃痛。脘腹胀痛，倒饱嘈杂，纳呆食少，大便不调；消化不良
舒肝丸	沉香、木香、砂仁、豆蔻仁、朱砂、片姜黄、枳壳、厚朴、陈皮、白芍、川楝子、茯苓、元胡	舒肝和胃，理气止痛	肝郁气滞，胸胁胀满，胃脘疼痛，嘈杂呕吐，嗳气泛酸及急慢性胃炎、溃疡病、胃神经官能症、肋间神经痛、胆囊炎、胆石症
木香顺气丸	木香、枳壳、厚朴、陈皮、香附、苍术、甘草、青皮、砂仁、槟榔、生姜	行气化湿，健脾和胃	湿浊中阻，脾胃不和所致的胸膈痞闷，脘腹胀痛，恶心呕吐，嗳气纳呆
三九胃泰颗粒剂	黄芩、木香、三叉苦、白芍、地黄、九里香、茯苓、两面针	清热燥湿，行气活血，柔肝止痛	湿热内蕴、气滞血瘀所致的胃痛。脘腹隐痛、饱胀反酸、恶心呕吐、嘈杂纳减；浅表性胃炎，糜烂性胃炎，萎缩性胃炎
香砂养胃丸	木香、砂仁、枳实、白术、茯苓、甘草、陈皮、香附、广藿香、豆蔻、姜厚朴、半夏、生姜、大枣	温中和胃	胃阳不足，湿阻气滞所致的胃痛、痞满。胃痛隐隐，脘闷不舒，呕吐酸水，嘈杂不适，不思饮食，四肢倦怠
胃痛定	肉桂、红花、沉香、五灵脂、豆蔻、雄黄、人参、白胡椒、枳壳、巴豆霜、高良姜、丁香、木香	舒气，化郁，逐寒止痛	胃寒痛，胃气痛，食积疼
木香分气丸	木香、砂仁、丁香、檀香、香附、广藿香、陈皮、厚朴、枳实、豆蔻、莪术、山楂、白术、甘松、槟榔、甘草	宽胸消胀，理气止呕	肝郁气滞，脾胃不和所致的胸膈痞闷、两胁胀满、胃脘疼痛、倒饱嘈杂、恶心呕吐、嗳气吞酸
调胃丹	木香、香附、槟榔、枳实、厚朴、豆蔻、砂仁、五灵脂、高良姜、肉桂、丁香、甘草	健胃宽中，舒肝顺气	胃酸胃寒，胸中胀满，倒饱嘈杂，胃口疼痛
胃苏颗粒	陈皮、紫苏梗、香附、香橼、佛手、枳壳、槟榔、炒鸡内金	理气消胀，和胃止痛	气滞胃脘痛，胃脘胀痛，窜及两胁，得嗳气或矢气则舒，情绪郁怒则加重，胸闷食少，排便不畅，舌苔薄白及慢性胃炎及消化性溃疡

续表

方名	处方组成	功能	适应证
养胃舒颗粒	玄参、党参、乌梅、山药、黄精、山楂、陈皮、干姜、菟丝子、白术、北沙参	滋阴养胃	慢性胃炎，胃脘灼热，隐隐作痛
陈香露白露片	川木香、陈皮、碳酸氢钠、次硝酸铋、石菖蒲、氧化镁、碳酸镁、甘草、大黄	健胃和中，理气止痛	胃酸过多，急、慢性胃炎引起的胃脘痛。胃溃疡，糜烂性胃炎，肠胃神经官能症和十二指肠炎
胃康灵胶囊	白及、白芍、颠茄浸膏、三七、茯苓、延胡索、甘草、海螵蛸	柔肝和胃，散瘀止血，去腐生新	肝胃不和，瘀血阻络所致的胃脘疼痛，连及两胁，嗳气、泛酸。急、慢性胃炎，胃十二指肠溃疡，胃出血
胃复春片	红参、香茶菜、枳壳	健脾益气，活血解毒	胃癌癌前期病变及胃癌手术后辅助的治疗
沉香化气丸	沉香、陈皮、砂仁、香附、莪术、木香、广藿香、炒神曲、炒麦芽、甘草	理气舒肝，消积和胃	肝胃气滞，脘腹胀痛，胸膈痞满，不思饮食，嗳气泛酸
九气拈痛丸	香附、陈皮、槟榔、郁金、莪术、元胡、五灵脂、高良姜、甘草、木香	理气，活血，止痛	气滞血瘀所致的胸胁胀满疼痛，痛经
十香止痛丸	香附、熟大黄、五灵脂、香橼、乌药、延胡索、厚朴、乳香、檀香、蒲黄、降香、木香、沉香、砂仁、丁香、零陵香、香排草、高良姜	疏气解郁，散寒止痛	气滞胃寒，两胁胀满，胃脘刺痛，腹部隐痛
开胸消食片	熟大黄、乌药、青皮、莱菔子、山楂、麦芽、槟榔、枳实、木香、神曲、厚朴、甘草	开胸顺气，健胃消食	胸腹胀满，消化不良，呕吐恶心，停食停水，红白痢疾
开胸顺气丸	牵牛子、槟榔、姜厚朴、木香、陈皮、猪牙皂、醋三棱、醋莪术	消积化滞，行气止痛	气滞食积所致的胸胁胀满，胃脘疼痛，嗳气呕恶，食少纳呆
茴香橘核丸	小茴香、八角茴香、橘核、荔枝核、补骨脂、肉桂、昆布、桃仁、莪术、香附、青皮、槟榔、乳香、穿山甲、川楝子、木香、延胡索	散寒行气，消肿止痛	寒凝气滞所致的寒疝，睾丸坠胀疼痛
苏子降气丸	紫苏子、姜半夏、当归、前胡、厚朴、甘草、陈皮、沉香	降气化痰，温肾纳气	上盛下虚，气逆痰壅所致的咳嗽喘息、胸膈痞塞
十灰散	侧柏叶炭、茜草炭、白茅根炭、荷叶炭、丹皮炭、棕榈炭、大蓟炭、小蓟炭、栀子炭、大黄炭	凉血止血	吐血、衄血、咳血、咯血、便血、尿血、崩漏下血等多种出血证

方名	处方组成	功能	适应证
槐角丸	槐角、地榆炭、黄芩、防风、枳壳、当归	清肠疏风，凉血止血	血热所致的肠风便血，痔疮肿痛，肛裂
脏连丸	地黄、槐花、槐角、黄芩、黄连、地榆炭、赤芍、当归、阿胶、荆芥穗	清肠止血	肠热便血，肛门灼热，痔疮肿痛
马应龙麝香痔疮膏	冰片、煅炉甘石、人工牛黄、硼砂、人工麝香、珍珠、琥珀	清热燥湿，活血消肿，去腐生肌	湿热瘀阻所致的痔疮、肛裂。大便出血，或疼痛、有下坠感；亦用于肛周湿疹
速效救心丸	川芎、冰片	行气活血，祛瘀止痛，增加冠脉血流量，缓解心绞痛	气滞血瘀型冠心病，心绞痛
复方丹参滴丸	丹参、三七、冰片	活血化瘀，理气止痛	气滞血瘀所致的胸痹。胸闷，心前区刺痛，冠心病心绞痛
地奥心血康胶囊	黄山药甾体总皂苷	活血化瘀，行气止痛，扩张冠脉血管，改善心肌缺血	预防和治疗冠心病心绞痛以及瘀血内阻之胸痹、眩晕、气短、心悸、胸闷或痛
血府逐瘀胶囊	当归、生地、桃仁、红花、赤芍、牛膝、川芎、柴胡、桔梗、枳壳、甘草	活血祛瘀，行气止痛	气滞血瘀所致的胸痹。头痛日久，痛如针刺而有定处，内热烦闷，心悸失眠，急躁易怒
麝香保心丸	人工麝香、苏合香、蟾酥、人工牛黄、肉桂、冰片、人参提取物	芳香温通，益气强心	气滞血瘀胸痹。心前区疼痛，固定不移，冠心病，心绞痛
冠心苏合丸	苏合香、土木香、乳香、檀香、冰片	理气，宽胸，止痛	寒凝气滞、心脉不通所致的胸痹。胸闷，心前区疼痛，冠心病心绞痛
舒心口服液	党参、黄芪、红花、当归、川芎、三棱、蒲黄	补益心气，活血化瘀	心气不足、瘀血内阻所致的胸痹。胸闷憋气，心前区刺痛，气短乏力；冠心病心绞痛
通心络胶囊	人参、水蛭、全蝎、赤芍、蝉蜕、蜈蚣、降香、土鳖虫、乳香、檀香、冰片、酸枣仁	益气活血，通络止痛	心气虚乏，血瘀络阻胸痹。胸部憋闷，刺痛，绞痛，固定不移，心悸自汗，气短乏力，舌质紫暗或有瘀斑及气虚血瘀络阻型中风病

续表

方名	处方组成	功能	适应证
通脉养心丸	地黄、鸡血藤、麦冬、炙甘草、何首乌、阿胶、五味子、党参、龟甲、大枣、桂枝	益气养阴，通脉止痛	冠心病心绞痛及心律不齐之气阴两虚证。胸痛、胸闷、心悸、气短、脉结代
愈风宁心片	葛根	解痉止痛，增强脑及冠脉血流量	高血压头晕、头痛、颈项疼痛，冠心病，心绞痛，神经性头痛，早期突发性耳聋
稳心颗粒	党参、黄精、三七、琥珀、甘松	益气养阴，活血化瘀	气阴两虚，心脉瘀阻所致的心悸不宁，气短乏力，胸闷胸痛及室性早搏、房性早搏
血栓心脉宁胶囊	川芎、槐花、丹参、水蛭、毛冬青、人工牛黄、人工麝香、人参茎叶总皂苷、冰片、蟾酥	益气活血，开窍止痛	气虚血瘀所致的中风、胸痹。头晕目眩，半身不遂，胸闷心痛，心悸气短，缺血性中风恢复期、冠心病心绞痛
山玫胶囊	山楂叶、刺玫果	益气化瘀	冠心病、脑动脉硬化气滞血瘀证。胸痛、痛有定处、胸闷憋气，或眩晕、心悸、气短、乏力、舌质紫暗
脉安颗粒	山楂、麦芽	降血脂，助消化	降低血清胆固醇，防止动脉粥样硬化，对降低甘油三酯、β-脂蛋白也有一定作用
消栓通络片	川芎、槐花、丹参、黄芪、泽泻、三七、冰片、山楂、桂枝、郁金、木香	活血化瘀，温经通络	瘀血阻络所致的中风。神情呆滞，言语謇涩，手足发凉，肢体疼痛；缺血性中风及高脂血症
华佗再造丸	川芎、吴茱萸、冰片等药味经加工制成的浓缩水蜜丸。	活血化瘀，化痰通络，行气止痛	痰瘀阻络之中风恢复期和后遗症。半身不遂，拘挛麻木，口眼歪斜，言语不清。
人参再造丸	人参、蕲蛇、藿香、檀香、母丁香、玄参、细辛、香附、地龙、熟地黄、三七、乳香、青皮、豆蔻、防风、制何首乌、川芎、片姜黄、黄芪、甘草、黄连、茯苓、赤芍、大黄、桑寄生、葛根、麻黄、骨碎补、全蝎、豹骨、僵蚕、附子、琥珀、龟甲、粉萆薢、白术、沉香、天麻、肉桂、白芷、没药、当归、草豆蔻、威灵仙、乌药、羌活、橘红、六神曲、朱砂、血竭、人工麝香、冰片、牛黄、天竺黄、胆南星、水牛角浓缩粉	益气养血，祛风化痰，活血通络	口眼歪斜，半身不遂，手足麻木，疼痛，拘挛，言语不清

方名	处方组成	功能	适应证
脑血栓片	红花、当归、水蛭、赤芍、桃仁、川芎、丹参、土鳖虫、羚羊角、牛黄	活血化瘀，醒脑通络，潜阳息风	瘀血阻络、肝阳上亢之中风先兆症状，肢体麻木、头晕目眩和脑血栓形成
舒脑欣滴丸	川芎、当归	理气活血，化瘀止痛	血虚血瘀引起的偏头痛。头痛、头晕、视物昏花、健忘、失眠
益母草膏	益母草	活血调经	血瘀所致的月经不调，产后恶露不绝。月经量少，淋漓不净，产后出血时间过长；产后子宫复旧不全
七制香附丸	醋香附、益母草、人参、炒白术、茯苓、甘草、熟地黄、地黄、当归、白芍、川芎、酒萸肉、天门冬、阿胶、黄芩、砂仁、艾叶炭、盐小茴香、醋延胡索、艾叶、酸枣仁、粳米	舒肝理气，调经养血	气滞血瘀所致的痛经，月经量少，闭经。胸胁胀痛、经行量少、行经小腹胀痛，经前双乳胀痛、经水数月不行
妇康宁片	当归、白芍、麦冬、益母草、艾叶炭、香附、三七、党参	养血理气，活血调经	血虚气滞所致的月经不调。月经周期后错，经水量少，有血块，经期腹痛
大黄䗪虫丸	大黄、土鳖虫、桃仁、苦杏仁、白芍、水蛭、蛴螬、虻虫、干漆、黄芩、地黄、甘草	活血破瘀，通经消癥	瘀血内停所致的癥瘕、闭经。腹部肿块、肌肤甲错，面色黧黑、潮热羸瘦、经闭不行
少腹逐瘀丸	当归、蒲黄、五灵脂、赤芍、小茴香、延胡索、没药、川芎、肉桂、炮姜	温经活血，散寒止痛	寒凝血瘀所致的月经后期、痛经、产后腹痛。行经后错、行经小腹冷痛、经血紫暗、有血块、产后小腹疼痛喜热、拒按
通经甘露丸	当归、桃仁、红花、牡丹皮、干漆、牛膝、三棱、莪术、大黄、肉桂	活血祛瘀，通经止痛	血瘀阻滞所致的经闭不通，小腹疼痛，或经血量少，小腹疼痛拒按以及癥瘕积块
定坤丹	红参、鹿茸、西红花、三七、白芍、熟地黄、当归、白术、枸杞子、黄芩、香附、茺蔚子、川芎、鹿角霜、阿胶、延胡索等	滋补气血，调经舒郁	气血两虚、气滞血瘀所致的月经不调，行经腹痛，崩漏下血，赤白带下，血晕血脱，产后诸虚，骨蒸潮热

续表

方名	处方组成	功能	适应证
痛经丸	当归、白芍、川芎、熟地黄、醋香附、木香、青皮、山楂、延胡索、炮姜、肉桂、丹参、茺蔚子、红花、益母草、五灵脂	温经活血，调经止痛	下焦寒凝血瘀所致的痛经，月经不调。行经错后，经量少有血块，行经小腹冷痛、喜暖
乳癖消片	夏枯草、红花、鸡血藤、三七、赤芍、连翘、木香、玄参、蒲公英、天花粉、丹皮、漏芦、昆布、海藻、鹿角	软坚散结，活血消痛，清热解毒	痰热互结所致的乳癖、乳痛。乳房结节、数目不等，大小形态不一，质地柔软，或产后乳房结块，红热疼痛；乳腺增生、乳腺炎早期
桂枝茯苓丸	桂枝、茯苓、丹皮、桃仁、芍药	活血，化瘀，消癥	妇女宿有癥块或血瘀经闭，行经腹痛，产后恶露不尽
失笑散	五灵脂、蒲黄	活血祛瘀，散结止痛	瘀血阻滞证。心胸刺痛，脘腹疼痛或产后恶露不行或月经不调，少腹急痛
跌打丸	续断、三七、乳香、没药、北刘寄奴、桃仁、红花、牡丹皮、枳实、防风、土鳖虫、桔梗、当归、甘草、赤芍、白芍、甜瓜子、苏木、血竭、骨碎补、木通、姜黄、三棱、煅自然铜	活血散瘀，消肿止痛	跌打损伤或扭挫之后的肿胀疼痛最宜，腰肌劳损、关节、韧带等软组织损伤及各类骨折、脱臼、风湿性关节炎、类风湿性关节炎
七厘散	血竭、儿茶、人工麝香、乳香、没药、红花、朱砂、冰片	化瘀消肿，止痛止血	跌扑损伤，血瘀疼痛，外伤出血
元胡止痛片	延胡索、白芷	理气活血止痛	气滞血瘀，头痛、痛经、胃痛、胁痛
云南白药胶囊	（略）	化瘀止血，活血止痛，解毒消肿	跌打损伤，瘀血肿痛，吐血、咳血、便血、痔血、崩漏下血、手术出血、疮疡肿毒及软组织挫伤，闭合性骨折，支气管扩张及肺结核咳血，溃疡病出血及皮肤感染性疾病
颈复康颗粒	土鳖虫、地龙、桃仁、红花、乳香、没药、炒王不留行、川芎、丹参、煅花蕊石、羌活、葛根、苍术、秦艽、威灵仙、黄柏、石决明、党参、黄芪、地黄、白芍	活血通络，散风止痛	风湿瘀阻所致的颈椎病。头晕，颈项僵硬，肩背酸痛，手臂麻木

第八章 治风、治燥、祛湿类中成药小结

方名	处方组成	功能	适应证
川芎茶调丸	羌活、防风、细辛、川芎、白芷、甘草、薄荷、荆芥	疏风止痛	外感风邪致偏正头痛、鼻渊头痛、头风头痛及风寒感冒
清眩丸	川芎、白芷、薄荷、荆芥穗、石膏	散风清热	风热头晕目眩，偏正头痛，鼻塞牙痛
六经头痛片	藁本、荆芥穗油、白芷、川芎、葛根、辛夷、女贞子、茺蔚子、细辛	疏风活络，止痛利窍	全头痛、偏头痛及局部头痛
正天丸	细辛、白芷、钩藤、鸡血藤、当归、川芎、白芍、地黄、羌活、独活、麻黄、防风、桃仁、红花、黑顺片	疏风活血，养血平肝，通络止痛	外感风寒、瘀血阻络、血虚失养、肝阳上亢引起的偏头痛、紧张性头痛、神经性头痛、颈椎病型头痛、经前头痛
千柏鼻炎片	千里光、卷柏、羌活、决明子、麻黄、川芎、白芷	清热解毒，活血祛风，宣肺通窍	风热犯肺、内郁化火、凝滞气血所致的鼻塞，鼻痒气热，流涕黄稠或持续鼻塞，嗅觉迟钝；急慢性鼻炎、急慢性鼻窦炎
鼻炎片	苍耳子、辛夷、防风、连翘、野菊花、五味子、桔梗、白芷、知母、荆芥、甘草、黄柏、麻黄、细辛	祛风宣肺，清热解毒	急、慢性鼻炎风热蕴肺证。鼻塞、流涕、发热、头痛
鼻渊舒口服液	辛夷、苍耳子、栀子、黄芩、黄芪、川芎、柴胡、细辛、薄荷、川木通、茯苓、白芷、桔梗	疏风清热，祛湿通窍	肺经风热及胆腑郁热所致急、慢性鼻炎，急、慢性鼻窦炎
鼻窦炎口服液	辛夷、荆芥、薄荷、桔梗、竹叶柴胡、苍耳子、白芷、川芎、黄芩、栀子、茯苓、川木通、黄芪、龙胆	疏散风热，清热利湿，宣通鼻窍	风热犯肺、湿热内蕴所致的鼻塞不通、流黄稠涕；急慢性鼻炎、鼻窦炎
通窍鼻炎片	苍耳子、防风、黄芪、白芷、辛夷、炒白术、薄荷	散风固表，宣肺通窍	风热蕴肺、表虚不固所致的鼻塞时轻时重、鼻流清涕或浊涕、前额头痛；慢性鼻炎、过敏性鼻炎、鼻窦炎
风湿寒痛片	羌活、独活、秦艽、桂枝、桑寄生、威灵仙、黄芪、附子、鹿茸、党参、白术、黄芩等	祛风散寒，除湿活络，滋补肝肾	肝肾不足，风寒湿痹，关节肿痛，四肢麻木，腰膝酸痛

续表

方名	处方组成	功能	适应证
痹祺胶囊	马钱子（调制粉）、地龙、党参、茯苓、白术、甘草、川芎、丹参、三七、牛膝	益气养血，祛风除湿，活血止痛	气血不足，风湿瘀阻，肌肉关节酸痛，关节肿大、僵硬变形或肌肉萎缩，气短乏力；风湿、类风湿性关节炎，腰肌劳损，软组织损伤
尫痹颗粒	地黄、熟地、续断、附子、独活、骨碎补、桂枝、淫羊藿、防风、威灵仙、皂角刺、羊骨、白芍、狗脊、知母、伸筋草、红花	补肝肾，强筋骨，祛风湿，通经络	肝肾不足、风湿阻络所致的尫痹，症见肌肉，关节疼痛，局部肿大、僵硬畸形，屈伸不利，腰膝酸软，畏寒发力；类风湿性关节炎
万通筋骨片	川乌、草乌、马钱子、麻黄、桂枝、红参、乌梢蛇、牛膝、鹿茸、续断、细辛、刺五加等	祛风散寒，通络止痛	痹证，腰腿痛，肌肉关节疼痛，屈伸不利以及肩周炎、颈椎病、风湿性关节炎、类风湿性关节炎
抗骨增生丸	肉苁蓉、淫羊藿、狗脊、女贞子、牛膝、熟地黄、炒莱菔子、骨碎补、鸡血藤	补腰肾，强筋骨，活血止痛	骨性关节炎，肝肾不足，瘀血阻络证。关节肿胀、麻木、疼痛、活动受限
风湿骨痛胶囊	制川乌、制草乌、红花、甘草、木瓜、乌梅、麻黄	温经散寒，通络止痛	寒湿闭阻经络所致的痹证。腰脊疼痛、四肢关节冷痛；风湿性关节炎
小活络丸	制川乌、制草乌、地龙、乳香、没药、胆南星	祛风散寒，化痰除湿，活血止痛	风寒湿邪闭阻，痰瘀阻络所致的痹病。肢体关节疼痛，或冷痛，或刺痛，或疼痛夜甚、关节屈伸不利、麻木拘挛
伤湿止痛膏	伤湿止痛流浸膏、水杨酸甲酯、薄荷脑、冰片、樟脑、芸香浸膏、颠茄流浸膏	祛风湿、活血止痛	风湿性关节炎、肌肉疼痛、关节肿痛
国公酒	当归、羌活、牛膝、防风、独活、牡丹皮、广藿香、槟榔、麦冬、陈皮、五加皮、厚朴、红花、天南星、枸杞子、白芷、白芍、紫草、补骨脂、青皮、白术、川芎、木瓜、栀子、苍术、枳壳、乌药、佛手、玉竹、红曲	散风祛湿，舒筋活络	风寒湿邪闭阻所致的痹病。关节疼痛、沉重、屈伸不利、手足麻木、腰腿疼痛；也用于经络不和所致的半身不遂，口眼歪斜，下肢痿软，行步无力

方名	处方组成	功能	适应证
健步壮骨丸	木瓜、枸杞子、牛膝、豹骨、补骨脂、锁阳、杜仲、菟丝子、附子、人参、续断、黄芪、白芍、龟甲、熟地黄、独活、秦艽、黄柏、当归、防风、茯苓、羌活、远志、知母、酸枣仁、石菖蒲	补益肝肾，祛风散寒，除湿通络	肝肾不足，寒湿阻络之久痹，腰膝酸痛，肢软乏力，关节疼痛，阴冷加重
风湿关节炎丸	马钱子、麻黄、当归、苍术、续断、桃仁、红花、乳香、没药、千年健、地枫皮、羌活、地龙、桂枝、穿山甲、木瓜、牛膝	祛风燥湿，活血止痛	风湿痹痛，腰腿疼痛，风湿性关节炎
舒筋丸	马钱子、麻黄、独活、羌活、桂枝、甘草、千年健、牛膝、乳香、木瓜、没药、防风、杜仲、地枫皮、续断	祛风除湿，舒筋活血	受风受寒，四肢麻木，筋骨疼痛，行步艰难
百合固金丸	百合、地黄、熟地黄、玄参、川贝母、桔梗、甘草、麦冬、白芍、当归	养阴润肺，化痰止咳	肺肾阴虚，燥咳少痰，痰中带血，咽干喉痛
养阴清肺丸	地黄、玄参、麦冬、甘草、薄荷、白芍、川贝母、牡丹皮	养阴润燥，清肺利咽	阴虚肺燥，咽喉干痛，干咳少痰或痰中带血
玉露保肺丸	地黄、熟地、麦门冬、天门冬、石斛、知母、黄柏	滋阴清热，润肺止咳	阴虚咳嗽，失音声哑，口渴咽干，痰中带血
肺安片	知母、麻黄、马兜铃、甘草、旋覆花、川贝母、橘红、葶苈子、阿胶、桔梗、苦杏仁、半夏、款冬花	润肺定喘，止嗽化痰	阴虚久嗽，喘息不宁，痰壅气闷，夜卧不安
秋梨润肺膏	秋梨、百合、麦冬、川贝、款冬花	润肺止咳，生津利咽	久咳，痰少质黏，口燥咽干
二冬膏	天冬、麦冬	养阴润肺	肺阴不足引起的燥咳痰少，痰中带血，鼻干咽痛
罗汉果颗粒	罗汉果	清热润肺，止咳化痰	阴虚咳嗽、咽干舌燥及久咳不愈、百日咳、气管炎、扁桃体炎、咽喉炎等症。
杏苏散	苏叶、苦杏仁、半夏、茯苓、橘皮、前胡、苦桔梗、枳壳、甘草、生姜、大枣	轻宣凉燥，理肺化痰	外感凉燥，无汗，咳嗽痰稀，鼻塞咽干，流行性感冒、慢性支气管炎、肺气肿

续表

方名	处方组成	功能	适应证
香砂平胃丸	姜厚朴、陈皮、苍术、甘草、木香、砂仁	健胃，舒气，止痛	肠胃虚弱，消化不良，胸膈满闷，胃痛呕吐
藿香正气丸	广藿香油、大腹皮、生半夏、白芷、甘草浸膏、紫苏叶油、厚朴、陈皮、苍术、茯苓	解表化湿，理气和中	外感风寒，内伤湿滞或夏伤暑湿所致的感冒。症见头痛昏重，胸膈满闷，脘腹胀痛，呕吐泄泻，胃肠型感冒
小儿四症丸	广木香、苏叶、陈皮、厚朴、藿香、白术、茯苓、麦芽、苍术、花粉、泽泻、山楂、猪苓、半夏、白芷等	健脾消食，利尿止泻	小儿暑湿感冒，消化不良，呕吐，腹痛腹泻
香苏正胃丸	广藿香、紫苏叶、香薷、陈皮、姜厚朴、麸炒枳壳、砂仁、炒白扁豆、炒山楂、炒六神曲、炒麦芽、茯苓、甘草、滑石、朱砂	解表化湿，和中消食	小儿暑湿感冒。头痛发热，停食停乳，腹痛胀满，呕吐泄泻，小便不利
八正合剂	川木通、车前子、瞿麦、萹蓄、滑石、甘草、大黄、栀子、灯芯草	清热，利尿，通淋	湿热下注，小便短赤，淋漓涩痛，口燥咽干
清淋颗粒	瞿麦、萹蓄、木通、盐车前子、滑石、栀子、大黄、炙甘草	清热泻火，利水通淋	膀胱湿热所致的淋证、癃闭。尿频涩痛、淋沥不畅、小腹胀满、口干咽燥
分清五淋丸	木通、盐车前子、瞿麦、萹蓄、滑石、甘草、大黄、栀子、知母、黄柏、黄芩、猪苓、茯苓、泽泻	清热泻火，利尿通淋	湿热下注所致的淋证。小便黄赤，尿频尿急，尿道灼热涩痛
癃清片	金银花、黄连、黄柏、白花蛇舌草、牡丹皮、泽泻、车前子、仙鹤草、败酱草、赤芍	清热解毒，凉血通淋	下焦湿热所致的热淋。尿频、尿急、尿痛、腰痛、小腹坠胀；亦用于慢性前列腺炎湿热蕴结兼瘀血证，症见小便频急，尿后余沥不尽，尿道灼热，会阴少腹腰骶部疼痛或不适
千金止带丸	党参、炒白术、盐杜仲、续断、盐补骨脂、当归、白芍、川芎、香附、木香、小茴香、砂仁、醋延胡索、青黛、鸡冠花、椿皮、煅牡蛎	健脾补肾，调经止带	脾肾两虚所致的月经不调，带下病。月经先后不定期，量多或淋漓不净，色淡无块，或带下量多，色白清稀，神疲乏力，腰膝酸软

续表

方名	处方组成	功能	适应证
妇科千金片	千斤拔、单面针、金樱根、穿心莲、功劳木、党参、鸡血藤、当归	清热除湿，补气化瘀	湿热瘀阻所致的带下病腹痛。带下量多，色黄质稠，臭秽，小腹疼痛，腰骶酸痛，神疲乏力；慢性盆腔炎、子宫内膜炎、慢性宫颈炎
花红片	一点红、白花蛇舌草、地桃花、白背叶根、桃金娘根、菥蓂、鸡血藤	清热解毒，燥湿止带，祛瘀止痛	湿热瘀滞所致的带下病、月经不调。带下量多、色黄质稠、小腹隐痛、腰骶酸痛、经行腹痛；慢性盆腔炎、附件炎、子宫内膜炎
洁尔阴洗液	蛇床子、苦参、黄柏、黄芩、独活、石菖蒲、苍术、土荆皮、艾叶、地肤子、茵陈、栀子、薄荷、金银花	清热燥湿，杀虫止痒	真菌性、滴虫性及非特异性阴道炎，中医辨证属湿热下注者。阴部瘙痒红肿，带下量多、色黄或如豆渣状，口苦口干，尿黄便结
石淋通片	广金钱草	清热利尿，通淋排石	湿热下注所致的热淋、石淋。尿频、尿急、尿痛或尿有砂石，尿路结石、肾盂肾炎
三金片	金樱根、菝葜、羊开口、金沙藤、积雪草	清热解毒，利湿通淋，益肾	下焦湿热所致的热淋，小便短赤，淋沥涩痛，尿急频数；急慢性肾盂肾炎、膀胱炎、尿路感染
二妙丸	苍术、黄柏	燥湿清热	湿热下注，足膝红肿热痛，下肢丹毒，白带，阴囊湿痒
利胆排石片	金钱草、茵陈、大黄、槟榔、黄芩、木香、郁金、麸炒枳实、姜厚朴、芒硝	清热利湿，利胆排石	湿热蕴毒，腑气不通所致的胁痛、胆胀。胁肋胀痛、发热、尿黄、大便不通；胆囊炎、胆结石症
胆石通胶囊	蒲公英、水线草、绵茵陈、广金钱草、溪黄草、枳壳、柴胡、大黄、黄芩、鹅胆粉	清热利湿，利胆排石	肝胆湿热所致的胁痛、胆胀。右胁胀痛、痞满呕恶、尿黄口苦，胆石症、胆囊炎
金胆片	龙胆、金钱草、虎杖、猪胆膏	利胆消炎	胆结石，胆管感染，胆囊炎，胆管手术后综合征
胆乐胶囊	猪胆汁酸、陈皮、南山楂、郁金、连钱草	理气止痛，利胆排石	肝郁气滞所致的胁痛胆胀。胁肋胀痛，纳呆尿黄；慢性胆囊炎、胆石症

续表

方名	处方组成	功能	适应证
胆宁片	大黄、虎杖、青皮、白茅根、陈皮、郁金、山楂	疏肝利胆，清热通下	肝郁气滞、湿热未清所致的右上腹隐隐作痛、食入作胀、胃纳不香、嗳气、便秘；慢性胆囊炎
五苓散	猪苓、泽泻、炒白术、茯苓、肉桂	温阳化气，利湿行水	阳不化气、水湿内停所致的水肿，症见小便不利、水肿腹胀、呕逆泄泻、渴不思饮

第九章　祛痰、消导类中成药小结

方名	处方组成	功能	适应证
通宣理肺丸	陈皮、半夏、茯苓、甘草、麻黄、苦杏仁、前胡、黄芩、枳壳、桔梗、紫苏叶	解表散寒，宣肺止嗽	风寒束表，肺气不宣所致的感冒咳嗽。发热，恶寒，咳嗽，鼻塞流涕，头痛，无汗，肢体酸痛
参苏理肺丸	沙参、紫苏叶、黄芩、葛根、橘红、前胡、半夏、浙贝母、天花粉、苦杏仁、桔梗、厚朴、生姜、大枣	散风解热，止嗽化痰	四时感冒，风寒咳嗽。头痛无汗，鼻塞声重，发热恶寒，鼻流清涕，四肢无力，痰少而黏色白
解肌宁嗽丸	紫苏叶、葛根、陈皮、半夏、茯苓、甘草、苦杏仁、桔梗、花粉、玄参、前胡、木香、枳壳、浙贝母	解表宣肺，止咳化痰	外感风寒，痰浊阻肺所致的小儿感冒发热，咳嗽痰多
止嗽青果丸	西青果、麻黄、苦杏仁、石膏、甘草、紫苏子、紫苏叶、半夏、浙贝母、桑白皮、白果仁、黄芩、款冬花、冰片	宣肺化痰，止咳定喘	风寒束肺引起的咳嗽痰盛，胸膈满闷，气促作喘，口燥咽干
感冒止咳颗粒	柴胡、山银花、连翘、黄芩、葛根、苦杏仁、桔梗、青蒿、薄荷脑	清热解表，止咳化痰	外感风热所致的感冒。发热恶风，头痛鼻塞，咽喉肿痛，咳嗽，周身不适
感冒炎咳灵片	板蓝根、生姜、甘草、一枝黄花、一点红	清热解毒，止咳	风热感冒所致的咳嗽、咽喉肿痛；咽炎，扁桃体炎及慢性支气管炎
杏苏止咳糖浆	苦杏仁、紫苏叶、陈皮、甘草、桔梗、前胡	宣肺散寒，止咳祛痰	感冒风寒，咳嗽气逆
桂龙咳喘宁胶囊	桂枝、龙骨、白芍、生姜、大枣、炙甘草、牡蛎、黄连、法半夏、瓜蒌皮、苦杏仁	止咳化痰，降气平喘	外感风寒、痰湿阻肺引起的咳嗽、气喘、痰涎壅盛；急、慢性支气管炎

方名	处方组成	功能	适应证
止嗽定喘口服液	麻黄、苦杏仁、甘草、石膏	辛凉宣泄,清肺平喘	表寒里热,身热口渴,咳嗽痰盛,喘促气逆,胸膈满闷,急性支气管炎
小儿清热止咳口服液	麻黄、炒苦杏仁、石膏、甘草、黄芩、板蓝根、北豆根	清热宣肺,平喘利咽	小儿外感风热所致的感冒。发热恶寒,咳嗽痰黄,气促喘息,口干音哑,咽喉肿痛
清肺抑火丸	黄芩、知母、黄柏、前胡、苦参、天花粉、栀子、桔梗、大黄、浙贝母	清肺止咳,化痰通便	痰热阻肺所致的咳嗽,痰黄稠黏,口干咽痛,大便干燥
清金止嗽化痰丸	百部、甘草、苦杏仁、桔梗、前胡、枳壳、浙贝母、知母、黄芩、熟大黄、天花粉、桑白皮、麦冬、化橘红	清肺,化痰,止嗽	肺热痰盛引起的咳嗽黄痰,胸膈不畅,喉痛音哑,大便干燥
除痰降火丸	大黄、栀子、枳实、陈皮、前胡、黄芩、连翘、枳壳、天花粉、桔梗	清热止嗽,降火化痰	实热咳嗽,痰涎壅盛,咽喉肿痛,口鼻生疮,大便干燥,小便赤黄
清肺消炎丸	麻黄、石膏、葶苈子、人工牛黄、炒苦杏仁、羚羊角、牛蒡子、地龙	清肺化痰,止咳平喘	痰热阻肺,咳嗽气喘,胸胁胀痛,吐痰黄稠;上呼吸道感染,急性支气管炎、慢性支气管炎急性发作
急支糖浆	鱼腥草、金荞麦、四季青、紫菀、枳壳、麻黄、前胡、炙甘草	清热化痰,宣肺止咳	外感风热所致的咳嗽。发热,恶寒,胸膈满闷,咳嗽咽痛;急性支气管炎,慢性支气管炎急性发作
复方鲜竹沥液	鲜竹沥、鱼腥草、生半夏、生姜、枇杷叶、桔梗、薄荷素油	清热化痰,止咳	痰热咳嗽,痰黄黏稠
复方百部止咳糖浆	百部、天南星、桑白皮、苦杏仁、知母、黄芩、桔梗、麦冬、陈皮、枳壳、甘草	清肺止咳	肺热咳嗽,痰黄黏稠,百日咳
京都念慈庵川贝枇杷膏	川贝、枇杷叶、南沙参、茯苓、化橘红、桔梗、法半夏、五味子、款冬花、远志、苦杏仁、生姜、甘草、苦杏仁水、薄荷脑	润肺化痰,止咳平喘,护喉利咽,生津补气,调心降火	伤风咳嗽,痰稠,痰多气喘,咽喉干痒及声音嘶哑

续表

方名	处方组成	功能	适应证
治咳川贝枇杷滴丸	枇杷叶、川贝母、桔梗、水半夏、薄荷脑	清热化痰止咳	感冒、支气管炎属痰热阻肺证。咳嗽、痰黏或黄
华山参滴丸	华山参	定喘，止咳，祛痰	慢性支气管炎，喘息性气管炎
蛤蚧定喘丸	蛤蚧、瓜蒌子、苦杏仁、甘草、黄芩、黄连、麻黄、麦冬、石膏、煅石膏、醋鳖甲、百合、炒紫苏子、紫菀	滋阴润肺，止咳定喘	肺肾两虚，阴虚肺热所致的虚劳久嗽，年老哮喘，气短烦热，胸满郁闷，自汗盗汗
百花定喘丸	百合、款冬花、生紫菀、生石膏、花粉、麦冬、天门冬、前胡、苦杏仁、薄荷、北沙参、麻黄、陈皮、丹皮、桔梗、生五味子、黄芩	疏风解热，止嗽定喘	咳嗽痰喘，日夜不息，不能安眠，呼吸困难，胸满不畅，咽干口渴
百令胶囊	发酵冬虫夏草菌粉	补肺肾，益精气	肺肾两虚引起的咳嗽，气喘，咯血，腰背酸痛，面目虚浮，夜尿清长；慢性支气管炎，慢性肾功能不全的辅助治疗
川贝枇杷糖浆	川贝母流浸膏、桔梗、枇杷叶、薄荷脑	清热宣肺，化痰止咳	风热犯肺，痰热内阻所致的咳嗽痰黄或咯痰不爽，咽喉肿痛，胸闷胀痛，感冒、支气管炎
儿童清肺丸	麻黄、苦杏仁、石膏、甘草、蜜桑白皮、瓜蒌皮、黄芩、板蓝根、橘红、法半夏、炒紫苏子、葶苈子、蜜枇杷叶、白前、前胡、石菖蒲、天花粉、煅青礞石、浙贝母、紫苏叶、细辛、薄荷	清肺，解表，化痰，止嗽	小儿风寒外束，肺经痰热所致的面赤身热，咳嗽气促，痰多黏稠，咽痛声哑
泻白糖浆	麻黄、苦杏仁、石膏、甘草、紫苏叶、川贝母、瓜蒌子、桑白皮、葶苈子、紫菀、款冬花、前胡、薄荷	宣肺解热，化痰止咳	伤风咳嗽，痰多胸满，口渴舌干，鼻塞不通
小儿清肺丸	前胡、天花粉、薄荷、桑白皮、苦杏仁、紫苏子、桔梗、紫苏、甘草、旋覆花、枳壳、化橘红、莱菔子、黄芩、浮海石	宣肺解表，止咳化痰	急性气管炎，风热感冒，咳嗽，吐白黏或黄稠痰
小儿久咳丸	石膏、枇杷叶、竹茹、桑白皮、海浮石、葶苈子、紫苏子、苦杏仁、款冬花、法半夏、桑叶、金银藤、麻黄、藿香、僵蚕、沉香、石菖蒲	疏风解热，止咳化痰	肺热咳嗽，痰多而稠，久咳及百日咳

方名	处方组成	功能	适应证
蛇胆川贝散	蛇胆汁、川贝母	清肺，止咳，除痰	肺热咳嗽，痰多
蛇胆陈皮散	蛇胆汁、陈皮	理气化痰，祛风和胃	痰浊阻肺，胃失和降，咳嗽，呕逆
鹭鸶咳丸	麻黄、苦杏仁、石膏、甘草、炒紫苏子、细辛、瓜蒌皮、射干、天花粉、栀子、炒芥子、青黛、人工牛黄、炒牛蒡子、蛤壳	宣肺化痰止咳	痰浊阻肺所致的顿咳、咳嗽。咳嗽阵作，痰鸣气促，咽干声哑，百日咳
止嗽太和丸	胆南星、石膏、桑白皮、紫苏子、陈皮、香橼、麻黄、苦杏仁、桔梗、茯苓、黄芩、熟大黄、紫菀、厚朴、橘红、清半夏、薄荷、前胡、川贝母、甘草	清热化痰，止嗽	肺热咳嗽，内热发烧，痰涎壅盛，喘满气促，呕吐恶心，烦躁不宁
气管炎丸	胆汁、蒲公英、山豆根、瓜蒌、前胡、半夏、白芥子、枇杷叶、地龙、百部、天花粉、淫羊藿、胎盘	消炎去痰，止咳平喘	肺热痰盛，上盛下虚的急性支气管炎，咳嗽气喘，痰涎壅盛，合并感染
消咳颗粒	枇杷叶、罂粟壳、百部、麻黄、桔梗、薄荷脑	止咳化痰，平喘	急、慢性支气管炎引起的咳嗽，咳喘，咳痰
清气化痰丸	胆南星、黄芩、瓜蒌仁霜、枳实、陈皮、半夏、苦杏仁、茯苓	清肺化痰	痰热阻肺所致的痰多，痰黄稠黏，胸腹满闷
橘红丸	化橘红、陈皮、半夏、石膏、浙贝母、瓜蒌皮、紫菀、款冬花、苦杏仁、紫苏子、桔梗、麦冬、地黄、茯苓、甘草	清肺，化痰，止咳	痰热咳嗽，痰多，色黄黏稠，胸闷口干
竹沥化痰丸	竹沥水、黄芩、陈皮、法半夏、金礞石、沉香、熟大黄、白术、甘草	开郁豁痰，利湿通便	湿热痰盛，顽痰壅滞，咳嗽喘促，胸膈阻塞，郁闷便燥
白金丸	郁金、白矾	豁痰通窍，清心安神	痰气壅塞，癫痫发狂，猝然昏倒，口吐涎沫
礞石滚痰丸	金礞石、大黄、黄芩、沉香	逐痰降火	痰火扰心所致的癫狂惊悸，或咳喘痰稠，大便秘结
二陈丸	陈皮、半夏、茯苓、甘草	燥湿化痰，理气和胃	痰湿停滞导致的咳嗽痰多，胸脘胀闷，恶心呕吐

续表

方名	处方组成	功能	适应证
大山楂丸	山楂、六神曲、麦芽	开胃消食	食积内停的食欲不振,消化不良,脘腹胀闷
保和丸	六神曲、焦山楂、陈皮、连翘、炒莱菔子、茯苓、半夏、炒麦芽	消食,导滞,和胃	食积停滞,脘腹胀满,嗳腐吞酸,不欲饮食
胃肠安丸	木香、大黄、巴豆霜、沉香、厚朴、大枣、枳壳、川芎、檀香、人工麝香	芳香化浊,理气止痛,健胃导滞	湿浊中阻,食滞不化所致的腹泻,纳差,恶心,呕吐,腹胀,腹痛;消化不良,肠炎,痢疾
摩罗丹	鸡内金、白术、当归、白芍、三七、地榆、蒲黄、元胡、石斛、泽泻、茵陈、茯苓、百合、乌药、九节菖蒲	健脾养胃,消胀止痛	脾胃虚弱,胃痛痞满,嗳气烧心,胃炎胃溃疡
枳术丸	炒枳实、麸炒白术	健脾消食,行气化湿	脾胃虚弱,食少不化,脘腹痞满
槟榔四消丸	槟榔、炒牵牛子、大黄、猪牙皂、醋香附、五灵脂	消食导滞,行气泻水	食积痰饮,消化不良,脘腹胀满,嗳气吞酸,大便秘结
消积化滞片	大黄、三棱、牵牛子、莪术、枳实	清理肠胃,消积化滞	消化不良,胸闷胀满,肚腹疼痛,恶心倒饱,大便不通
烂积片	三棱、莪术、山楂、青皮、陈皮、枳实、槟榔、牵牛子、大黄	消积,化滞,驱虫	脾胃不和引起的食滞积聚,胸满,痞闷,腹胀坚硬,嘈杂吐酸,虫积腹痛,大便秘结
山楂内消丸	香附、陈皮、山楂、麦芽、五灵脂、清半夏、青皮、莱菔子、砂仁、莪术、三棱	开胃化滞,破气消食	倒饱吞酸,胸满气胀,肚腹疼痛,大便燥结

第十章 其他中成药小结

方名	处方组成	功能	适应证
乌梅丸	乌梅肉、细辛、桂枝、黄连、黄柏、当归、人参、附子、花椒、干姜	缓肝调中,清上温下	蛔厥证,久痢,厥阴头痛,症见腹痛下痢、巅顶头痛、时发时止、躁烦呕吐、手足厥冷
肥儿丸	使君子仁、煨肉豆蔻、木香、胡黄连、炒六神曲、炒麦芽、槟榔	健胃消积,驱虫	小儿消化不良,虫积腹痛,面黄肌瘦,食少腹胀泄泻

方名	处方组成	功能	适应证
连翘败毒膏	连翘、甘草、地丁、防风、白芷、白藓皮、蝉蜕、浙贝母、蒲公英、天花粉、玄参、桔梗、赤芍、大黄、栀子、黄芩、金银花、木通	清热解毒，消毒止痛	疮疖溃烂，灼热发烧，流脓流水，丹毒疱疹，疥癣瘙痒
荆防败毒丸	防风、荆芥、土茯苓、羌活、独活、川芎、柴胡、薄荷、前胡、桔梗、枳壳、党参、甘草	发汗解表，消疮止痛	疮肿初起，红肿疼痛，恶寒发热，无汗不渴，舌苔薄白
化毒丹	连翘、金银花、地黄、黄连、龙胆、牛蒡子、芒硝、赤芍、桔梗、水牛角浓缩粉、玄参、甘草、青黛	清热解毒	小儿热毒实火，口舌生疮，牙根出血，颈颊赤肿，周身常生疮疖，疹后余毒不净
西黄丸	牛黄或体外培育牛黄、麝香或人工麝香、乳香、没药	清热解毒，消肿散结	热毒壅结所致的痈疽疔毒、瘰疬、流注、癌肿
醒消丸	雄黄、麝香、乳香、没药	解毒活血，消肿止痛	各种疮疖痈毒初起，红肿疼痛
梅花点舌丹	牛黄、冰片、乳香、没药、珍珠、朱砂、熊胆粉、沉香、硼砂、血竭、人工麝香、葶苈子、雄黄、蟾酥	清热解毒，消肿止痛	火毒内盛所致的疔疮痈肿初起、咽喉牙龈肿痛、口舌生疮
小金丸	麝香或人工麝香、制草乌、五灵脂、枫香脂、醋没药、醋乳香、木鳖子、地龙、当归、香墨	散结消肿，化瘀止痛	痰气凝滞所致的瘰疬、瘿瘤、乳岩、乳癖。肌肤或肌肤下肿块一处或数处，推之能动，或骨及骨关节肿大，皮色不变，肿硬作痛
如意金黄散	姜黄、天花粉、白芷、黄柏、大黄、苍术、陈皮、甘草、生天南星、厚朴	清热解毒，消肿止痛	热毒瘀滞肌肤所致疮疡肿痛，丹毒流注，症见肌肤红、肿、热、痛，亦可用于跌打损伤
生肌散	制象皮、乳香、没药、血竭、冰片、龙骨、儿茶、赤石脂	解毒生肌	疮疖久溃，肌肉不生，久不收口
京万红烫伤膏	地榆、地黄、当归、桃仁、黄连、木鳖子、罂粟壳、血余炭、棕榈、半边莲、土鳖虫、白蔹、黄柏、紫草、金银花、红花、大黄、苦参、五倍子、槐米、木瓜、苍术、白芷、赤芍、黄芩、胡黄连、川芎、栀子、乌梅、冰片、血竭、乳香、没药	活血解毒，消肿止痛，去腐生肌	轻度水、火烫伤、疮疡肿痛、创面溃烂

中成药问病荐药索引

本汇编是根据本教材选用的中成药的适应证编录，选药范围略有扩展，不能概括所有病证。

一、内科

1. 感冒

(1) 风寒表实证　风寒感冒颗粒

感冒软胶囊

（内有蕴热）清瘟解毒片

感冒清热颗粒

（内热便秘）防风通圣丸

（咳嗽痰多）通宣理肺丸

（咳嗽痰少）参苏理肺丸

（外寒内饮）小青龙颗粒

（夹湿头痛）九味羌活丸

（头痛）　　川芎茶调丸

（内有食积）午时茶颗粒

（寒犯头部）都梁丸

川芎茶调丸

(2) 风寒表虚证　参苏丸

玉屏风口服液

补中益气丸

(3) 风热表证　风热感冒颗粒

银翘解毒丸

柴胡滴丸

（兼咳嗽）桑菊感冒片

蜜炼川贝枇杷膏

清金止嗽化痰丸

复方鱼腥草片

感冒炎咳灵片

感冒止咳颗粒

（发热重）羚翘解毒丸

羚羊感冒片

精制银翘解毒片

维 C 银翘片

感冒退热颗粒

重感灵片

感冒灵胶囊

金感欣片

（咽痛）双黄连颗粒

长城感冒片

感冒舒颗粒

苦甘颗粒

速感宁胶囊

连花清瘟胶囊

热炎宁颗粒

热毒平颗粒

清感穿心莲片

（风热犯头）清眩丸

芎菊上清丸

(4) 少阳证　小柴胡颗粒

(5) 表里俱实证　防风通圣丸

2. 咳嗽

(1) 外感咳嗽

（风寒犯肺）风寒咳嗽颗粒

通宣理肺丸

参苏理肺丸

止嗽青果丸

（外寒内饮）小青龙颗粒

（风热犯肺）羚羊清肺丸

蜜炼川贝枇杷膏

清金止嗽化痰丸

复方鱼腥草片

苦甘颗粒

连花清瘟胶囊

（风燥伤肺）玉露保肺丸

梨膏

（2）内伤咳嗽

（肺虚生痰）六君子丸

参苓白术丸

（痰湿壅肺）二陈丸

半夏露

（食滞生痰）消食化痰丸

（痰热郁肺）蛇胆川贝散

竹沥化痰丸

复方鲜竹沥液

橘红丸

复方鲜竹沥液

京都念慈庵川贝枇杷膏

治咳川贝枇杷滴丸

（顽痰内结）礞石滚痰丸

（肺经实火）清肺抑火丸

清金止嗽化痰丸

复方百部止咳糖浆

（虚热久咳）橘红化痰丸

二母安嗽丸

二母宁嗽丸

百花定喘丸

消咳颗粒

（肺肾亏虚）玄麦甘桔颗粒

七味都气丸

二冬膏

百合固金丸

养阴清肺膏（糖浆）

秋梨润肺膏

利肺片

肺安片

蛤蚧定喘丸

河车大造丸

百令胶囊

金水宝胶囊

（上盛下虚）苏子降气丸

3. 哮喘

（1）发作期

（寒哮）小青龙颗粒

定喘膏

寒喘丸

（热哮）橘红丸

泻白丸

清气化痰丸

桂龙咳喘宁胶囊

华山参滴丸

（2）缓解期

（阴虚）七味都气丸

蛤蚧定喘丸

利肺片

（肾阳虚）黑锡丹

（风热郁肺）清金止嗽化痰丸

（痰热郁肺）涤痰丸

（邪热迫肺）止嗽定喘丸

（肺虚感寒）消咳喘

定喘丸

（肾阳不足）金匮肾气丸

济生肾气丸

（肾阴不足）七味都气丸

（肾精不足）龟鹿补肾丸

（肺肾两亏）麦味地黄丸

百合固金丸

养阴清肺膏

白令胶囊

金水宝胶囊

4. 头痛

（1）外感风寒　川芎茶调丸

都梁丸

清瘟解毒片

九味羌活丸

午时茶颗粒

风寒感冒颗粒

感冒清热颗粒

感冒软胶囊

藿胆丸

防风通圣丸

（2）外感风热　羚翘解毒颗粒

精制银翘解毒片

维 C 银翘片

羚羊感冒片

长城感冒片

银翘解毒片

银翘解毒片

风热感冒颗粒

感冒舒颗粒

苦甘颗粒

速感宁胶囊

连花清瘟胶囊

通天口服液

清眩丸

六经头痛片

正天丸

上清丸

黄连上清丸

明目上清片

（3）肝阳上亢　夏枯草膏

龙胆泻肝丸

泻青丸

当归龙荟丸

镇脑宁胶囊

牛黄降压丸

牛黄清心丸

降压避风片

醒脑降压丸

脑立清片

龙胆泻肝丸

安宫降压丸

安宫牛黄丸

羚羊角胶囊

珍菊降压片

松龄血脉康胶囊

舒脑欣滴丸

（4）肺胃热盛　栀子金花丸

大黄清胃丸

（5）阴血虚　四物合剂

六味地黄丸

杞菊地黄丸

归芍地黄丸

耳聋左慈丸

左归丸

大补阴丸

（6）血虚郁热　丹栀逍遥丸

（7）血瘀　血府逐瘀丸

元胡止痛片

5. 眩晕

（1）肝阳上亢　夏枯草膏

龙胆泻肝丸

泻青丸

当归龙荟丸

镇脑宁胶囊

牛黄降压丸

牛黄清心丸

降压避风片

醒脑降压丸

脑立清片

龙胆泻肝丸

安宫降压丸

安宫牛黄丸

羚羊角胶囊

珍菊降压片

松龄血脉康胶囊

河车大造丸

愈风宁心片

（2）肝肾阴亏　六味地黄丸

归芍地黄丸

大补阴丸

二至丸

左归丸

（兼有虚火）知柏地黄丸

（3）中气不足　补中益气丸

益气聪明丸

（4）气血双亏　人参归脾丸

阿胶补血颗粒

全鹿丸

十全大补丸

人参养荣丸

八珍丸

（5）痰浊中阻　二陈丸

涤痰丸

礞石滚痰丸

6. 胸痹

（1）气滞血瘀　复方丹参滴丸

复方丹参片

速效救心丸

血府逐瘀丸

失笑散

山玫胶囊

脉安颗粒

舒脑欣滴丸

（2）痰浊壅塞　苏子降气丸

（3）胸阳不振　苏合香丸

冠心苏合丸

（4）气阴两虚　生脉饮

通脉养心丸

稳心颗粒

（5）偏于血虚　四物丸

7. 中风

（1）中经络　牛黄清心丸

华佗再造丸

人参再造丸

偏瘫复原丸

大活络丸

脑血栓片

天麻丸

（2）中脏腑　局方至宝丹

安宫牛黄丸

紫雪

万氏牛黄清心丸

苏合香丸

十香返生丹

（3）后遗症

（半身不遂）　偏瘫复原丸

人参再造丸

天麻丸

华佗再造丸

大活络丸

（语言不利）　脑立清

竹沥化痰丸

天麻丸

8. 厥证

（1）气厥　十香返生丹

（痰凝寒闭）苏合香丸

（阳气内郁）四逆散

（2）痰厥　白金丸

十香返生丹

苏合香丸

局方至宝丹

安宫牛黄丸

紫雪

万氏牛黄清心丸

（3）中恶　十香返生丹

苏合香丸

红灵散

9. 郁证

（肝气郁结）舒肝丸

（肝郁脾虚）加味逍遥丸

（兼有痰郁）开郁顺气丸

越鞠保和丸

10. 癫狂

（1）癫证

（痰气郁结）白金丸

（痰火蒙心）礞石滚痰丸

竹沥化痰丸

（痰热内闭）局方至宝丹

涤痰丸

（气闭痰凝）苏合香丸

（2）狂证

（痰郁气阻）白金丸

（痰热扰心）竹沥化痰丸

（肝经实火）当归龙荟丸

11. 胃痛

（1）寒凝气滞　十香止痛丸

九气拈痛丸

良附丸

温胃舒颗粒

胃痛定

调胃丹

（2）肝气犯胃　舒肝止痛丸

舒肝丸

气滞胃痛颗粒

沉香化滞丸

调胃舒肝丸

安胃片

开郁顺气丸

胃康灵胶囊

木香分气丸

（兼有湿阻）香砂枳术丸

（兼有食滞）沉香化气丸

（兼有郁热）左金丸

戊己丸

加味逍遥丸

（3）血瘀　元胡止痛片

（重症）云南白药

（4）饮食停滞　大山楂丸

木香槟榔丸

（兼气滞）开胸顺气丸

越鞠保和丸

（5）脾胃气虚　六君子丸

胃复春片

（兼气滞）香砂六君子丸

香砂养胃丸

（兼有寒证）理中丸

附子理中丸

温胃舒颗粒

（6）胃阴耗伤　阴虚胃痛颗粒

养胃舒颗粒

（7）胃酸过多　陈香露白露片

12. 呕吐

（1）实证

（外邪犯胃）藿香正气水

六合定中丸

午时茶冲剂

（饮食停滞）沉香化滞丸

沉香化气丸

开胸顺气丸

香砂平胃丸

（肝气犯胃）左金丸

戊己丸

（痰湿）二陈丸

（2）虚寒证 附子理中丸

香砂六君子丸

13. 呃逆

（1）实证 舒肝丸

舒肝调气丸

（伴有吞酸）左金丸

（2）虚证 理中丸

14. 嘈杂

（1）肝气犯胃 安胃片

越鞠保和丸

（2）肝经郁热 左金丸

15. 痞胀

（1）脾胃不和 枳术丸

香砂枳术丸

桔半枳术丸

开胃健脾丸

健胃宽胸丸

（2）脾虚湿阻 香砂养胃丸

二陈丸

香砂平胃丸

（3）气水痰食 槟榔四消丸

消积化滞片

16. 腹痛

（1）寒邪内阻 良附丸

（2）肠胃气滞 十香止痛丸

木香顺气丸

（3）饮食积滞 保和丸

山楂内消丸

大山楂丸

木香槟榔丸

烂积片

（4）脾肾虚寒 四神丸

附子理中丸

（5）气滞血瘀 槟榔四消丸

柴胡舒肝丸

17. 吐泻

（1）感受外邪

（寒湿）藿香正气水

午时茶冲剂

（湿热）葛根芩连片

香连丸

六合定中丸

（2）食滞肠胃 沉香化滞丸

启脾丸

（3）肝气乘脾 左金丸

（4）脾胃虚弱 参苓白术散丸

补中益气丸

人参健脾丸

四君子丸

（兼有痰郁）六君子丸

（气虚湿盛）胃苓丸

五苓散

香砂平胃丸

香砂养胃丸

（偏于阳虚）理中丸

附子理中丸

（5）脾肾阳虚 暖脐膏

四神丸

补脾益肠丸

18. 痢疾

（1）湿热痢 香连丸

香连化滞丸

葛根芩连片

左金丸

戊己丸

木香槟榔丸
炎立消片

（2）湿热久痢　久痢丸
泻痢固肠丸
固肠胶囊

（3）寒湿痢　胃苓丸

（4）虚寒痢　附子理中丸

（5）休息痢　乌梅丸
久痢丸

19. 胁痛

（1）肝气郁结　柴胡舒肝丸
舒肝调气丸
沉香舒郁丸
朴沉化郁丸
越鞠丸
九气拈痛丸
舒肝丸
调胃舒肝丸
舒肝止痛丸

（2）肝脾不和　逍遥丸
加味逍遥丸
开郁顺气丸

（3）瘀血　元胡止痛片
七制香附丸
十香止痛丸

（4）肝胆湿热　龙胆泻肝丸
利胆排石片
苦胆草片

（5）肝阴不足　归芍地黄丸

20. 便秘

（1）实热秘　大黄清胃丸
黄连上清丸
牛黄上清丸
牛黄解毒片
三黄片

西羚丹
当归龙荟丸
九制大黄丸
清宁丸
莫家清宁丸
复方芦荟胶囊
调胃承气片
木香槟榔丸

（气水痰食）槟榔四消丸

（2）虚热秘　五仁润肠丸
麻仁胶囊
麻仁滋脾丸
麻仁润肠丸
益气润肠膏
更衣丸
搜风顺气丸

（3）气虚秘　四君子丸
补中益气丸

（4）寒积秘　半硫丸

21. 中暑

（1）暑热证　六一散
益元散
仁丹

（预防中暑）清凉油
风油精

（重症）局方至宝丹
清开灵注射液

（气阴两伤）生脉冲剂

（2）暑湿证　藿香正气软胶囊
藿香正气水
祛暑丸

（气虚伤暑）清暑益气丸

（伤暑吐泻）六合定中丸

（3）暑疫证　纯阳正气丸

22. 虚劳

（1）心气虚　生脉口服液

（2）脾气虚　四君子丸

六君子丸

补中益气丸

参苓白术丸

（3）肝血虚　四物合剂

生血丸

人参归脾丸

当归补血丸

归芍地黄丸

(4)肺阴虚　玉露保肺丸

养阴清肺膏

（兼肾阴虚）麦味地黄丸

（5）心阴虚　天王补心丸

（6）肝阴虚　二至丸

（兼肾阴虚）杞菊地黄丸

明目地黄丸

（7）肾阴虚　左归丸

六味地黄丸

大补阴丸

（兼内热）知柏地黄丸

（8）脾阳虚　理中丸

附子理中丸

（9）肾阳虚　右归丸

桂附地黄丸

金匮肾气丸

五子衍宗丸

清宫寿桃丸

海马补肾丸

黑锡丹

金鸡虎补丸

（10）气血双亏　八珍丸

九转黄精丸

人参养荣丸

益气养血口服液

乌鸡白凤丸

（11）瘀滞日久　大黄蟅虫丸

23. 心悸、失眠

（1）虚证　生脉饮

养血安神丸

安神补心丸

九转黄精丸

柏子养心丸

天王补心丸

人参归脾丸

人参养荣丸

健脑丸

二至丸

睡安胶囊

金水宝胶囊

安神补脑液

安神补心丸

安神胶囊

和胃安眠丸

安神补气丸

（2）实证　朱砂安神丸

交泰丸

磁朱丸

牛黄清心丸

涤痰丸

24. 健忘

（1）心脾两虚　人参归脾丸

（脾气虚）益气聪明丸

（心气虚）宁神定志丸

（2）心肾亏虚　天王补心丹

25. 自汗、盗汗

（肺卫不固）玉屏风口服液

（阴虚火旺）大补阴丸

二至丸

知柏地黄丸

（气血双亏）十全大补丸

（阳虚精亏）龟龄集

26. **血证**

（1）鼻衄

（血热妄行）四红丸

十灰散

（肺经热盛）羚羊清肺丸

清肺抑火丸

（肺胃热盛）凉膈丸

（热斥三焦）栀子金花丸

三黄片

（阴虚内热）知柏地黄丸

二至丸

大补阴丸

（气不摄血）人参归脾丸

当归补血丸

（2）齿衄

（阴虚内热）知柏地黄丸

二至丸

大补阴丸

（气不摄血）人参归脾丸

（血热妄行）四红丸

十灰散

（胃经热盛）清胃黄连丸

牛黄清胃丸

（热斥三焦）栀子金花丸

三黄片

大黄清胃丸

犀羚丹

（阴虚内热）大补阴丸

知柏地黄丸

二至丸

（3）尿血

（血热妄行）四红丸

十灰散

小蓟饮子

（4）便血

（大肠湿热）止红肠辟丸

槐角丸

四红丸

（体虚肠热）脏连丸

（脾不统血）人参归脾丸

27. **内伤发热**

（1）肝郁发热　加味逍遥丸

（2）瘀血发热　血府逐瘀丸

（3）气虚发热　补中益气丸

（4）血虚发热　人参归脾丸

当归补血丸

（5）阴虚发热　六味地黄丸

知柏地黄丸

大补阴丸

（6）阴阳俱亏　河车大造丸

28. **遗精**

（1）肝肾阴亏　二至丸

七味都气丸

大补阴丸

麦味地黄丸

知柏地黄丸

七宝美髯丸

滋补肝肾丸

三才封髓丹

（2）阳虚　参茸卫生丸

人参鹿茸丸

参茸酒

参茸多鞭酒

桂附地黄丸

清宫寿桃丸

海马补肾丸

（3）精关不固　锁阳固精丸

金锁固精丸

　　　　　　五子衍宗丸

29. 阳痿遗精遗尿

　　（1）命门火衰　黑锡丹

　　　　　　　　　三肾丸

　　　　　　　　　右归丸

　　　　　　　　　金匮肾气丸

　　　　　　　　　参茸卫生丸

　　　　　　　　　桂附地黄丸

　　　　　　　　　清宫寿桃丸

　　　　　　　　　海马补肾丸

　　（2）阴阳俱亏　五子衍宗丸

　　　　　　　　　乌鸡白凤丸

　　　　　　　　　龟龄集

　　（兼遗精）锁阳固精丸

　　　　　　　缩泉丸

　　（3）前列腺病

　　　　　　前列闭尔通胶囊

　　　　　　前列舒丸

　　　　　　癃清片

　　　　　　分清五淋丸

　　　　　　清淋颗粒

　　　　　　三金片

30. 消渴

　　（1）气虚内热　金芪降糖片

　　（2）阴虚内热　六味地黄丸

　　　　　　　　　麦味地黄丸

　　　　　　　　　玉泉片

　　（3）阳虚　桂附地黄丸

　　　　　　　金匮肾气丸

31. 淋证

　　（1）热淋　分清五淋丸

　　　　　　　八正合剂

　　　　　　　癃清片

　　（2）血淋　云南白药

　　（3）中气不足　补中益气丸

　　（4）肾阳虚　济生肾气丸

　　（5）肾阴虚　六味地黄丸

　　　　　　　　肾炎康复片

32. 水肿

　　（1）阳水

　　（膀胱蓄水）五苓散

　　（充斥三焦）舟车丸

　　（2）阴水　济生肾气丸

　　　　　　　右归丸

33. 痹证

　　（1）风寒湿痹　根痛平颗粒

　　　　　　　　　抗骨增生片

　　　　　　　　　痹祺胶囊

　　　　　　　　　风湿寒湿片

　　　　　　　　　风湿关节炎丸

　　　　　　　　　舒筋丸

　　　　　　　　　小活络丹

　　　　　　　　　大活络丹

　　　　　　　　　天麻丸

　　　　　　　　　九味羌活丸

　　　　　　　　　冯了性风湿跌打药酒

　　　　　　　　　邵氏五行筋骨贴

　　　　　　　　　麝香壮骨膏

　　　　　　　　　伤湿止痛膏

　　　　　　　　　天和追风膏

　　　　　　　　　坎离砂

　　　　　　　　　舒筋丸

　　（2）风湿热痹　四妙丸

　　　　　　　　　三妙丸

　　　　　　　　　二妙丸

　　（3）尪痹　尪痹颗粒

　　　　　　　五加皮酒

　　　　　　　史国公药酒

　　　　　　　冯了性风湿跌打药酒

　　　　　　　健步壮骨丸

34. 腰痛

    （1）寒湿　根痛平颗粒

              抗骨增生片

              痹祺胶囊

              风湿寒湿片

              风湿关节炎丸

              舒筋丸

              小活络丹

              天麻丸

              冯了性风湿跌打药酒

              邵氏五行筋骨贴

              麝香壮骨膏

              坎离砂

    （2）瘀血　止痛紫金丹

              跌打丸

              七厘散

              冯了性风湿跌打药酒

              腰痛丸

              跌打镇痛膏

              伤湿止痛膏

    （3）肾阴虚　六味地黄丸

               左归丸

                大补阴丸

    （4）肾阳虚　右归丸

                金匮肾气丸

                健步壮骨丸

35. 疟疾

    （1）邪伏膜原　达原丸

    （2）少阳证　小柴胡丸

二、妇科

1. 月经不调

    （1）月经先期

    （气虚不摄）人参归脾丸

    （肝经郁热）逍遥丸

               加味逍遥丸

    （血热妄行）清热凉血膏

    （2）月经后期

    （血寒）温经丸

           艾附暖宫丸

    （血虚）八珍益母丸

           四物合剂

           生血丸

           人参归脾丸

           当归补血丸

           归芍地黄丸

    （兼气虚）十全大补丸

    （肝郁气滞）柴胡舒肝丸

              逍遥丸

              加味逍遥丸

              七制香附丸

    （3）月经先后无定期

    （肝郁气滞）柴胡舒肝丸

              逍遥丸

              加味逍遥丸

              七制香附丸

    （肾虚）妇科金丹

           乌鸡白凤丸

           左归丸

           六味地黄丸

           大补阴丸

           金水宝胶囊

    （兼内热）知柏地黄丸

    （4）月经过多

    （气虚）补中益气丸

    （血热）四红丸

    （血瘀）失笑散

           益母草膏

    （5）月经过少

    （血虚）阿胶补血颗粒

           八珍益母丸

四物合剂

生血丸

人参归脾丸

当归补血丸

归芍地黄丸

（肾虚）左归丸

（血瘀）益母草膏

血府逐瘀胶囊

（6）经期延长

（血瘀）失笑散

益母草膏

阴虚内热 知柏地黄丸

2. 痛经

（1）气滞血瘀 柴胡舒肝丸

通经甘露丸

痛经宝颗粒

济坤丸

（兼寒湿）少腹逐瘀丸

七制香附丸

元胡止痛片

（2）阳虚内寒 温经丸

艾附暖宫丸

（3）气血虚弱 八珍益母丸

（虚中夹瘀）妇科回生丹

（4）肝肾亏损 安坤赞育丸

乌鸡白凤丸

（5）血虚血瘀 益母草膏

妇康宁片

3. 闭经

（1）气虚血亏 八珍益母丸

（2）肝肾不足 坤灵丸

（3）气滞血瘀 少腹逐瘀丸

血府逐瘀丸

妇科调经片

通经甘露丸

活血止痛散

（4）血虚血瘀 八宝坤顺丸

（5）寒凝宫胞 女金丹

良附丸

4. 崩漏

（1）血热 四红丸

十灰散

云南白药

宫血宁胶囊

断血流颗粒

妇宝颗粒

妇科调经片

（虚热）归芍地黄丸

固经丸

崩漏丸

（2）脾虚 人参归脾丸

济坤丸

（气血双虚）乌鸡白凤

阿胶补血颗粒

（3）肝肾亏虚 妇科金丹

龟龄集散

5. 经行头痛 归芍地黄丸

六经头痛片

左归丸

四物合剂

6. 经前不寐 济坤丸

7. 经行目痛 杞菊地黄丸

8. 经行浮肿 金匮肾气丸

止带丸

9. 经行吐衄 四红丸

10. 带下病

（1）脾虚 人参归脾丸

（兼肝郁）妇科白带丸

（2）肾虚（阴亏）固经丸

（寒湿）止带丸

妇科千金片

黑锡丹

（3）脾肾两亏　人参鹿茸丸

乌鸡白凤丸

（兼肝虚）安坤赞育丸

（4）湿热下注　龙胆泻肝丸

妇炎净胶囊

白带丸

千金止带丸

花红片

二妙丸

三妙丸

四妙丸

妇宁栓

洁尔阴洗液

苦参栓

（5）气血双亏（兼气滞）八宝坤顺丸

11. **妊娠病**

（1）妊娠恶阻　香砂六君子丸

七制香附丸

（2）胎漏、胎动不安

（脾肾亏虚）保胎丸

调经促孕丸

（气血虚弱）参茸保胎丸

（3）三焦实热　孕妇金花丸

12. *产后病*

（1）产后血晕　八宝坤顺丸

（2）产后腹痛　益母草膏

少腹逐瘀丸

血府逐瘀丸

妇科千金片

（3）产后恶露不绝

人参归脾丸

八宝坤顺丸

（气血双亏）八珍益母丸

（胞宫瘀滞）桂枝茯苓丸

（4）产后恶露不下

益母草膏

生化汤丸

（5）乳汁不通　生乳糖浆

催乳丸

通乳颗粒

13. **妇科杂病**

（1）不孕症

（气血双亏）定坤丹

当归补血颗粒

乌鸡白凤丸

（子宫虚寒）温经丸

艾附暖宫丸

（肝肾不足）安坤赞育丸

（2）阴痒　妇科止带片

龙胆泻肝丸

妇炎净胶囊

白带丸

（3）症瘕　桂枝茯苓丸

大黄䗪虫丸

止痛化症胶囊

（4）更年期综合征

更年安片

六味地黄丸

（5）乳痈　醒消丸

蟾酥丸

生肌玉红膏

犀黄丸

（6）乳癖　加味逍遥丸

柴胡舒肝丸

乳癖消片

乳疾灵颗粒

三、儿科

1. **感冒**

（1）高热　小儿解热丸

　　　　　　小儿热速清口服液

　　　　　　小儿退热口服液

　　　　　　小儿退热栓

（2）咳嗽咽痛　小儿金丹片

　　　　　　　　小儿感冒颗粒

　　　　　　　　小儿感冒茶

　　　　　　　　小儿宝泰康冲剂

　　　　　　　　小儿清咽冲剂

　　　　　　　　小儿清热解毒口服液

　　　　　　　　妙灵丸

　　　　　　　　太和妙灵丸

　　　　　　　　复方板蓝根冲剂

　　　　　　　　板蓝根咀嚼片

　　　　　　　　抗腮腺灵糖浆

　　　　　　　　菊蓝抗流感片

（3）咽痒　小儿解表颗粒

　　　　　　小儿解表口服液

（4）内停痰食　小儿百寿丸

（5）停食便秘　小儿七珍丹

2. 麻疹

（1）疹前期　银翘解毒片

（2）出疹期　小儿回春丹

（热盛）五福化毒丹

　　　　　小儿化毒散

　　　　　小儿金丹片

（4）疹末期　玉露保肺丸

　　　　　　　养阴清肺膏

（热盛便秘）凉膈散

3. 痄腮

（1）湿毒在表　清瘟解毒丸

　　　　　　　　风热感冒颗粒

　　　　　　　　银翘解毒丸。

　　　　　　　　羚翘解毒丸

（2）风火郁结　连翘败毒丸

如意金黄散

化毒丸

4. 咳嗽

（1）风寒感冒　解肌宁嗽丸

（兼肺热）儿童清肺丸

　　　　　　小儿清热止咳口服液

　　　　　　小儿止咳糖浆

（2）风热感冒　桑菊感冒片

　　　　　　　　小儿金丹片

　　　　　　　　小儿感冒颗粒

　　　　　　　　小儿感冒茶

　　　　　　　　小儿宝泰康冲剂

　　　　　　　　小儿清咽冲剂

　　　　　　　　小儿清热解毒口服液

　　　　　　　　复方板蓝根冲剂

　　　　　　　　板蓝根咀嚼片

　　　　　　　　抗腮腺灵糖浆

　　　　　　　　菊蓝抗流感片

　　　　　　　　泻白糖浆

（3）肺热　小儿百部止咳口服液

　　　　　　小儿咳喘颗粒

　　　　　　急支糖浆

　　　　　　小儿咳喘灵冲剂

　　　　　　小儿清肺丸

　　　　　　小儿肺热咳喘冲剂

　　　　　　儿童清肺丸

（4）久咳　鹭鸶咳丸

　　　　　　蛇胆陈皮末

　　　　　　百日咳片

　　　　　　小儿化痰丸

　　　　　　小儿久嗽丸

（5）痰湿咳嗽　二陈丸

5. 厌食、腹泻

（1）伤食泻　一捻金

　　　　　　　保和丸

小儿香橘丹

小儿百寿丹

小儿化食丹

小儿至宝丸

小儿胃宝片

健胃消食丸

（2）风寒泻　藿香正气丸

小儿四症丸

（3）湿热泻　葛根芩连片

双苓止泻口服液

（4）寒热错杂　固肠胶囊

（5）脾虚泻　启脾丸

健儿散

儿康宁糖浆

小儿腹泻宁糖浆

六君子丸

参苓白术丸

化积口服液

小儿泻速停冲剂

（6）虚寒　福幼理中丸

6. 腹痛

（1）乳食积滞　一捻金

保和丸

小儿香橘丹

小儿百寿丹

小儿化食丹

小儿至宝丸

磨积片

（2）虚寒　福幼理中丸

（3）虫积　肥儿丸

乌梅丸

7. 惊风

（1）急惊风　小儿镇惊丸

紫雪

小儿金丹片

小儿牛黄散

琥珀抱龙丸

小儿惊风散

羚羊角胶囊

牛黄镇惊丸

牛黄抱龙丸

小儿奇应丸

（2）痰热惊风　蛇胆陈皮末

涤痰丸

牛黄抱龙丸

牛黄清心丸

小儿至宝锭

小儿百寿丹

安宫牛黄丸

局方至宝散

八宝惊风散

珠珀保婴散

琥珀抱龙丸

猴枣散

（3）食积惊风　小儿七珍丹

一捻金

健儿乐冲剂

（4）肝经实热　泻青丸

8. 乳蛾 小儿清咽冲剂

小儿清热解毒口服液

复方板蓝根冲剂

板蓝根咀嚼片

9. 疖肿　小儿化毒丹

连翘败毒膏

10. 发颐　银翘解毒片

清瘟解毒丸

复方板蓝根冲剂

板蓝根咀嚼片

抗腮腺灵糖浆

菊蓝抗流感片

连翘败毒膏

如意金黄散

四、外科

1. 疮痈　珍珠散

蟾酥丸

三黄膏

九一散

紫金锭.

拔毒膏

生肌散

紫草膏

生肌玉红膏

生肌象皮膏

七厘散

五福化毒丹

化毒丸

连翘败毒膏

如意金黄散

牛黄消炎丸

2. 疔疮　醒消丸

提毒散

犀黄丸

三黄膏

拔毒膏

梅花点舌丹

3. 有头疽　珍珠散

蟾酥丸

拔毒膏

犀黄丸

九一散

4. 附骨疽　如意金黄散

黑锡丹

复春片

5. 流注　如意金黄散

犀黄丸

阳和解凝膏

小金丹

6. 臁疮　二妙丸

三黄膏

拔毒膏

提毒散

7. 丹毒　如意金黄散

七厘散

连翘败毒丸

8. 癣　克银丸

顽癣敌

银屑丸

9. 湿疹　二妙丸

三妙丸

防风通圣丸

珠黄散

10. 烫伤　京万红烫伤膏

獾油

紫草膏

穿心莲软膏!

三黄膏

清凉油

烧伤灵酊

11. 痔疮　槐角丸

脏连丸

止红肠澼丸

十灰散

四红丸

痔疮止血颗粒

痔根断

断血流颗粒

马应龙麝香痔疮膏

痔疮膏

痔疮栓

肛泰膏

肛泰栓

化痔栓

九华膏

化痔膏

12. 瘰疬　子龙丸

夏枯草膏

消瘿五海丸

阳和解凝膏

五、骨伤科

1. 跌打损伤

止痛紫金丹

跌打丸

跌打镇痛膏

七厘散

冯了性风湿跌打药酒

伤湿止痛膏

（出血）四红丸

十灰散

断血流颗粒

云南白药

云南白药创可贴

七厘散

2. 颈椎病　颈复康胶囊

根痛平颗粒

抗骨增生片

痹祺胶囊

六、眼科

1. 暴发火眼　上清丸

牛黄上清丸

芎菊上清丸

黄连上清丸

牛黄消炎丸

当归龙荟丸

龙胆泻肝丸

明目上清片

熊胆眼药水

八宝眼药

马应龙八宝眼膏

麝珠明目滴眼液

明目蒺藜丸

清凉眼药膏

黄连羊肝丸

栀子金花丸

泻青丸

2. 胬肉攀睛　拨云退翳丸

八宝眼药

3. 抱轮红赤　黄连羊肝丸

明目蒺藜丸

4. 目翳内障　磁朱丸

石斛夜光丸

拨云退翳丸

黄连羊肝丸

马应龙八宝眼膏

麝珠明目滴眼液

明目地黄丸

珍珠明目滴眼液

障眼明片

复明胶囊

5. 目昏　耳聋左慈丸

杞菊地黄丸

石斛夜光丸

明目地黄丸

黄连羊肝丸

七、耳鼻咽喉口齿科

1. 耳鸣耳聋

（1）实热上清丸

牛黄上清丸

芎菊上清丸

黄连上清丸

牛黄消炎丸

451

当归龙荟丸

龙胆泻肝丸

耳聋通窍丸

耳聋丸

滴耳油

（2）肝肾阴亏　大补阴丸

耳聋左慈丸

二至丸

六味地黄丸

（3）阴虚火旺　知柏地黄丸

（4）阴阳俱亏　五味子丸

河车大造丸

（5）清气不升　益气聪明丸

（6）心肾不交　磁朱丸

2. 鼻渊川芎茶调丸

六经头痛片

千柏鼻炎片

通窍鼻炎片

胆香鼻炎片

防芷鼻炎片

康乐鼻炎片

苍鹅鼻炎片

连邦通窍鼻炎片

耳聋左慈丸

辛芩颗粒

香菊胶囊

复方鼻炎膏

苍辛气雾剂

通鼻抗感剂

鼻通宁滴剂

鼻窦炎口服液

通达滴鼻剂

鼻渊通窍颗粒

鼻渊舒胶囊

苍耳子鼻炎胶囊

清凉鼻舒吸入剂

薄荷通吸入剂

小儿鼻炎片

双辛鼻窦炎颗粒

鼻康片

鼻宁喷雾剂

鼻通滴鼻剂

鼻炎滴剂（喷雾型）

鼻炎康片

滴通鼻炎水

复方木芙蓉涂鼻膏

复方熊胆通鼻喷雾剂

藿胆丸

益鼻喷雾剂

鼻咽清毒颗粒

3. 咽喉痛

（1）感冒　清瘟解毒片

感冒清热颗粒

小儿解热丸

感冒软胶囊

银翘解毒片

风热感冒颗粒

感冒舒颗粒

苦甘颗粒

喉疾灵胶囊

连花清瘟胶囊

双黄连颗粒

参苏丸

防风通圣丸

小柴胡颗粒

（2）实热　黄连上清丸

上清丸

牛黄上清丸

芎菊上清丸

清咽丸

清音丸
铁笛丸
黄氏响声丸
清喉咽合剂
清喉利咽颗粒
铁笛丸
利咽解毒颗粒
清热解毒口服液
银黄颗粒
牛黄消炎丸
炎立消片
牛黄解毒片
清胃黄连丸
凉膈丸
牛黄清胃丸
清肺抑火丸
栀子金花丸
清火栀麦片
功劳去火片
热炎宁颗粒
健民咽喉片
吴太咽炎片
金莲花胶囊
导赤片
清宁丸
复方草珊瑚含片
金嗓子喉片
桂林西瓜霜含片
桂林西瓜霜喷剂
板蓝根含片
银黄含片
清咽滴丸
六神丸
冰硼散
珠黄消疳散

（3）阴虚火旺　知柏地黄丸
　　　　　　　口炎清颗粒
　　　　　　　大补阴丸
　　　　　　　百合固金丸
　　　　　　　二冬膏
　　　　　　　养阴清肺糖浆
　　　　　　　玄麦甘桔颗粒

4. 牙痛

（1）风火牙痛　牛黄上清丸
　　　　　　　芎菊上清丸
　　　　　　　牙痛散
　　　　　　　清眩丸
　　　　　　　清宁丸
　　　　　　　齿痛消炎灵颗粒

（2）胃火牙痛　黄连上清丸
　　　　　　　清胃黄连丸
　　　　　　　凉膈丸
　　　　　　　西瓜霜
　　　　　　　牛黄清胃丸

（3）虚火牙痛　知柏地黄丸
　　　　　　　大补阴丸
　　　　　　　补肾固齿丸

5. 口疮

（1）火毒炽盛　化毒丸
　　　　　　　黄连上清丸
　　　　　　　上清丸
　　　　　　　牛黄上清丸
　　　　　　　芎菊上清丸
　　　　　　　清热解毒口服液
　　　　　　　银黄颗粒
　　　　　　　牛黄消炎丸
　　　　　　　牛黄解毒片
　　　　　　　清胃黄连丸
　　　　　　　凉膈丸
　　　　　　　牛黄清胃丸

清肺抑火丸　　　　　　　　　　五福化毒丹

栀子金花丸　　　　　　　　　　珠黄散

清火栀麦片　　　　　　　　　　粘膜溃疡散

功劳去火片　　　　　　　　　　冰硼散

热炎宁颗粒　　（2）阴虚火旺　知柏地黄丸

导赤片　　　　　　　　　　　　口炎清颗粒

清宁丸　　　　　　　　　　　　大补阴丸

药名笔画索引

药名拼音索引